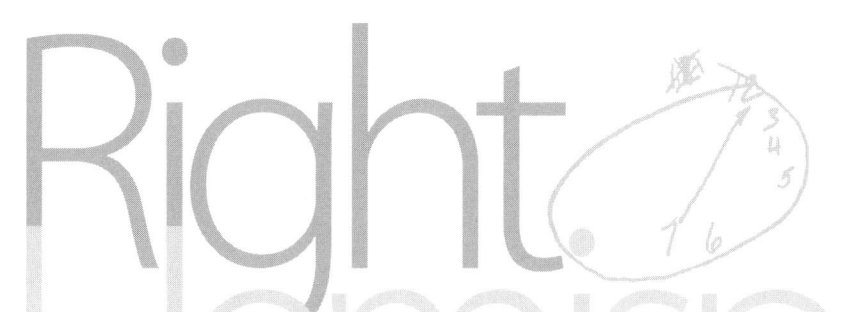

Right Hemisphere Damage Disorders of Communication and Cognition

右半球損傷
認知とコミュニケーションの障害

Penelope S. Myers 著
宮森孝史 監訳
阿部亜紀子＋入江美緒＋大澤富美子＋荻野恵＋織田千尋＋小島真奈美＋長塚紀子＋山口加代子 訳

協同医書出版社

おことわり
本書に記載されている内容を実施する際には、事故防止のため、十分に注意を払って安全に行うよう心がけてください。実施に伴うリスクについても理解しておくようにしてください。
本書の内容について、出版社の許可なくして複製を行うこと、また、いかなる改変使用も認められていません。

装幀　岡　孝治

Right Hemisphere Damage
Disorders of Communication and Cognition

by **Penelope S. Myers, Ph. D.**
Division of Speech Pathology
Department of Neurology
Mayo Clinic
Rochester, Minnesota

Copyright ©1999 Delmar. Singular Publishing Group is an imprint of Delmar, a division of Thomson Learning. Thomson Learning[TM] is a trademark used herein under license.

Japanese translation rights arranged
with Thomson Learning (EMEA) Ltd., London
through Tuttle-Mori Agency, Inc., Tokyo

はじめに

　20世紀が幕を閉じようとしている現在〔訳注：原著は1999年に出版された〕、劣位半球と呼ばれていた右半球の謎が徐々に解明されつつある。大脳の左右両半球は互いに関係し合いながら、認知・コミュニケーションを司っていること、また、注意、知覚、認知、コミュニケーションの一部の機能については、右半球が優位に働いていることが明らかになってきた。さらに、右半球損傷(RHD)が患者の生活の質(QOL)に重大な影響を及ぼすこともわかってきている。

　こうした、右半球の機能、そしてRHDがもたらす影響についての理解が深まってきたのは、正常な脳はどのように働いているのだろうかという学術的な興味と、脳が正常な機能を失ってしまったときに何が起きるのかという臨床的な関心からである。学術と臨床、この2者は互いに補完し合う分野でありながら、これまで交わることはなかった。脳と行動との関係を探る研究者は、主に限局性のRHD患者を対象に正常な脳の機能を解明しようと努めることから、当然、個々の障害を掘り下げて調べることになる。そのため、研究対象となっている患者が臨床で見せる複雑な障害像について触れられることはない。一方で、RHD患者の治療やリハビリテーションに携わる臨床家たちは、研究の成果を臨床に応用できていない。忙しすぎるとか学術的な興味がないという理由ではなく、こうした情報が通常、臨床や専門領域からは遠く離れた所にあって、しかも散在しているからである。たとえば、RHDに伴って認められることの多い左半側空間無視は、科学者にとっては、視空間認知の働きや正常脳における注意のメカニズム、意欲や洞察力に与える影響という点が研究対象となり、言語聴覚士(ST)にとってはコミュニケーション障害との関連が、他のリハビリテーション関連職種にとっては日常生活での自立への影響が興味の対象となっている。同様に、RHDによるコミュニケーション障害は、STや神経学者、神経心理学者、精神科医、言語学者らが関心をもつ分野であるにもかかわらず、その興味の対象は談話能力の低下であったり、プロソディ障害や感情行動の変化、認知状態の変化であったりと、それぞれ異なっている。つまり、RHDの影響はそれだけ広範囲にわたっているのである。私が本書を著した主な目的は、臨床経験や実験、臨床研究で得られた情報を統合し、認知やコミュニケーション能力に及ぼすRHDの影響について、よりまとまったイメージを提供することである。

　RHDにより認知・コミュニケーションは多かれ少なかれ変化する。そのため、RHD患者の治療にあたる臨床家は、頭を悩ますことになるのである。とりわけ難しいのはコミュニケーション障害である。RHDによるコミュニケーション障害に関する記述はあっても、症状を裏づける理論に基づいた評価法や治療法を導き出せるような説明がなされていないからである。RHDの徴候や症状は、互いに密に関係し合っていることが多いにもかかわらず、まるでほと

んど関係がないかのごとく個々の障害の寄せ集め的に扱われることが多い。根底にある確たる原因はわからないかもしれないが、パッチワークのキルトのようなこれらの障害を結びつけている糸を知ることは、有効な治療法を見出す第一歩となるはずである。本書では、可能な限りこうした障害間の関連性について触れている。それが新たな治療モデルやアプローチへとつながり、また、障害の真の臨床像を反映した研究が促進されることを期待している。

　本書は、言語病理学に携わる臨床家や研究者、大学院生の他、RHD患者のリハビリテーションに関わる他の専門家のために著した。障害や治療技術についての考察は、医師が現場の治療にあたるうえで役立つであろうし、また、正常な脳と行動との関係を探っている様々な分野の科学者たちにとっては、患者に影響を与えている一連の症状をより深く知るための手がかりとなろう。

　本書が対象としているのは、脳卒中や腫瘍によって右半球に限局的な損傷を負った患者である。また、右半球を含む散在性あるいは多病巣性の損傷をもつ患者にも関係がある。外傷性脳損傷や変性型認知症、皮質変性症、卒中を繰り返している患者がこれにあたる。

　本書は10の章から構成されている。第1章は導入部分であり、RHDに関する研究の歴史について触れている。また、RHD障害をもつ患者の大まかな障害像について説明し、RHDに関して現在得られている知識を見直す際の注意点を挙げた。

　第2章は無視についての章である。注意のメカニズムに重点を置き、無視が、視空間知覚のみならず、認知、コミュニケーション能力にまで影響を及ぼす重篤な障害であることを示唆している。無視が生じ得る様々な側面、参照枠、モダリティ、入出力チャンネルについて考察を深め、病態失認などの行動異常についても説明を加えた。

　第3章では注意障害に焦点を当てている。RHDに伴う多様な注意障害について掘り下げ、この障害に関する考察を深めている。また、第2章と第3章では、RHD患者に影響を与える様々な認知・コミュニケーション障害を理解するうえで重要と考えられる注意の役割についても述べている。

　第4章ではRHDがもたらす可能性のあるプロソディの産生と理解の障害について述べた。情動的プロソディと言語的プロソディに関する障害について、知覚的側面に重点を置いて考察を行った。

　第5章では言語面の障害を扱っている。RHDに特異的に起きる障害とRHDが意味処理に与える影響に関する理論について述べた。

　第6章では前章に続いてコミュニケーション障害に焦点を当て、談話障害や語用論的側面の障害を扱っている。これらの障害を認知、意味処理、注意の観点から考察した。

　第7章では感情行動の変化について述べた。情動コミュニケーションの障害と、第6章で述べた語用論と認知の障害との関連について焦点を当てている。注意障害や無視が情動や認知に与える影響について詳しく述べている。また、RHD後に時折認められる妄想のメカニズムに関する理論についても言及した。

　第8章と第9章ではRHD患者の評価と治療について述べた。第8章は、注意障害やコミュニケーション障害についての評価の他、無視も認知・コミュニケーション障害に影響するとの前提に立ってその評価法についても触れている。第9章は治療アプローチに関する章であり、障害された機能回復のための方略のみではなく、障害を補助するための方略をも含めた。

　最後の章、第10章では、RHDによる認知・コミュニケーション障害の理論、評価、治療に関するまとめと、今後の研究の展望について述べた。

　本書は認知的な情報処理とコミュニケーショ

ンの障害を中心としたものであるため、視覚認知の問題についてはこれらの障害と関係があるときのみ触れることとした。RHDに伴う視空間認知障害は、視覚統合や無視、視覚的注意の問題から派生していることが多い。視覚統合障害は他の情報統合障害との関連から説明した。無視と注意障害が視覚的な認知に及ぼす影響については、第2章で詳しく説明してある。

　本書がRHD障害を臨床像と関係づけて概念化するための手助けとなり、その治療について有用な情報を提供し、新たな治療法の開発を促し、RHD患者の生活の改善につながれば幸いである。最後に、本書が脳機能の理解を深め、かつて沈黙の半球と呼ばれた右半球の謎の解明に向けた研究を推し進めていくきっかけとなることを願ってやまない。

謝　辞

　どんな仕事でも自分一人でできるものはない。多くの人のおかげで、この分野で本書を書くことができた。私のよき指導者である Terry Wertz、Jay Rosenbek、Chick LaPointe は、かつて 1975 年に、右半球損傷（RHD）患者のコミュニケーション障害における可能性について深く興味をもつ機会を与えてくれた。そして、その興味を追求することに信頼を寄せてくれ、生涯の親友となっている。また、1974 年から 1987 年にわたって勤めた George Washington 大学での教え子たち、患者さん、スタッフ、そして私の仕事を支えてくれたすべての人に感謝したい。友人であり同僚でもある Craig Linebaugh には特に感謝したい。その創造性、熱意、極めて優れた研究能力が仕事を始めるにあたって私を刺激してくれ、ごく自然な流れで共同研究を行うことができた。同じように Louise Mackisack にも感謝したい。彼は親しい友人であり、右半球の研究領域において意見を同じくする仲間であり、その臨床的な洞察と独創性は本書の至るところにちりばめられている。よき友人である Bob Brookshire には、Minnesota 大学時代から続くその指導力と共同研究に対して特に感謝している。

　本書の執筆に直接的な関わりをもつ、特筆すべき多くの人がいる。Hiram Brownell、Joe Duffy、Craig Linebaugh は、本書全体の編集をしてくれた。彼らの仕事に対する専門技術、そして洞察に富んだ指摘や提案に大変感謝している。編集面で助言をしてくれた妹の Patty Strratt は、ユーモアを欠かさず支えてくれ、ありがたく思っている。Sadanand Singh と Singular Publishing Group のスタッフとは、仕事を進めていくうえでとてもよい付き合いができたが、とりわけ Marie Linvill は企画当初から私を励まし、頼りになる指摘をしてくれ、忍耐強く付き合ってくれた。

　特に Eleanor Challen など、多くの人の配慮や友情が私を支えてくれた。Clinical Aphasiology Conference 時代からの友人、あまりに多くて一人一人の名前を挙げることはできないが、彼らのユーモアや知性、「もう一つの」大脳半球に対する純粋な興味、そして素晴らしい協力、その多くが私たちに RHD 障害を理解させてくれたことを感謝している。

　家族にもお礼を言いたい。両親の Anne Starratt と Alfred Starratt、姉妹の Polly と Patty、Duffy の一族みんな——彼らが与えてくれた愛情のおかげで大いに支えられた。自宅で執筆に時間とエネルギーを使っていることに対して、誰一人として一度も罪悪感をもたせないでいてくれた私の家族に、心からの感謝を述べたい。私がずーっと夢中になっている息子の Matt には、その浮き浮きした気分を分けてもらったこと、そしていつも私の仕事の進み具合に関心をもってくれたことにも感謝している。私の日々を照らしてくれる特別な光である娘の Melanie は、生まれたその日から、その純粋な心で、その陽気な表情で、やむことのない励ましと信頼を私にもたらしてくれた。そして、最

後になったが、夫の Joe Duffy は、その類い稀なる友情、知性あふれるサポート、忍耐強さ、ユーモア、誠実さをもって、常にこの仕事の進行をともに見守ってくれ、喜んでくれた。彼はともに歩む仲間であり、荒波の中の錨であり、他の誰にも代わることができない最良の友人である。私は信じられないほど幸運だ。

目 次

はじめに i
謝辞 v

第1章　右半球研究への道程　[宮森孝史・訳] ……………………………1
　右半球の役割に関する歴史的概観　1
　RHD患者の臨床像　5
　RHDによるコミュニケーション障害の理解と分類　7
　要注意事項　9
　　　RHDによる認知・コミュニケーション障害と名づけること
　　　回復の予測因子
　　　局在
　まとめ　12

第2章　無視　[阿部亜紀子・訳] ……………………………………………15
　定義　15
　　　誰に、何が、どこで、起こっているのか
　　　無視の発現
　　　無視が及ぼす影響
　　　残存期間と重症度
　無視に関する従来の尺度　21
　　　消去現象の検査
　　　視覚無視の検査
　参照枠　24
　　　観察者中心の無視
　　　環境中心の無視
　　　物体中心の無視
　　　他の参照枠における無視
　モダリティ全般にわたる無視　31
　　　聴覚無視
　　　触覚無視

嗅覚無視
　無視と感覚運動障害　33
　　　視覚障害と無視
　　　半側感覚障害と無視
　　　片麻痺と運動無視
　視覚的な言語の無視：読字と書字　38
　　　単語の読み
　　　文章の読み
　　　書字
　無視に関連した行動異常　42
　　　無意識的知覚
　　　病態失認
　局在　45
　　　皮質病変
　　　皮質下病変
　無視の理論　47
　　　表象説
　　　注意説
　まとめ　56

第3章　注意障害　［山口加代子・訳］　59

　注意に関する仮定　59
　注意の分類　61
　　　注意の操作
　　　位相性と緊張性
　　　覚醒と活性
　　　空間的な注意と非空間的な注意
　　　注意の配分の狭さと広さ
　　　能動的な注意と自動的な注意
　　　まとめ
　注意における右半球の役割　64
　　　方向性注意に関する右半球の優位性
　　　覚醒と定位に関する右半球の優位性
　他の注意操作におけるRHDの影響　71
　　　ヴィジランスと注意の持続の障害
　　　選択的注意の障害
　まとめ　78

第4章　プロソディの障害　［入江美緒・訳］ ……………………………………79

プロソディ障害の概観　80
　　運動性発話障害
　　言語の障害
　　精神状態
　　RHD
RHD プロソディ障害を何と呼ぶか　82
RHD プロソディ障害に関する研究　83
プロソディ産生障害　84
　　情動的プロソディ産生障害
　　言語的プロソディ産生障害
　　音響分析
プロソディ理解障害　88
　　情動的プロソディ理解障害
　　言語的プロソディ理解障害
プロソディ知覚障害：ピッチ情報の重要性　92
局在　94
まとめ　97

第5章　言語的障害　［大澤富美子・訳］ ……………………………………99

収束的意味処理　100
　　聴覚的理解
　　語想起
発散的意味処理　102
　　意味処理における半球差
　　RHD による発散的意味処理障害
まとめ　107

第6章　談話の障害　［小島真奈美＋山口加代子・訳］ ……………………………………109

推論の障害と RHD　111
　　推論に必要な操作
　　談話の推論
　　RHD に伴う推論の障害の概説
全体構造の障害　114
　　談話構造の理解
　　談話の要点の統合
　　注意の障害
　　まとめ
情報内容の質の低下　124

内容に乏しい雑な表出
　　　極端に細かすぎる表出
　別の意味の産生　128
　　　言外の意味を理解することの障害
　　　推論の修正
　　　別の意味を処理できない障害の要因
　心の理論の障害　140
　　　概説
　　　RHDによる心の理論の障害
　まとめ　145

第7章　感情障害　[長塚紀子・訳] ……………………………147
　右半球における情動処理　148
　　　右半球優位理論
　　　誘意性仮説
　　　臨床上の問題
　RHDと脳卒中後の抑うつ　152
　非言語的な情動コミュニケーション　153
　　　顔の表情の理解
　　　顔の表情の産生
　言語的な情動コミュニケーション　155
　　　言語的に伝達された情動の理解
　　　情動の言語表現
　妄想と錯乱状態　159
　　　興奮性錯乱
　　　特定の妄想
　　　誤認のメカニズム：熟知性と個人的関連性
　まとめ　164

第8章　評価　[織田千尋・訳] ……………………………167
　評価の目的　167
　初回スクリーニング　168
　　　ラポールの形成
　　　面接
　　　談話産生のスクリーニング：状況絵の説明
　　　無視のスクリーニング
　　　家族との面談
　　　まとめ
　掘り下げ検査　177

　　　　RHDによるコミュニケーション障害に関する標準検査

　　　　談話障害の評価

　　　　語用論の障害の評価

　　　　無視の評価

　　　　注意障害の評価

　　　　プロソディ障害の評価

　　　　感情的コミュニケーションの評価

　　予後　194

　　まとめ　194

　　付録　196

第9章　治療　[荻野　恵・訳] ……………………………………………………219

　　治療アプローチ　220

　　　　課題指向型の治療

　　　　過程指向型の治療

　　　　まとめ

　　注意障害の治療　223

　　　　覚醒とヴィジランスの課題

　　　　注意の持続の課題

　　　　選択的注意の課題

　　　　注意の配分の課題

　　無視の治療　226

　　　　無視の代償方略

　　　　無視の回復の促通

　　プロソディ障害の治療　236

　　　　代償方略

　　　　機能回復の促進

　　感情的コミュニケーション障害の治療　238

　　　　非言語的な感情的コミュニケーション

　　　　言語的な感情的コミュニケーション

　　談話の障害の治療　239

　　　　物語と会話

　　　　代替的な意味のマネージメント

　　　　社会的断絶の障害の治療

　　まとめ　254

第10章　結語　[宮森孝史・訳] ……………………………………………………257

　　RHD症候群？　257

　　今後の研究に向けて　258

文献　261
監訳者あとがき　285
索引　287

人の役に立ちたいという想いを育ててくれた
母 Anne に

学ぶことの喜びを教えてくれた
父 Alfred に

そして
愛情をもって私を元気づけ励ましてくれた
夫 Joe、娘 Melanie、息子 Matt に

この本を捧げます。

INTRODUCTION TO THE RIGHT HEMISPHERE

1

右半球研究への道程

本章の概要

右半球の役割に関する歴史的概観
RHD 患者の臨床像
RHD によるコミュニケーション障害の理解と
　分類
要注意事項

RHD による認知・コミュニケーション障
　害と名づけること
回復の予測因子
局　在
まとめ

右半球の役割に関する歴史的概観

　右半球損傷(RHD)に伴う認知障害とコミュニケーション障害に強い関心が払われるようになったのは、今から四半世紀ほど前のことである。それ以前は、成人の脳損傷による認知面への影響を調べる専門家が行う研究やリハビリテーションの試みは、左半球損傷(LHD)に関連したコミュニケーション障害が圧倒的多数であった。1860 年代後半、神経学者 Paul Broca と Karl Wernicke は、左半球損傷に特有な言語障害として、失語症を同定した。それに続く 100 年の間、神経学者、言語病理学者、心理学者そして言語学者は、失語症を、そして後に発語失行を研究してきたが、それは、人間が言語をどのように処理しているのかを知り、言語に障害が起こった際の現象について理解し、さらにそうした障害を治療する最良の手段を見つけるためであった。言語こそがコミュニケーションであったし、左半球は言葉が生起する唯一の場で

あった。左半球は、他の動物から私たちを根本的なところで区別する拠り所のようにみえたのである——つまり、私たちは言語を用いてコミュニケーションすることができるが、他の動物はそうできない、という見方である。この考えがあまりにも強烈だったので、左半球はいわゆる「優位」半球として知られるようになった。右半球にはほとんど関心が向けられず、逆に**沈黙の半球**とか**劣位半球**という不名誉な呼ばれ方をされてきたのである。

　だからといって、右半球が注目されないままであったわけではない。Hughlings Jackson は、1865 年といった早い時期に、右半球が知覚においてある役割を演じている可能性を示唆していた(Taylor 1958)。1940 年代後半、第二次世界大戦で負った銃創を含む様々な原因による脳損傷患者から得られたデータによって、この Jackson の指摘は実証されたものと思われる(Springer & Deutsch 1981；Weisenburg & McBride 1935)。その役割の特性は十分に解明されないまでも、右半球は視知覚において重要

な役割を果たしていることがわかったのである。ただ、何年もの間、二つの半球について語られる話は同じままであった。左半球は言語に優位であり、情報処理において積極的に関与していると考えられていた。右半球は視空間処理においていくぶん特殊な役割を演じているものの、消極的なものにすぎず、認知機能の神経学的モデルにおいてはむしろ影のような存在にとどまっていた。

1960年代初頭、左半球が言語に優位であると同定されてから100年近く経って、変革が始まった。外科領域の新しい技術が、二つの半球の独自な機能に迫ることを可能にしたのである。その手術は**交連切断術**（commissurotomy）と呼ばれるもので、重度のてんかんをもつ患者の発作を制御するために、1940年代後半、William Van Wagenenにより開発されたものである。それは、二つの半球を連絡している神経線維の束である脳梁の一部を切断することにより半球を分離するものである。この方法を用いることで、発作の活動が一方の半球からもう一方の半球へ広がるのを防ぎ、発作をコントロールすることが期待された。ただ、当初は期待外れの結果に終わった。しかしながら、1960年代初頭、Philip VogelとJoseph Bogenの二人の脳外科医は、脳梁を完全に切断することで、交連切断術による大きな成功を導いたのである。さらに、各半球がまったく完全に離断されたことにより、その手術は、二つの半球の独立した働きを研究する機会を提供することになった。その手術を受けた患者はいわゆる**分離脳患者**として知られるようになり、関連して行われた研究は**分離脳研究**として知られるようになった。初期の分離脳研究の多くは、Roger SperryとMichael Gazzaniga、そしてSteven Hillyardらによって行われ、また後にJerre Levy、Robert Nebes、Harold Gordon、Eran Zaidelらの貢献があった。こうした研究結果についての詳細な情報は、他の文献に見ることができる（Gazzaniga 1970, 1983a, 1983b；Gazzaniga, Bogen & Sperry 1962；Nebes 1972；Sperry 1972；Zaidel 1983, 1985）。概して、右半球が視知覚において卓越した役割を果たしていること、それに加えて、単純な言語形態を解読する能力についての知見も確認された。

1970年代には、**両耳分離聴法と片視野瞬間刺激提示法**という他の二つのテクニックによって、非脳損傷者のそれぞれの半球機能を検査することができるようになった。まもなく、この種の研究は**ラテラリティ研究**と呼ばれるようになり、脳の働きや心－脳関係の科学的研究において主役を演じるようになった。ラテラリティ研究の全盛期には、半球特殊性についての文献を一つも掲載していない脳関係の科学雑誌を見つけることは困難なほどであった。こうした研究は、二つの半球の本質的に異なる機能をより完璧に明らかにすることに向けられていた。

二つの半球間の違いは、機能においてのみでなく、情報処理のための「認知スタイル」や「認知ストラテジー」の点からも分析されるようになってきた。こうした概念化において、右半球は視空間処理ばかりでなく、全体論的、非線形、あるいは並行処理において重要な役割を果たしているとされた。それは、情報の統合、「ゲシュタルト」あるいは全体像の理解、そして法則性のない新規の入力を扱うことにおいて重要であると考えられた。左半球は、言語に優位であるばかりでなく、言語的な情報処理を支配する法則に基づくような、分析的、線形処理に重要であると見なされた。両半球がそれぞれ異なる形で情報を処理しているという考え方が、損傷を受けていない右半球の働きと、損傷を受けた場合のその影響についての関心を高めることになった。そしてRHDは、身体イメージ、視覚的な記憶、視覚イメージ、視知覚、空間定位、病識に影響を与えることが明らかになったのである。

一般的な新聞・雑誌の記事では、右半球は芸

術能力や創造性の座であり、左半球に比べて法則性に縛られることが少なく、より流動的で柔軟であり、また新しく入力された情報を操作するのに熟達しているとされた。こうした脳の二つの側面にさりげなく触れることは、社会環境のあらゆる面において見ることができる。人々は、自分たちがどちらかといえば「右脳型」なのかそれとも「左脳型」なのかを話題にした。あるポピュラーな自動車広告では、左ページに印刷された本文には車の特徴を列挙し、右ページには山道をスピードを上げてジグザグに走る車の写真を載せ、"あなたの左脳を刺激する車、そしてあなたの右脳を刺激する車"という言葉が見開き2ページにわたるレイアウトで添えられていた。

　右半球に関する科学的調査と知識の広まりが、何が優位性を形成するのかしないのかについての伝統的な考えを変えていくのと同時に、コミュニケーションに関する伝統的概念が拡大していった。コミュニケーションは、発話や言語以上のものとして考えられるようになった。そして、コミュニケーションスタイル、ボディーランゲージの重要性、またコミュニケーションにおける他の非言語的側面が新たに強調されるようになった。言語発達と失語症の研究においては、**言語使用**の重要性、あるいは語用論の重要性が認識されるようになった。関心の中心は、意味論、統語論という分析的な立場から話法（談話）という全体的なとらえ方へ、すなわち、何を**話した**のかから何を**意味している**のかへと移行したのである。健常な脳における右半球の役割が徐々に明らかになり、それがコミュニケーションのより包括的な概念と結びつくことで、認知機能を統制する優位半球と劣位半球という概念は衰退し始めていった。

　ラテラリティ研究は、脳がどのように働いているのかについて私たちに多くを語ってくれたが、その信頼性の問題が明らかになるにつれ、減退し始めたのである。ラテラリティを明らかにした研究の結果は、課題の熟知性や教示方法、刺激素材のタイプ、反応様式、感覚モダリティ、またその他の多くの要因により、様々に異なることが明らかになった（Zaidel 1985）。1980年代中頃までに、半球の特殊性と機能局在についての限定的で、過度に精密な、そしていくぶん単純化されすぎた仮説は、神経行動学のより新しいモデルに道を譲ることになった。**コネクショニスト**あるいは**ニューラルネットワーク**、また、最近では**半球間抑制**といった、脳の情報処理に関するモデルは、二つの半球間も含む脳内の各領域間の協調を強く主張している。知的機能に対する右半球の働きが、認知機能全般の非言語的な情報処理、特にコミュニケーションにおいて重要であると認識されるようになってきている。右半球は認知処理にあまり関与していないと見なされることは二度とないであろう。

　コミュニケーションにおける右半球の特殊な役割は、当初は言語のレベルで出現すると考えられていた。分離脳とラテラリティの研究結果によって、発話は左半球が主に担当しているが、損傷を受けていない右半球はいくぶん単純な言語理解、特に単語レベルの言語理解は可能であることが明らかになった。しかしながらこの知見は、RHDの結果として生じるコミュニケーション能力の障害をほとんど説明してはくれない。

　さらに、1970年代半ばまで、様々な研究者と臨床家が、コミュニケーションが求められるある状況においてRHDの患者は適切に振る舞えないことを記述している。ボストンにある失語症研究センターにおいてGardnerとその協力者は、失語症研究にあたってコントロール群として協力を求めたRHD患者にある種の異常行動を見出している。彼らの観察は、RHDコミュニケーションの問題に関わる一連の研究の先駆けとなった（Gardner & Denes 1973；Gardner, King, Flamm & Silverman 1975；

Wapner, Hamby & Gardner 1981；Winner & Gardner 1977）。同じ時期、運動障害性構音障害（dysarthria）の治療のために脳卒中患者に関わっている臨床家たちは、ごく少数のRHD患者が、失語症はないものの、適切にコミュニケーションをとれないことに気づいていた（Collins 1975；Myers 1978, 1979）。こうした初期の研究は、コミュニケーション能力へのRHDの影響について、手続きを統制し、体系的な方法で研究を試みた最初のものに位置づけられる。1979年の「右半球の優位な言語機能」と題するRossとMesulamの論文により、プロソディの障害がRHDにより生じると考えられるコミュニケーション障害のリストに加えられた。この論文タイトルを見ると、右半球がコミュニケーションや認知の側面においてよりパワフルな役割を果たしていると考えられるようになってきた研究動向の変化をうかがうことができる。

　RHDに伴うコミュニケーション障害に関する研究は、主として記述的であるが、それは当然といえる。RHDによるコミュニケーション障害に関心のある研究者や臨床家は、まず体系的な観察を通じてコミュニケーション障害のサインや徴候を確定することが必要である。原因と機序の研究は、こうした観察結果の分析を待たねばならない。

　RHD患者が直面するコミュニケーションの問題が言語に基礎を置いていないということは、初めから至極明らかなことであった。言語的な情報処理にはまったく問題がないにもかかわらず、RHD患者は、様々な状況におけるコミュニケーションに問題を有するのである。初期の研究ではRHD患者はある種の「言語装置（language machine）」ともいうべき特徴をもつとし、ある患者ではコミュニケーションの微妙な違いやニュアンスが失われ、患者たちの言語の使用は、むしろ情報の解読に限定されているとした（Gardner et al 1975；Myers 1978）。

1970年代に記載された問題には、プロソディ障害、ユーモアセンスの障害、情動言語の問題、比喩的言語の使用と理解の障害が含まれていた。

　RHDによるコミュニケーション障害を記述するにあたって、最初の頃は、それらが結びつくものであるという考えがないまま、問題を延々と説明することに努力が注がれたのである。それに続く研究は、より多くの障害をリストに加え、障害領域の複雑な臨床像を増大させることになったが、それらの間の関係性も示唆した。結果として、研究の新しい波が、最終的にはRHDにまつわる複雑な症候学へと結びつく基本的なメカニズムへと注意を向けさせ始めたのである。たとえば、Brownellとその共同研究者たちによる研究は、多くのRHD患者に見受けられるコミュニケーションのまとまりのなさを説明する可能性を示唆するものである。Tompkinsをはじめとする研究者たちによるものは、その方向性を特定し始めたものであり、そこでは、RHDは、談話における複雑な推論や別の意味の処理に影響を及ぼすとされている。Van Lanckerによる研究は、RHDに伴うある種の感情障害の基本的な特性について、新しい仮説を示唆するものである。Heilmanとその共同研究者たち、そしてHalligan、Marshall、Posner、Robertson、その他大勢の研究者たちが、無視について研究するための新しいテクニックを用いたことによって、私たちはこの複雑な現象をよりよく理解できるようになってきている。そして最後に、本書におけるページ数が反映しているように、RHDに特有の注意障害が、私たちがRHDによるコミュニケーション障害を理解するにあたって、より説明的な役割を果たしてくれると考えられるのである。

表 1-1　RHD により生じる障害

注意障害
- 覚醒
- 定位
- ヴィジランス
- 注意の維持
- 選択的注意

無視
- 左側からの情報入力に対する注意の低下
- 左上下肢の使用の低下
- 左側の身体部位への気づき(awareness)と認知の低下
- 病識の低下

視知覚障害
- 視覚的注意
- 視覚統合
- 視覚記憶
- 空間見当識
- 地誌的見当識

認知とコミュニケーションの障害
- 談話の理解と産生の低下
- コミュニケーションの効率性と明析性の低下
- 推測を必要とする複雑な情報を処理する能力の低下
- 両義的また多義的な意味を処理する能力の低下
- 情報のもつ前後関係(文脈)への感受性の低下
- 情動的な内容への感受性の低下
- プロソディに関する知識を活用する能力の低下
- 共有されている知識に対する正しい理解力の低下
- 内省力の低下(うわべの反応)

感情と情動の障害
- 情動の動きを伝える表情を作る能力の低下
- 他人の表情に対する感受性の低下
- 情動の動きを伝えるプロソディを用いる能力の低下
- 情動的プロソディを理解(解釈)する能力の低下
- 誤認症候群(稀である)
- 煽動的錯乱(混乱)、せん妄、精神病性障害(稀である)

RHD 患者の臨床像

　右半球に限局した損傷を受けた患者は、様々な障害をもつ可能性がある。あるものは直接コミュニケーションと認知に影響を与え、また、あるものはコミュニケーションにまつわる様々な事柄へ関与する能力と環境にうまく関わっていく能力に、間接的に長期にわたって影響を与えるであろう。**表 1-1** は RHD によって生じる障害をまとめたものである。これは RHD の結果として出現する**可能性のある**ものを示しており、**絶対的なものではない**ことを忘れてはならない。左半球に損傷をもつ人すべてが失語症になるわけではないのとまさに同様に、RHD をもつ誰もが、知覚、認知、あるいはコミュニケーション、またはそのすべてに問題をもつわけではない。しかしながら、この点で、コミュニ

ケーションに問題のあるRHD患者を全般的に観察・記録していくことは有用かもしれない。

　熟練した臨床家が「典型的な」徴候を有すると見なすタイプのRHD患者は、見掛け上の会話ではほとんどいつも適切にコミュニケーションがとれているように見える。声質と感情は平板で、概して低覚醒の感じを受けるが、会話が短くありふれた内容である限りは、どんなコミュニケーション障害も検出されることはない。問題は、より広範で複雑な会話において明らかになる。患者は、話し相手としては、無関心で、いくぶん鈍感に見えるかもしれない。彼らは唐突に会話を始め、また終わらせ、社会的な慣習に従うことができず、無作法にさえ見える。また、会話をさえぎったり、視線を合わせないこともあるだろう。誰かがしゃべっていることにもはや関心を示すことができなくなったり、注意を維持できなくなってくると、彼らは、一言も断らずに何か別のものに話題を変えてしまい、明らかに会話の流れを中断させてしまった原因が自分にあることにも気づかないのである。質問に対する答えはうわべだけで、最小限の努力しか払わず、自分の答えの結果についても無頓着なようにも見える。

　一方、彼らは冗長で、とりとめがない。また、要点をまとめるのが苦手である。話す内容はただ事実を寄せ集めて体裁を整えたようで、相手に伝わる内容にまとめあげるためのいわば接着剤をもたないかのようである。それは、関連してはいるが本題からはそれた点を自分なりに関連づけることで導き出されたものかもしれないが、論点は逸脱しており、会話をしているというよりはむしろ、頭に浮かんだことをただ声に出して語っているかのように見える。

　聞き手としての彼らは、情報を大局的な視点からまとめ上げることなしに、その断片に注意を集中しているかのようである。そして、コミュニケーションの性格を決定する様々な要因、すなわち、悪意のない冗談、真剣な討論、うわべだけのつきあいといったものへの対応に失敗してしまうだろう。彼らは、人がからかったり、嫌味を言ったり、皮肉を言ったりしたときに、それに気づかないかもしれないのである。

　RHDの患者は、よそよそしくて、そっけなく、また自分自身のことに没頭しているように見える。そして、他者の視点に立つことが苦手で、聞き手の知っていることや知らないことを理解するのが難しい。また、共有される知識が何かほとんどわからないし、話の脈絡を変えうる要素を考慮に入れることがないように見える。彼らにとって馴染みのない人や場所、出来事について曖昧な言い方をすると、せずに済ませてきた関係づけを聞き手である彼らに強要することになるかもしれない。

　彼らの注意力は次第に衰え、あるいは集中したり散漫になったりを繰り返し、その結果、重大な情報を見落としてしまう。他者の意図した意味を理解することができず、そしてまた、自らの意図をなかなか伝達することができない。会話、字幕、テレビのニュースといった、情報があまりにも速く提示され、中核となる概念が捉えにくく、高度な推論が必要な場合、その骨子をつかむのに失敗してしまうことになる。複雑な情報のスピードに困惑してしまうと、目を伏せたり、寝たふりをしてしまったり、また単に、聞いているように見せながらも注意を払ってはいないように見える。しかしながら稀に、情報を繰り返すか、再度説明するように要求することもある。混乱や不安を認めないため、身体と認知の問題双方への病識の低下を伴うことがある。**障害の否認**あるいは**病態の否認**と呼ばれているこの徴候のため、私たちはRHD患者が自分たちの現状や今後必要となってくる生活上の工夫などについて無関心であるといった印象を受ける。たとえば、自分たちの認知障害はもとより身体的な障害に対して、ほとんど無頓着と言ってもよいほど軽視したまま、仕事への復帰について語るのである。

自分の障害に対して適切に振る舞えないのは、左無視のある患者の特徴である。このような患者は、自分の左腕が車椅子のスポークに引きずられていることに気づかない場合もある。また、自分の左側にいる人や左側で生じている出来事、あるいは音にさえ注意を払わないかもしれない。左側に限らず、どの場所からの視覚入力に対してもあまり注意を払わないかもしれない。無視をもつ多くの患者は、「低覚醒」のようで、身体を動かす課題や発話にエネルギーを使わず、関心も示さないように見える。

散在性の損傷をもつ患者とは違い、局所的な右半球損傷をもつ患者は、支離滅裂でもないし、通常、錯乱しているわけでもない。また、たいてい、時間や人や場所に対する見当識は保たれている。しかし、稀なケースではあるが、一側性のRHDが、興奮性錯乱状態やある種のせん妄状態を含む感情障害を引き起こす可能性がある。ときには、他の点では混乱のみられない患者が、認知能力の衰えを隠すために、正当化の理由を作り上げようと作話することがある。これは特に、**病態失認**と呼ばれている障害でみられるような、身体障害についての病識欠如に対する反応として出現するものである（たとえば、「誰かが私の腕を持っていってしまい、こっちの方を置いていったのです。」と話す）。こうしたことはまた、矛盾する、曖昧な、自分にとって意味をなさないし、他者にとっても意味をなさない情報、あるいは、知られている事実とはいくぶん食い違うような情報をうまく処理しようとしたときにも生じうる。疑ったり、じっくり考えたり、分析したり、あるいは忘れ去ることよりむしろ、あたかもすべてが正しいかのように、あるいは何かが間違っているかのように、彼らは、自らの行為を正当化しようと苦心して説明を作り上げるのである。

患者は、やり取りする相手の情動的な調子の動きに対しても感受性が鈍く、また、アクセントやイントネーションといったプロソディ、顔の表情、ジェスチャー、ボディーランゲージを通じて自分自身の喜怒哀楽を伝えるのにも問題があるように見える。彼らの発話は、平板で抑揚がない。その問題は微妙なものであるが、聞き手を躊躇させるには十分である。彼らの言葉は、文型や情動的な内容をうまく区別できない、ある種の型にはまったプロソディパターンに埋もれてしまっていて、聞き取りにくい。

損傷の大きさや部位またはその両方が原因となって、あるいは脳の神経配線のされ方が特殊なために、こうした徴候がほとんどみられない患者もいる。認知やコミュニケーションに障害をもつ患者の間にも、障害の幅が存在するのである。プロソディ障害を除けば、一般的に、コミュニケーション障害、認知障害、注意障害が併発する。こうした人々にみられるコミュニケーション障害は、明らかな場合もあればはっきりしない場合もある。しかし、問題がそれほどひどくない場合でさえ、RHD患者と話す人は、いずれもわずかなものではあるが、ある種の緊張感、不快感、疲労感を拭い去ることはできない。その感覚は、確かに人が言語を用いてはいるが、期待されているほど有効なものではなく、人とコミュニケーションしてはいるが、完全には関係がとれないといったものである。

RHDによるコミュニケーション障害の理解と分類

表1-1は、RHD患者を襲う可能性のある様々な障害を抽出したものである。先に述べたように、RHDに関係した認知・コミュニケーションの障害に関する研究の大部分は、単にその根本的な原因を解明しようと始められただけにすぎない。もちろん、効果的な治療というものは、**どのように**振る舞うのかを知るのと同じくらい、**なぜ**そのように振る舞うのかを理解できるかにかかっている。障害は同定されたもの

の、その説明がなされてこなかったため、治療は概して、その原因にではなく徴候に焦点が当てられてきた。結果として、ある研究結果を他へ一般化することはほとんどなかった。根底にある障害を生み出す過程を検討することで回復を目指す治療にとって、RHDの障害の特性に関する理論を取り入れるのは重要なことである。

　障害の発現機序とその解釈をめぐる研究は、必然的に、それぞれの障害を結びつけることのできそうな基本概念を調べることから始められることになる。最近まで、RHDによる認知障害は、まったく別種のものと考えられてきた。本書では、RHDによる様々な障害間の関連性を強調しているが、そうすることで、きら星のごとき一連の障害群を、臨床的に有用かつ適切な形で理解できるようになるのである。

　例を挙げて説明すると、RHDの結果としての比喩的言語の理解障害は、当初、独立した問題と見なされていた。RHDによる障害を見るテストには、患者に、慣用句や隠喩を用いたり解釈するように求める比喩的言語課題が決まって含まれていた。比喩的言語の障害というものが存在するならば、治療されるべきであると決めてかかっていたのである。当然、そのような問題の治療にかかる時間、労力、そしてリハビリテーションの費用が議論されることになる。患者が、"He had a heavy heart（彼はしょんぼりしていた）"というフレーズを使ったり、説明したり、解釈したりできるかどうかは、現実世界において本当に重要な問題となるのだろうか？　確かにそれは、ある状況では貴重なことかもしれない。たとえば、Johnson元大統領が国民に対して、"I come to you tonight with a heavy heart（今夜私は重大な決意をもってあなた方のもとへ来ました）"と、彼の身体の状態ではなく、彼の精神に言及して語るようなとき、その状況を理解するのに役立つかもしれない。しかし通常、比喩的言語に伴う問題は、リハビリテーションのより大きな流れからすれば、その優先順位はおそらく低いと考えられていた。

　後に、比喩的言語に伴う問題は、言いたいことを暗示的にほのめかすときよりも、むしろ具体的にはっきりと伝える際に、RHD患者自身に制約をかけてしまうという、より大きな傾向の一部と見なされるようになった。そうであれば、比喩的言語の治療はより重要であると考えられる。もっと後になって、そうした障害は、別の意味を生成するにあたってのより基本的な問題、つまり、他の視点を採用し、新しい情報を扱い、当初の予測や解釈を修正し、そして事実のもっともらしさを吟味する能力に幅広く影響を与える問題の要素であると考えられていたが、そうしたことはどれもRHDによって障害を受ける可能性がある。こうした比喩的言語の障害に関する再解釈は、単にその問題を分類するための別の方法であるというだけにとどまらない。それは、障害像をより正確に理解するという臨床的意義を高めることにもなるのである。より基本的な障害の治療は、比喩的言語それ自体と同様、様々な談話の解釈の障害にも影響を与えるに違いない。

　リハビリテーションの効果があがることが、障害間に存在する関連性の理解が重要だという唯一の理由ではない。それは、障害の基礎をなす発現機序に関わる研究の水準をも改善させるのである。たとえば、言葉の裏にある多様な意味を理解するときの中心的な問題の一つとして、別の意味を見つけ出せないという障害が認められることから、それを説明する様々な仮説が出されてきている。こうした仮説の検証の結果、患者を治療するにあたってその背後にある要因を扱う私たちの能力は強化されるだろう。

　前述の例は、確認されたRHDの障害間に関連性が存在するということを理解するのに役立つ。また、他の主要な問題点も明らかになる。本書では、こうした人たちにみられる認知障害

とコミュニケーション障害の多くにありうる機序として、注意障害に十分な検討を加えている。無視は、覚醒や空間定位におけるより難解な注意障害の一徴候として、すなわち、視空間情報処理機能を越えた複数の空間領域横断的な障害として現れ、認知機能に強い影響を与えるものである。ヴィジランス（vigilance）、注意の維持、そして選択的注意の障害といった他の注意障害は、認知能力とコミュニケーション能力を働かせるうえで最大の妨害要因になると考えられる。そしてまた、特殊な認知障害、意味障害、感情障害が談話の遂行に影響を与えると考えられており、それは、注意における障害とはいくぶん独立しているのかもしれない（どんな過程も注意とは独立しているという程度には）。

要注意事項

RHDによって生じる認知障害とコミュニケーション障害については、わかっていることもわかっていないこともたくさん存在する。本書を読むときや文献にあたる際、また患者に関わるときに、心に留めておくべき重要なことがいくつかある。まず、RHDにより生じるコミュニケーション障害を端的に言い表す名称が存在しないということがある。二つ目として、回復の過程や治療に対してどのような反応を示すかについて、私たちはほとんどわかっていないということがある。三つ目に、局在性に関する問題にはまだ取り組み始めたばかりであり、その結果、どの患者がコミュニケーション障害のリスクを抱えているのかを損傷部位に基づいて判断することについては、ほとんどわかっていないということがある。以下、これらの論点について概説する。

RHDによる認知・コミュニケーション障害と名づけること

私たちはRHDに関連するコミュニケーション障害を言い表す名称をもっていない。私たちがその代わりとして用いているもの、それは局在部位（location）である。この唯一の事実が、専門家の間や医療の世界において、こうした障害の理解を促進させる際の混乱を引き起こしてきたのである。「RHD」という用語は、それ自体、あるいは症候を記述する語（たとえば、「RHDによるコミュニケーション障害」）として、それと結びつく障害の特性については何も語っていない。さらに、損傷部位を示す「RHD患者」という用語は、認知障害とコミュニケーション障害をもつ患者ともたない患者のどちらを指すのにも用いられている。

このことを、獲得した発話と言語の特徴的な障害を示す「失語症」という用語と比較してみよう。LHD患者の誰もが失語症であるわけではないことはわかっている。障害の名称として「失語症」と聞けば、損傷の部位にかかわらず、ある一連の症状が頭に思い浮かぶ。失語症は**交叉性失語症**の例にみられるように、RHDをもつ患者にも出現することがある。もし、左半球においてRHDに関連した障害がみられるなら、それは「交叉性右半球損傷」と呼ばれるのだろうか？　もしそうなら、それは何を意味するのだろうか？

名称を単純化しすぎて、誤解や混乱を生む可能性があるのは事実であるが、局在部位に関連づけたものより、認知機能とコミュニケーション機能における障害に関連づけた言葉や表現を用いたほうがよいように思われる。特徴を簡潔に表す呼び名がないということが、患者や家族が抱える問題を議論することを困難にしている。話し言葉にも書き言葉にも特に変わった点がないにもかかわらずコミュニケーションの障害が存在する、ということを説明するのは実に

難しい問題である。適切な呼び名がないまま障害を説明するのは、なおいっそう困難なことである。たとえば、患者の病室に入って、「Jonesさん、あなたはRHDによるコミュニケーション障害があります」とか、「あなたは、別な意味を生成することに問題があります」とか、「言語の語用論的側面に問題を抱えているのです」と言っても、多くを伝えることは期待できない。わかりにくい専門用語を避けて、「コミュニケーションの複雑なレベルにおける問題」を論じる人もいるかもしれないが、患者自身、その家族、また主治医でさえ、彼が話をすることには何の問題もないと指摘するかもしれない。Jones氏と家族が、彼は「話せるが、以前の彼の話し方と同じではない」ことに気づくのは、病院を退院し、以前の生活を再開した後かもしれない。彼らが症状に対する呼び名を手に入れれば、症状それ自体をより納得がいくものと思えるようになり、患者と家族はそうした症状ともっとうまくつき合っていくことができるようになるに違いない。こういった患者に個々の障害についてきちんと説明すると、男女を問わず誰もがほっとした表情を浮かべていたし、周りの人たち皆が物事をしっかり考えられるのを見て、自分は頭がおかしくなってしまうのではないかと不安であったと語ることが一度ならずあったのである。このように、症状を適切に言い表せないということは、不安や混乱を引き起こすことになるのである。

　認知障害とコミュニケーション障害に関する啓蒙不足は、こうした障害を言い表す言葉を欠いてきた結果でもある。失語症をもつ人たちへのサポート組織や基金は存在するが、RHDと結びつく問題に特に取り組んでいるものは皆無である。一般の人が「失語症」という用語を理解するのにはかなりの時間がかかったが、友人や家族がそうした症状を見せたとき、その用語はある一つの障害を描写したものであるために実感をもって理解できる。「RHDによる障害」という用語に目を向けても、すでに知っていること、つまり脳卒中、病変、腫瘍、あるいは進行性の疾患が脳の右側にあるということがわかるだけである。

　障害を局在部位で表すという問題は、研究文献にも影響を及ぼす。失語症の研究は、通常、症状がきちんと記録されており、また、課題の反応成績も失語症のタイプに照らして横断的に検討されているか、あるいは非失語症患者のものと比較されている失語症患者を対象に行われる。一方、RHD研究においては、被験者が研究の対象となる障害を有しているかどうかにかかわらず、右半球に限局した損傷というものが、研究対象群に入るための基準としてしばしば用いられている。これは、発症率の研究にとっては差し支えないが、ここで問題にしている障害の特性を解明しようとする研究にとっては十分とはいえない。このような状態が改善されるまでは、グループ研究における患者の課題の反応成績については十分注意を払うべきである。RHDに伴う認知障害とコミュニケーション障害の原因に関する私たちの理解が進めば、RHDによるコミュニケーション障害の中核となる定義についての全般的な合意に到達することができるのだろうし、この悩みの種あるいは私たちが確認してきた問題を解決するための適切な呼び名を見出すことができるだろう。

回復の予測因子

　研究の主眼が障害の記述や同定に置かれてきたため、回復の予測因子に関してはあまりよくわかっていない。追い求めてきた障害の正体をつかむまでは、その経過に目を向けることはできないものである。回復のデータは、認知・コミュニケーション障害に関するものよりも、無視のような障害についてのもののほうが手に入れやすい。だが、そうした状況にあっても、症状の同定と検査に関する新しい方法をもってす

れば、無視というものは、機能回復が明らかに確認されたときでさえ、認知過程に潜在的な影響を与える形で無症状のまま存在している可能性が示唆されるのである。

局　在

障害のタイプと損傷部位とを結びつける情報もほとんどない。初期の研究において、損傷の場所を右半球に限るだけで十分であったのは、当時、RHDがコミュニケーションに影響を与える可能性があると考えるのはあまりにも突飛なことであったからである。さらに、ほとんどの研究においては、その当時も今も、半球内の損傷局在部位によってグループ分けするほどの十分な被験者がいなかったし、また、半球内の損傷局在部位というものは、障害の特性に関する多くの研究の主眼点にはなってこなかった。RHDによるコミュニケーション障害に関する文献に登場する被験者の多くは、前頭葉、頭頂葉、側頭葉に悪影響を及ぼす、中大脳動脈の潅流域における大きな損傷を有している。他により限局した損傷をもつ被験者で行われた研究もあるが、小さな損傷とより広範な損傷との間の違いは明らかではない。たとえば、小さな損傷や選択的損傷が、より大きな損傷によるものと同様のコミュニケーションの崩壊を生じさせうるのかどうかということも、まだわかっていない。様々なコミュニケーション機能に対し、選択的損傷で崩壊を招き、広い範囲に影響を及ぼしうる、ある種の機能的・解剖学的システムが存在するのかもしれない。

RHDがコミュニケーションに影響を与える可能性があるとする考えが受け入れられるようになるにつれ、研究者たちは、半球内の損傷部位に従って患者をグループ分けすることの必要性にだんだん気づき始めてきている。それは、脳内の機能的なシステムの特性を理解するためばかりでなく、病理学的な因果関係を知るためにも、重要である。たとえば、冗長な発話の産生、逸脱、推論の障害、そして談話の統合の失敗というようなRHDに伴う談話レベルの障害のいくつかは、両側性の背側前頭葉前部損傷例にもみられることが報告されている（McDonald(1993)の総論を参照）。McDonaldが指摘しているように、RHDがもたらす影響を調べている研究者や前頭葉前部の損傷の影響に注目している研究者らによって、こうした障害を説明するために、様々な立場による仮説が出されてきている。その諸説は、RHDが脳の前方にあるのか後方にあるのかによる行動上の違いを抽出することで、いくらかは整理することができる。

障害と損傷部位の関係に影響を与えるもう一つの要因は、右半球における解剖学的・機能的組織化の特性である。右半球は、左半球に比べて散在性に構築されており、機能分化があまりはっきりしておらず、それゆえ、機能の局在もそれほど明確ではないと考えられている（Goldberg & Costa 1981；Gur et al 1980；Semmes 1968）。Semmes(1968)は、たとえば、特定の感覚運動障害は左半球の限局した損傷により出現するが、右半球においては、同様の障害が損傷部位にあまり依存していないことを明らかにしている。さらに、Gurら(1980)は、灰白質（細胞体）に対する白質（軸索）の分布が両半球で異なっていることを発見している。灰白質に対する白質の割合は、左半球より右半球のほうが高率であることが明らかになったのである。彼らは、左半球がある領域内の多数の神経連絡によって特徴づけられるのに対し、右半球は、各領域間の結合（connectivity）がより強いという神経機構によって特徴づけられると推測した。こうした解剖学的・機能的知見は、右半球のある領域における損傷が、実に多彩な障害を生み出し、また、様々な損傷部位が同じ障害を引き起こす可能性があるという事実（Tompkins 1995）と一致するものである。たとえば、詳し

く調べられてきた注意機能の働きの多くは、その能力を十分に発揮するために、様々な皮質ならびに皮質下の機構に基づく解剖学的・機能的ネットワークに依存していると思われる。前頭葉と頭頂葉領域はともに、各方面の様々な注意機能に関わっており、それら自体、広範囲にわたって相互連絡がある。そうしたシステムの一部が損傷を受ければ、遠く離れた他の部分にも影響を及ぼす可能性がある。それでもなお、障害がこれまでよりも体系的、全般的に明らかにされるにしたがって、より多くの研究者が特定の損傷部位を考慮に入れるようになるだろうし、また、右半球の機能的な構造についても多くのことがわかってくるようになるであろう。

まとめ

1. RHDと関係する認知障害とコミュニケーション障害が認識されるようになったのは、たかだか25年ほど前のことである。1960年代後半から1970年代前半まで、右半球は視空間処理と関連づけられており、認知に関する研究領域以外では「劣位半球」という役割に追いやられていた。

2. 1970年代と1980年代の外科的な新技術や新しい研究手法によって、二つの半球が、機能面のみならず、情報処理に関する認知ストラテジーにおいても異なっていることが明らかにされた。**右半球は、非線形処理や並行処理、そして情報の統合に重要な役割を果たしているとされた。RHDは身体イメージ、病識、そして視空間の定位、イメージ、記憶に影響を及ぼすと考えられた。**

3. 脳の情報処理に関する新しいモデルが、1980年代半ばに提唱され、二つの半球を含む脳の異なる領域間の協調が強調された。こうした新しいモデルには、ニューラルネットワークやコネクショニストモデル、半球間抑制モデルが含まれる。

4. RHDに関連するコミュニケーション障害は、RHDの理解が進み、コミュニケーションの定義が言語的な機能にとどまらないものにまで拡大された1970年代後半になって初めて言及された。初期の研究は目に見える障害を記述するものであったが、研究者たちは最近になって、障害それ自体を説明するその基本的なメカニズムに注目し始めている。注意障害と特定の認知障害は、RHDと関連するコミュニケーション障害の多くを説明するために提唱されてきている。

5. RHDは、言語的な異常がみられなくても、全体にわたるコミュニケーションスキルに影響を与える可能性がある。コミュニケーション障害をもつRHD患者は、話にまとまりがなく、唐突、冗長で、その場の状況や他者がそれとなく示す感情のサインに気づくのが難しく、洞察力に欠け、元気がないように見え、要領が悪く、以前よりも話す内容が乏しくなっているか、またはこのいずれかを示す。

6. LHD患者の誰もが失語症をもつわけではないのと同様、RHD患者の誰もが認知障害とコミュニケーション障害をもつわけではない。コミュニケーション障害を本当にもつ患者の、その障害を言い表すための呼び名は、損傷部位と結びついたもの(たとえば「右半球コミュニケーション障害」や「右半球症候群」)以外にはただの一つも存在しない。呼び名がないことが、専門家の間や医療の世界において、その問題に対する理解を妨げてきている。

7. 主にRHDによって生じる障害には、注意機能における問題、左半側無視、視空間知覚の障害、認知障害、コミュニケーション障害、そして感情と情動の障害が含まれる

（表1-1を参照）。
8. 回復の測因子や障害の局在についてはほとんどわかっていない。研究者たちはごく最近になって、特定のRHDによる認知障害とコミュニケーション障害に対して、右半球における損傷部位の確認を始めたところである。

2

無　視

本章の概要

定　義
　　誰に、何が、どこで、起こっているのか
　　無視の発現
　　無視が及ぼす影響
　　残存期間と重症度
無視に関する従来の尺度
　　消去現象の検査
　　視覚無視の検査
　　　　線分二等分
　　　　抹　消
　　　　描　画
　　　　読　字
　　　　書　字
参照枠
　　観察者中心の無視
　　環境中心の無視
　　物体中心の無視
　　他の参照枠における無視
モダリティ全般にわたる無視
　　聴覚無視
　　触覚無視
　　嗅覚無視

無視と感覚運動障害
　　視覚障害と無視
　　半側感覚障害と無視
　　片麻痺と運動無視
　　運動無視
　　方向性運動低下
視覚的な言語の無視：読字と書字
　　単語の読み
　　文章の読み
　　書　字
無視と関連した行動異常
　　無意識的知覚
　　病態失認
局　在
　　皮質病変
　　皮質下病変
無視の理論
　　表象説
　　注意説
　　　　注意の定位の障害
　　　　方向性注意の障害
まとめ

定　義

誰に、何が、どこで、起こっているのか

　簡単に述べると、**無視のある患者は、脳の損傷の反対側に示された情報に対して反応することができない**。すなわち、「対側性」あるいは「反損傷性（contralesional）」の入力、つまり右半球損傷（RHD）の場合でいえば、左方向からの入力に反応できないのである。無視あるいは「左半側無視」は、ときどきいわれていることだが、多くの場合 RHD の一つの顕著な特徴と考えられている。左半球損傷（LHD）患者にも起こりうるが、右半球に損傷を負った場合のほうが発生しやすく、症状も重篤で、長期にわたって残存しやすい（Brain 1941；Chedru, Leblanc & Lhemitte 1973；Columbo, De Renzi & Faglioni 1976；Hecaen 1962；Levine & Kinsbourne 1986；Mesulam 1981, 1985；Schenkenberg, Bradford & Ajax 1980；Weintraub & Mesulam 1988)。無視は、RHDによって生じる障害の中でも一番よく知られているものの一つであるが、まだ十分に理解されているとはいえない。一般的には空間的注意の障害と考えられているが、他の注意障害と関連しているように思われる。多くの場合、無視のある患者は、無視のないRHD患者よりも反応が乏しく、低覚醒のようにみえる。臨床経験から示唆されるのは、無視というものの存在によって、損傷を受けた認知とコミュニケーションの情報処理の仕組みを解明できるかもしれないということである。

損傷の反対側から入力される情報を記録したり、あるいはそれに反応することができないというのが無視のシンプルな定義である。これは、無視という障害の状態をうまく描写してはいるが、無視に関して「誰に」「何が」「どこで」起こっているのかについては何も教えてはくれない。たとえば、脳の損傷の反対側とはどこからどこまでなのかということは、何もわからないのである。「側(side)」という言葉は、身体の左側を指しているのだろうか、身体に関連した空間の左半分を指しているのだろうか、それとも物体がどこにあってもその左側を指しているのだろうか？ 空間を区切るはっきりとした境界はあるのだろうか、あるいは、無視というものは評定尺度上の話なのだろうか？ 患者の意識(awareness)から見落とされたところが単にたくさんあるだけなのだろうか、あるいは、意識(awareness)は刺激の重要性や環境の条件によって変化するのだろうか？

「何が」起こっているかに関して、無視の特質を扱った理論としていくつか主だったものがあるが、関連する現象すべてを説明できるものは一つもない。無視を説明しようとする理論では、知覚障害、空間表象の障害、方向性の障害、注意の定位における偏位、そしてより全般的な注意障害と関連づけがなされている。こうした理論は互いに相容れないものではなく、無視の様々なタイプを説明するものとして妥当なものである。無視を注意障害と関連づけている理論は、他の仮説よりも無視によって現れる行動に多くの説明を割いている。

「誰に」起こっているかに関しては、RHD患者の誰もに無視が現れるわけではない。しかしながら、「適切な尺度を用いれば、右半球に損傷あるいは疾患を負った患者の大部分に無視を認めることができる」とか、「言語障害がLHD患者に認められるように、無視はRHD患者にとってありふれたものである」(Schenkenberg et al 1980, p.517)とされている。こうした見解を意外に思うかもしれないが、無視の中のある種の亜型は従来の検査では見つけられないかもしれず、患者の行動にもそう簡単に観察されるものではないということを理解しておくと、それほど意外なことではない。

無視の出現率は、RHD患者では31〜66％、LHD患者では2〜15％と見積もられている(Ogden 1987；Schenkenberg et al 1980)。こうした数値は、検査された患者のタイプや、無視を同定するのに用いられた課題の種類や数を含めたいくつかの変数に基づいている。LHD患者と比較して、RHD患者に高い確率で無視が起こりやすいのは、失語症患者を除外しているというサンプリングの偏りのためであるとする研究もある(Albert 1973；Battersby, Bender, Pollack & Kahn 1956)。しかし、Ogden(1987)は、失語症患者が理解できる検査を用いることで、こうした起こりうるサンプリングの偏りを修正したとしても、RHDに高い確率で無視が起きると指摘している。たとえば、Faglioniら(1971)は、紙と鉛筆を用いる簡単な課題を行うことでRHD患者の45％に無視があることを明らかにしているが、LHD患者ではわずか9％にしかみられなかった。対象者として選んだうちの10％は検査に参加することができなかったが、そこにはRHDの被験者と

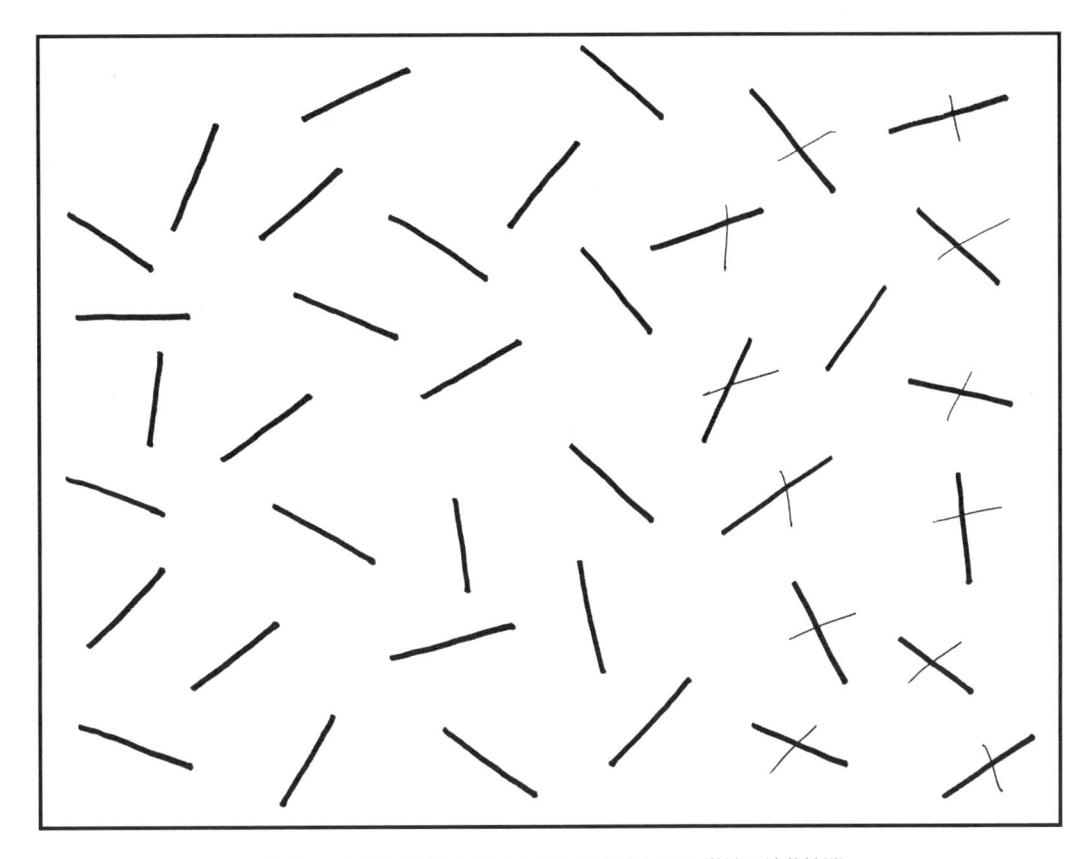

図2-1　RHDで重度の左無視がある患者による単純な線分抹消

LHDの被験者が同数含まれていた。

　出現率はまた、無視を確認するのに用いられる課題の種類と結果の解釈に左右される。たとえば、Albert(1973)によれば、指示どおりにすべてのターゲットに印をつけなければならない線分抹消課題(**図2-1**)では、無視の出現に関して、RHDとLHDの被験者の間に差異は認められなかった。しかしながら、この研究では、無視はいくつかの**線分**を抹消できないことであると定義づけられており、位置については考慮されていなかった。実際には、見落とされた線分の数はRHD群に多く、何よりもその見落としは左方向に生じていた。LHDの被験者の見落としは中央部分に頻発し、また左方向(すなわち、病巣と同側)にも生じており、無視ではなく視覚的不注意の徴候がみられた。

　出現率が報告され始めたときは、単一の検査が用いられることが多かった。最近では、無視には亜型が存在するという認識から、単一の検査では十分ではないとされている。なぜなら、無視は課題に左右されるかもしれないからである(Colombo et al 1976；Horner, Massey, Woodruff, Chase & Dawson 1989；Schenkenberg et al 1980)。たとえば、Schenkenbergらは、描画課題ではRHD患者の90%に無視を認めたが、線分二等分課題では30%にしか認められなかった。Hornerら(1989)は、描画課題では83%に無視を認めたが、書字課題では61%であった。

　つまり、検査対象として選ばれた患者のタイプによって、出現率は影響を受けるのである。無視がRHDにおいて高頻度に見出されるとい

う研究は、左右いずれかの半球に一側性の病変をもつ被験者を対象にした検査結果に基づいている。Ogden（1987）の研究では、調査対象者のうちLHDをもつ人の50%、そしてRHDをもつ人の44%に無視が見出された。しかし、この対象群には子どもと成人の両方が含まれており、脳梗塞はもちろん、脳腫瘍、脳出血、脳膿瘍、脳動静脈奇形の被験者を含んでいた。脳腫瘍はLHD被験者の66%、RHD被験者の67%の病因にあたるのに対して、脳梗塞は56名のLHD被験者のうちの2名、45名のRHD被験者のうちのたった6名であった。病変の局在を研究するにあたり、脳腫瘍患者を対象にするのは一般的に危険だと考えられている。なぜなら、浮腫、圧迫、浸潤は、腫瘍が存在する部位から離れた領域にも影響を及ぼすからである。

臨床における現実は、文献を支持している。無視は、LHD患者よりもRHD患者に高頻度に観察されている。失語症がLHD患者の無視を覆い隠しているという指摘もあるが、それは疑わしい。むしろLHD患者の無視は非常に軽いために行動にほとんど影響しないが、RHD患者の場合は、無視の症状が、注意、動機づけ、認知的な情報処理に多大な影響を与えている。

無視の発現

重篤な無視を伴うRHD患者はたいてい、皿の上の食べ物、左上下肢、電話のベル、左側に立っている人など（**表2-1**）、左方向からのあらゆる種類の入力を無視する。気づかないうちに左腕を車椅子のスポークに巻き込んでしまうかもしれない。「無視された」側の壁や戸口に衝突せずに歩いていくのも難しいだろう。また、複合語、文章、段落の左側半分や、本の左ページ全体を無視してしまうだろう。RHD患者の書字は、左端の余白をとりすぎており、右側に不適切に偏った筆跡によって特徴づけられよう。新聞を読んだり、テレビ番組を目で追ったり、大切な手紙を読んだり、小切手を管理したり、勘定を払うことができないかもしれない。道路を横切るときには、左側の往来に気づいていないであろう。RHD患者は、自分たち自身や周りの人を危険にさらしているかもしれないのである。

料理や洗濯といった日常生活の課題を身につけるだけの身体能力があるにもかかわらず、コンロの片側の火口や、あるいは棚の片側にある材料を無視してしまうかもしれない。身体の片側に気づかないために、着替えや整髪、そして入浴することが難しくなるだろう。実際、片麻痺患者は、左上下肢の障害を自分のものとして認識すらしていないのかもしれない。彼らは左

表2-1 中度から重度の無視を伴うRHD患者に一般に観察される左無視行動

- 身体の正中線より左側の人や物へ反応することができない
- セルフケア活動（整容、入浴、食事、更衣）を行うとき、左側に気をつけることができない
- 左の上下肢を動かしたり、注意を向けたり、認識したりすることができない
- 左側の壁に衝突せずにホールや戸口を通過することができない
- 印刷物の左半分を読むことができない
- 書字の際、余白や空間を適切に使うことができない
- 映画、ビデオ、テレビの映像を追うことができない
- 左側から発せられる音を突き止めることができない
- 片麻痺や無視を含めた障害を洞察する、自覚することができない
- リハビリテーションに積極的に参加することができない

上下肢を十分に使えていないのかもしれず、中には、本当は片麻痺ではないのに片麻痺であるかのような印象を受ける人もいる。

こうした明らかな対側性の障害に加えて、無視を伴う患者の多くが、リハビリテーションを進めていくうえで問題となる。彼らは活き活きしているとはいえず、低覚醒であり、反応や動機づけも低めにみえるかもしれない。そして、問題を否認したり、過小評価する可能性がある。障害を指摘されると、それほど強くはないが一種の抵抗を示したり、無表情でぽかんとしていたり、不快感を示したり、言い訳を作り出すだろう。こうした問題を考えようとしても、「あぁ、新しい眼鏡が必要なようだね」「その本に何か悪いところがあるに違いない」「私は本当に読むのが嫌いなんだ」などと言われて簡単に片づけられてしまう。無視のある患者の大半は、無視があることを嘆いたりしないし、障害そのものを否定するだろう。そうでない人も、言葉の上では無視があることを認めてはいるものの、実際の行動では無視による欠点を埋め合わせることができない。さらには、ある状況では無視を認識していても、別の状況になると無視を認識できないのである。無視は、先に示した臨床像のように、常に劇的あるいは明らかに現れるものではない。無視を何とか見出そうと感度の高い検査を実施するかもしれないが、たとえそれを行ったとしても、患者の経験に基づいた情報処理が働く可能性があるために何も検出されないかもしれないのである。

無視についてわかっていないことは多いが、確かな知見もいくつかはある。かつては激しい議論を巻き起こした話題であるが、今では、無視は直接的な感覚障害（例：視野欠損、半側の感覚脱失）や運動障害（例：片麻痺）によって引き起こされるものではないことがわかっている。たいてい感覚運動障害を併発するが、それらがなくても起こりうる。無視のある患者は、損傷がある部位の反対側からの刺激に対して眼球や注意を向けることができないのではない。損傷がある部位の逆側に自らの腕を動かすことができないわけでもない。むしろ、そうすることに気が進まなかったり、やる気がないように思われるのである。生理学的検査によって示されるような感覚的な認識能力は損なわれていないかもしれないが、入力される刺激に対する患者の反応は失われている。運動する能力は残っているのかもしれないが、損傷側とは逆の上下肢を使うことがないのである。損傷を受けた側と反対の空間は、損傷部位と反対側の上下肢と同様に「見つからない」のではない。それらはそこに存在しているが、それに対して反応することがないのである。患者の認知的経験を理解するためには、なぜ反応がなくなるのかという本質を知ることが重要である。

無視が及ぼす影響

最初にひと目見れば、また少し観察すればわかるように、無視は、患者の空間の知覚や左側の情報に対する反応にもっぱら影響を及ぼすことから、空間的な問題であると考えられる。実際に、無視は、**患者の欲求や期待、自身を取り巻く物理的そして抽象的世界に対する注意や経験に影響を与え、そうした経験を通して得た知識を伝えることにも重大な影響を及ぼす可能性がある**。この原因を知るには、無視を注意の障害、つまり、空間の認知という範囲を越えて他の認知過程にまで目を向けた、他の様々な**注意障害に関連したもの**として理解する必要がある。

空間的注意を支える神経ネットワークの損傷が単独で生じることはほとんどなく、それゆえに他の注意の側面に影響を及ぼす。たとえば、無視は注意の焦点を狭めるかもしれないが、右側の情報に向けてだけではなく、認識の範囲をも狭める。選択的注意の障害は、個々の障害が他にも何らかの影響を及ぼすように、無視とも

相互に影響し合うかもしれない。選択的注意の障害は無視をさらに悪化させ、無視は選択的注意の働きを妨げるだろう。無視を理解するためには、注意、認知、コミュニケーション障害の多くがRHDと同時に起こる可能性がある点を理解しておくことが重要である。

確かに、無視は、機能上の問題における一つの要因であると同時に、それらの問題に悪影響を及ぼしている。**無視のある患者は、無視のない患者に比べて日常生活活動（ADL）の自立がうまく進まない**（Denes, Semenza, Stoppa & Lis 1982；Kinsella & Ford 1980；Kinsella, Olver, Ng, Packer & Stark 1993；Marquardsen 1969；Sundet, Finset & Reinvang 1988）。初期評価の際にADLの自立、感覚、運動、知的機能において同じレベルだった患者同士でも、無視を伴う患者は長期にわたって回復できないままである（Denes et al 1982）。KinsellaとFordは、「無視という知的レベルの障害が、片麻痺や移動能力の障害として知られているハンディキャップに別の能力低下の要因を加えていることが推測される」（Kinsella & Ford 1980, p. 665）と述べている。

残存期間と重症度

無視の残存期間は様々である。6カ月（Campbell & Oxbury 1976；Denes et al 1982）というものから12年またはそれ以上残存する（Zarit & Kahn 1974）との報告がある。Zoccolottiら（1989）は、残存期間を調べるのに使われてきた尺度によって、彼らが検査した104名の患者のうち、発症後2カ月までに26%から52%に無視が出現することを明らかにした。従来のスクリーニング課題は、障害の程度を測定できるようにはデザインされていない。今後、重症度はテストの結果のみではなく、患者の無視のタイプの数によっても決定されるだろう。無視の重症度については、いくつかの研究によって大きく二つに分類されることがわかっている。つまり、無視は、中等度というよりはむしろ、非常に軽度かあるいは重度かのどちらかになる傾向がある（Plourde, Joanette, Fontaine, La Plante & Renaseau-Leclerc 1993）。重症度は、脳損傷の部位よりも、その範囲と関連している（Hier, Mondlock & Caplan 1983）。回復に関する研究においては、無視の検査が非常に少なく障害の重症度について扱えないということもあるために、症状の改善よりもその完全寛解に注目しがちである。

この15年間に無視の研究は大きく変遷しており、症状に関するこれまでの考え方を部分的に変更したり、行動の描写や局在の話題にとどまらずにその解釈へと進展してきた。最近では、無視は、様々な学問分野における研究者の関心を集めている。私たちの無視に対する理解は、健常者の空間認知、健常者と障害者の注意力、健常者と障害者の視覚的表象、そして「無視」という名のもとに生じる多彩な症状に注目した厳密な実験的研究から得られたものである。今や、無視の「細分化」を話題に出すのは当たり前のことになっている。無視は、一つまたはいくつかのモダリティ（視覚、嗅覚、触覚、聴覚）において現れるが、感覚意識（sensory awareness）ばかりでなく運動行動にも現れる。また、その範囲は空間の一部に限られ、他の部分には影響が出ないかもしれない。「半側無視の多彩さや多様性は、患者の心像や検査者の注意深さによってしか限定されないと考えられる」といわれている（Friedland & Weinstein 1977, p. 3）。

1980年代半ば以来、無視症候群の多彩な症状についての知見には、かつては無視症候群を単一の障害として考えていたために、ほとんど理解されていなかった臨床像を明らかにするものもあれば曖昧にしてしまうものもあった。無視の種類や亜型を理解することは、その基礎的なメカニズムや他の認知面の働きに対する影響

を理解するのに重要である。

無視に関する従来の尺度

　無視の影響を理解するにあたっては、障害に関する徴候と症状から始めるべきだろう。実験室の外、つまり医療の現場では、通常、無視の存在は簡単な観察や検査によって検出される。こうした検査や観察は無視の存在を検出するのに用いられているが、その重症度までは判定できない。ここで紹介する課題は、無視の存在を確証するのに用いられてきた。こうした課題を知ることで、無視と関連する現象を概観し、無視の特徴を述べたり説明するのに用いられる専門用語を理解することができる。こうした課題は最初の精密検査においてよく用いられるものであり、リハビリテーションの専門家に特有の用語として、ひろく理解および参照されている。

消去現象の検査

　消去現象(extinction)とは、身体の両側が同時に刺激されたとき、一側の刺激に反応できないということを指す(Bellas, Novelly, Eskenazi & Wasserstein 1988a)。この現象は、double simultaneous stimulation(DSS)テストによって再現される。そのテストで患者は、単一の刺激や相反する刺激に反応するように求められる。刺激は通常、触覚的あるいは視覚的なものだが、聴覚的なものもある。たとえば、患者に対座して、検査者は患者の左と右の膝を片方ずつ叩き、それからランダムな順番で同時に叩く。患者の課題はどちらの膝が叩かれたかを指摘することであり、DSSの場合は、両膝が叩かれたと指摘することである。左側の消去現象を伴う患者は、たとえば、片方ずつの場合は左右の感覚を報告することができるが、両膝を叩かれたときに左膝を叩かれていることがわからない。この失敗は競合刺激の効果と関連しており、最も右側の刺激が患者の認識に大きな影響を与えていると考えられる。一方、散在性の損傷をもつ患者は、間違って答えるか、どちら側の刺激も「消去」してしまう。

　RHD患者を検査するとき、検査者は、患者の身体の右側あるいは左側に、二つの刺激を同時に提示する。無視を伴う患者は、どちらの半側空間においても、二つの相反する刺激のうち障害部位とは最も反対側に位置するものを答えることができない可能性がある(たとえば、右膝の左側と右側が同時に叩かれたとき)。

　特に無視に関する他の徴候がみられないのに消去現象が起きている場合、それは軽い無視が起こっている状態だと考えられている。あたかも立証されているかのように、無視が進んで消去現象を引き起こすと示唆する研究者もいる(Heilman & Watson 1977)が、それに異を唱える研究者もいる。なぜなら、消去現象を伴わなくても無視は生じる可能性があるからである(De Renzi, Gentilini & Barbieri 1989a)。しかしながら、ごく一般的には、消去現象と無視は同時に起こる。

視覚無視の検査

　視覚無視は、無視の中でも非常によくみられる形である。しかしそれは、視覚無視が一番よく検査されており、無視の中でも頻繁かつ容易に観察される種類のものだからかもしれない。いずれにしても、他のモダリティにおいても無視がみられる患者の多くは、視覚無視も有する。以下の検査は、無視のスクリーニングとして使われている一般的なものであり、文献でもよく引用されているものである。

線分二等分

　線分二等分課題の目的は、水平線を二等分す

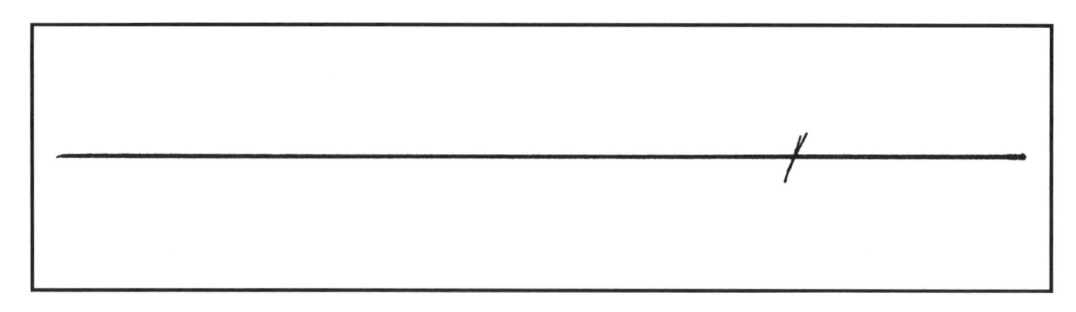

図 2-2　RHDで重度の左無視がある患者による線分二等分

るように求め、空間の中心についての患者の判断を評価することである。線分は通常、15 cmから25 cmの長さとされ、患者の正面に置かれた紙面に描かれている。患者は水平線の中心を通るように垂直に印をつけるよう要求される。幾何学図形の中点が右側へずれることは、患者の中心についての概念が右方向へ歪んでおり、線分の本来の中心の左側部分を無視している徴候と考えられる（図2-2）。最近の研究では、健常の被験者に線分二等分課題を行ったところ、かなりの個人差が認められることがわかっている（Manning, Halligan & Marshall 1990；Nichelli, Rinaldi & Cubeli 1989；Schenkenberg et al 1980）。左右へのわずかなずれは問題ないが、大きくずれている場合は無視の存在が疑われる。

抹消

抹消課題の目的は、図形などが配列された視覚刺激の中から患者が特定のターゲットを見つけ出すことができるかどうかを測定することである。その課題は患者の正面に置かれ、短い線、文字、数字、物体、幾何学図形からなる。患者はターゲットそれぞれに印をつけたり、「抹消」することを求められる。採点方法は一般的に、右側と左側とで抹消されたターゲット数の比率に基づく。図2-1は、Albert（1973）によって独自にデザインされたシンプルな抹消課題における、左無視患者の検査結果を示している。図2-3はさらに複雑な抹消課題の例であり、ターゲット刺激とそれを取り囲む背景刺激から構成されている。

描画

描画課題で患者は、ヒナギク、時計、人物といった簡単な対称図形を模写、あるいは自分で描くよう求められる。目的は、その絵の両側に描かれた細部を比較することである。絵の左半分が右半分に比べて不完全であるとき、左無視が存在する。左無視のある患者の模写と患者自らによる描写の例として、図2-4（簡単な風景の描写）と図2-5（7時15分の時計の描写）を示す。

読字

通常、患者は、正面に提示されたひとまとまりの複合語、文章、文節を読むよう求められる。無視のある患者は、"Whitehouse"という単語を"house"と読んだり、"Joe and Ella came over last night."という文章を"Ella came over last night."と読むかもしれない。患者の音読の例として、「Grandfather Passage」の冒頭の数行を図2-10に示す。

書字

患者は文章を書くか、または模写するよう求められる。無視のある患者は、左側に余白を広く残し、右側に押し込めて書く傾向がある。図

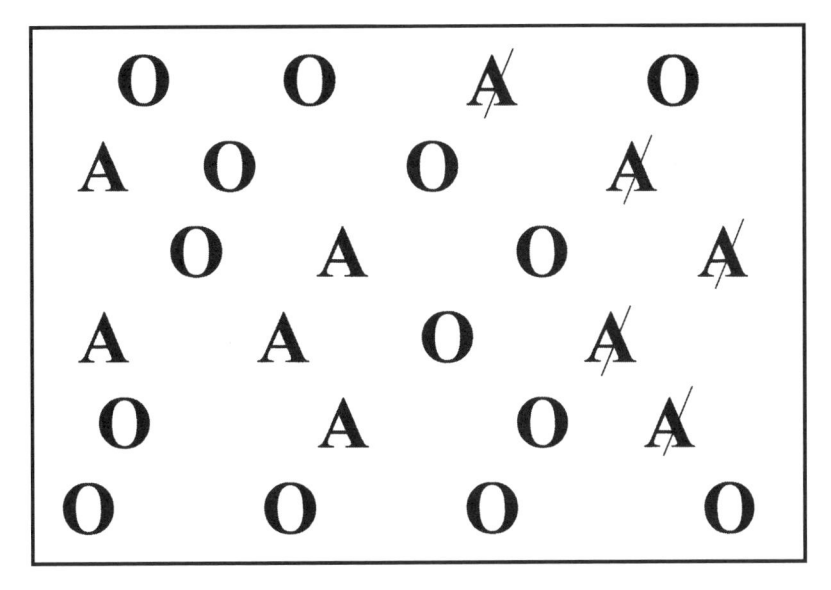

図2-3 RHDで無視がある患者によるターゲット刺激と背景刺激の抹消課題
ターゲット刺激はA、背景刺激はOである。

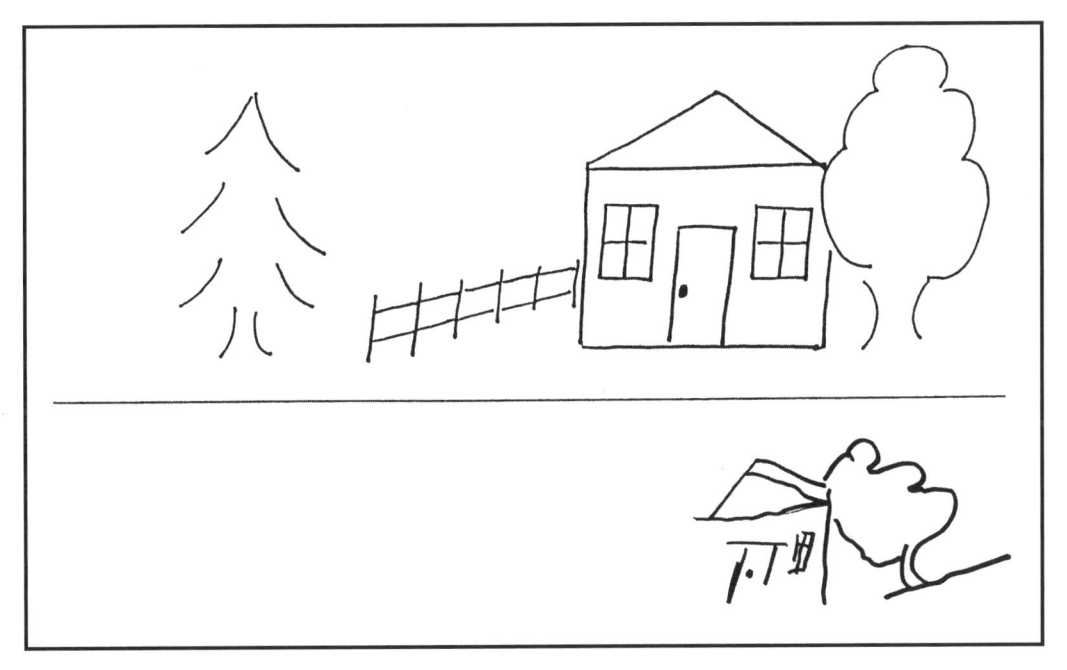

図2-4 RHDで重度の無視がある患者による模写
上部の風景は、患者が模写するための見本である。

2-6にあるように、文字の中に余分な字画がみられたり、字画を省略していることもある。

以上の課題はどれも、標準的な無視のスクリーニング法と考えられている。無視の基本的な性質や症候群の亜型を調べるために、こうした

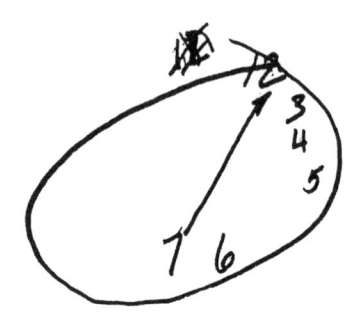

図2-5　RHDで重度の無視がある患者に見本なしで自由に描いてもらった7時15分の時計

課題にアレンジを加えたものが、多数、実験論文で用いられてきている。その多くは、従来から用いられてきたものとして、左とは患者の正中線から左方向の領域であると定義している。以下の節では、「左」とは、一つの定義だけでは捉えきれないということをみていくことにする。

参照枠

左無視における「左」を理解するために、無視が参照枠の違いにおいて生じる可能性があることを認識しなければならない。参照枠とは、脳内にコード化された空間や空間関係がどのようなものであるかを考える手段であり、無視において生じる空間認知の障害を理解するのに役に立つ概念である。無視における左空間の概念は確立されておらず、刺激の性質、課題、患者の無視のタイプによって変化しうる。私たちは一般的に、無視が身体の正中線によって規定されるのと同じように、左半側空間の水平面にも左無視が生じると考えている。しかしながら、患者が、中央そして右半側空間における物体の左側をも無視するという事実から、左が半側空間的な座標のみで規定されるものではないということがわかる。その臨床像ははるかに複雑である。無視は絶えず変化する障害であり、空間の一領域に起こるのではなく、見るものの位置や環境の状態で変化する。

忘れてはならない重要な基本事項が二つある。一つは、無視は、**無視をもつ者の心の中に生じている主観的な経験である**ということだ。空間領域は実際に見えないのではなく、患者の意識(awareness)の中で見えなくなる、または減衰するのである。もう一つは、**空間の概念は、心的または心理的な構成概念である**ということだ。それは、環境における様々な要素の関係性についての知覚に基づいている。空間的位置と空間的関係は観察者にとって内在化され、外界の環境を操作し組織化するために用いる表象に変換される。**空間的位置の表象を産生するために用いられた空間座標は「参照枠」と呼ばれる**。無視が起きうる参照枠を理解することは比較的新しい考え方であり、無視の概念化、同定、治療にとっても重要である。

本来、空間的位置を特定するには三つの参照枠がある。それは、「**観察者中心**(viewer-centered)」「**環境中心**(environment-centered)」「**物体中心**(object-centered)」の参照枠である(Arguin & Bub 1993；Farah, Brunn, Wong, Wallace & Carpenter 1990)。それぞれの参照枠と無視との関連性について以下に論じることにする。

観察者中心の無視

「観察者中心」という参照枠において、物体の位置は観察者によって規定される。観察者中心の空間内では、体幹、眼、頭部を含む身体中心の様々な座標が存在する。たとえば、野球のダイヤモンド上の本塁でピッチャーマウンドを向いている審判には、右側に1塁、左側に3塁が見えるだろう。もし頭部を急角度で右側に向ければ、今度は1塁が左側にあることになる。彼が右空間そして左空間と見なしているもの

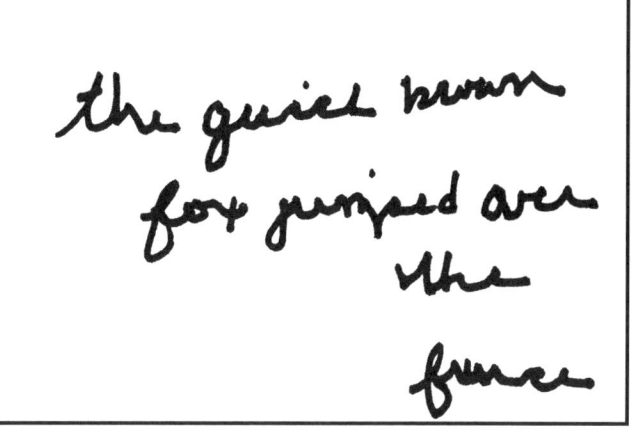

図 2-6　RHD で無視のある患者が "The quick brown fox jumped over the fence." という文章を聞いて書き取ったもの

は、身体によってではなく、今はその頭部や眼の位置によってコード化されている。けれども、体幹から見れば、1塁は彼の右側に、3塁は左側にあり続ける（**図 2-7 参照**）。このように、観察者中心の参照枠は、観察者が選ぶ身体（頭部、眼、体幹）による参照枠次第で変化するのである。

　無視に関する従来の検査で実証されるように、頭部、眼、体幹が一直線上にあるとき、患者の身体の正中線の左に無視が起きる。しかしながら、患者は、頭部あるいは眼が右を向いたとき、体幹から見て右半側空間と考えられるところの左にある刺激を無視するかもしれない。すなわち、体幹と一直線上にあるかどうかに関係なく、「左の空間」は、注視の方向によって変化するのである。

　さらに、上下という別の座標も観察者中心の無視では重要である。特に左下部は無視の影響を受けやすく（Halligan & Marshall 1989a；Mark & Heilman 1988）、空間の下半分をまったく無視してしまう者もいる（Rapcsak, Cimino & Heilman 1988）。Mark と Heilman（1988）は、抹消課題をページの左下から始めるよう患者に求めても、左下部が無視されることを明らかにしている。したがって、観察者中心の座標によれば、無視は空間の下半分において重篤に現れる。

　観察者中心の無視では、患者の頭部、眼、体幹の位置が、その無視する部分を規定するということがわかる。たとえば、もし患者の頭部が右に 90°回転したら、二つの無視の領域が存在することになる（**図 2-7 参照**）。こうした無視の二元的な領域は、患者が頭部の左方向を視覚的に探索することができず（例：何かが右半側空間に現れるとき）、また同時に、左半側空間に存在する体幹の左側を手で探索できないという事実によって実証されるかもしれない。加えて、観察者中心の無視は、身体そのものから見た左下方（腕に対して脚）や視覚的な配列から見た左下方（上に対して下）に特に問題が発生しや

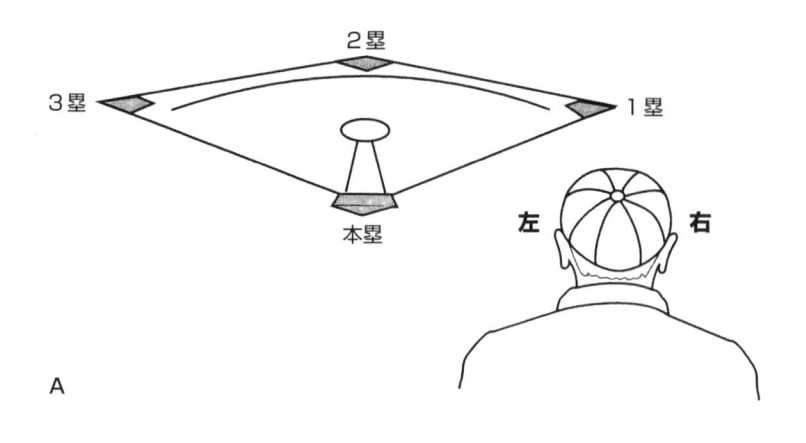

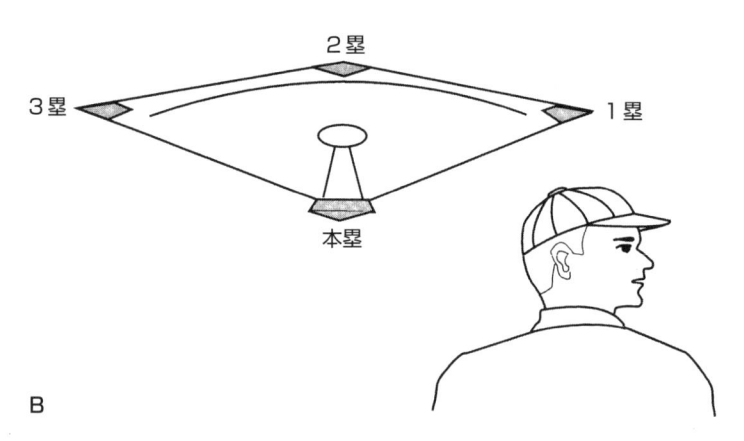

図 2-7 野球のダイヤモンドに関する「観察者中心」と「環境中心」の参照枠の例
「観察者中心」の参照枠では、1 塁と 3 塁は、ピッチャーマウンドのほうを向いている審判の左右にある(A)。頭部を右側に回転させると(B)、左右は彼の頭部とともに移動するが、彼の体幹はそのまま残る。「環境中心」の参照枠では、それぞれピッチャーマウンドに対して、ダイヤモンドの前後方向は本塁と 2 塁とで変わらず、1 塁と 3 塁は常に左右にある。

すいようである。

環境中心の無視

環境中心という参照枠は、互いに関連し合う物体の位置関係や、変わることのない環境の境界(例：ページの端や部屋の壁)に対する物体の位置関係を規定する。それは、観察者の姿勢によって変化を受けやすい観察者中心の枠組みよりも安定している。この安定性と不変性によっ

て、環境内の物体の空間的配列に関する概念を変更しなくても、私たちはうまく暮らしていくことができるのである。野球場では前後方向は変わらないため、その範囲内で塁の位置を特定するのにベースラインが用いられる。ゆえに、審判が見ている場所にかかわらず、3 塁は球場の左側、1 塁は球場の右側にあるものと見なされる。もし審判がグラウンドで横たわる体勢になったとしたら、彼は空間的位置をコード化するための「環境中心(観察者中心に対するもの

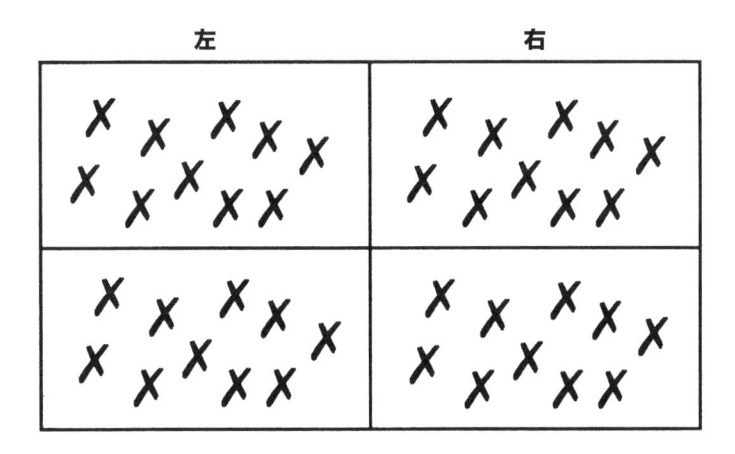

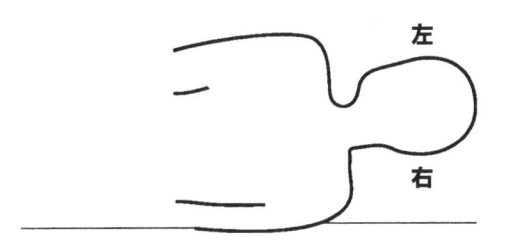

図2-8 Calvanioら(1987)による、探索課題における「観察者中心」の無視と「環境中心」の無視の複合的な影響の例
直立姿勢では、「観察者中心」と「環境中心」の左無視を伴う者は、「観察者中心」と「環境中心」の座標をマッチングさせ、最も無視が強くなる領域である左下1/4の画面からはほとんど何も探し出せない。ここで報告するように右側を下にして横たわったとき、「観察者中心」と「環境中心」の左無視を伴う者は、「観察者中心」と「環境中心」の座標において左側となる左上1/4の部分からはほとんど何も見出すことがないだろう。

として)」の座標を使って、各塁の空間的関係を考え続けるだろう。あるときは上と下(天と地)の関係であったものが、観察者中心の座標ではたちまち左と右になるが、環境中心の座標では上と下のままである。

環境中心の無視と観察者中心の無視は同時に起こりうるが、ほとんどが実際にそうであろうということがわかっている(Calvanio, Petrone & Levine 1987；Farah et al 1990；Ladavas 1987)。たとえば、Calvanioらによれば、被験者が右側を下にして横たわっているとき、画面の上(彼らの左)と画面そのものの左からは少ししかターゲットを見出すことができない。被験者にとっての左と画面の左の両方に取り囲まれた左上1/4の部分からは、ほとんど何も見出すことがない(**図2-8参照**)。このように、身体が環境の左右の位置関係と揃っていない場合、無視は身体にとっての左側と環境の左側の両方に同時に起こりうる。**普通に立った状態の視界において無視が一番よく起こる領域は、たいてい左下1/4の部分である。**

環境中心の参照枠には、物体相互の位置関係も含まれる。二つの物体が水平に配列されているとき、たとえそれらが観察者から見た右半側

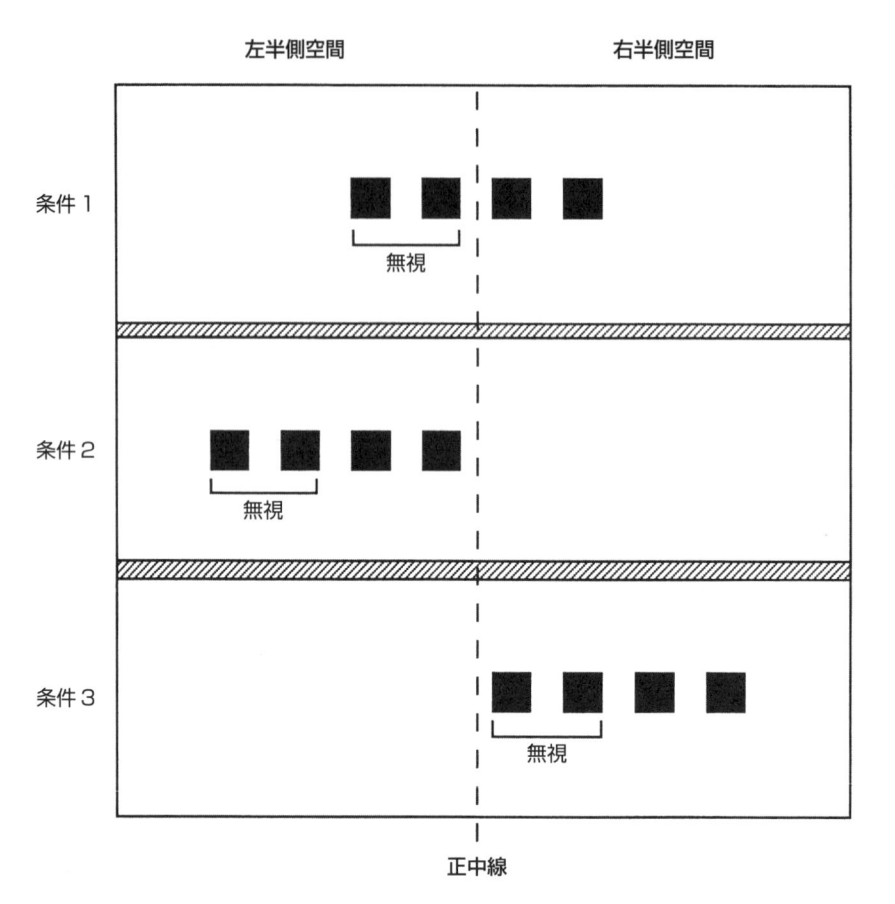

図 2-9　無視の流動性の例
無視の領域は刺激環境とともに変化する。正方形が正中線の中央部分にある場合(条件1)、左側にある場合(条件2)、右側にある場合(条件3)のいずれであっても、各段の正方形を数えるとき、無視のある RHD 患者は一番左側の二つの正方形を無視する傾向がある。

空間もしくは環境の範囲から見た右半側空間にあったとしても、一方は他方の左側となる。図2-9 の上段では、四つの正方形が並んでおり、右半側空間に二つ、左半側空間に二つある。四つの正方形が正中線をまたいで配列されたとき、無視のある患者は、観察者中心の無視に従って、通常は正中線より左側にある二つを無視するだろう。図 2-9 の中段では、四つの正方形がすべて左半側空間に配列されている。このとき、四つの正方形すべてを無視するのではなく、無視のある患者の多くは左側の二つを無視するだろう。つまり、右半側空間には注意を引きつけるものは何もないので、彼らは左へと注意を移動させる。しかし、並べられた正方形の中央付近で注意を移動するのをやめてしまう。こうした場合の無視は、半側空間的な座標だけでなく、刺激環境の状況いかんにもよるのである。

図 2-9 の下段では、いずれの正方形も、無視は起こらないだろうと予測される右半側空間に配列されている。それにもかかわらず、重度の無視をもつ患者は、多くの場合、右半側空間にある左側の二つには注意を向けない。なぜなら、一番右側にある正方形が彼らの注意を引き

つけてしまうからである。このように、身体の正中線に対する半側空間の位置にかかわらず、並びの一番左側の対象が無視される。臨床的に見て、これは、損傷部位と同側に起こることから、**損傷同側性無視**(ipsilesional neglect)と呼ばれる。

多くの研究によって、RHD患者には損傷部位と同側および中央部分の無視があることがわかっている(Feinberg et al 1990；Gainotti, D'Erme, Monteleone & Silveri 1986；Posner, Walker, Friedrich & Rafal 1987；Weintraub & Mesulam 1987, 1988)。たとえば、ArguinとBub(1993)は、脳損傷のない(non-brain-damaged：NBD)被験者であれば、ターゲットの出現に対する反応速度は、コンピュータ画面の端からの距離、画面に提示された他の刺激物、あるいは被験者の正中線からの距離の影響は受けなかったと報告している。しかしながら、RHD被験者では、ターゲットが彼らの左に現れたときほど反応は遅くなり(観察者中心の無視)、また、ターゲットが背景刺激が並ぶ配列の左側にあるほど反応は遅くなり(環境中心の無視)、ディスプレイ画面の左へ離れるほど反応は遅くなる(環境中心の無視)。その他の反応時間に関する研究では、無視のある患者が様々な空間位置に存在するターゲットへ注意を定位する時間を測定しているのだが、絶対的な半側空間の位置にかかわらず、右側に位置するターゲットへは反応が速く、左側に位置するターゲットへは反応が遅いことがわかっている(Butter 1992；D'Erme, Robertson, Bartolomeo, Daniele & Gainotti 1992；De Renzi, Gentilini, Faglioni & Barbieri 1989b；Farah et al 1990；Ladavas 1987, 1990；Ladavas, Del Pesce & Provinciali 1989；Posner, Walker et al 1987)。すなわち、左無視というものは、視野もしくは半側空間の表象とは独立して作用しているのである(Ladavas 1987；Ladavas et al 1989)。左無視のある被験者は、刺激を右半側空間のみに提示するようにしても、その一番左側にある刺激に反応するのにずっと多くの時間がかかる(De Renzi et al 1989)。無視における注意の定位障害は、刺激事象の位置の**絶対性**よりはむしろ、刺激事象の位置に**相対的**な方向性注意が問題となるという考えを支持している。したがって、無視は、ある領域の両端から見たターゲットの位置、その領域内の刺激、そして観察者の姿勢に影響される。それゆえ、左無視のある患者の「左」とは、彼らの左側に限られず、右側や空間の中央部分にも同じように無視が生じるのかもしれない。

環境中心の無視を理解することで、無視が、空間の境界によって、また境界内に存在するものによって規定されることがわかる。そのことを頭に入れておくと、損傷部位と同側の無視の可能性や、左半側無視の相対的な程度を知ることができる。半側空間の位置にかかわらず、ターゲットの右側に物がたくさんあればあるほど、ターゲットを発見することは難しくなる。右側を空けておくことで、左側にある物体への患者の認知度(awareness)が向上するのはそのためである。

物体中心の無視

最後に、物体中心という参照枠があるが、そこではそれぞれの物体に左右があり、もちろん上下という関係も存在する。物体中心の座標があるおかげで、物体が普段と違うほうを向いていたとしても、それが何であるかがわかる。たとえば、観察者が車の内側にいようと外側にいようと、上にいようと下にいようと関係なく車のドアはその横についており、車輪は下にある。車が逆さまになろうが、右側が上になろうが関係ない。上下の位置関係が変わらない物体が多いが、左右が定まっていないものはたくさんある。ティーポットのふたはいつも上に乗っかっているが、取っ手や注ぎ口の左右は、観察

者の位置によって変化する。左右が変わらないものの一つとして、印刷された英語の単語や文章が挙げられる。横書きでは、単語の語頭は一番左端の文字である。縦書きでは、語頭は一番上の文字である。単語の向きに関係なく、語頭は語尾に対して変わらないままである。もし単語の向きが逆であれば、語頭は右に現れる。

RHD患者に物体中心の無視があるという徴候は、あったとしても非常に少ない(Farah et al 1990)。これは、RHD患者が、印刷された単語を観察者中心および環境中心の参照枠で処理しており、物体中心の参照枠では処理していないということを示唆している。すなわち、無視のあるRHD患者は、正しい姿勢でいるときは単語の語頭を無視し、単語を逆さまにしたときは語尾を無視するのである(Eliis, Flude & Young 1987;Riddoch, Humphreys, Cleton & Fery 1990)。

しかしながら、CaramazzaとHillis(1990)は、右無視を伴うあるLHD患者についてまた別の結果を報告している。彼は単語の語尾(右側)まできちんと読むことができない。単語を逆さまにされても、左半側空間に提示されたときでも単語の終わりまで読むことがうまくできず、この患者においては単語に本来備わっている右側が無視されていることが示唆される。RHD患者では、そうした事例は報告されていない。Marr(1982)は、物体の認識には段階があり、最初は観察者中心による表象に利用し、最後は物体中心による表象を利用するとしている。CaramazzaとHillisは、患者の無視について説明する中で、同様の段階があることを報告している。何かを読むときに、RHDでは物体中心の無視は生じず、LHDで物体中心の無視が生じるとすれば、LHDが意味に基づく情報処理という比較的進んだ段階において単語の表象に混乱を来しているのに対し、RHDは観察者中心の情報処理という比較的初期の基本的な段階において単語の**空間的な配置に混乱を来してい**る可能性がある。

他の参照枠における無視

無視に関する文献の中には、また別の二つの参照枠がみられることもある。それは、**身体空間**(personal space)と**身体外空間**(extrapersonal space)である。**身体空間とは、身体を正中線で分けられているものと見なし、身体の一側**もしくはその反対側の特定の領域を指すものである。患者は、その左腕、左足、左手、左肩、顔面の左側などを無視するだろう。たとえば、身体の左右どちらかの表面に手で触れられたとき、その手の感触を消去してしまう可能性がある(Feinberg et al 1990)。**身体無視**(personal neglect)もまた、患者が自分の左上下肢を否認したり、無視したり、拒否するという病態失認の形をとるかもしれない。この障害については、本章の後半でも扱うことにする。

身体外空間とは、その人の手の届く範囲の領域を指している。それは、紙と鉛筆を用いた従来型の無視の検査のほとんどが実施される空間領域である。多くの場合、身体外無視(extrapersonal neglect)は、身体無視がなくても起こる。しかし、その逆のケースはめったにない。身体無視のある患者の大半は身体外無視をも伴うが、関係性を否定する報告もある(Bisiach, Perani, Vallar & Berti 1986)。たとえば、GuarigliaとAntonucci(1992)は、重度の身体無視のある男性を報告している。彼には、左半身の身なりを整えることができず、歩行中に自分の左足を見ることができず、また左半側の残存している運動機能をうまく活用できないという特徴があった。しかし、線分抹消や読字のような検査では、身体外無視の存在は立証されなかった。これとはまた別に、身体外空間の様々なところで無視における乖離を見出そうと試みられてきたが、失敗に終わっている(Pizzamiglio et al 1989)。

協同医書出版社の好評書

高次脳機能障害の評価における神経心理学的解釈の新たな指針となるテキスト

高次脳機能検査の解釈過程
知能，感覚-運動，空間，言語，学力，遂行，記憶，注意

Charles J. Golden, Patricia Espe-Pfeifer, Jana Wachsler-Felder●著
櫻井正人●訳

●A5・308頁　定価（本体3,800円＋税）
ISBN978-4-7639-3039-2

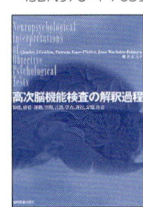

脳のはたらきは複雑であり，障害を負った患者の症状を理解するには，複数の神経心理学的検査を適切に組み合わせ，結果の関係性を解釈することが必須である．本書は，施行上，解釈上の問題・疑問への一つの明確な方向性を示している．

治療・支援の具体策を考える起点となる"統合的"な神経心理学的アプローチ

高次脳機能障害のための認知リハビリテーション
統合的な神経心理学的アプローチ

M. M. Sohlberg, C. A. Mateer●著
尾関 誠，上田幸彦●監訳

●B5・440頁　定価（本体6,000円＋税）
ISBN978-4-7639-2132-1

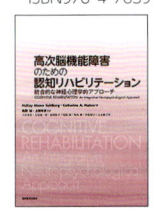

高次脳機能障害への既存のリハビリテーション技術の補強・構築とともに，高次脳機能障害に対する認知リハビリテーションの理論的基盤から実際の介入，アウェアネスの問題や認知コミュニケーション問題までを詳細に解説している．

診断と治療・リハビリテーションの臨床的視点からの情報を提供

右半球損傷
認知とコミュニケーションの障害

Penelope S. Myers●著
宮森孝史●監訳

●B5・312頁　定価（本体5,000円＋税）
ISBN978-4-7639-3043-9

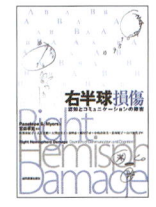

右半球損傷による障害についての研究を概観し，診断と治療，リハビリテーションに関しての情報を提供する．臨床的視点を重視したテキスト．右半球損傷者の特性がなぜ生じるのか，どのように対処したらよいのかについて解説している．

当社刊行書籍のご購入について

当社の書籍の購入に際しましては，以下の通りご注文賜りますよう，お願い申し上げます．

◆書店で
医書専門店，総合書店の医書売場でご購入下さい．一般書店でもご購入いただけます．直接書店にてご注文いただくか，もしくは注文書に購入をご希望の書店名を明記した上で，注文書をFAX（注文受付FAX番号：03-3818-2847）あるいは郵便にて弊社宛にお送り下さい．

◆郵送・宅配便で
注文書に必要事項をご記入の上，FAX（注文受付FAX番号：03-3818-2847）あるいは郵便にて弊社宛にお送り下さい．本をお送りする方法として，①郵便振替用紙での払込後に郵送にてお届けする方法と，②代金引換の宅配便とがございますので，ご指定下さい．なお，①②とも送料がかかりますので，あらかじめご了承下さい．

◆インターネットで
弊社ホームページ http://www.kyodo-isho.co.jp/ でもご注文いただけます．ご利用下さい．

〈キリトリ線〉

注　文　書（FAX: 03-3818-2847）

書　名	定価	冊数	書　名	定価	冊数
片麻痺を治療する[I] **体幹** 座位,起立,立位のリハビリテーション	本体5,000円＋税				
失語症の認知神経リハビリテーション	本体4,000円＋税				

フリガナ	
お名前	
お届け先ご住所電話番号	〒□□□-□□□□ 電話（　　　）　　－　　　，ファックス（　　　）　　－
Eメールアドレス	＠
購入方法	□ 郵送（代金払込後，郵送） □ 宅配便（代金引換）　配達ご希望日時：平日・土休日，午前中・14～16時・16～18時・18～20時・19～21時］ □ 書店でのご購入　ご購入書店名：　　　　都道府県　　　　市区町村　　　　書店

新刊のご案内および図書目録などの弊社出版物に関するお知らせを，郵送または電子メールにてお送りする場合がございます．記入していただいた住所およびメールアドレスに弊社からのお知らせをお送りしてもよろしいですか？　　□ 希望する　　□ 希望しない

協同医書出版社　〒113-0033　東京都文京区本郷3-21-10　　TEL（03）3818-2361
URL http://www.kyodo-isho.co.jp/　　FAX（03）3818-2368

協同医書出版社の新刊・好評書

あらゆる行為の基盤、「体幹」。「体幹の治療」、事始め。

最新刊

片麻痺を治療する[I] 体幹
座位、起立、立位のリハビリテーション

宮本省三●著

● B5変形・326頁・定価（本体5,000円+税）
ISBN978-4-7639-1084-4

病院・施設・訪問を問わずセラピストなら，立位や歩行は「正しい座位」の先にあること，「座位」の機能によって手作業や食事や会話の質が変わることは実感していると思います．
しかし「体幹」は今まで上肢下肢ほどに語られてきませんでした．それはなぜか？
著者はまず，体幹についての「常識」を，近年の脳科学の知見も踏まえながら丁寧に検証し，体幹は手に劣らない巧緻な運動器官であり知覚器官であるという新しい視座を提示します．そして，そこから導かれる治療（訓練）の手続きを紹介し，体幹の「崩れ」の観察のポイントや具体的な治療技術を詳述します．セラピストの臨床知力を上げ，生活行為の向上を実現していくための，画期的な一冊です．

シリーズ「片麻痺を治療する」（続刊予定）
『片麻痺を治療する[II] 上肢』
『片麻痺を治療する[III] 下肢』

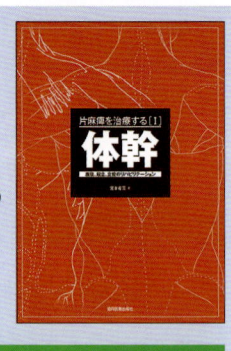

主要目次
第I部 ■ 片麻痺の体幹を理解する
片麻痺の体幹への"まなざし"／座位と体幹の運動分析／片麻痺の体幹の崩れ，なぜ，体幹の崩れが生じるのか？／体幹の姿勢制御とリハビリテーション／体幹は運動の巧緻性に満ちている／脳のなかの体幹／"脳のなかの体幹"の病態を探求する

第II部 ■ 片麻痺の体幹を治療する
体幹の行為，機能，情報の回復を目指す／体幹の認知神経リハビリテーション／体幹の対称機能を治療する／体幹の垂直機能を治療する／体幹の支持機能を治療する／体幹の到達機能を治療する／座位から起立，立位，歩行へ

片麻痺
バビンスキーからペルフェッティへ

宮本省三●著

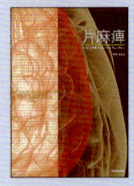

19世紀末に始まる片麻痺の医学史は，人間の脳機能が解明されてきた歴史と歩みを共にしてきた．本書は，脳機能の科学的な解明という現代の観点から片麻痺と高次脳機能障害を連続した脳の病態と捉え，病態理解と治療方法を提言．

● B5変形・520頁　定価（本体5,500円+税）
ISBN978-4-7639-1072-1

豚足に憑依された腕
高次脳機能障害の治療

本田慎一郎●著

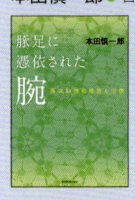

片麻痺，半側空間無視，嚥下障害，失語，失行，失調，慢性疼痛…様々な障害に対して一つの理論的支柱をもって，丁寧に病態を解釈し，治療を組み立て・展開していく思考過程を，患者との対話も含めて詳述した，豊かな臨床の記録．

● B5変形・594頁　定価（本体5,500円+税）
ISBN978-4-7639-2143-7

最新刊

失語症の認知神経リハビリテーション

カルロ・ペルフェッティ●著　小池美納●訳／宮本省三●解説

● B5変形・216頁　定価（本体4,000円+税）　ISBN978-4-7639-3055-2

言語治療の新しい視点！

人間の言語機能の背景には，高次な脳の機能を支える皮質連合機能があることが，脳・神経科学の展開により明らかになっています．
本書では，それらの知見に基づき，失語症を失行症と同様に「高次脳機能障害」の別の病態として捉え直し，その分析と具体的な治療方法を解説しています．絵カードと対話を使った具体的な言語訓練の方法を説明し，巻末の解説では同様に絵カードと対話を使った「失行症」の訓練も紹介しています．

臨床は、とまらない

唐沢彰太●著

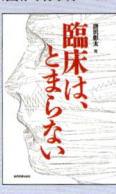

脳卒中片麻痺，神経難病，疼痛…，リハビリテーション治療の現場では非常に頻度が高い症状でありながら最も対処が困難な問題に対して，日々悪戦苦闘する臨床思考を描き出した27の記録．症状の観察と分析，治療の考案，その失敗とささやかな成功を描く．

● A5・216頁　定価（本体2,500円+税）
ISBN978-4-7639-1080-6

描き、読み、書く！　高次脳機能障害のリアリズム　藤田貴史の三部作

リハビリテーション・コミック
「のーさいど」から
脳がこわれてもボクは漫画家！

藤田貴史●著

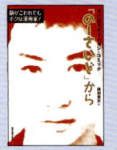

高次脳機能障害をもった作家による，徹底的に当事者の目線から描かれたサバイバルコミック．巻末にはすぐれた洞察が発揮された著者のエッセイを収録．

● B5・64頁　定価（本体1,200円+税）
ISBN978-4-7639-4010-0

リハビリテーション・レポート
「認知運動療法」日記
ボクは日々、変容する身体

藤田貴史●著

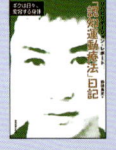

著者が1年間にわたって経験した「認知運動療法」の体験記．具体的な訓練メニューやセラピストとのやりとりを，文章とイラストを駆使してていねいに記録．

● B5・60頁　定価（本体1,500円+税）
ISBN978-4-7639-4011-7

リハビリテーション・エッセイ
砂原茂一さんの『リハビリテーション』を読む
遠いビジョンを読み直す

藤田貴史●著

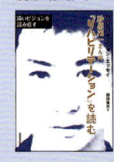

日本のリハビリテーション創成期に執筆された不朽の名著，砂原茂一氏の『リハビリテーション』を，高次脳機能障害をもつ著者が読む真剣な読書体験記．

● B5・144頁　定価（本体1,800円+税）
ISBN978-4-7639-4012-4

KYODO ISHO　協同医書出版社　〒113-0033　東京都文京区本郷 3-21-10
Tel. 03-3818-2361 / Fax. 03-3818-2368　http://www.kyodo-isho.co.jp/

モダリティ全般にわたる無視

　ここまでの考察では、無視に最もよく見出されるタイプである視覚無視に焦点を当ててきた。無視は、ほとんど視覚無視と関連しているが、他の入力チャンネルにおいても起こりうる。特定のモダリティにおける無視の研究には、いくつかの目的がある。第一に、もちろん、特定のモダリティにおいて無視が生じるのかどうかを確認するためである。第二に、無視が起こりうる入力チャンネルと出力チャンネルを区別することである。つまり、患者がページの半分を抹消できないのは、入力（視覚注意）がうまくいかないためなのか、それとも左半側空間への右腕の動きを抑制してしまうという出力（運動の産生）の減少のためなのかを見るのである。第三は、無視と、特定のモダリティにおける一次性の感覚脱失と運動の低下またはそのいずれかを区別することである。無視は、モダリティ全般にわたって認められ（聴覚、触覚、視覚、そして嗅覚にさえみられる）、一次性の感覚障害や運動障害とは区別される。

聴覚無視

　無視のある患者は、左側に置かれた電話に応答したり、左側から話しかけられるのに気づかないかもしれない。音は遮るものなく両耳に届いているため、そうした失敗は、単に受話器を取るために左側へ手を伸ばしたり、人と話すために左側へ頭を向けることができないという運動上の問題のせいであると考えられるかもしれない。しかしながら、それは聴覚無視における方向性の構成要素と考えられ、患者は左側からの聴覚入力への反応が鈍くなっているのかもしれないということを示唆している。聴覚無視については、以下に示すいくつかの研究において説明されている。それは、被験者が両耳に聞こえる音を定位するように求められる研究（De Renzi et al 1989a）、両耳異聴の研究（Bisiach, Cornacchia, Sterzi & Vallar 1984）、被験者の前に半円状に並べられた複数のスピーカーのうちの一つから発せられた音を定位する研究（Pinek, Duhamel, Cave & Brouchon 1989；Ruff, Hersh & Pribram 1981）である。音の定位は無視とはまた別の問題である可能性が示唆されることから、後頭部に損傷のあるRHD患者は、音が生じている場所に関係なく、音を定位することが難しいかもしれない（Ruff et al 1981）。**聴覚転位**（alloacusis）と呼ばれる障害のケースでは、被験者は左半側空間に聞こえた音を、右半側空間で聞いたと誤った判断をしてしまう（Heilman & Valenstein 1972a）。一般的に聴覚無視のある患者は視覚無視を併せもつが、必ずそうであるわけではない。De Renziら（1989）は、聴覚無視のあるRHDの被験者25名のうち、視覚の抹消課題で無視がみられたのはわずか15名だったと報告している。

　ほとんどの音は両耳に届いているので、車の運転をする場合や音の位置をつきとめることが重要な状況でなければ、おそらく機能的には大した問題ではない。しかしながら、より直接的な機能上の意味にかかわらず、無視もしくはより全般的な注意障害の徴候として、聴覚無視の出現は重要である。

触覚無視

　触覚無視はいくつかの形をとる。相反する触覚刺激への消去現象は、早くから議論されてきた（Ito et al 1989；Schwartz, Marchok, Kennick & Flynn 1979）。さらに、研究者たちは、手で空間を探索する能力を調べてきている（De Renzi, Faglioni & Scotti 1970；Gentilini, Barbieri, De Renzi & Faglioni 1989；Weintraub & Mesulam 1987）。これとは別に、損傷部位とは反対側の上下肢における無視と一次性の感覚脱

失を区別しようとしてきた研究者もいる（Vallar, Bottini, Sterzi, Passerini & Rusconi 1991；Valler, Sandroni, Rusconi & Barbieri 1991）。

　触覚の消去現象については、様々な形式で研究されてきている。単純な消去課題では、被験者は、閉眼している状態で、身体の一側あるいは両側に示される触覚の存在を確かめなくてはいけない。複雑な消去課題では、被験者はおのおのの手に持った物質（たとえばプラスチック、スポンジ、紙やすりなど）を同定あるいは区別しなければならない（Schwartz et al 1979）。被験者は、こうしたより複雑な課題の場合にのみ、損傷部位と反対の刺激を消去することもあるが、単純な課題では消去しない（Ito et al 1989）。どのタイプの課題でも刺激を消去してしまう被験者は、どちらかの感覚がまったくないか、非常にかすかにしか感じることができないかだと報告されている。複雑な課題でのみ消去してしまう者は、何かを感じるとは報告するものの、それが何であるかを確定することはできなかった。この結果は、触覚的無視が複数のレベルで起こる可能性があることを示唆している。それは、感覚的な気づきのレベル、知覚のレベル、あるいは感覚認識のレベルである。

　手の探索課題では、右側と左側の空間において、発見したターゲットの数あるいはターゲットの位置を探し当てるのに要した時間を比較する。通常、被験者は目隠しをして行う。目隠しがないと、視覚的な入力や視覚的フィードバックが実際のパフォーマンスを妨害してしまう（Gentilini et al 1989）。右半側空間の視覚刺激の存在が視覚的注意を引きつけてしまい（すなわち環境中心の無視）、手で左側を探索しようとする気持ちを抑制するかもしれないことから、触覚無視と視覚無視は相互に作用し合っている可能性がある。

　もちろん、手の触覚無視は、手で環境を探る患者の能力を低下させるだろうし、セルフケア活動にも影響を及ぼすだろう。患者は、感覚が損傷されていなくても、左側の体性感覚フィードバックに気づきにくいかもしれない。左側の触覚的な気づきの低下は食事にまで及び、嚥下困難の要因と見なされる。無視のある患者は口内の左側に溜まった食べ物に気づかないかもしれず、たとえば、食事のときなど、なかなか思うようには飲み込めないかもしれない。通常、触覚無視は視覚無視と同時に起こるため、視覚無視を呈する患者の嚥下に働きかける際には、覚えておくとよいだろう。

嗅覚無視

　嗅覚の消去現象は、相反する刺激が片方の鼻孔に提示されたときに、もう片方の鼻孔の感覚入力への感度が低下することによって生じる。嗅覚無視の研究は、無視が一次性の感覚の問題ではないと確認する際に特に重要である。多くの感覚経路は交差しているので、視覚、聴覚、触覚の刺激は対側の大脳半球に投射される。左無視は、左側にある視覚、聴覚、触覚といった感覚情報を処理している右半球の能力低下によって起きると論じられてきた。嗅覚では、神経はたいてい同側に分布する。左の鼻孔は主に左半球へ投射し、右の鼻孔は右半球へ投射する。もし無視が感覚脱失のために起きるのであれば、RHD患者における嗅覚無視は、右鼻孔は右半球へ投射しているために、右鼻孔に対する刺激において起きることが予測される。

　実際には、それとは逆の結果であることが明らかにされている（Bellas et al 1988a, 1988b；Mesulam 1981）。他のモダリティにおいても左無視のある患者は、右ではなく左の鼻孔刺激を無視する。このように、無視は感覚とは無関係に出現する。機能的な重要性はほとんどないが、この知見は、無視が空間的な障害であって、感覚的な障害ではないということを明確に示している。

無視と感覚運動障害

　LHD 患者と比べて RHD 患者では、片麻痺や片側の感覚機能障害の発生率が高い傾向にある(Sterzi et al 1993)。無視は一次性の感覚障害ではないが、中には無視が感覚や運動の低下の要因となっている患者がいるように思われる。無視は、片麻痺、半側感覚の脱失、または視野欠損といった姿をとることもある。

視覚障害と無視

　一次性の視覚障害、特に視野欠損と無視を区別することは、今も多くの研究者のテーマとなっている。無視は後頭部の障害と関連していることが非常に多いことから、無視のある患者の多くは視野欠損も伴っている。**視野欠損(visual field defect／visual field cut)とは、視覚皮質(後頭葉)に投射している視覚経路(視覚系)の不通によって引き起こされる一次性の視覚障害であり、視覚に支障を来す**。視野欠損によって、両眼の視野を調整する際に見えない領域が発生する。したがって、視野欠損による障害領域は**眼球中心であり、眼球とともに移動する**。RHD と視野欠損を伴う人は、前や左右を見ているかはともかくとして、各眼球の左視野にいくらか見えない領域が存在する。視野欠損の一番多いタイプは、**半盲または損傷と対側の視野における視野欠損**であり(Zihl 1989)、後頭部の損傷に伴って発生する。

　無視と半盲は、左半側空間における視覚的パフォーマンスを妨害する可能性があるが、**表2-2**に示すように、両者には基本的な違いがある。半盲は、半側空間の注視の位置にかかわらず視野に影響を及ぼす。一方、無視は、視野には起こらず、空間の様々な領域で起こる。これは眼球中心ではなく、空間中心である。患者は無視された領域の刺激を言うことができない

表2-2　半盲と無視

半　盲	無　視
視野における障害 眺めること(seeing) 　に影響する	空間における障害 見ること(looking)や 　探索すること 　(searching)に影響 　する
障害を認識 代償動作を行う	障害を否認 代償動作を行わない

が、それは刺激を見ることができないからではなく、**気がつかないからである**。Mesulam (1985)は、無視は注視すること(looking)や探索すること(serching)を妨害するのに対し、視野欠損は眺めること(seeing)を妨害するとうまく整理している。

　患者は、視野欠損があっても無視がなかったり、視野欠損はなくても無視があったり、またはその両者を同時にもち合わせているかもしれない(Albert 1973；Chedru et al 1973；Girotti, Casazza, Musicco & Avanzini 1983；Halligan, Marshall & Wada 1990；Vallar & Perani 1986)。視野欠損の存在を確定するために、検査者は患者に対して視線を前方に固定しておくように指示して、周辺視野に刺激を見たかどうか報告するように求める。視野欠損は、患者が視野に取り囲まれた領域において、刺激を報告できなかった場合に存在するといわれている。たとえば、左同名半盲がある患者は、左の視野に取り囲まれた領域に見えない部分がある。さらに検査してみなければ、患者に左の視覚無視があるかどうかを確認するのは難しいだろう。

　Kooistra と Heilman(1989)は、無視と半盲を区別する一つの方法として、患者の頭部と身体を一直線にして前を向かせた状態で、右半側空間における視野を検査することを提唱している。患者は左半側空間を注視してから右半側空間を注視するように求められる。右半側空間を注視したとき、明らかな視野欠損が消失すれ

ば、問題は左半側空間の障害（無視）と考えることができる。右半側空間を注視したとき、視野欠損が残存していたら、左半側領域の障害もしくは眼球を移動させるという視覚障害と考えることができる。

　無視と視野欠損を区別する他の方法としては、視覚入力への反応性を生理学的に測定するものがある。つまり、もし感覚が損傷されていなければ、刺激がたとえ知覚レベルで記録されなかったとしても、身体レベルで記録される。VallarとSandrioniら（1991）は、視覚刺激に対する反応の神経活動を測定するために視覚誘発電位を用いた。その結果、無視している空間の視覚刺激を報告できなかった無視のある患者が、その入力に対して正常な誘発電位を示すことがわかったのである。このように、被験者は意識上ではそれを知覚していないにもかかわらず、刺激は何らかの初期的な情報処理を経ているが、このことは、無視の一つの要素として半盲や他の種類の視野欠損にみられる感覚脱失の様式とは相反している。

　無視のある患者と半盲のある患者の他の相違点は、その障害への気づきである。半盲のある患者は、読書をしたり物を探すときに視覚障害を訴える。無視だけの患者や無視と半盲をもつ患者が視覚障害を訴えることはほとんどない。多くの場合、気づきは代償につながる。臨床家はたいてい、無視のない半盲患者が頭を回転させたり、あるいは眼球運動を変えることによって、通常、無意識のうちに代償することを学ぶのを知っている。一方、無視のある患者は、そのやり方を教えられても、代償することを学ぶのが難しい。

　半盲における代償は、眼球運動と探索パターンの双方に変化を起こすことで生じる。半盲患者の眼球運動パフォーマンスは、無視のある患者や脳損傷のない（NBD）成人のそれとは異なる（Girotti et al 1983；Meinberg, Zangemeister, Rosenberg, Hoyt & Stark 1981）。視覚ターゲットの追視において、NBD成人は、ある固視点から別の固視点への急速な眼球運動である滑らかなサッケード（saccade）を行う傾向がある。そして、一般的に、すでに知っているところにあるターゲットに到達するのに、単一のサッケードを行う。また、位置がよくわかっていないものを探索するとき、ディスプレイの左上1/4から探索を始め、探索を続けながら循環的なパターン（時計回りあるいは反時計回り）で進むことが多い（Chedru et al 1973；Meinberg et al 1981）。

　半盲のある患者は、これとはまったく異なるパフォーマンスを見せる。彼らは見えない半側空間にあるターゲットを見ることができないと気づくと、眼球運動や探索パターンを調整することで代償する。また、正常な視野全体を循環的なパターンで探索し始め、それから反対側の半側領域へ移る傾向がある（Chedru et al 1973）。そこでは、その領域の損傷していない範囲にターゲットが現れるまで、注視を調整していく（Nagel-Lieby, Buchtel & Welch 1990）。短い断続的なサッケードが、正常な探索でみられる滑らかな追視に取って代わる。Meinbergらは、こうした短い段階的なサッケードは、遅いが安全なストラテジーであり、（眼球とともに移動する）見えていない半側領域はターゲットが現れるまでは「カーテンように閉じられている」のだと説明している（Meinberg et al 1981, p. 540）。視覚探索課題において、半盲の患者は、ターゲットを見つけるためにあらゆる努力をする。ターゲットが見えない半側領域にあったとしても、可能なときには先行知識を用い、予測された位置へかなり正確なサッケードを行う（Meinberg et al 1981）。

　無視のある患者も、ターゲットを見つけるために短い段階的なサッケードを用いるかもしれないが、彼らの探索パターンは無秩序であり、左半側空間を探索しようとする努力は乏しく、不十分である（Chedru et al 1973；Girotti et al

1983；Hornak 1992)。また、半盲患者と違い、無視患者では、ターゲットの位置が予測されうる状態でもパフォーマンスが改善することはない(Girotti et al 1983)。

　驚いたことに、半盲が無視の症状を悪化させるということはないと考えられている(Halligan, Marshall & Wade 1990；Ogden 1987)。たとえば、Halliganらは、無視のある患者に、6種類の紙と鉛筆による課題を用いて無視の重症度を測定し、そのうちの視野欠損のある患者とない患者の間に大きな違いはないことを明らかにしている。さらに、半盲と無視の患者のパフォーマンスは、いくつかの無視課題において異なる。たとえば、左無視のある患者が線分の中心よりも右側で二等分するのに対し、半盲の患者は線分の中心よりも左側で二等分する(Werth 1993)。線分二等分が実施されている間の眼球運動を記録すると、無視患者は線分の中央の右側へ探索を限定してしまう傾向があることがわかる(Ishiai, Furukawa & Tsukagoshi 1989；Ishiai, Sugishita, Mitani & Ishizawa 1992)。

半側感覚障害と無視

　右半球における損傷は、その位置によっては半側感覚の脱失を生じさせ、左腕や左手、左脚、左足、またはそのすべてに感覚の低下を起こす可能性がある。無視のある患者では、こうした感覚障害が無視のために悪化してしまうこともある。それどころか、実際には半側感覚障害がない患者の中にも、無視によって半側感覚を脱失しているかのようにみえる者がいるかもしれない。つまり、無視のあるRHD患者は、触覚刺激がその神経システムには記録されているのに、それを知覚していない可能性がある。研究者たちは、触覚刺激への生理的反応をモニターするために、皮膚伝導反応と体性感覚皮質の誘発電位の両方を用いた(Vallar, Bottini et al 1991；Vallar, Sandroni et al 1991)。たとえば、VallarとSandroniら(1991)によって、無視、左不全麻痺、半側感覚の脱失を伴う患者は、対側の(左の)手に与えられた刺激を意識的に知覚していないときでさえも、その刺激に対する誘発電位は正常であることがわかっている。それにひきかえ、LHD被験者の対側の(右の)手が刺激されたときは、皮質誘発電位はなく、一次性の感覚障害を示していた。RHD患者に関するこうした知見によって、LHDの人々と比べてRHDの人々の半側感覚障害の罹患率が高いと説明される。もちろん、そうした障害を伴うRHD患者に真の半側感覚の脱失が存在するということを考えないわけではないが、一部のケースでは無視が半側知覚麻痺もしくはそれに近い状態を悪化させてしまうということがわかる。その影響は同じなのかもしれない。刺激を感じているが知覚できないということは、本当に感じることができないのとはまったく異なる。両者の違いは、治療へ向けたアプローチに見出される。

片麻痺と運動無視

　無視は、感覚的な認識や知覚ばかりでなく、運動性の活動にも影響を及ぼす。運動無視には二つのタイプが同定される。一つは、単に**運動無視**と呼ばれており、**どの空間においても損傷部位と反対の上下肢の運動を無視すること**が含まれる。もう一つは、方向性運動低下と呼ばれ、方向性の構成要素をもち、**損傷部位と同側の上下肢を動かしたり、対側の空間へ向けることが難しい**とされている。

運動無視

　運動無視とは、一次性の運動障害がないのに、損傷部位と反対側の手足を十分に活用できないことである(Bisiach, Geminiani, Berti & Rusconi 1990；Laplane & Degos 1983；Vallar

1993)。無視の他のタイプと同じく、LHDよりRHDに伴って起こることが多い(Barbierie & De Renzi 1989)。運動無視のある患者は、実際に、ほぼ正常な運動が可能であるときもまるで片麻痺があるかのように振る舞う。半側感覚の脱失のケースのように、片麻痺の一部は、実際に無視の徴候を示しているのかもしれない。

運動無視は、他の無視の徴候がなくても存在しうるが、同時に起こることが多い(Barbierie & De Renzi 1989；Laplane & Degos 1983)。ただ、病態失認の形とは考えにくい。病態失認のある患者は、自らの手足を「自分のものじゃないみたい」「死んでいる」「だらりとしている」「あてにならない」「役に立たない」などと述べることで、四肢の随意運動の欠如を説明しようとする。一方で、運動無視は自発的な運動の障害であり、「身体の一側に影響を及ぼし、片麻痺の出現を伴う。さらに患側を使うようにさかんに励ますと、正常な筋力と器用さを示す」(Laplane & Degos 1983, p.152)、とされている。運動無視のある患者は、反射運動の著しい低下も示さなければ、感覚が損なわれることもない。

LaplaneとDegos(1983)は、自分たちの研究をもとに、運動無視に関する臨床的特徴を数多くまとめている。**表2-3**は運動無視の徴候のリストである。**四肢を不自然な位置に置くこと**については、次のような事例がある。患者は座っている間、左腕をぶらさげたままにしておいたり、手を椅子の肘かけや太ももに置いておく代わりに、両足の間に置いたままにしておくのである。移動するとき、左腕はベッドやテーブル伝いに無抵抗に引きずられるかもしれない。たとえば、腕は無理に曲がっていたり、患者の身体の下に入っているなど不安定な位置に置かれているだろう。腕や脚がベッドや車椅子のスポークの左側にぶらさがっていることもあろう。下肢も、左側を不安定な位置に置いているかもしれない。LaplaneとDegosは、患者はもっと安定した位置をとるように要求されると、逆に不安定な体位に直してしまうと報告している。

第二の特徴は、**バランスを失いやすいこと**である。患者がバランスを戻そうとしなかったり、あるいは身体が倒れないように微調整しようとしないために(たとえば、転倒を防ぐために左手を伸ばす)、体位が不安定になって転んでしまうのである。たとえば、患者はベッドに足を置き忘れたまま起き上がろうとするため、あっという間に床に転げ落ちてしまうだろう。

第三に、患者は、不安定な位置から動かないのと同様に、**痛み刺激からも逃げない可能性がある**。LaplaneとDegosは、患者は痛みを訴えていても痛み刺激から逃れようとしないと述べている。研究対象となった患者の中には、実際に左手を動かす能力があるにもかかわらず、自由に動く右手を使って左手を引っ張り上げる者もいた。

その他の特徴としては、広口びんを開けたり、拍手をしたり、ジェスチャーといった**両手を用いる課題において、対側の手足を使うことがほとんどないか**、まったく使わないことが挙げられる。患者はまた、患側の腕がぶらぶらしているのを嫌がるかもしれないし、歩くときには患側の足を引きずられるままにしておくかもしれない。私たちが報告したケースの中には、ある運動に必要な労力を正しく理解することに問題が現れている者がいた。たとえば、左手で鼻に触れるように要求されると、患者は自分の頭を手の方へ動かしてしまうのである。

表2-3　運動無視の臨床的特徴

- 左の手足の不自然な配置
- 左腕あるいは左足を引きずる
- 両側性の運動において左の手足をほとんど使わない
- 左の手足でバランスをとることができない
- 痛み刺激から手足を引っ込めることができない

運動無視のある患者は、右の手足の動きと比べて、左の手足を動かすときに動きが遅くなり、力強さに欠け、あるいは動きの幅が小さくなることが多い。CoslettとHeilman(1989)は、損傷部位とは反対側の手足を動かすことにおける問題を「半身運動低下(hemihypokinesia)」と述べている。この用語は、半側空間に位置する患側の手足を動かすことができない(無動症(akinesia))、あるいは十分に動かすことができない(測定減少症(hypometria))という概念を兼ね備えている。彼らは、同等の障害レベルの被験者を組み合わせ、その肩の挙上を比べることによって、RHDとLHDの患者における半身運動低下の発症率を調べている。肩の運動は、腕や手の運動よりも、運動皮質や錐体路の障害に影響されることが少ない。予想されるように、どの被験者も、損傷部位と対側の肩よりも同側の肩をより高く動かすことができる。しかし、この2群は腕と手の強さの点で違いはないのに、損傷部位と反対側の肩の挙上では著しい差がみられた。LHDの被験者は、損傷部位と反対側の肩を、同側の肩を引き上げた高さの43%以内まで挙げることができた。RHDの被験者は、損傷部位と反対側の肩を、同側の肩を引き上げた高さのたった4%までしか挙げることができなかったのである。LHDでは、挙上レベルと腕と手の強さの間に明確な関連性があるが、RHDにはない。RHDの被験者の多くは、損傷部位と反対側の肩をまったく挙げることができなかった。RHDの被験者のうちわずか2名に別の徴候をもった無視がみられたが、このことは運動無視は他の無視の症状からは独立して存在するかもしれないという意見を支持するものである。

運動無視の本質は、謎に包まれたままである。無視が、探索やスキャニングを行う構成要素をもたない、基本的な運動機構のレベルで起きうるのかどうか疑問を唱える人もいる(Weintraub & Mesulam 1987)。患者は身体を動かすことができるので一次性の運動障害ではなく、十分に活用されていない手足でも実際には動かせばまずまずの動きができるので失行症でもないのである。

LaplaneとDegosは、運動無視を、運動の「事前のプログラミング(preprogramming)と組織化」(Laplane & Degos 1983, p. 155)の障害としており、運動をプログラムするより前の段階の障害であることを示唆している。自発的な運動は、行動するための理由または意図を必要とする。そして、行動するための意図は、運動の前運動の側面につながるものと見なされる。運動無視を伴う損傷は、頭頂連合野、前運動皮質、補足運動野、視床といった、運動の準備やプランニングに作用する領域に影響を及ぼす(Coslett & Heilman 1989；Weintraub & Mesulam 1987)。こうした領域は、運動を始める前に神経活動が活発になるところである。そして意図は、「反応するための生理学的な準備状態」と説明されてきた(Heilman, Valenstein & Watson 1984, p. 215)。このように、運動無視は、いったん始まれば正常に実行される運動に必要とされる意図や準備の障害が原因なのかもしれないのである。もちろん、意図は、あらゆる種類の無視の要因である注意と密接に結びついている。運動無視は、患者の身体的回復にとって重要であり、RHD患者にみられる損傷部位と反対側の運動障害が高い頻度で発生する一つの要因と考えるべきである。

方向性運動低下

方向性運動低下(directional hypokinesia)は、一次性の運動障害から比較的独立している、運動前の動きあるいは運動の準備の障害と考えられている。損傷部位と反対側の空間に向けて運動を始める際の方向特異的な障害であると見なされる(Heilman, Bowers, Coslett, Whelan & Watson 1985)。すなわち、障害のある患者は、損傷部位の反対側かまたは同側の四肢

を、**損傷部位とは反対側の空間の中へ向かって、あるいはその空間に向けて、あるいはその空間の中で動かす**ことに問題を抱えている（Bisiach et al 1990）。まずサルで指摘されたことだが（Watson, Miller & Heilman 1978）、Heilmanら（1985）は、ヒトにおいて、損傷部位と反対側の空間へ向けた運動の始動は、同側の空間に向けたものよりもゆっくりであることを、単純な課題を用いて実証した。この課題は左半側空間の視覚刺激に注意を向ける必要がないことから、方向性運動低下における独立した障害がその原因であると結論づけている。

何人もの研究者が、左半側空間を探索するときの不器用な手の動きや、線分二等分や抹消のような「視覚的」なスキャニング課題や探索課題において、方向性運動低下が何か役割を果たしているのかどうかを確かめようとしてきた。無視のある患者によるこうした課題におけるパフォーマンスに対し、方向性運動低下が寄与しているとする証拠がいくつかある（Bisiach et al 1990）。しかし研究者の中には、方向性運動低下が要因だとは考えていない者もいる（Mijovic 1991）。また別のグループは、方向性運動低下が要因として当てはまる無視患者もいれば、当てはまらない患者もいると報告している（Coslett, Bowers, Fitzpatrick, Haws & Heilman 1990）。中には、方向性運動低下は、無視の原因となる方向性の構成要素の一つにすぎないとする者もいる（Reuter-Lornez & Posner 1990）。

方向性運動低下によって、左か右のどちらかの半側空間における左方向で手足を動かすことが無視の原因となっているかもしれないということを理解しやすくなる。また方向性運動低下は、手を使う必要性に応じて、いくつかの課題では大きな影響を及ぼす可能性がある。臨床家は、手で回答するよう要求される抹消課題や視覚探索課題の成績低下に、方向性運動低下が明らかに関与していると考えるべきである。また、更衣、整容、料理や食事といった両方の手足の動きが必要とされる日常生活活動や、左空間を手で探る必要があるすべての状況において、その一つの要因となりうるだろう。最後に、方向性運動低下は、左方向への眼球運動を必要とする視覚的な（手作業でない）探索課題にも影響を及ぼしているのかもしれない。

視覚的な言語の無視：読字と書字

左無視のある患者は、無視のために、字を書くときに文字や画数を省略したり、不適当な余白の使い方をする。この障害は、**無視性書字障害**（neglect dysgraphia）または**空間性失書**（spatial agraphia）と呼ばれることもある。また患者は、単語や文章の左側、あるいは本の左ページを無視するかもしれない。この障害は、**無視性失読**（neglect dyslexia）と見なされる場合もある。どちらの種類の無視も、ほとんど場合、他の視覚無視の徴候を伴うが、稀に無視性失読が単独で現れる（Halligan & Marshall 1993）。一般的に、無視性失読のある患者は、無視性書字障害も伴っている（Ardila & Rosselli 1993）。無視性失読のある患者は、横書きの単語の左半分を無視するが、縦書きで上から下へ向けて読む形で提示されたときは、その同じ単語を読むことができる。いずれのやり方でも問題のある患者がいるかもしれないが、その場合は左無視だけでなく、提示された画面の下半分への注意を妨害する下1/4の無視をもつことが示唆される。

認知科学の文献では、無視性失読の本質とそれが起きる情報処理の段階についての議論がある（Caramazza & Hillis 1990；Ellis et al 1987；Nichelli, Venneri, Pentore & Cubelli 1993）。単語が標準とは異なる形式で提示されたときには（回転していたり、鏡に映るように反転している）、どのパターンにおいても、語

の最初の(左の)半分を無視する患者がいることがわかっている(Ellis et al 1987)。すなわち、左空間に単語のどの部分が現れたとしても、それは、単語が普通の形か、逆さまか、鏡のように反転しているかにかかわらず無視されるが、これは空間的注意の障害であると主張されている。他に、空間での向き(逆さまなのか鏡のように反転しているのか)にかかわらず、単語のいつも決まった側半分を無視する患者がいることがわかっている(Caramazza & Hillis 1990)。たとえば、"sidewalk"という単語の初めの部分は、回転した形で見せられたときでさえ無視されるだろうが、このことは、刺激の空間的な提示よりもむしろその内的な表象に問題がある(すなわち、外界の空間よりもむしろ内的な単語地図(word-map)に無視が作用している)ことを示唆している。こうした論点を探っていくことは、正常な読みのメカニズムや処理段階のモデルを発展させ、無視性失読を含む様々な読字障害の理解を向上させるのに役立つ。臨床では、患者はたいてい、空間的注意のレベルにおける問題を明らかにするために開発された標準的な形式で、無視があるかどうかを検査される。また他のレベルで生じている問題についての理解が進めば、患者はより精巧に作られた測定法で検査されるようになるだろう。しかし現時点では、以下に示す臨床的な解説に反映されている標準の形式で読むよう、単語や文章の一節が与えられるのが一般的である。

単語の読み

文章の形にはなっていない個々の単語を読むとき、その間違いは、表2-4 に示すようなタイプに分類される。文字の置換がよくみられ、付加はほとんどみられない(Ellis, Young & Flude 1993)。置換の場合、ターゲットの単語と同じかほとんど同じ数の文字を含むことが多い(たとえば、"sable"が"cable"となったり、

表2-4 無視における単語の読み間違い

- 一番左側の文字の省略("disorder"を"order"と読む)
- 複合語の左半分の省略("greenhouse"を"house"と読む)
- 語頭文字の置換("pine"を"fine"と読む)
- 語頭文字の付加("lass"を"class"と読む)
- 一番左側の文字の置換と付加("refute"を"compute"と読む)

"scribble"が"nibble"となる)。無視は、単語の水平方向の長さが増す(つまり、単語が長くなったり、文字間隔が広くなる)に従って悪化することがよくある(Behrmann, Moscovitch, Black & Mozer 1990；Ellis et al 1993)。無視のあるRHD患者は、通常、単語が正しい向きで書かれていようが、逆さまだろうが、鏡のように反転していようが、単語の左側(語頭に対して)を無視するだろう(Ellis et al 1993；Riddoch et al 1990)。しかし、最初に述べたように、もし単語の綴りの下側がページの下部にあるなら、縦に配列された単語の下1/4を読むことに問題があるかもしれない。

半盲と無視では、単語を読んだときの間違いのタイプが異なる。無視のある患者は、単語が右の視野に提示されたときでさえ、単語の左側を無視する(Ellis et al 1987；Kinsbourne & Warrington 1962；Young, Newcombe & Ellis 1991)。一方、半盲の患者は、単語の一部が左の視野に入り込んだときにだけ間違ってしまう。半盲患者は、損傷のない視覚領域では、単語を正確に読む。つまり、無視の結果として文字の置換がよく生じ、半盲の結果として文字の省略が生じるのである。

無視と半盲の両方を伴う患者では、半側空間における単語の位置によって、生じる間違いのタイプに差が出るかもしれない。単語が中央の空間にあるとき、特に別の単語が右側にあれば、こうした患者は左側の文字を省略する傾向

がある（たとえば、"cabin"を"bin"と読む）。単語が右側の視野に移動したとき（もし患者の両眼と頭が真っ直ぐ正面を向いていれば、それは右半側空間となる）、半盲は解消し、文字の**置換**（無視に特有な）が起こるだろう。なぜなら、無視が読字を妨害し続けるからである。しかしそれでも、ある程度の無意識レベルでの情報処理（すなわち"cabin"の最初の2文字）は可能である。

　無視において、同じ長さを置換するということは、文字は見えているが十分に処理されていないという考えを支持する。この情報処理のタイプは、**潜在的情報処理**（implicit processing）と呼ばれ、他の様々な種類の無視において生じる。無意味語や文字列に対して有意味語が使われるとき、潜在的情報処理はパフォーマンスが変動する要因となるかもしれない。たとえば、多くの研究によって、無意味語を読んでいるときは無視が悪化することがわかっている（Behrmann et al 1990；Brunn & Farah 1991；Sieroff, Pollatsek & Posner 1988）。単語と単なる文字列の違いを見分ける能力があることで、無視患者が左側の文字をあるレベルで処理しており、トップダウン式の情報処理がその過程に寄与しているということが示唆される。この意味では、単語はまるで物体であるかのように作用しているかもしれない（Brunn & Farah 1991；Farah, Wallace & Vecera 1993）。Farahら（1993）は、無視のある患者は、抽象物を表象するよりも、完全あるいは全体的なパターンとして表象する処理を行いがちである。単語の特質としては、物質的な物体というより抽象的であるにもかかわらず、単語は物体としてみなされる可能性がある。単語そのものを認識することなしに、一続きの文字が単語あるいは物体であると患者がいかに正確に判断することができるのかは明らかではなく、それらは実験的に探求され続けている。たとえ患者の意識的な精神が役立てられないにしても、どのようなメカニズムであれ、いくつかの情報処理が起こることが想定されるに違いない。

　Ellisら（1993）は、予測に依存している部分が大きいと示唆している。患者が有意味語を予測していれば、感知した単語の一部分から躊躇することなく有意味語に置き換えるだろう（すなわち、"ofa"に気づくと"sofa"だと判断する）。もし単語が特定の意味をもたないと前もって知っていたなら、あてにできる情報源がなく、文字列の最も右側の文字に引きつけられるという方向定位的なバイアスを克服しようとはしないかもしれない。無視のある患者はたいてい、有意味語を読むときでさえ、実際の単語を読んだということに満足してしまい、それが正しいかどうかを確認しようとしない。患者に左側への手がかりを与えることでパフォーマンスを改善しやすくなるが、その方法としては、左を見ることを思い出させるような言語指示でもよいし、太字で印刷するといった形で左側の文字の特徴を目立たせるような方法でもよい（Ellis et al 1993）。しかしながら、手がかりの効果は一過性である。それでも、左への自発的な注意は、一時的にしろ、読字における無視を克服できることを示唆している。

文章の読み

　無視のある患者は、たいてい、文章を読むよりも単語を読むほうがずっと成績がよい（Kartsounis & Warrington 1989）。この違いは、次のような例で顕著である。それは、六つの単語のうち四つを正確に読んだ患者が、ある短い一節を読むことが非常に困難だったというものである。その患者に提示された一節を**図2-10**に示す。彼はその文章を音読するように言われたのだが、音読した単語は下線が引かれ、イタリック体になっている。

　この患者の読みは、進むにつれて、まるで読んでいるものを理解しようとしているかのよ

GRANDFATHER *PASSAGE*

You wish to know all about *my grandfather. Well*, he is nearly 93 years old, yet *he still thinks as swiftly as* ever. He dresses himself in *an old black frock coat*, usually with several buttons missing. *A long beard clings to* his chin, giving those *who observe him a pronounced* feeling of the utmost respect. *When he speaks, his* voice is just a bit cracked and *quivers a bit. Twice each* day he plays skillfully and *with zest upon a small organ*. Except in the winter when the *snow or ice prevents, he* slowly takes *a short walk in the open air each day*. We have often urged him to *walk more and smoke less, but* he always answers, "Banana oil!" *Grandfather likes to* be modern in his *language*.

図2-10 重度の無視を伴う患者によって音読された"Grandfather Passage"
患者が読んだのは、イタリック体で下線が引かれている単語だけである。

に滞ることがあり、何度かフレーズを反復するために時間がかかっている。当然のことながら、読み終わると「ちっとも理解した気がしない」と言った。この例において観察されることは、患者は全体として文章の流れが意味をなさないとしても、文章の一部がそれ自体で意味をなすポイントでしばしばストップしてしまうということである。もし検査者が、音読した一節は全体的な文脈では意味をなさないのだと指摘したとすると、読んだものとして文章が意味をなすように作話したり、あるいは、題材のあらを探したり、読んでも何の意味もない文章を提示したと検査者を責める患者もいる。その一方で、先に例示した患者のように、とりあえず読んでみるが、なぜ文章の意味がわからないのかを理解することには関心を示さない者もいるのである。

KarnathとHuber (1992)は、左無視のある患者が文章を読むときの眼球運動を記録し、健常者がいったん右の余白に達すると左へサッと動くサッケードを行うのとは違って、左無視患者では、左へのサッケードはほぼ中心で終わってしまうことを記録している。左無視患者はそれから、逆方向に黙読していることを示す、何度かの短い左へのサッケードを行っていた。もし文章の流れが不正確であれば、適切なつながりが見つかるまで、患者の眼球はそれぞれの単語を固視するのに伴って、右から左の方向へ動く。このように、左方向の省略の範囲は様々であり、この知見は臨床的に共通して観察される。しかしながら、この研究における別の被験者は、文章がどんなに無意味なものになろうとも、改行の度に最初のサッケードのひと戻りと同じところで止まり、読み続けたのである。患者がこうした行動を見せるとき、それぞれの行は、文章全体に対して何の関係ももたない単なる構成単位として処理されていると考えられる。

書字

　無視性書字障害は、書字における無視をそう呼ぶこともあるが、たいてい読字における無視と同時に起こる。最も顕著な徴候は、左の余白を十分に活用しないことである。書かれた文字は、ページのだいぶ右側へ押し込められたようになるのが一般的である（図2-6）。書かれたものには、文字や字画の省略が多くみられ、余分な字画が含まれることもある。さらに、書かれた文字列は一般的に右上がりになる。文字間にランダムな空白スペースが認められることもあり、特にページの右端まで広がると、単語が不適当に離れてしまう場合もある。患者が設けた左側の余白は、右からどのくらい離れているのかに関係なく、変わる可能性がある。たとえば、初めの行が四つの単語だったとして、次の行は二つもしくは三つ、残りの下の行は一つの行に一つの単語というような階段状のパターンになるかもしれない。

　省略と多すぎる字画は、脳損傷のない被験者が閉眼して書いたときのエラーのパターンに類似している。これは、無視患者が字を書く際に、視覚的そして運動感覚的フィードバックの低下の影響を受けていることを示唆している（Ellis et al 1993）。省略は、右側あるいは同側の半側空間における無視の出現によって説明されるかもしれない。余分な字画や文字の反復は、特定の文字に過剰に注意が向けられ、注意の焦点が狭まってしまったためかもしれない。「i」のドットや「t」のクロスでも失敗が認められることが多い。こうした省略が起きる説明の一つとしては、これらの徴候が一般的に、左方向への手の運動と左方向への視覚的スキャニング（単語の語頭に戻る）を要求される単語の書字を行った後に生じているということがある（Ellis et al 1993）。

　ArdilaとRosselli（1993）は、右半球内の損傷の位置によってエラーのタイプが異なることを明らかにしている。彼らは、前頭部の損傷によって、運動保続に関連するとされる特徴と文字の反復が生じることを見出したのである。ロランド裂後方の領域の損傷は、空間的な分離を引き起こすことが非常に多い。ページの左半分を十分に使わなかったり、線分を斜めに書いたり、患者が設けた左の余白が変わりやすかったり、その他、空間的な問題をベースにした失敗が見受けられるのである。

無視に関連した行動異常

無意識的知覚

　省略とは対照的に、無視性失読において文字の置換がよくみられるということは、意識的なものではないが、身体的な刺激が処理されたことを示唆している。潜在的あるいは無意識的な知覚の例は、ときに盲視といわれ、無視に多くみられる。この現象の最もよい例の一つに、MarshallとHalligan（1988）の研究によるものがある。彼らは、左無視のある女性に、二つの家の絵の異同を判断し、そしてどちらの家に住みたいかを述べるように求めた（同様のタイプの絵として図2-11を参照）。彼女は、はっきりと二つの家は同じものであると答えたが、住みたい家については迷うことなく炎が出ていない家を選んだのである。後になって、一方の家の右側に炎が出ていたとき、彼女はそれに気づいた。彼女が急に一方の家は火事であると叫んだ5回目の試行までは、炎が左側に繰り返し出ていても二つの家は同じものであると主張した。Marshallらは、右側に炎が出ている絵が予備知識となったため、最終的に気づきに至ったのではないかと推測している。彼女がどの試行でも一貫して炎が出ていない家のほうに住みたいと言ったことは、家が燃えていることをあるレベルでは処理していたということを証明し

第2章 無視 43

んだが、説明ではその破損に関して直接触れることはなかった。たとえば、ある被験者は、壊れていないほうのワイングラスを選んだのだが、その理由として、もう一つのグラスには少ししか入らないからだと言ったのである。

上記の研究では、物体は縦に配列されていた。物体が横に並べられたとき、無視のある患者はその違いを見つけ出せることが多いが、左側の物体が何であるかを言うことはできないかもしれない(Volpe, Le Doux & Gazzaniga 1979)。すなわち、左側の入力を識別するくらいには感知できるが、それが何であるかを正確に答えることはできないのである。Farahら(1991)が指摘しているように、何かを識別するときには下位レベルの刺激特性をもとにしている可能性があるが、その何かの正体をつきとめるにあたってはさらに詳細な視覚情報が必要となる。Ladavas(1990)によると、それが何であるかを正しく答えるといった自分なりの回答を出せるようになるためには、あらかじめ与えられた刺激に注意を集中し、意識的に気づいていることが必要である。そして、左側の入力は、無意識の情報処理には影響するかもしれないが、注意の焦点を合わせるときにそれが「整列している」わけではないので、意識的な気づきには影響を与えないとしている。自動的な応答を喚起しないということは、「意識的な注意の関与」(Ladavas 1990, p. 1537)が必要ということであるが、無視のある患者にはこれが欠けていることが多い。

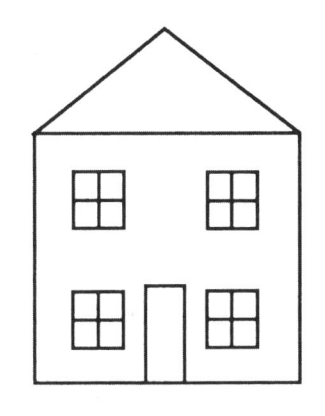

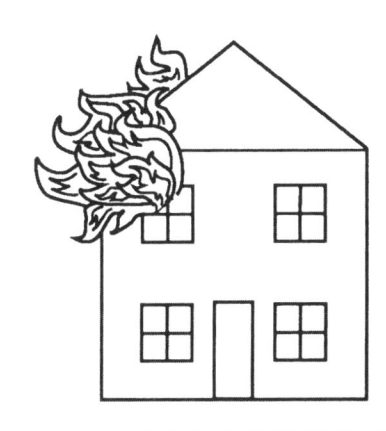

図2-11 RHDと無視を伴う患者にみられる無意識的な知覚を実証するためにMarshallとHalligan(1988)が用いたのと同様の刺激をもつ絵
無視のある患者は二つの家は同じものであると主張したが、住みたいほうとしては炎が出ていない家を選択した。

ている。
　BisiachとRusconi(1990)は、同様のパラダイムをRHD患者のグループに用いた。患者は一対の物体を提示されたが、そのうちの一方は何も問題はなく、もう一方は左側に破損があった(たとえば、グラスが割れていたり、紙幣が破れている)。被験者らの、どちらのほうが好きかという答えは一貫していなかった。ある被験者は壊れたほうを選び、その理由については作話した。別の被験者は壊れていないほうを選

病態失認

　病態失認(anosognosia)は、無視に関連したまた別の行動異常であり、無意識的知覚とは正反対のものである。**病態失認**という用語は、Babinski(1914)によって初めて用いられたのだが、**病気についての知識または気づきが欠如していることを意味している**。特に、無視のある

患者では、片麻痺もしくは半盲と半側感覚の脱失を認識することができない。このことは、片麻痺になった上下肢を自分自身のものとして認識することができないということにつながるかもしれない。患者は、自分の腕や脚が見つからないとか、役に立たない、あるいは「ダミーの」腕と取り替えられたとか、他の誰かの腕と取り替えられたとさえ主張する可能性がある。その一方で、足はどこも悪くないのだがうまく動かせないと言うかもしれないし、手足が動いていないときでさえ、手足を動かしていると断固として言い張るかもしれない。ときには、信じ込んでいることと現実との間に混乱が生じた結果、「自分の腕なら動かせるけど、誰かがうまく動かない腕と取り替えてしまった」といった作話的な説明をすることもあるだろう。

このように、病態失認の症状には三つのタイプが考えられる。それは、①**損傷部位とは反対側の上下肢に気がつかない、またはそれを使えない、あるいはそのどちらもできない**、②**片麻痺を否定する、またはその影響を過小評価する**、③**片麻痺を認識しているが、損傷部位とは反対側の上下肢を自分のものだと認められない**、である。こうした症状のいずれか、あるいはすべてが、患者が身体能力を過大評価し、身体的リハビリテーションの必要性に対して無頓着な態度をとることにつながるかもしれない。一般的に、このような障害は無視そのものの否認とともに生じ、気づきや洞察力がなくなっていることを示しているが、周りの人が説明したり実際にやってみせてもまったく耳を貸さないこともある。病態失認はRHDと関連しており、LHDではめったに生じない(Bisiach, Valler, Perani, Papagno & Berti 1986；Cutting 1978；Green & Hamilton 1976；McGlynn & Schacter 1989を参照)。こうしたことは、失明していることに気づかないアントン症候群のような他の障害でも起こる可能性がある。そして、少なくとも従来の検査で測定されるような他の無視の徴候がなくても起こりうる(Bisiach, Vallar et al 1986；McGlynn & Schacter 1989)。しかし、通常、病態失認は他の無視の徴候とともに生じるが(Heilman & Valenstein 1972b；Hier et al 1983；Willanger, Danielsen & Ankerhus 1981)、右半球だけに損傷をもつ無視患者に病態失認がみられるときは、その症候群の一部と考えてよいだろう。

興味深いことに、病態失認はたいてい限局された障害に特有のものであるが、その一方で、より広範な障害が認められる(Cutting 1978)。たとえば、患者は、片麻痺のような特定の障害を否定しながらも、脳卒中あるいは心臓発作が起きた、もしくは他の病気に見舞われたと言うことが多い。このように、患者は脳卒中を認めるかもしれないが、その結果を認めようとしない。それどころか、脳卒中について話し合っているときですら、病態失認のある患者は他人事であることが多く、「私は脳卒中を起こした」と言うよりはむしろ「私に脳卒中が起きたと彼らが教えてくれた」などと言うのである。

病態失認は、身体的あるいは心理的な問題に直面するのを避けようとする、心理学的な意味での防衛機制にみられる否認(denial)とは考えられていない(McGlynn & Schacter 1989)。LHDよりもRHDのほうが有意に発生率が高いこと、特定の損傷部位(頭頂部と前頭部)との一貫した関連性、そして否認された障害のタイプに関連する特性を考えると、防衛的な否認とは考えがたい。

研究者たちは当初、病態失認は、頭頂葉において知覚情報を統合することができないことによる「身体スキーマ」の混乱の結果であると考えていた(Denny-Brown, Meyer & Horenstein 1952；Frederisk 1969)。しかしながら、前頭葉の損傷でも病態失認を生じうるし、片麻痺のある頭頂部損傷患者すべてに病態失認があるとは限らないのである。

最近の理論の多くは、病態失認を頭頂葉と前

頭葉の両方が関連している内的なモニタリングシステムの混乱の結果であるとしている。前頭葉は、様々な認知機能をモニタリングすると考えられてきた(Stuss & Benson 1986)。頭頂葉は、感覚の連合や統合の領域と考えられている。頭頂葉と前頭葉は、広範囲に相互に連絡しており(Mesulam 1981；Heilman, Valenstein et al 1984)、視覚、体性感覚、聴覚の経路が収束する場所が頭頂と前頭の両皮質領域に存在することが実証されている(McGlynn & Schacter 1989)。

病態失認を説明するために、認知的モニタリングについてのモデルがいくつか提唱されている。Bisiach、Vallarら(1986)は、認知的モニタリングはモダリティ特異的なものであり、特定の障害の否認という結果として現れると示唆している。McGlynnとSchacter(1989)は、「意識覚醒システム(conscious awareness system：CAS)」と呼ばれる総合的なシステムにおいてモジュール方式の表象が存在する可能性を提唱している。彼らのモデルでは、知覚、記憶、知識の各モジュールから出力されたものが、CASへと入力される。CASからの出力そのものは、「始動、組織化、そして複雑な一連の考えや行為のモニタリング」を含む前頭葉の「遂行機能(executive function)」に送られる(McGlynn & Schacter 1989, p.190)。前頭葉は、統合機能と、プランニングや組織化のような「遂行」機能と呼ばれるものと関連していることが知られている。彼らのモデルでは、CASが損傷を受ければ、全般的な認識(awareness)の障害が引き起こされるであろう。その入力モジュールの一部が損傷されれば、特定の障害に対する病態失認が生じるだろう。全般的な病態失認と特定的な病態失認はともに、頭頂部の損傷によって起こる可能性がある。前頭葉における「遂行システム」の損傷により、複雑ではあるがあまり身体的ではない、プランニングや問題解決などの明らかな認知障害に対する認識不足や、頭部外傷に伴う典型的な行動変化がもたらされる。しかしながら、McGlynnらが指摘しているように、このモデルは、左半球に比べて右半球に損傷部位がある場合の病態失認の出現率を説明しようとするものではない。

けれども、病態失認は無視に伴って起こることが実に多く、それゆえRHDと関連しているのは驚くべきことではない。全般的な注意の過程と、とりわけ方向的スキャニングにおけるRHDの影響は、注意障害が病態失認のラテラリティにおける要因であるかもしれず、また障害を否認するという特徴の要因であるかもしれないということを示唆している。たとえば、片麻痺は、身体の左側と、正中線に対する左側の空間に生じる。患者のこの部分の世界へ積極的に注意を向けなかったり、モニタリングしなければ、そこは意識的な認識(awareness)から滑り落ち、前よりもずっと否認されやすくなるだろう。

局　在

病変部位と無視に関する以下の議論において、考慮するべきいくつかの要因がある。第一に、無視の存在を証明するにあたり、研究者によって異なるタイプの検査が使われているということである(たとえば、紙と鉛筆による検査、コンピュータ化された反応時間検査、行動観察)。一つの検査だけを用いる研究もあれば、複数の検査を用いるものもある。第二に、無視を定義するのに用いる基準が様々であることだ。それは極めて曖昧な定義かもしれないし(たとえば、抹消課題でいくつかのターゲットを見落とすこと)、あるいは大変厳密なものであるかもしれない(たとえば、抹消課題で中央左側にあるターゲットの1/3を見落とすこと)。第三に、局在の研究において、被験者間の発症からの期間や病因が一致していないこと

表 2-5　病変部位と無視のタイプの関連性

病変部位	無視のタイプ
皮質部位	
右頭頂葉	多彩な消去現象
	「観察者中心」と「環境中心」の視覚無視
	視覚的走査における知覚的側面
	右側に焦点化された注意を解放することの困難さ
	方向性運動低下
右前頭葉	視覚的走査における運動的側面
	視覚的定位
	方向性運動低下
皮質下部位	
右視床	対側性の刺激に向けて注意を固定することの困難さ
	覚醒と選択的注意の側面
脳幹網様体	消去現象
	視覚的走査

である。

　多くの皮質ならびに皮質下の部位が無視に関連している（表 2-5 を参照）。無視に関連する部位の数は、無視のタイプに応じてそれぞれの部位が存在する可能性を示している。つまり、最終的には、無視によって妨害された機能は、十分に機能している様々な皮質や皮質下の構造の多様性を含んだ注意のネットワークの一部であるかもしれないということを示唆している（Heilman & Watson 1977；Heilman et al 1987；Mesulam 1985）。システムの一部の損傷であっても、システムの他の部分にわずかでも影響をもたらすかもしれない。代謝の研究では、空間表象のメカニズムも皮質と皮質下の構造が寄与する神経ネットワークを含んでいることが示唆されている（Vallar 1993）。たとえば、方向性運動低下は、頭頂部と前頭部の病変に見出されている（Bisiach et al 1990；Coslett et al 1990；Heilman et al 1985；Tegner & Levander 1991）。運動無視は、皮質下の病変と同様に（Watson & Heilman 1979；Vallar 1993）、前頭部の病変（Laplane & Degos 1983）、頭頂部の病変（Barbieri & De Renzi 1989）に関連している。臨床的には、前頭−頭頂部の病変を引き起こす広範な中大動脈の梗塞を伴う患者は、従来型の検査や日常生活活動の中で無視を呈することが多い。無視の重症度と持続期間は、皮質下の部位と同じく、頭頂葉を取り巻く広範な病変と関連している（Egelko et al 1988；Hier et al 1983）。Hier らは、皮質と皮質下領域に限局された病変による無視は、一過性であまり重度ではないことを明らかにしている。その一方で、Horner ら（1989）は、病変の大きさと様々な検査上での無視の重症度には有意な相関はないとしている。

皮質病変

　左無視は、右頭頂葉、特にその下部と後部の損傷に伴うことが最も多い（Vallar 1993；Vallar & Perani 1987）。厳密にいえば、無視のタイプは、①**多彩な消去現象**（Heilman & Valenstein 1979）、②**視覚イメージの左半分の無視**（Bisiach, Capitani, Luzzatti & Perani 1981）、③**右側の刺激から離れることの難しさ**（Posner, Walker et al 1987）、④**方向性運動低下**（Heilman et al 1985)を包含する頭頂部の病変に関連している。

前頭葉に限局した病変では無視が生じることは少ないが、視覚スキャニングや視覚定位を必要とする運動面に影響を及ぼすと考えられる(Mesulam 1981, 1985)。たとえば、運動前皮質の鼻寄りにある前頭眼野は、視覚スキャニングの役割を果たす様々な皮質と皮質下の構造と連絡している。Mesulamやその他の研究者は、頭頂葉性の無視はより知覚的であるのに対して、前頭葉性の無視は運動無視を産生することを示唆している。Bissiachら(1990)は、方向性運動低下は、後頭部損傷の患者より前頭部損傷の患者により多く報告されることを明らかにした。

皮質下病変

無視は、皮質病変よりは少ないが、皮質下病変でも起きうる。無視を伴う皮質下病変の部位には、視床、脳幹神経節、大脳内包が含まれる。視床性の無視は最もよく報告されており(Rafal & Posner 1987；Vallar & Perani 1986；Watson & Heilman 1979；Watson, Valenstein & Heilman 1981)、対側性の刺激に向けて注意を固定する(注意を解放したり移動したりすることに対して)能力に影響を及ぼしているように思われる(Rafal & Posner 1987)。視床後部の病変では、前部の損傷に比べて無視が起こりやすい(Vallar 1993)。視床内側と後部領域は、連合皮質と、覚醒や選択的注意の様相を媒介する網様体を含めた注意のネットワークの一部であると考えられている(Watson et al 1981；Mesulam 1985)。

視床病変より頻度ははるかに少ないが、脳幹神経節と大脳内包の病変も無視と関連している(Damasio, Damasio & Chang Chui 1980；Fero, Kertesz & Black 1987；Fromm, Holland, Swindell & Reinmuth 1985；Vallar & Perani 1986)。Vallar(1993)は、視床後部と大脳内包後脚は、頭頂皮質の後方と前方を含んでおり、視覚的注意の重要な役割を果たしている神経回路の一部として無視と関連している可能性を示唆している。

無視の理論

無視の性質に関する理論はたえず発展してきたが、表象と注意という二つの包括的なカテゴリーに分類され、それぞれで観察された徴候に対して異なるメカニズムが挙げられている。**表象説は、空間の内的表象の混乱によって無視が生じるとする。注意説は、空間の境界全域にわたって注意を定位し、選択し、配分する能力を妨げる注意のメカニズムの障害によるとする。無視の理論には、①無視はLHDに比べてRHDに頻発しやすい、②病巣とは反対側の空間と同様に、同側においても無視は出現する、③外的刺激に関係なく、内的イメージにおいて無視が出現する、**という点が含まれており、いくつかの重要な現象を説明する必要がある。以下の議論が、日常生活における無視の発現、複雑性、影響、そして障害をもつ患者の認知機能についての読者の理解を助けることになれば幸いである。

表象説

参照枠に関する節で述べたように、空間は私たちの外部に存在しているが、空間の概念は心的あるいは心理的な構成概念である。たいていの認知科学者は、外部の入力に関する心的表象の存在に同意しているが、それを支えている形式やメカニズムについては、多くの疑問や意見の相違がある。表象とは、抽象的な記号あるいは外界を明らかにする心的構成概念である。私たちは、位置を確かめて進んだり、手を伸ばし

たり、探索するような操作を行うために、この空間についての抽象的な形式や空間関係を用いる。私たちはまた、空間の内的イメージを構成する。目を閉じると、イメージを支える直接的な視覚入力がなくても、視覚的な心像を通して部屋の心的イメージにアクセスすることができる。つまり、私たちは、視覚イメージの空間的な輪郭を構成するのに役立つ視覚的な記憶にアクセスすることができるということなのである。

　表象説には二つの基本的な見解がある。第一に、**空間の表象と空間の関係は、二つの半球にわたって位相幾何学的にマッピングされている**ということである。つまり、右半球では空間(あるいは物体)の左半分が表象され、左半球では空間(あるいは物体)の右半分が表象されており、空間は地図記号で示されるようにコード化されているということである(Bisiach et al 1981；Ogden 1985a)。第二の見解は、**こうした心的表象の病巣とは反対側の半分は、無視のある患者では、十分には表象されていない**ということである。なぜなら、空間の左半分はRHD患者の心的構成概念において十分に表象されていないため、彼らはそこで起こっている事象を予期していないからである。無視は空間の内的表象が混乱するために起こるということが支持されるのは、無視が外部の感覚入力がないときに実証されうるという研究に由来している。

　たとえば、睡眠中、無視患者には、病巣とは反対の方向への急速な眼球運動(rapid eye movements(REMs))の減少がみられるかもしれない(Doricchi, Guariglia, Paolucci & Pizzamiglio 1990)。無視のある患者は病巣とは反対側の方向で眼球運動を行うことが可能であり、REMsは感覚入力がなくても起こるため、こうした結果は、無視では空間の心的表象が低下するという考えを支持することになる。Hornak(1992)は、暗室の中で光点が現れたかどうかを判断するために室内を探索するよう被験者に求めたときに、同様のパターンを見出している。コントロール群とは異なり、無視をもつ被験者の探索は、暗闇の中でもっぱら部屋の右側のみに限定されており、彼らの部屋の内的イメージは十分に表象されていないことを示唆していた。尋ねてみると、無視のある患者は、病巣とは反対側の空間を十分に探索しなかったことに気づかなかったと言った。こうした反応を知ることで、左側の空間がその内的概念化において減衰させられるかもしれないということを理解することができる。

　表象説は、患者が想起あるいは再構成したイメージの左半分、あるいは病巣とは反対側の部分を無視する可能性を実証した研究によって主に支持されている。このタイプの古典的な実験では、Bisiachとその同僚が、数名の被験者に対し、異なる観測地点からミラノ大聖堂を言語化して想起することを求めたものがある(Bisach & Luzzatti 1978；Bisiach et al 1981)。第一条件では、被験者は大聖堂に向かって広場の端に立っている自分を思い描くように求められる。第二条件では、被験者は大聖堂に背を向けた状態で、広場の向かい端に立っている自分を思い描くように求められる。両条件とも、彼らが心に描いた場面の左側と右側で報告された細部の数を比較した。被験者が報告した細部の数は、両条件ともに、場面の左半分からのものが少なかった(被験者が採択するように求められた観測地点にかかわらず)。さらに、左側にある細部(店や目立つ建物など)は、被験者の描写ではよく右側に置き換えられていた。被験者は場面の左右を置き換えることができたことから、左側を十分に描写できなかったことを記憶の障害のせいにすることはできない。それよりも、再構成しようとしたイメージとは関係なく、左側の情報を見落としていたと考えられる。本章の野球のダイヤモンドの例を用いると、もし自分が本塁にいると想像したなら、心

像の中では2塁と3塁には誰もいないだろう。もし観点をセンターの守備位置に転じ、本塁のほうを向けば、思い浮かべた心像では1塁には誰もいないことになる。

心像空間を扱った別のタイプの研究では、小さなスリット状の窓や隙間を通して一部分を提示し、被験者にそのイメージを再構成してもらう方法がとられている(Bisiach, Luzzatti & Perani 1979；Ogden 1985b)。これらの研究では、中央にスリットが開いている遮蔽板の後ろを、雲のような形態が右側もしくは左側の方向に水平に通過する。被験者は、開口部を通して、左から右、右から左に通過する一定のパターンまたは形態の小さな断片のみを見ることになる。被験者は、その本当に限られた部分の連続的な提示をもとに、形態の心像を作り出したり再構成しなければならない。それから被験者は、開口部の後ろを通過した雲のような形態として心的に再構成した形態のペアの異同について判断を求められる。研究結果によれば、無視のある患者の場合、形態についての決定的な手がかりが病巣とは反対側に位置していたときに正確さを欠くことが示唆されている。このことは、被験者が、パターンを表象するために生み出した、病巣とは反対側の内的イメージを「無視する」ということを意味している。決してパターンの全体が示されるわけではないことを思い出してほしい。被験者はそのイメージや表象を産生しなければならないが、それはこうした不完全な内的イメージだったのである。

左側の表象が十分に機能を果たしていないことはまた、左側の刺激を消去してしまうRHD被験者における嗅覚無視の研究によっても証明されている(Bellas et al 1988a, 1988b；Mesulam 1981)。嗅覚システムの大部分は同側に神経分布しているため、左の鼻孔からの匂いの感覚の多くは、損傷のない左半球に伝わる。ゆえに、この嗅覚刺激の左側の消去現象とは、感覚あるいは知覚の問題ではなく、空間の表象の問題であり、これが妨げられているということを示唆している。つまり、運動無視と病態失認は表象説を支持するものとして引き合いに出されてきた。このような問題は、身体の左側の表象が不十分であるため、患者の心の中ではそこに身体の左側部分はなく、だからこそ動かせないのだと考えられる。

表象説は、なぜ患者が、場面、イメージ、パターン、身体部分、夢といったものの内的イメージを構成する際に無視を示すのかということを説明している。しかしながら、知覚された入力の無視と想像上の空間の無視との間に生じる乖離は、視覚的あるいは外的空間の無視が歪んだ心像によって説明される可能性があるという考え方と相反すると報告されてきた(Bartolomeo, D'Erme & Gainotti 1994；Coslett 1997；Guariglia, Padovani, Pantano & Pizzamiglio 1993)。すなわち、心像の左半分を無視するのだが、外界のイメージの左半分に注意しなければならない課題(たとえば、無視に関する紙と鉛筆による課題)をうまくこなす患者もいるのである。そして、その反対のパターンを示す患者もいる。こうした乖離は、無視が空間的構成に関する複数のメカニズムに作用していることを示唆している。Coslett(1997)は、外界のスキャニングを統制するメカニズムと、心像の内的スキャニングを支配するメカニズムが存在するかもしれず、これら二つのシステムはそれぞれ別個に妨害される可能性があると示唆している。ゆえに、空間の表象における乖離は、必ずしも外的な視覚入力の無視を説明するものではない。なぜなら、内的イメージにおいて無視を示しても、視覚空間的な課題では無視を示さない患者がいるかもしれないからである。加えて、心像の産生の障害は、イメージを表象すること自体が不十分であるというよりは、十分に作り上げられた心像の左半分へ注意を向けることができないということによって説明されるかもしれない(Meador, Loring, Bowers & Heil-

表象説では説明できないこともいくつかある。第一に、なぜ無視がLHDに比べてRHDにおいて頻発し、重度となるのかを説明できない。右半球において空間の左側がダメージを受けやすいのと同じように、なぜ左半球においても空間の右側がダメージを受けやすくならないのだろうか。第二に、病巣と同側の刺激に対する無視を説明することができない。もし空間的な表象が位相幾何学的な形式で、半球をわたってマッピングされているなら、病巣と同側の空間では病巣と反対側の情報の無視が起こることはないだろう。第三に、左無視の多くの事例にみられように、右側の刺激に明らかに過剰に引きつけられるということを説明できない。そして最後に、左へ注意を喚起すると改善する効果を説明することができない。注意説は、こうした現象をもっとうまく説明することができる。

注意説

無視の注意説では、**無視は注意の配分に異常が生じた結果として起こる**と提唱されている。注意の配分の障害を説明するために必要な、様々な注意の働きについて何を強調するかは理論によって異なるが、外界入力に対する知覚の低下と不完全な内的イメージの両方が注意の障害を引き起こしているとする点では一致している。注意説は、**病巣とは反対側に注意が向けられたときに、課題の種類を問わず無視がほとんど常に減少する**という明白な事実によって支持されている。たとえば、患者は左を見るように促されると、通常はこれまで見落としていた情報を見つける。手がかりを与えるという促通効果によって、能動的注意が、注意のより自動的な側面での障害を克服できるようになると示唆される。さらに注意説は、表象説を支持するのに引き合いに出される現象を説明することができる。たとえば、RiddochとHumphreys(1987)

は、表象的無視(representational neglect)は一次性の障害あるいは原因のために歪んだ表象が引き起こされると説明することができるが、それと同じように、表象的無視は病巣とは反対側の心像へ注意を向けたり、暗示的にスキャニングすることができなくなるために起こると、たやすく説明されてしまうことを示唆している。彼らによれば、注意説は、Bisiachら(1979)の場面想起課題で、手がかりを与えられるとなぜ左側の細部の想起が改善されるのかを説明するのに役立つ。手がかりを与えることは注意の操作と見なされるが、片側にあるイメージそのものの表象が不十分であれば、その手がかりは注意を促すものではないということであろう。人は何もないところに注意を向けることはできないのである。

無視のあらゆる側面を説明できる典型的な注意障害はないということがわかっている。RHDによって損傷を受ける可能性がある注意の働きには、**覚醒、定位、ヴィジランス**(vigilance)、**選択、意図**が含まれ、これらはどれも空間的注意に影響を与えるかもしれない。実際、もしかすると、様々なタイプの無視は、注意システムの個々の構成要素における障害に対応するのかもしれない。注意説には、無視が注意を定位する障害であることを示唆する**定位偏位説**(orienting bias theory)と、より全般的な注意の障害と無視が関連しているという**方向性注意説**(directed attention theory)とがある。注意説によれば、空間あるいは物体の左側は、脳内で十分に表象されていないわけではない。単に注意が向けられていないだけであり、それゆえ認識(awareness)への影響はない。

注意の定位の障害

注意説は、なぜ無視がLHD患者よりRHD患者において優勢であり、より重篤になるのかを説明するのに役立つ。大脳半球はそれぞれ反対側の空間へ注意を向けることが知られてい

る。すなわち、左半球は右側に注意を向け、右半球は左側に注意を向けている。この二つの半球は、左右の定位のバランスをとるために、それぞれが互いに抑制し合う対立的な情報処理機構としての役割を果たしている。片方の半球に障害が起きたとき、もう一方の半球が、病巣とは反対側に注意を向けることを肩代わりするか、抑制を解除する。したがって、RHDが起こったとき、対立する半球がなくなった左半球は右側に注意を向け、LHDが起こったときには、対立する半球がなくなった右半球は左側に注意を向ける。右半球に障害が起こると、左半球で障害が起こるよりも、定位する際のバランスが崩れるようにみえる。なぜなら、左半球とは異なり、**右半球は半側空間の境界を越えて注意を配分する能力をもつと考えられている**からである(Heilman, Valenstein et al 1984; Heilman et al 1987; Heilman & Van Den Abell 1980; Ladavas et al 1989; Mesulam 1981)。すなわち、左半球が反対側の空間に向けて強く定位するように、右半球は同側の空間にも注意する能力があると考えられる(**図2-12**)。したがって、左半球が障害を受けると右側への注意は減少するが、右半球が右側へ注意を向けることによっていくらか代償することができ、無視の影響を減らすことができる。しかし、右半球が障害を受けると、左半球は代償することができず、左無視は確実に重度となる。こうした右半球の優位性と注意の他のタイプについては、注意に関する章で詳しく説明する。今のところは、LHD後に生じる右無視よりも、RHD後に生じる左無視のほうがより重篤である理由を理解するには、無視を注意で説明することが役に立つことを理解することこそが必要である。

無視の注意説は、注意を単独で扱った研究と、反応時間課題において眼球運動の影響は受けないことを調べた研究によって強く支持されている。反応時間の研究は、刺激(発光、明るく光った形、聴覚的信号が多い)の提示に続く

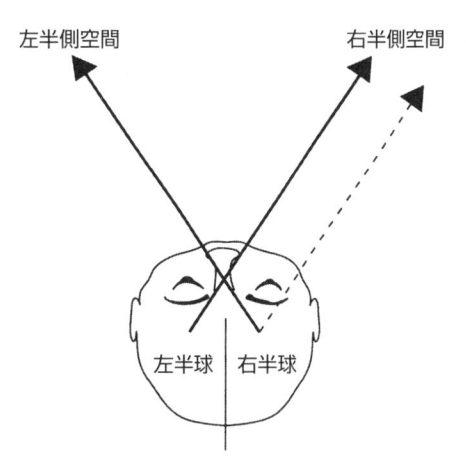

図2-12 注意に関する右半球の優位性
二つの半球はそれぞれ反対側の半側空間に注意を向けているが(実線)、右半球は左半側空間と同じく右半側空間にも注意を向ける能力がある(点線)。左半球に損傷が起きたときは、右半球が右半側空間へ注意を向けることでいくらか埋め合わせをすることができる。右半球に損傷が起きたときには、左半球は補償する能力がないために、無視はより重度になる。

反応(たいてい、スイッチかコンピュータのスペースバーを押したり放したりすること)の速度を計測する。一般的に、無視のある患者は、右側の刺激より左側の刺激への反応に時間がかかる。彼らは目に入った段階で初めて配置されたターゲットを知覚するので、その反応時間の遅れは、注意の定位が障害された結果だと考えられている。このような研究では、注意の動きが先行し、眼球運動とは無関係であると仮定される。Posnerとその仲間によってデザインされた今や古典になっているパラダイムによって、これは妥当であることが実証された(Posner, Walker, Friedrich & Rafal 1984; Posner, Walker et al 1987)。その研究では、被験者はターゲットが画面の左か右に提示されるコンピュータ画面に正対する。被験者は画面の中央にある固視点を注視するが、画面には視覚的な先行刺激が現れてターゲットの出そうな位置を示

す（たとえば、矢印やハイライトされた領域）。先行刺激は有効な場合と無効な場合があるが、ターゲットの位置を予測する手がかりとなるため、注意を移動させるのに役立つであろう。先行刺激が有効な位置に出た場合に反応時間が速くなるのは、注意の潜在的な移動が刺激が出た位置に向けて起こり、反応の効率を向上させたことを示している。先行刺激が無効な位置に出た場合には反応時間は遅くなり、注意が誤った位置に向けて移動してしまったことを示し、ゆえに反応の効率が低下してしまう。左無視のある患者がこうした課題を行うと、右側への無効な先行刺激の後に相対的に左側の方向へ注意を移動させることが、左側への無効な先行刺激の後に右側へ注意を移動させることよりも難しいことが確認されている(Posner et al 1984；Posner, Walker et al 1987；Farah, Won, Monheit & Morrow 1989；Ladavas 1993)。

　こうした結果に基づき、Posnerら(1984, 1987)は、潜在的な注意の定位に含まれる三つの機能について示唆している。それは、①**解放**(disengage)：焦点を当てているものから注意を離す、②**移動**(move)：新しい位置に注意を移動する、③**固定**(engage)：新奇なターゲットあるいは新しい位置に注意を焦点づける、である。そして、頭頂部の損傷と無視をもつ患者が、**病巣と同側の焦点から注意を解放すること**と、**病巣とは反対の方向へ注意を移動すること**に特有の問題を抱えていることを明らかにした。また、視野もしくは半側空間の位置と関係なく、病巣と同側のターゲットへは注意を向けやすく、あるいは「引きつけ効果(capture effect)」があることを発見したのである。これらの結果は、聴覚的刺激(Farah et al 1989)や、垂直面の視覚的注意(Ladavas 1993)で繰り返し確かめられてきている。

　こうした知見は、無視されていない空間あるいは病巣と同側の空間における無視の出現を説明するのに役立つ。**無視が環境の参照枠において起こるとき、その絶対的な半側空間の位置にかかわらず、相対的に右側のターゲットの位置がより際立つようになり、相対的に左側のターゲットの位置は目立たなくなることを思い出してほしい**。反応時間の研究では、左無視のある被験者は、相対的に左側のターゲットへの反応が遅くなるだけでなく、右側のターゲットに対しては脳損傷のない(NBD)コントロール群に比較しても相対的に**速く**反応することがわかっており、注意が自動的に、そして一貫して右側に引き寄せられることが示唆される(Ladavas, Petronio & Umilta 1990)。左無視患者の注意は、最も右側の位置にあらかじめセットされているように思われる。そのため、右側のターゲットへの反応時間は短くなる一方で、左側へ注意を移動させるには方向性のバイアスを修正することが必要となり、左側のターゲットへの反応は遅くなる(Ladavas 1990)。この結果はまた、右側の刺激の出現が無視に関して有害な効果をもつことを示唆する。なぜなら、注意は右側の刺激によって引きつけられる、もしくは捉えられるからである。

　無視のある患者が病巣と同側の空間においてさえも右に注意を焦点化するという知見は、「過注意(hyperattention)」(Ladavas 1993, p.196)、右側の「磁石のように引きつける力(magnetic attraction)」(De Renzi, Gentilini, Faglioini et al 1989, p.232)、「注意の引きつけ過程(attentional capture process)」(Riddoch & Humphries 1987, p.170)などと呼ばれる。臨床的には、無視のある患者が、様々な課題において、右側の刺激から注意を解放することに困難を抱えていることは明らかである。たとえば、書字課題では右側の文字や数字を、描画課題では右側の細部を過剰に描写するかもしれない。また抹消課題においては、右半側空間における個々の項目を2回以上抹消するかもしれないのである。

　注意が自動的に最も右側へ引きつけられるの

かどうか、あるいは右側の刺激は過注意を喚起するのに必要であるのかどうかということに関しては、いくつかの疑問がある。たとえば、MarkとKooistraら(1988)は、抹消課題において、線分の上に線を引くよりもむしろ消去するよう被験者に求めたときに、無視が明らかに減ることを見出している。この消去していく条件では、右側の刺激の量が明らかに減っていくため、注意を左側へ解放させたり、移動させることがたやすくなるのだと考えられる。次に線分の上に色を塗るように求められると、数回色を塗ってしまうことが多い。このことは、対応し終えたところから解放させることに問題を抱えているということを示唆している。Markらはまた、被験者の中には、ある線分の上に色を塗り、そこよりも左側の線分を塗った後、再度最初の線分を塗る人がおり、まるで彼らの注意がより右側の線分に再び引き戻されているようだと記述している。どちらの条件でも無視はなくならず、注意が右側の刺激に引きつけられてしまうばかりか、左側の刺激を捉えることもできないことが示唆される。

消去課題において視覚刺激を両側に提示したとき、右方向へ鋭く視線を向ける患者がいる。このような急速かつ異常な眼球運動は、「磁石のように引きつけられた注視(magnetic gaze attraction)」(Cohn 1972)と呼ばれている。この問題を抱える患者は、会話をしたり別の形でやり取りをしている間、たいてい下や右を向いており、前を向くように言ったとしても正面を向くことは難しい。右側へ注視が引きつけられるのは、右側の刺激による注意の引きつけ効果によるのかもしれない。この傾向はRHD後に重度の無視が生じたケースでのみ認められ、たとえLHD後に起きるとしてもごく稀である(Gainotti, D'Erme & Bartolomeo 1991)。

潜在的な注意の定位に関する研究では、左無視において、①注意は自動的に右側へ定位される、②右側の刺激はいっそう強力に注意を引き

表2-6 定位の障害によって説明される無視の側面
1. 右側の刺激への自動的な定位
2. 右側の刺激のひきつけ効果
3. 同側空間における無視の出現
4. 同側空間において注意の焦点が狭まること
5. 右側の刺激の消去現象
6. 左へ注意を喚起する手がかりの促進効果

つける、③左方向に注意を移動しなければならないときに右側の刺激から注意を解放することが著しく困難である、ということが示唆されている。ゆえに、LHD後よりRHD後のほうが障害が重篤となり、また内的イメージの構築が障害されるために、無視の注意説は病巣と同側性の無視についても説得力のある説明ができる。表2-6に、定位の障害によって説明される無視の側面を挙げている。注意説の基本にあるのは、感覚や運動の反応とは独立して、無視が注意の操作による影響を受けやすいということである。

方向性注意の障害

方向性注意は空間領域において作用するが、思考のような抽象的な領域やコミュニケーションのような非空間的な領域でも作用する可能性がある。定位は、まさに方向性注意の一側面と考えられている。方向性注意における「方向性」という用語は、左右へ注意を焦点化するだけではなく、むしろ特定のターゲットへ注意を方向づける、もしくは焦点化することを含む多様な操作を表している。表2-7では、方向性注意が障害されたことによって説明されうる無視の側面を明らかにしている。たいてい、注意の定位とは、注意を引きつける刺激の基本となる特徴(すなわち、形態、新奇性、質感、線分の方向など)によって働く自動的な作用だと考えられている。これに対して、方向性注意には、覚醒と、それ以外のあまり自動的ではない注意の作用が含まれるが、その作用は、刺激の

表2-7 方向性注意のネットワークの障害によって説明される無視の側面

1. すべての空間領域における探索的、走査的行動
2. すべての空間領域において刺激の重要性を査定する問題
3. 注意力の低下と注意の働き(覚醒、ヴィジランス、選択的注意)との相互作用
4. 無視のタイプと病変部位(前頭部、頭頂部、皮質下)の関連
5. 左へ注意を喚起する手がかりの促進効果

重要性の認識、予測、動機、意図といったある程度ねらいの定まった注意に関係している。

無視の注意説の提唱者たちは、神経学的事実と行動的事実の両方を併せもつ方向性注意の相互作用的なネットワークが存在することを示唆している。この注意のネットワークの選択的な側面は、様々な無視行動の結果(影響)やパターンによって障害されているかもしれない(Heilman, Valenstein et al 1984；Heilman et al 1987 を参照。また、Mesulam 1981, 1985 の概説を参照)。このネットワークの同定と、ネットワークに対する損傷の影響が、注意の障害が無視における根源的な障害であることを強く支持している。

この提唱されたネットワークには、皮質・皮質下領域とその相互連絡が含まれる。その根拠は多数の研究に基づいているが、それは、①サルの脳における単一ニューロン記録、②サルの脳の切除実験において限局した病巣を作った後の行動、③無視患者における病巣の局在、④神経障害のない脳損傷成人の覚醒下における反応時間の研究と様々な生理学的測定、である。このネットワークの**皮質下領域**には、網様体賦活系、視床、大脳辺縁系システムにおける帯状回が含まれる。**皮質領域**には、側頭葉の後方部と下方部、前頭葉、特に前頭眼野が含まれる。方向性注意と無視にこれらが及ぼす影響を明らかにするために、ネットワークの構成要素について以下に概略を述べる。

網様体賦活系は、反応するための覚醒と全般的なレディネスにとって非常に重要であると考えられている。網様体賦活系の両側の病変は昏睡状態をもたらすが、片方の病変では対側性の不注意を引き起こす。Heilmanら(1984)によれば、対側性の不注意は、病巣と同側半球の一側性の低覚醒による結果である可能性がある。網様体賦活系の障害は、入力に反応する皮質のレディネスを減少させるために、注意に直接的に影響を与えるかもしれない。もしくは、皮質へ向けた視床の情報伝達が低下することによって間接的に影響を与える可能性がある。

視床は、網様体と皮質の中継地点と考えられている。視床核に様々な損傷が起こると、一次性の感覚の脱失を引き起こす可能性がある。他の視床領域(すなわち、網様体神経核)の損傷は、感覚入力の調整または選択的制御の障害を生じるかもしれず(Heilman, Valenstein et al 1984, 1987；Mesulam 1981, 1985)、視床病変は無視の原因となっている可能性がある(Heilman, Valenstein et al 1984, 1987；Mesulam 1981)。

帯状皮質は、大脳辺縁系の一部であり、情動行動を調整している。サルの実験データによると、頭頂皮質、帯状回へと経由するその連絡は、感覚事象と関連した動機を知覚することや、事象がどこに起こるのかという予測を空間的に配分することの調整に影響を及ぼしていることが示唆される(Mesulam 1981)。ヒトの帯状領域の中央前方寄りに病変があると、おそらく、次に感覚情報が処理される頭頂領域への辺縁系の入力が妨害されるために無視が起こると考えられる。

頭頂葉の損傷は、長期にわたって無視と関連づけられてきている。頭頂葉の一部の領域、特

に頭頂葉下部は、多様な感覚を統合している領域と考えられている。こうした連合領域のニューロンは複数のモダリティからの入力に反応する。そして、これらの領域は、刺激の新奇性を検出するだけでなく、刺激の重要性を検出するためにも重要であると考えられている(Heilman, Valenstein et al 1984)。たとえば、サルのこれらの領域の単一ニューロン記録を行うと、食べ物といった動機づけに結びつく物体を見つけたとき、手を伸ばすのに**先行して**、この領域のニューロンが活性化することが確認されている(Mesulam 1981)。この領域ではまた、大脳辺縁系と前頭野への広範な遠心性の投射がみられる。前頭葉は刺激の意味を目標状態に落ちつかせることに役立つが、一方で、大脳辺縁系の連合は生物学上のニーズを安定させることに役立つ。Heilmanら(1984)は、「こうしたつながりは、動機づけられた状態(たとえば生物学上のニーズ、心的状態、長期的な目標)が刺激の情報処理に影響を及ぼす可能性があるという、解剖学的な素地(anatomic substrate)を提供することになるかもしれない。」(Heilman, Valenstein et al 1984, p.211)と述べている。

前頭葉は、刺激の特徴そのものや生物学的ニーズではなく、より抽象的な目標と目的に基づく刺激の重要性を確認するのに役立っている可能性がある。さらに、前頭葉の一部の領域は、視覚探索行動にとって非常に重要だと考えられている。たとえば、上丘と頭頂葉の感覚連合野との相互連絡があることによって、前頭眼野(Broadmanの8野/ちょうど前運動皮質より鼻寄りの部位)は、視覚探索、視覚的なスキャニングや定位の運動的側面、そしておそらくは手を伸ばすことにおいても、多大な役割を果たしているかもしれない(Mesulam 1985)。中脳にある上丘は、視野の周辺にある刺激を検出することに関係し、前頭眼野と密接に連絡している。こうした連絡は、探索された空間領域内の運動企画を確立する助けとなるだろう。

興味深いことに、Mesulam(1985)によれば、頭頂下部小葉は、前頭眼野と上丘の両方へ投射している数少ない皮質領域の一つと考えられており、これらの領域は視覚的注意を方向づける脳内に組み込まれたネットワークの一部であるとされている。前頭葉の病変は、ある種の方向性運動無視を生じさせ、病巣とは反対側への空間的探索の減少と反応時間の遅れ、病巣と反対側の手足の運動幅の減少をもたらすことがわかっている(Bisiach et al 1990；Coslett et al 1990；Ladavas et al 1993)。

このように、無視は、視床領域、網様体賦活系、辺縁系システム、前頭葉、側頭葉の損傷によって起こる。これらの領域は、注意を向けるあるいは注意を支配するネットワークとして互いに作用しているかもしれない。この広範な相互連絡ゆえに、こうした領域ではどの部分が損傷されても、他の領域の作用に干渉する可能性がある。こうして、反応するためのレディネス(覚醒)、新奇刺激への反応性(刺激の検出)、刺激の重要性の認識(選択的注意)、直接的な刺激へ定位する能力はすべて、方向性注意のネットワークに生じた損傷の後にみられる重症度の様々なレベルで影響を受けることになろう。

無視行動に影響を及ぼす注意ネットワークに機能的、解剖学的な証拠が存在するということは、無視は注意の障害であるという概念を強く支持するものである。さらに、注意説は、表象説よりも広範に無視行動を説明している。注意説が扱う行動には、**①環境的な参照枠における無視、②病巣と同側の無視、③病巣と反対の方向へ注意を移動させることの問題、④病巣と同側の刺激に過剰に引きつけられること、⑤右無視に対する左無視の優位性**、が含まれるのである。

まとめ

1. **左側無視は、身体の正中線、環境の座標、環境の中の刺激によって規定された左側の情報に対する反応や、左方向への運動を低下させる。** 観察者中心、環境中心、そして身体空間と身体外空間などの様々な参照枠において、左無視は生じる可能性がある。

2. 病巣と同側の空間においても環境の左半分を無視するということから、**無視は固定的なものではなく変化するものであり、注意の焦点化や、左方向へ注意を解放したり移動させるのに必要な努力の量に応じて変動する**ことが示唆される。右側の刺激の量は、どんな空間座標の組み合わせにおいても、右方向へ注意の焦点化をもたらす。

3. **左側無視は、聴覚、触覚、嗅覚、視覚の各モダリティにおいて起こりうるが、視覚において最もよく観察される。**

4. **左側無視は運動パフォーマンスにおいても生じる可能性があるが、それは左側への運動の抑制か、または左上下肢の運動の減退によるものである。** ときには、無視があるために、片麻痺であるかのような印象を与えたり、あるいは麻痺のある側の運動を著しく減退させることがある。

5. **無視は RHD 患者のおよそ 30% から 90% に現れると推定されている。** この数字は、無視の存在を確認するのに用いる検査の種類や数によって変化する。持続期間はおよそ数カ月から数年に及ぶ。

6. **無視は日常生活の自立における回復に関して否定的予測因子とされている。** 無視は、読字や書字、セルフケア活動、空間内の移動に支障を来す。そして、病巣とは反対側の空間と同様に、同側にある重要な情報へ注意を向けることにも影響を与える。無視のある患者は低覚醒であることが多く、一般的に反応も乏しい。こうした要素が、空間的スキル同様、認知的スキルにも障害をもたらす可能性がある。

7. **左側無視のある患者は、左側の入力を無意識的に知覚していることがしばしばみられる。** 無視された情報を無意識に認識してはいるが、十分に処理することができない。

8. **左側無視のある患者は、障害を否認する。** そして、**病態失認と呼ばれる障害では、自分の左半身が自分のものであることを否認する**者もいる。病態失認は、無視とは独立して起こるが、通常は無視の他の徴候と同時に起こる。知的レベルでは身体の左側部分を認識できるが、情動レベルではそれを関連づけることができないという点から、病態失認をもつ患者は無意識の知覚を経験しているのかもしれない。

9. **左側無視に関連する病巣には、基底核、内包、視床に加え、前頭部と頭頂部の皮質領域が含まれる。** 皮質における一番の頻発部位は頭頂葉であり、皮質下では視床である。無視は、病巣の部位ほどには、その大きさに左右されない。

10. 無視の基盤をなすメカニズムについては、二つの主要な説明がある。それは**表象説**と**注意説**である。表象説は、無視が外的空間からの入力の不完全な内的表象の結果として生じることを示唆している。注意説は、顕在的(overt)、潜在的(covert)注意の研究によって、無視が、左側の入力刺激へ注意を方向づけたり、維持したりする能力の低下の結果として起こるということを支持している。表象説に比べて、注意説は無視行動を適切に説明できる。

11. **注意説では、左無視のある患者の注意は自動的に右に定位し、右側の刺激が注意をしっかりと固定してしまい、たとえ注意を左方向へ移動しなければならないとしても、右側の刺激から注意を解放することに特に**

問題があることを示唆している。注意説は、手がかりによる改善効果と、病巣と反対の空間はもちろん、同側の空間で観察される無視の存在によって支持される。一部の注意説では、無視はより全般的な注意障害の一側面にすぎないことを示唆している。

ATTENTION DEFICITS

3

注意障害

本章の概要

注意に関する仮定
注意の分類
 注意の操作
 位相性と緊張性
 覚醒と活性
 空間的な注意と非空間的な注意
 注意の配分の狭さと広さ
 能動的な注意と自動的な注意
 まとめ
注意における右半球の役割
 方向性注意に関する右半球の優位性
  左半球優位仮説
  右半球優位仮説
 覚醒と定位に関する右半球の優位性

神経化学的証拠
自律神経的証拠
行動的証拠：RHDによって起こる覚醒と定位の障害
まとめ
他の注意操作におけるRHDの影響
 ヴィジランスと注意の持続の障害
 ヴィジランスの障害と反応時間
 ヴィジランスに関する神経系と自律神経系の指標
 まとめ
選択的注意の障害
 まとめ
まとめ

　第2章では右半球損傷（RHD）によって生じる空間的な注意の障害について述べた。空間的注意は注意のネットワークの一つの側面であること、そして多くの場合、空間的注意の障害がより全般的な注意障害の一部をなしていることが報告されている。本章では、RHDの患者が示す認知やコミュニケーション行動に影響を与える様々な注意障害について述べる。RHDによって生じる注意障害について述べる前に、注意障害の研究における基本的な問題について述べる。

注意に関する仮定

　注意は認知プロセスの基盤、つまり認知とコミュニケーションの基盤である。私たちは注意のおかげで周りの状況を感知したり、自分の内的な状態について知ることができる。また、注意によって自分の周りの環境に反応するが、それに圧倒されずに適当な距離を置くこともでき、自分の中に生じた考えや状態に気づきながら、それに振り回されずにいることができる。認知において注意がどのような役割を果たしているのかを取り出し整理しようとしても、あまりにもその基盤となるところを担っているので、その独自の役割を解明するのが難しい。注

表 3-1　注意に関する仮定

1. 事象を表象する脳の容量には限界がある。
2. 注意は脳の容量限界を注意の選択性と慣れで保護する。
3. 注意そのものは限られている。
4. 情報処理の様々な様式は異なった注意の度合いを必要とする。
5. 注意は統合体である。/ 注意は統合体ではない。

意は心理学の領域において長いこと研究されてきたが、神経解剖学に基づいた実験が行われるようになったのは、20世紀後半に入ってからである。その結果、注意が作動するということは他のシステム（たとえば感覚とか運動）とは異なるシステムであり、独立したものであることが解明され、注意だけが選択的に障害されうることが明らかになった（Heilman, Valenstein et al 1984；Mesulam 1981；Posner & Petersen 1990；Posner, Walker et al 1987；Rizzolatti & Berti 1993）。

いくつかの基本的な仮定が注意研究の道を開いてきた。その主だったものを**表3-1**に示す。初めの三つの仮定に対する異論は少なかったが、最後の二つに対しては現在も議論が続いている。

最初の仮定、**事象を表象する認知的な情報処理や脳の容量には限界がある**、はまさにそのとおりである。感覚器官に入ってくる膨大な情報を処理する能力には当然限界がある。**注意が選択と慣れという過程を作動させることで脳の容量限界（limited capacity）を保護する**、という二つ目の仮定は、どうやって他の情報ではなくある情報を処理できるのかを説明する。例を挙げると、たとえば運転中に関係のない感覚（座席のカバーやハンドルの色や、ダッシュボードの中の変な音や、落ち葉など）、あるいは内的な経験（つい先ほど交わした会話や、まだやり終えていない仕事のことや、これから起こってきそうな出来事など）に注意が向いたときに事故を起こすかもしれない。もちろん私たちは運転中にいろいろなことで気を取られることはしばしばあるが、あまりに多くのことが同時に起こったり、そのうちのいずれかのことに注意を奪われたりしすぎると、目の前の車が急に止まったとか、信号が赤に変わったといったより安全運転に必要な情報に気づくことができなかったりする。

三つ目の仮定は、**注意そのものが限られた資源である**、ということである。そのため、注意は選択的に配分される。脳のレベルで認知や知覚や注意に何らかの制限があるという事実は、注意と精神活動全般を混同してしまうことにつながりかねない。しかし、注意は情報処理を担うシステムから独立しているようにみえる。たとえば、車を運転する際の知覚や認知は、注意とは独立していると考えられる。交通信号が緑から赤に変わったと言うためには色を区別できなくてはいけない。前を走る車とぶつからないようにするためには距離を判断できなくてはいけない。サイレンや赤色灯の点滅をパトカーだと認識し、的確な判断を行うために、モダリティを越えて情報を統合できなくてはいけない。しかし、もしシグナルに注意し損なったら、このような知覚や認知的な情報処理は生じない。もし注意がどこか他のところに向けられていたら、渡ろうとしている道路の止まれという標識よりも、パトカーのサイレンや信号の点滅のほうにより注目することはできないかもしれない。

四つ目の仮定は三つ目につながるもので、**あるタイプの情報処理は、他のタイプよりもより多くの注意を必要とする**というものだ。注意が必要な過程は、注意のコントロールとか注意の焦点化といわれてきた。一方で、大量で意識的な注意が必要でない過程は**自動的**といわれる。ときどき、コントロールされた注意と自動的な注意が、その過程で生じる意識的な気づき（awareness）と対比して語られることがある。

たとえば、私たちは普通、会話をするために車を道路の脇に止めて運転を中断したりしないで、会話しながら車を運転することができる。会話に加わると注意はより焦点化され、道路の状況に対しては注意がより自動的になり、あまり注意を向けなくなる。しかし、もし路上で予期してないことが起これば、会話をし続けたとしても、運転に払う注意は自動的ではなくなり、より焦点化される。

五つ目の仮定は、**注意は統合体**である、つまりすべての目的に沿うような注意のシステムの中枢があるという考え方である。この考えの支持者は、目的や優先順位を調整するというレベルで、注意の操作が注意のコントロールシステム (supervisory attentional system：SAS) あるいは「中央実行系 (central executive)」(Baddeley 1986 ; Norman & Shallice 1986) のもとで作動していると考えている。こうした中枢で統合されるシステムであるという考えに異議を唱える人たちは、注意システムは情報処理と異なる目的をもち、分割可能だと主張している (Allport 1993 ; Posner & Petersen 1990 ; Rizzolatti & Berti 1993 ; Rizzolatti & Camarda 1987)。たとえば、空間的な注意はそれ以外の目的に作動している注意とは異なるものだと考えている。この両者は解剖学的な神経ネットワークに違いがあることが最近の研究からわかってきているが、細胞レベルでも違いがあると特定するにはさらに研究が必要である (Posner & Petersen 1990)。しかし、Allportは、局在的な脳損傷によって生じる様々なタイプの遂行機能への影響や、注意のコントロールに関するイメージング研究の結果が、「万能で機能的に同一な中央実行系 (あるいは注意のコントロールシステム) が、非空間的、能動的な注意のコントロールのすべての側面を担っているという考えを限りなく疑わしいものにした」(Allport 1993, p.202) と述べている。注意が統合体であるという仮定は大きな物議をかもし出している。注意を統合体だと考えるよりも分割可能なシステムだと考えるほうが理にかなっていると思われる。しかし、注意のネットワークが脳損傷によって独立に崩壊することは滅多にない。たとえば、空間的な注意ネットワークの障害 (無視のような) が他の注意のプロセスに影響を及ぼすことはよくあるように思われる。

注意の分類

注意は様々な切り口で分類されてきた。その結果、用語の混乱も生じており、同じ語がときに異なる操作や機能を示していることがある。以下の分類 (表3-2) が一般的には注意を概念的に整理する際に、また、特にRHDに伴って生じる注意障害を整理するのに役立つ。

注意の操作

おそらく最もよく目にする注意の分類方法は、いくつかの操作に分けるものであろう。注意の操作は以下のように定義されている。その詳細については次の節で述べる。

1. **覚醒** (arousal)：神経のレベルや行動のレ

表3-2　注意の分類方法

1. 操　作	覚醒、定位、ヴィジランス、維持、選択的注意	
2. タイプ	位相性と緊張性 能動的と受動的	
3. 調　節	慣　れ 選択性	
4. システム	覚　醒 活　性	
5. 領　域	空間的 非空間的	
6. 配　分	狭　い 広　い	

ベルで反応する準備ができている状態。あらゆる他の注意の土台と考えられる。
2. **定位**(orienting)：ある刺激や場所に注意を向けること。
3. **ヴィジランス**(vigilance)：断続的な刺激を処理するのに必要なアラートネス(警戒)を高めている状態。注意活性化の前刺激モードと考えられている。
4. **維持**：一定時間注意を維持すること。ヴィジランスの状態でなくても生じうる。
5. **選択的注意**：他の刺激ではなく、「その」刺激を選択できること。

位相性と緊張性

注意は位相性操作モードと緊張性操作モードに分けることができる。**緊張性の注意とは持続的な状態を示し、位相性の注意は断続的な状態を示す。**たとえば、定位は位相的な状態と考えられるが、ヴィジランスは反応しようと準備している固定的な状態と特徴づけられる。位相的な注意は環境の変化への反応として生じ、刺激に対する駆動と考えることができる。一方、緊張性の注意は活動に対する未分化なレディネスで、外界の出来事とは独立して生じるといわれており、外界の出来事よりはより内的な動機によって生起し、活性している状態と考えられる。位相的な注意はそれと対照的にもっと受動的である。緊張性の注意は運動のシステムと関連が深く、運動のレディネス(たとえば戦うとか飛ぶとか)を生じさせる。

覚醒と活性

注意は二つの広範なコントロールシステムに分けられる。神経解剖学と神経化学双方の研究は、位相的注意と緊張的注意を一体化させた、注意と活動にわたる二つの広範なコントロールシステムが存在することを示唆している。それは覚醒システム(arousal system)と活性システム(activation system)である(Pribram & McGuiness 1975；Tucker & Williamson 1984)。覚醒システムは、注意のレディネスと感覚入力に対する位相的な応答性を調整している。注意の定位は慣れによってコントロールされており、繰り返されたり、あまり興味がなかったり、重要でない刺激に注意を向けることを抑制する。覚醒システムは運動自身の制限範囲内で、運動をコントロールすることに力を発揮する。それはつまり、活性システムは活動の生起を準備するとともに、レパートリーの中にある他の多くの活動を制限することでもある。ヴィジランスの状態では、活動を起こす準備はできている、しかし、いつもの方法でという制限がある。たとえば、とっさに逃げたり飛んだりできる活動のステレオタイプなセットがある。注意が運動より先に生じるという理論(premotor theory of attention)は、注意の定位と反応するためにそれに続いて起こる運動のプログラムの双方が注意のメカニズムに連結しているということを示唆している(Rizzolatti, Riggio, Dascola & Umilta 1987；Tassinari, Alioti, Chelazzi, Marzi & Berlucchi 1987)。

覚醒システムと活性システムは、特に注意の半球局在性の問題に関連する神経化学的な基盤をもつ。神経伝達物質は相互依存的であるが、実験結果はノルアドレナリンによって活性化される一連の酵素の触媒活動が覚醒システムを支えていることを示唆している(Aston-Jones & Bloom 1981；Bloom 1979；Foote, Freedman & Oliver 1975；Posner & Petersen 1990)。また、ドーパミンによって活性化される一連の酵素の触媒活動が活性システムを支えていることもわかってきた(Iversen 1977；Tucker & Williamson 1984)。動物でドーパミンのレベルを上げると活動のレパートリーが減り、いろいろと活動はするものの最終的にはステレオタイプな行動しかできなくなってしまう(Iversen

協同医書出版社の本

失語症の研究の歴史が私たちに教えてくれること

本書の目的は、失語症を鍵として、人間の言語の本質を言語学、心理学、哲学、あるいは人類学といった広い視点から紐解いていくことです。失語症は明らかに人間の言語の本質に関わる問題であり、人間の精神活動、さらには人間存在の根底を支える能力に対する脅威です。失語症からの回復をめざすリハビリテーションの実践には、失語症というものをどのような本質の問題として理解するのかという基礎知識が欠かせません。本書ではこれまで主として脳・神経科学的あるいは神経心理学的な機能研究によって理解が深められてきた失語症に対して、「日常言語」、すなわち人間のコミュニケーション行動を言語がどのような形で成立させているのかという観点から光を当てることによって、よりいっそうリハビリテーションの実践に近接した知識を提供しようというものです。

失語症のリハビリテーションに携わる言語聴覚士はもちろんのこと、失語症を有する感覚・運動障害のリハビリテーションに携わる理学療法士、作業療法士にとっても必読のテキストです。

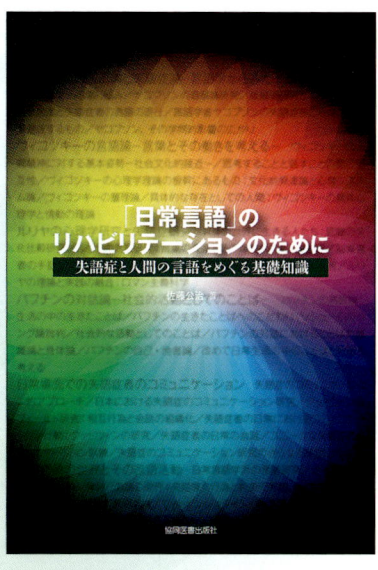

● A5・220頁
定価3,300円（本体3,000円＋税10%）
ISBN978-4-7639-3060-6

試し読みPDF

「日常言語」のリハビリテーションのために
失語症と人間の言語をめぐる基礎知識

佐藤公治●著

[目次]
[フロイトとベルクソンの失語症論] 失語症研究、多様な視点から論じる必要性／フロイトの失語症論－脳局在論批判－／ベルクソンの失語症論－『物質と記憶』・第2章における議論－　**[ヤコブソンの言語論と失語症論－言語学からみた失語症－]** ヤコブソンの失語症への取り組み／ヤコブソンの音韻論研究／音韻論研究からみた幼児の言語発達と失語症者の言語の退行／言語学者ヤコブソンの失語症論の特徴とそれが意味するもの／ヤコブソン、その学問的影響の広がり　**[ヴィゴツキーの言語論－言葉とその働きを考える－]** ヴィゴツキーの人間精神に対する基本姿勢－社会文化的接近－／思考することと話すことの間の相互性／ヴィゴツキーの心理学理論の根幹にあるもの：文化的発達論と心理システム論／ヴィゴツキーの層理論／具体的な存在としての人間：ヴィゴツキーの具体心理学と情動の理論　**[ルリヤの心理学研究と失語症研究]** 具体の世界に生きる人たち：認識の文化比較研究／ルリヤの言語研究：言葉の発達とその障害への新しい接近／脳損傷者の手記と脳の機能連関／ルリヤの前頭葉シンドロームと随意行動の障害／ルリヤの理論と実践の融合：ロマン主義科学　**[バフチンの対話－社会的活動としてのことば－]** バフチンの言語論：生活の中の生きたことば／バフチンの生きたことばへのこだわり：ソシュールのラング論批判／社会的な活動としてのことば／バフチンの対話におけることば的意識論と身体論／バフチンの自己・他者論／改めて日常生活の中のことばと対話を考える　**[日常場面での失語症者のコミュニケーション]** 失語症のコミュニケーション的アプローチ／日本における失語症のコミュニケーション研究／グッドウィンのフィールド研究：相互行為と会話の組織化／失語症者の日常におけるコミュニケーション行動：グッドウィンの研究／失語症者の日常の会話／ユニークな失語症者のコミュニケーション研究のさらなる展開に向けて　**[日常言語の世界とその言語活動]** 日常言語学派の言語研究／オースティンの発話行為論／発話行為論の限界：発話媒介行為と約束の問題／日常的言語活動を基礎にした失語症の言語訓練／ウィトゲンシュタインの日常言語研究／日常言語学派から示唆される失語症者のコミュニケーションとその在り方／ヤコブソンからシルヴァスティン、そしてハンクスへ／本章のまとめとして

協同医書出版社
〒113-0033 東京都文京区本郷3-21-10　kyodo-isho.co.jp
Tel. 03-3818-2361／Fax. 03-3818-2368

最新情報はこちらから

twitter／facebook　Instagram　ホームページ

好評関連書

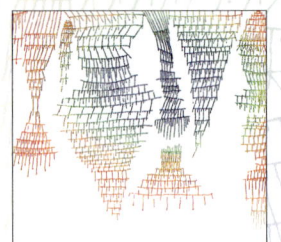

失語症の認知神経リハビリテーション
L'ESERCIZIO TERAPEUTICO NELLA RIEDUCAZIONE DELL'AFASICO

カルロ・ペルフェッティ ● 著
小池美納 ● 訳／宮本省三 ● 解説

● B5変・216頁　定価 **4,400**円(本体4,000円＋税10%)
ISBN978-4-7639-3055-2

詳細ページ　試し読みPDF

言語治療の新しい視点

人間の言語機能の背景には、高次の脳の機能を支える皮質連合機能があることが、脳・神経科学の展開により明らかになっています。

本書では、それらの知見に基づき、失語症を失行症と同様に「高次脳機能障害」の別の病態として捉え直し、その分析と具体的な治療方法を解説しています。絵カードと対話を使った具体的な言語訓練の方法を説明し、巻末の解説では同様に絵カードと対話を使った「失行症」の訓練も紹介しています。

本書は、言語聴覚士だけでなく、理学療法士・作業療法士の臨床においても新しい視点と臨床の手がかりを提供してくれる一冊です。

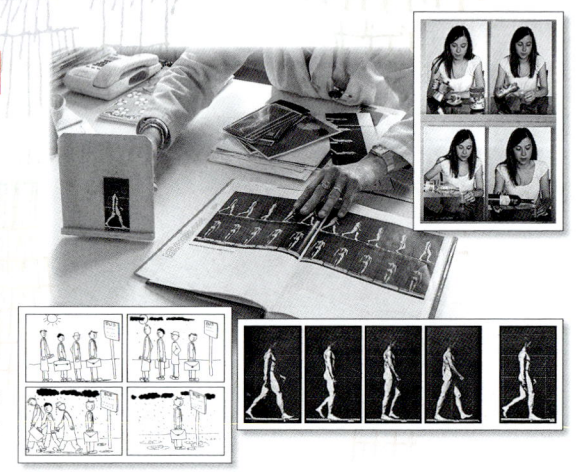

行為、思考を生み出す言語機能系
リハビリテーションの評価と治療のさらなる可能性

言語機能系の再学習プロセスに向かって
失語症のリハビリテーションのために
Towards re-learning and re-constructing the functional system of SPEAKING

稲川 良・安田真章 ● 編集
佐藤公治・稲川 良・安田真章・木川田雅子・湯浅美琴 ● 共著

● B5変・216頁　定価 **4,400**円(本体4,000円＋税10%)　ISBN978-4-7639-3059-0

詳細ページ　試し読みPDF

- 脳の言語処理に関わる機構は人間の複雑な神経システムの仕組みであると同時に、人間が世界や他者と関わり、その実現手段としての行為を意味づける思考を生み出す仕組みでもあります。
- 本書は、失語症に対するリハビリテーション治療をテーマに、その障害を、人間の神経機構と心理・文化・社会的な文脈とを橋渡しする高度に発達した言語機能系の障害として捉え、それに対するリハビリテーションの評価方法と具体的な訓練方法の流れを紹介するものです。
- 人間が言語を使う能力を神経科学と行為の意味論という2つの要素の統合的な関わり合い、すなわち「言語行為」として捉え直すという観点から、本書ではまずその言語行為についての理論的な整理を行い（第1章）、続いて言語行為の神経機構（第2章）、行為の意味論（第3章）、そして最後にその実践経験を紹介していきます（第4章）。人間のコミュニケーション能力を支えている仕組みそのものに対するリハビリテーション治療のさらなる可能性を提言する画期的なテキストです。
- 言語聴覚士のみならず運動機能障害に関わる理学療法士や作業療法士にとっても極めて有益な内容になっています。

1977)。一方、ノルエピネフリンのレベルを上げると、慣れが生じにくくなり、過度で行き当たりばったりの反応を生じさせる(Tucker & Williamson 1984)。

活性と覚醒は独立したシステムであると考えられるが、明らかに行動を調整する際には、特にヴィジランスの状態で、一緒に作動している。たとえば、信号が鳴った際にボタンを押すのにかかる時間を測定するという実験について考えてみよう。刺激に先立って、被験者は、運動活性システムがプログラムされた指の動きで応答するシステムの準備ができているというヴィジランスの状態にある。覚醒システムは慣れによって外部からの入力に対する敏感性を減弱する。ターゲットが出ると、被験者は注意をその刺激に向け(覚醒、定位)、すでにプログラムされている指を動かす(活性)という運動反応を起こす。ボタンを押すことは自動的で、すでにプログラムされている。そして、被験者のレパートリーの中のプログラムされていない運動や無関係な運動(たとえば、いつもと違う指を使うとか、足を動かすとか)によって干渉されない。この単純な反応時間課題の研究結果から、覚醒システムと活性システムが、覚醒とヴィジランスの状態のもとで、応答速度の調整と応答性の調整を通して、行動としての反応を環境に調和させていることがわかる。覚醒システムは出来事に対する覚醒(定位)や慣れによって注意をコントロールしている。活性システムは運動の構えができている状態を生じさせたり、他の運動反応を減少することで活動をコントロールしている。

空間的な注意と非空間的な注意

注意を分類するもう一つの方法は、空間的、非空間的というように、注意の操作の領域によって分類するものである。空間的注意については第2章で無視に関連して述べた。第2章では、身体的(外的)もしくは心的(内的)空間の双方に配置されたものを見つけること、定位すること、選択することについても述べた。

非空間的注意は、進行中の目的や優先順位に対応する、より抽象的な領域において作動する。たとえば、非空間的な注意があることで、読書する際に印刷されている一つ一つの文字にとらわれずに内容に集中することができ、物語のあらすじを追うことができる。非空間的な注意が、内在する段階に配慮し、その順番を守り、進行に必要な適応を図り、課題を完成させることを可能にする。

注意の配分の狭さと広さ

注意は空間的領域と非空間的領域の双方で、広くも狭くも配分することができる。たとえば、環境内の特別な物体にとか、ある位置にとか、あるいは場面全体に広く焦点を当てることが可能である。注意の中で、広い範囲にわたって注意をめぐらす際に覚醒と定位が重要であると考えられている。注意を広い範囲に行き渡らせることは、探索したり、何かを調べる際に重要である。

逆に、原稿の校正のような作業をする際には、注意を狭いところに焦点化し、精神を集中ずることか重要である。無視がある患者は注意の焦点が固定的で、注意が右側の空間に対して向けられるだけでなく、右側の空間内でも広く見渡すことができずに、空間内の一つもしくは二つの要素に狭く固着してしまうということが明らかとなっている(Halligan & Marshall 1994；Kinsbourne 1993；Robertson & Deils 1986)。

能動的な注意と自動的な注意

最終的に、注意は、能動的な情報処理と自動的な情報処理に分けることができる。自動的な

情報処理は、注意とは独立して作動しており、注意が不在の状態で作動していると考える人たちもいる(Shiffrin & Schneider 1977)。また、それは瞬時に行われ、努力を必要とせず、意識的な気づき(awareness)によらないとも考えられている(Logan 1988)。注意の定位は、しばしば、瞬間的に、努力を要せず、無意識のうちに生じている。

　能動的な注意は、外的な入力よりもむしろ有機的組織体によって始動すると考えられている(Pribram & McGuiness 1975)。意識の支配下では、自動的な注意が意識的な気づき(awareness)を引き起こすことはあまりないと考えられている。しかし、気づき(awareness)と自動性との間の境界線は曖昧である。たとえば、第2章で述べた無視における「無意識的な情報処理」という現象を考えてみてほしい。"dwi-wno"という綴りの左側の文字を読み損なう無視のある患者が、"window"と綴られているときには左側の文字を正確に読むかもしれない。患者の注意は、画面の左側に意味を認めることができたときにだけ左側に引きつけられる。注意を左側に向け認知刺激に反応することはできても、意識的な気づき(awareness)があるわけではない。このように内的な情報処理を通して「意味」が注意の定位に影響を与える例は、能動的な注意であるとされてきた(Humphreys & Riddoch 1993)。つまり、能動的な注意は常に意識的な情報処理に依存しているわけではなく、認知が引き起こす動機によって生じるのである。

まとめ

　このように注意はいくつもの注意の操作、注意のコントロールシステム、注意が操作する領域、注意の焦点の当て方や配分、動機やコントロールのタイプによって区別することができる。実験によって明らかになったことではあるものの、この区別は、それぞれの相違点をうまく整理できている。次の節は、注意のメカニズムが互いに関連していること、相互に依存していることを示唆している。そうだとすれば、様々な注意操作の神経生理学的、神経化学的、心理学的な現れ方は、局在的な脳損傷によって異なる様相を示すのかもしれない。以下の節では、注意の操作におけるRHDの影響と、右半球の注意における役割について述べる。

注意における右半球の役割

方向性注意に関する右半球の優位性

　第2章では二つの大脳半球がそれぞれ反対側の空間に対し注意を方向づけていること、どちらか一方の大脳半球の損傷で注意の定位のバランスが崩れうることを示した。RHDは左半球損傷(LHD)よりもこのバランスに影響を与え、注意の定位に対し問題を生じさせることが示唆されている。しかし、なぜそれが生じるのかを説明する理論は一つではない。ある理論は、左半球が注意の定位に関して優位であると主張している。しかし、より一般的に支持されているのは右半球が優位であるという仮説である。双方の説について以下に述べる。

左半球優位仮説

　左半球が優位だという仮説は、**損傷のない脳においては、左半球の右側に対する方向性注意の定位が優位**というものである。幼児と脳損傷のない(NBD)成人を対象とした研究に基づき、Kinsbourne(1987, 1993)は、左半球の右側に対する定位が優位であり、それに反して左側に対する右半球の定位のほうが弱いと述べている。彼のモデルでは、右半球に損傷が起こるまでは左半球の優位傾向は右半球によって抑制されている。右半球に損傷が起こると、優位な左半球

の抑制が解かれ、左半球からは強力な反側への定位が生じ注意が右側にと向いてしまい、重篤な左側の無視が起こる。左半球が損傷を受けた際には、右側に対する無視はさほど重くならない。というのは、左半球の力が、左半球より強力ではない右半球の反側への注意の定位をある程度埋め合わせ、克服するからである。そのため、LHDによってもたらされる無視は、決してRHDによって起こるものと比べて一般的でもないし、深刻なものでもないとされている。

左半球優位仮説に基づく、左側に対する無視の重篤さに関する仮説は二つある。そのうちの一つは、左側に対する無視の重篤さは左半球の損傷に応答して減少するはずだというものである。つまり、LHDが同時に起こると、左半球にも障害を受けることで抑制が生じ、方向性に関して優位であろうとする傾向そのものが小さくなるので、RHDによる左側の無視が改善するはずだという。もう一つは、左半球がRHDに続いて生じる多くの影響を回復させることで、左側の無視の重篤さを増強させるはずだというもので、まるで正反対の説が出されている。

左側に対する無視の重さは左半球の絶対的な注意の優位性による作用であるという主張に対し、ヒトと霊長類に関する研究は反論している (Heilman, Bowers, Valenstein & Watson 1987；Perani Valler, Paulesu, Alberoni & Fasio 1993；Watson, Valenstein, Day & Heilman 1984)。たとえば、Peraniら(1993)は、陽電子断層撮影(PET)を用いて左半側無視がある二人のRHD患者の回復過程を追跡調査した。そのうちの一つの症例では、回復が代謝の回復と関連しており、それは右半球だけでなく障害されていない左半球にもみられた。発症から4カ月経った、左半側無視が重篤だったもう一つの症例は、左半球に重篤で広範な代謝の減弱がPET上で認められた。言い換えれば、一つの症例では左半球の機能が無視の回復に関与し、もう一つの症例では、左半球の機能の減弱が起こることで持続的な無視が生じていた。確かに左半球の機能が相対的に障害されていないことが無視の重篤さに重要なのかもしれないが、左半球優位仮説に対する反対の立場もある。

右半球優位仮説

右半球優位仮説の支持者たちは、左半球ではなく右半球が注意に対して優位だと考えている。しかも、左半球優位仮説でいわれているメカニズムとは異なるメカニズムでその優位性を考えている。第2章で述べたように、右半球は、左半側に対してより強く定位するという理由だけではなく、**左半側と右半側双方の刺激に注意を向ける能力があるために優れていると考えられている**(図2-12を参照)。つまり右半球は、左半球同様、対側の半側空間に対して注意を払うが、左半球とは違って、**半側空間の境界線を越えて注意を配分する能力がある**(Heilman, Valenstein et al 1984；Heilman et al 1987；Heilman & Van Den Abell 1980；Ladavas et al 1989；Mesulam 1981)。HeilmanとVan Den Abell(1980)は、NBD被験者が右側、左側それぞれに刺激を受けたときに、右半球、左半球で異なる反応がみられることを脳波で明らかにした。右側の刺激に対する反応では、左の頭頂葉の活動の増加を示していた。しかし右の頭頂葉の活動は、右側、左側のどちら側からの入力でも同じレベルだった。ということは、左半球と違って、右半球は空間の右側と左側の区切りを越えて刺激に反応するということを示唆している。つまり、RHDが起こった場合は、左半球が右側に注意を向ける。しかしLHDが起こった場合、右半球は左側に注意を向けるだけでなく、右側にも注意を向けることができるため、左半球の機能低下を補うことができる。

右半球優位仮説は、右半球が定位だけでなく

注意機能の広範な領域において優位であることを示唆している。LHD によって生じる右側への無視では、定位の障害は、LHD によって生じる他の障害とあまり関連性のない症状なのかもしれない。しかし、RHD によって生じる左半側無視は、他の多くの同じくらい重要な注意障害のうちの一つである可能性がある。LHD 患者の無視があまり重くならないで済むのは、方向性注意において優位である右半球が右側に対して注意を払うことでかなり補うことができるだけではなく、方向性注意というのが注意障害のたった一つの側面にすぎないからなのかもしれない。しかし左半側無視では、左半球が障害を受けていなくとも、左半球は補うことができないうえ、定位だけではなく、他の注意の操作の影響もあるのかもしれない。

　右半球優位仮説には、右半球に損傷部位があると反対側の空間と同様、同側の空間に対しても注意が払えなくなると述べているものがある。実際、左半側無視が起こるとその現象が生じる(Caplan 1985；Feinberg et al 1990；Weintraub & Mesulam 1987, 1988)。右半球優位仮説はそれを支持する実験的な根拠が数多くあるため、左半球優位仮説よりもずっと信頼性が高い。

覚醒と定位に関する右半球の優位性

　覚醒は他の注意操作に比べてグローバルな現象であり、他の注意操作の背景となっていると考えられている。覚醒システムという広い範囲にわたる注意機能が、「認知システムが外界の状況を常に最新で、最大限わかりやすい地図として維持することを可能にする」(Tucker & Williamson 1984, p.197)。覚醒に障害が起こると、直接的に定位に影響が出る。そして間接的にヴィジランスや注意の維持、選択性に影響が出るかもしれない。そして、認知活動に支障が生じる。覚醒は関連した刺激に反応する神経系のレディネスを増強したり、また関連のない刺激や繰り返される刺激には慣れのメカニズムで応答性を減弱することで、入力を登録しやすくしている。

　最も基礎的なレベルで、覚醒は無意識の状態から意識を分離する。意識のある状態では、覚醒の度合いが変化する。疲れていたりあるいは脳に損傷があったりすると、たとえば、脳の反応の度合いが下がっているかもしれない。重要なのは、右半球が覚醒に関して優位であるということだ(Davidson, Fedio, Smith, Aureille & Martin 1992；Posner & Petersen 1990)。たとえば、RHD や無視のある患者は、「低覚醒(hypoaroused)」と評されている(Heilman, Schwartz & Watson 1978；Heilman & Van Den Abel 1980)。無視がない RHD 患者であっても、覚醒が障害されることは珍しいことではないかもしれない。行動観察からだけではなく、覚醒の生理学的な指標や神経化学的な実験の結果からも、右半球が覚醒と注意の定位に関して優位な役割を果たしていることが示唆されている。

神経化学的証拠

　動物とヒトの研究結果から、覚醒や定位、他の注意の操作は、特別な神経伝達回路によって統制されていることがわかっている(Clark, Geffen & Geffen 1987；Koella 1982；Tucker & Williamson 1984)。そこには異なる神経伝達システムがあり、神経系のシステムにおいて様々な濃度で様々な神経伝達物質(例：アセチルコリン、ノルエピネフリン、ドーパミン)が放出されている。ノルアドレナリン作動系(例：ノルエピネフリンやセロトニン)が特に覚醒システムに重要と思われる(Aston-Jones & Bloom 1981；Bloom 1979；Clark, Geffen & Geffen 1989；Foote et al 1975；Harley 1987；McGuinness & Pribram 1980；Posner & Petersen 1990)。ドーパミン作動性(例：ドーパ

ミンとノルアドレナリン）の伝達回路は、運動を生起するレディネスの緊張状態を維持する注意と関連した活性システムに重要だと考えられている（Iversen 1977；Tucker & Williamson 1984）。神経伝達システムも方向性注意に影響を与えるが、異なる機能を果たしているのかもしれない。動物ではノルエピネフリンの働きは新規刺激に特に反応し（Foote & Bloom 1979；Watanebe, Nakai & Kasamatsu 1982）、環境の中の新奇な事象への定位を促進する。

　一方、ドーパミン作動系は顕在的（overt）な定位である運動を促進する（例：視線を移動する）。ドーパミン作動系を支えている脳の部位に損傷があると、無視が出たり、ステレオタイプな運動や行為が増えたり、注意の切り替えに支障が出たりする（Clark et al 1989, 1987）。さらに、Clarkら（1989）は、ドーパミンとノルエピネフリンの双方の作用が潜在的（covert）な注意に影響を与えることを明らかにした。NBD被験者では、ノルアドレナリン作動系で作用するクロニジンでも、ドーパミン作動系で作用するドロペリドールでも、注意を解放するスピードが速くなる。どちらの作動薬も、方向的な手がかりが与えられる反応時間課題で、注意の維持が低下する。著者らは、ノルエピネフリンもドーパミンも、注意を解放することに重要な部位である右半球頭頂葉に密集しているので、この結果は別に驚くに値しないと述べている（Posner et al 1984；Posner, Walker et al 1987）。

　神経伝達物質のシステムもまた、左側の運動が少なくなっているRHDによる運動機能低下障害の患者において、重要なのかもしれない。Heilmanら（1985）によると、それぞれの大脳半球は反対側の運動を担っているのかもしれないが、右半球は右と左の両空間内の運動を開始する領域を活性化することができ、空間的な運動や他の方向性注意の側面で特別な役割を担っているという。

　ノルアドレナリン作動系は、特に**環境刺激に**対し応答性を高めるようにみえる（Robbins & Everett 1982；Tucker & Williamson 1984）。ノルアドレナリンの伝達回路による外的な定位は、覚醒状態で一貫して環境をスキャニングし、注意を広範囲に配分している。覚醒システム内で、慣れのコントロールメカニズムは、新しい刺激や、重要で高い動機が生じる価値がある事象には最も強く反応する。帯状回と、帯状回と頭頂葉との神経連絡が、まず、その刺激がどのくらいの動機をもつべきランクなのかを決定するという重要な役割を果たしている（Mesulam 1981）。興味深いことに、ネズミでは帯状回の皮質は特別にノルアドレナリンの神経支配が高密度であることがわかっている（Decarries & Lapierre 1973）。

　この議論で重要なのは、ノルエピネフリンは脳の広範囲に分布しているが、ある割合で左右非対称に分布しているということである。薬理学実験による研究は、動物においては外科的な切除で、人間においては剖検や神経画像検査で、ノルエピネフリンが覚醒状態において重要な役割を担っており、アラートネス（警戒）の維持は右半球のメカニズムに依存しているという証拠を見つけている（Posner & Petersen 1990；Tucker & Williamson 1984）。たとえば、ネズミでは左前頭葉ではなく右前頭葉に損傷部位を生じさせると、ノルエピネフリンの伝達回路が両側性に激減する（Pearlson & Robinson 1981；Robinson 1985）。右半球の視床は左半球よりもノルエピネフリンの濃度が高いことが、ネズミでもヒトでもわかっている（Oke, Keller, Medford & Adams 1978；Oke, Lewis & Adams 1980）。

　神経化学では、ノルアドレナリンとドーパミンの双方の神経伝達回路が、覚醒と外顕的・内潜的な定位に重要だという証拠が挙がっている。その証拠はまた、**ノルアドレナリンの神経伝達回路は特に覚醒において重要であり、それはある割合で右半球に局在していることを示唆**

している。

自律神経的証拠

　覚醒のレベルは、自律神経系の反応で実験的に測ることができる。自律神経系は、脳内の神経活動の増強と生理学的に関連していると考えられている。覚醒が左右でどのくらい非対称なのかを調べるのには、脳波検査(EEG)と電気皮膚反応(GSR)という二つの方法が用いられてきた。EEGは脳内の電気活動を記録するものであり、GSRは覚醒の反映であると考えられる皮膚電気の活動を記録する。

　EEGは右半球が半球の境界を越えて注意に影響をもたらしており、また覚醒機能において優位であることを主張するために用いられてきた。HeilmanとVan Den Abel(1980)は、たとえば、被験者の脳波をモニターしながら、警告信号を与え、刺激が提示される前に注意を固定するのに要する反応時間を測定する実験を行った。その結果、NBD成人の右頭頂葉では、右側での刺激でも左側の刺激でも右頭頂葉の働きが活発になることがわかったが、左頭頂葉では反対側の入力にしか反応しないことがわかった。Magnunらは、分離脳患者の右半球においても同様に注意が両側性であることを発見し、右半球は「身体外空間(extrapersonal space)のすべてを監視する見張り番のような役目を果たしている」(Magnun et al 1994, p.273)と述べている。右半球に障害が起こると、覚醒や外界の両側で起こる出来事に対する応答性が減少する。右半球が空間的な広がりを越えて注意を操作しているという発見は、覚醒システムが広範に注意を配分しているということと合致する。

　脳損傷患者を対象にしたGSRの研究では、RHD患者のほうがLHD患者に比べて新奇で重要な刺激に対する応答が減少することがわかっている(Davidson et al 1992；Heilman et al 1978；Morrow, Vrtunski, Kim & Boller 1981；Zoccolotti, Scabini & Violani 1982)。Heilmanは、RHD患者がLHD患者よりも同側肢を刺激した際のGSR反応が少ないことから、RHDが両側の覚醒の減弱に関与していると述べている。四肢については反対側に障害を受けるわけだが、こうした研究結果により、RHD患者の左半球でも右半球同様、覚醒のレベルが減少していることが示唆される(LHD患者の右半球ではみられない)。Morrowら(1981)とZoccolottiら(1982)は、LHD患者に比べてRHD患者のほうが情動的な刺激に対する覚醒が低いことを明らかにしている。実際、RHD患者群ではGSRで反応を見つけることがほとんどできなかった。さらに、Zoccolottiら(1982)は、初発刺激に対して初めははっきりしたGSRがみられるのに、その後急速に慣れの現象が起こることを報告している。慣れの現象があまりに速く起こるということは、新しい刺激の登録や定位に失敗したというサインであり、覚醒が低下しているということを示しているのかもしれない。Davidsonらは、右(左ではなく)脳葉切除患者で同様の急激な慣れの現象のパターンを見つけている。そして、RHDによって起こる低覚醒が「実際、不注意や拒否といった通常よく観察される行動パターンの身体的な背景なのかもしれない」と述べている(Davidson et al 1992, p.1061)。興味深いことに、左脳葉切除患者では健常者よりもGSRの値が高く、慣れの現象が起きにくい(すなわち「**高覚醒**(hyper-arousal)」)ということが、右半球が覚醒機能に重要な役割を果たしているさらなる証拠を示している。

行動的証拠：
RHDによって起こる覚醒と定位の障害

　覚醒は、注意や神経的な応答性を高めることで反応する準備を整える。定位は、内潜的であれ外顕的であれ、環境内の新しく重要な刺激に注意を向けるというレディネスの結果である。第2章で述べたように、**顕在的定位**(overt orienting)は刺激に対し運動活動と協調して働く。**潜在的定位**(covert orienting)は運動反応に**先行した**注意の働きである。定位は外的な情報の特性によって作動する。刺激が、新奇ではなく、重要性に欠け、反復され、価値のないものであれば、慣れが定位反応を減少させる。

RHDで特異的にみられる定位の障害は、あらゆる種類の研究で実証されてきた。確かに、左側への定位は左半側無視の患者では障害されている。さらに、RHDに続いて、**定位反応が空間的な広がりを越えて弱くなることが**より一般的に起こる。続く議論においては、覚醒と定位は密接に関係しており、実験的なパラダイムでは切り離すことが難しいことを覚えておくことが重要である。

すでに述べたとおり、反応時間による研究は、刺激(通常は光の点滅とか、光る図形や聴覚的な信号)に続く反応(通常、ボタンを押したり、スイッチを放す)の速度を測る。反応時間(reaction time:RT)は一般的な覚醒と注意の定位の指標だと考えられているが、特に、被験者がすでに知らされているある一つの地点にある一つのターゲットが見えたら反応するものを「単純」RT課題と呼ぶ。より複雑なRT課題は、被験者はターゲットと背景刺激がある中で、刺激の形態か空間的な位置を答えなくてはならないというパラダイムで構成されている。複雑なRT課題はまた、被験者に刺激の空間的な位置についての注意を喚起するのに有効あるいは無効な警告信号を含むこともある(第2章参照)。複雑なRT課題では、より多くの情報処理が要請され、他の注意操作(たとえば選択的注意)の協力も求められるのが一般的である。注意の維持はRT課題すべてに必要な要素だと考えられている。というのは、RT課題の正確な分析結果を手に入れるためには、かなり多くの回数施行することが必要だからである。

一般的に脳損傷のある患者たちは、損傷部位がどちら側かということに関係なく、健常者よりもRT課題で時間がかかる。RHD被験者はLHD被験者よりも遅いという研究もある(De Renzi & Faglioni 1965;Howes & Boller 1975;Ladavas et al 1989;Nagel-Leiby et al 1990;Yokoyama, Jennings, Ackles, Hood & Boller 1987)。また、RHD患者とLHD患者に差はみられなかったという研究もある(Anzola & Vignolo 1992;Benton & Joynt 1959;Dee & Van Allen 1973;Tartaglione, Bino, Manzino, Spadavecchia & Favale 1986;Tartaglione, Oneto, Manzino & Favale 1987)。しかし、単純なRT課題でLHD被験者のほうがRHD被験者よりも時間がかかるという報告はない(Benton 1986)。

RTについて書かれた文献でラテラリティの影響について相反する証拠が記載されるのは、いくつかの要因によるのかもしれない。第一に、神経画像検査の技術が利用される以前に実施された研究に報告されている大脳半球の働きは、損傷部位の位置を特定するこうした技術を用いた研究に比べて説得力が弱い。第二に、そうした研究には病因や損傷部位の大きさが異なる被験者が含まれている。損傷部位の大きさがRTの成績に違いをもたらすということがわかっている。たとえば、ある研究では、RHD被験者においては損傷部位が大きければRTが遅くなるという相関がみられた一方で、LHD被験者では損傷部位の大きさは成績に影響していなかったことが明らかにされている(Tartaglione et al 1986)。第三に、LHD被験者では失語があるということが、RTで時間がかかるという結果に大きく関係していたのである(Tartaglione et al 1986)。

最近の研究では、無視があるRHD被験者はLHD被験者に比べてRT課題で時間がかかることがわかっている(Ladavas et al 1989;Yokoyama et al 1987)。無視がない患者を対象にした研究においては、RHD被験者はLHD被験者よりも時間がかかると今でもなお述べてい

る研究者もいるし(Nagel-Leiby et al 1990)、二つの群に有意な差は認められないとする研究者もいる(Anzola & Vignolo 1992)。いくつかの研究では、刺激が提示される前に警告刺激があるほうが、特にRHD患者にとっては見つけやすくなるということが示唆されている(Howes & Bolle 1975；Posner, Walker et al 1987)。右半球には損傷がないと推測されるLHD被験者では、警告があることで注意が作動しやすくなるということはみられなかった。同様に、HeilmanとVan Den Abell(1979)が、損傷のない脳で、特に右半球は警告刺激があるほうが注意が作動しやすくなるということを発見している。彼らはまた、右手への警告刺激が、NBD被験者の右半球で、左半球でよりも、RT課題にかかる時間を減少させることを明らかにしている。

　RHDによって起こる無視は、空間的な注意の配分の低下と考えられる。環境のスキャニングには覚醒や定位のシステムが非常に重要ではあるが、無視はその環境のスキャニングに必要な広範囲を見渡せる力を低下させてしまう。注意が空間的に配分されにくくなるだけでなく、ときには位置や領域よりも、むしろ一つの項目に注意を払うことが犠牲にされる(Bisiach & Rusconi 1990；Kinsbourne 1993)。注意が著しく焦点化された結果、当然のことながら、配置された刺激にまんべんなく注意を配るよりも、その項目に対してだけ焦点を当てるので、反応はより速くなるだろう。前の章で示したように、こうした予測は、相対的に右側に位置する刺激に対してはRHD被験者のほうがNBD被験者よりも速くRT課題をこなすということを見出した、Ladavasら(1990)によって提起された。彼らの研究結果は、無視のあるRHD患者における注意の配分の狭さと広さの問題を支持するものである。こうして、RHDに伴う無視は、環境に意識を集中し、探索し、適切に定位し、そこに生じていることを認知するのに重要なスキャニングを抑制してしまうのである。

まとめ

　覚醒と定位が環境にアクセスしようとする脳の働きに影響を与えるのだが、損傷されていない右半球はとりわけ環境に定位する役割を演じていること、RHDが覚醒と定位の双方に悪い影響を及ぼすという重要な証拠が見つかった。内潜的な注意の定位は両半球の頭頂葉の損傷によって崩壊し、左半側空間無視のあるRHD患者では、直前に焦点を当てていたものから注意を解放するということに特に支障が生じる。特定の状況下では、LHD患者よりもRHD患者において急激に慣れが起こることがわかっている。覚醒と定位を支えている神経伝達物質の伝達回路が非対称に配置されている可能性がいくつか示唆されている。そして最終的に、左右両方の空間に対する注意の定位に関して右半球が優位であるということが明らかになった。

　定位が障害されると、**環境にアクセスすることが減ったり制限されたりする**可能性がある。注意の焦点化が狭くなり、直前の刺激からどこかに配置されている関連した他の刺激に注意を切り替えることが難しくなるかもしれない。そのような行動は絵の叙述課題で明らかになる――たとえば、RHD患者は全体を犠牲にして一部分について語りすぎる。また、RHD患者の中には、感情を伝える顔の表情とかボディーランゲージ、言葉のプロソディの側面のような、表に現れる手がかりに反応する能力が減少する人がいると思われる。こうした患者に見受けられる内的な焦点化が、部分的には低減した覚醒や定位の結果であるかもしれないし、また、認知、コミュニケーション、そして実際に生活していくうえでの障害のいくつかの原因であるかもしれない。こうした問題ついては次章以降で述べる。

他の注意操作における RHD の影響

　右半球は覚醒と定位に関して優位だと考えられているが、他の注意の操作(ヴィジランス、維持、選択的注意を含む)も RHD の影響を受けている可能性がある(表 3-3 参照)。これらの注意障害は認知やコミュニケーションに影響を与える。そしてまた、注意障害はこうした障害の基盤となるメカニズムの一部なのかもしれない。

ヴィジランスと注意の持続の障害

　注意の持続は多くの状況で必要であり、ヴィジランスの状態の基盤である。そのため、この二つは一緒に議論されることが多い。注意の持続とは、一定時間注意を維持することである。ヴィジランスは断続的な刺激を処理するのに必要な注意のアラートネス(警戒)を高めている状態である。ヴィジランスは覚醒システムに明らかに依存しつつ、通常の覚醒の状態から注意操作のタイプと度合いを変化させる。

　覚醒もヴィジランスも刺激への定位という形で表れる。覚醒の状態では、刺激は必ずしも予期されたり予測されたりはしないが、ヴィジランスは刺激を予測することで動機づけられたり、内的な動機で引き起こされたりする。有機体の一部において予期を生じさせることは、「前刺激(pre-stimulus)が入力された状態」と定義されてきた(Whitehead 1991, p.331)。予期というのは内的なものであるため、覚醒に比べれば、ヴィジランスの状態は自動的ではなく、能動的なコントロール下にある。覚醒は位相性だが、ヴィジランスは緊張性である。活性システムの一部として、ヴィジランスは反応を引き起こす運動的なレディネスによって特徴づけられる。

　ヴィジランスを説明する例としては、危険を感じた動物が逃げるという姿勢と運動のレディネスを身につけているという例がよいだろう。食べ物を探している森の中のウサギは、注意を焦点化した状態かもしれない。ウサギは定期的に身の回りの状況をモニターするのをやめ、目の前の狭いポイントから周囲の環境に対する広い視点へと注意を切り替えるだろう。自分を獲物として狙っている他の動物の匂いを捉えたら、ウサギはアラートネスもしくはヴィジランスの状態を強め、その運動システムは逃げる準備を整える。ヴィジランスの状態を維持したまま、広い範囲に注意の焦点を向け続ける。そして、小枝がしなる音や影の動き、匂いの増加と

表 3-3　特に RHD に伴う注意障害

注意障害	根　　　拠
●覚醒と定位	神経化学的:ノルアドレナリンの伝達回路が覚醒に重要であり、右半球に局在している。 自律神経的:新奇・情動的な刺激で早急に慣れが起こるために GSR が減少する。 行動的:いくつかの研究では LHD よりも RT 課題で時間がかかる。
●狭い焦点化	相対的に右側に配置された刺激においては健常者よりも早い。
●注意の持続	RT 課題をしている間に RHD 患者では成績が低下する。 ISIs が増加する RT 課題で成績が低下する。
●ヴィジランス	注意操作に関する自律神経サインが減少する(例:心拍数の減少)。 ヴィジランス課題を実施中、NBD 被験者の右半球で血流量と新陳代謝が増加する。
●選択的注意	背景刺激の中にあるターゲットを抹消する課題で LHD の被験者よりも時間がかかる。 複数の情報処理が必要な抹消課題で左側の無視の重篤度が増す。

ISIs(inter-stimulus intervals):断続的に刺激がくる課題における刺激間の間隔。

いった状況の変化があれば、間違いなくあらかじめプログラムされた運動反応によってすばやく逃げるだろう。

　同様に、RT 課題で、人間は油断なく身構え覚醒しているだけでなく、目標となるターゲットが出てくるまでヴィジランスの状態にある。ターゲットが現れると定位が起こるので、注意がそこにシフトし、あらかじめプログラムされた運動反応（たとえば、スイッチを押す）に移行する。ヴィジランスの状態は一般的に覚醒だけの状態よりも迅速な反応を引き起こすが、速さは正確度を犠牲にする（Bub, Audet & LeCours 1990；Posner & Petersen 1990）。Posner と Petersen によれば、「アラートネスが高い状態では反応の選択はより迅速になされるが、より精度の低い情報によって反応が生じるので、ミスが多いという結果になってしまう」（Posner & Petersen 1990, p. 36）。このことは、森の中のウサギにも当てはまる。ネズミがほんのちょっと葉っぱに音を立てたことで走り出すかもしれない。ただ、ウサギはおそらく、正確さを犠牲にすることでよりよい結果が出る（自分を狙っている動物の餌食にならずにすむ）可能性が高くなると思うのだろう。

　反応が予期される際にはヴィジランスの状態にある。しかし、刺激が出てくるまでの間、その事象の内容はわからない。実験でも、ターゲットが出てくることはわかっているが、そのタイミングや位置や形態は知らされていないという設定の RT 課題でヴィジランスを測定する。日常生活でも、原稿を校正する間、街中の交通渋滞の中を運転しているとき、ニュース速報を聞いている間、そして、伝えられた情報が正しいのかどうかわからなかったり、話し手の意図が不確かな会話を続けているようなときには、ヴィジランスの状態を維持せざるを得ないだろう。このような状況に置かれたとき、私たちはその後に起こることの内容はわからないが、反応する用意はしている。より一般的な覚醒の状態とは異なり、ヴィジランスには通常、受話器を取ろうと手を伸ばしたり、ある記事を読もうと身を乗り出したり、あるいは、会話の間中話し手の目に注意を向けるといった形をとる運動の準備が加わるのである。

ヴィジランスの障害と反応時間

　RT 課題にヴィジランスがどう影響しているかは、課題を通しての成績や断続的に与えられる刺激に対する成績で測定する。Whitehead（1991）によれば、RT 課題での右半球の特異性は、通常、情報を処理し続けることが要求される課題で観察される。いくつかの研究で、RT 課題の実施時間中、右半球が成績のレベルを維持することに重大な働きをしていることが明らかにされている。Bub ら（1990）は、聴覚刺激の RT 課題で研究を行い、NBD 被験者や LHD 被験者は課題が進むにつれて上達するにもかかわらず、RHD 被験者の成績は課題が始まってから約 10 分経過すると成績が低下し、注意の維持が障害されていることを明らかにした。NBD 被験者に関しては、Diamond と Beaumont（1973）が、損傷のない右半球は損傷のない左半球よりも開始時の成績をより長く維持できることを明らかにしている。分離脳被験者における線維連絡が断たれた右半球でも、ヴィジランス課題で左半球よりもよい成績を維持できることがわかっている（Diamond 1976）。

　どんな RT 課題でもヴィジランスが必要だが、右半球の機能の重要性や RHD がヴィジランスに与える影響について、刺激と刺激が提示される時間的な間隔、もしくは先行刺激が消失してから後続刺激が提示されるまでの時間（inter-stimulus interval：ISI）を操作するというパラダイムにおいて具体的に実証されてきた。ISI を操作することで、さらに間隔を開けた際の注意のポテンシャルを評価できる（たとえば、もっとゆっくり刺激を提示するなど）。ヴィジランスの障害があると、ISI が長くなった

ときに反応時間が遅くなる。ほとんどの課題はISIを1秒以下に設定しているが、NBD被験者を対象にしたWhitehead(1991)の連続的な局在研究では、ISIを3秒から12秒の間に設定し、視覚的なRT課題による実験結果を次のように報告している。ISIが短いほうが左半球には有利だが、ISIが長いほうが右半球には有利である。この結果は、損傷されていない右半球はISIが長くても注意を持続するのにたけているということを支持している。

脳損傷のある被験者では、ISIを操作した場合の結果はまちまちである。Bubら(1990)は、平均1秒から15秒にISIを設定している。ISIを長く設定した場合、脳損傷のある被験者のRT課題の結果はすべて遅いが、ISIの長さと損傷部位がどちら側かということには特に関係なかった。一方、Wilkinsら(1987)は、右前頭葉に損傷部位のある患者では、特にISIが長くなると障害がみられたが、一定の時間内で提示されるカチカチという音やリズム音の数を数えるような課題でISIを短く設定した際には障害がみられなかったとしている。彼らは、右前頭葉の損傷が単調な課題における能動的な注意の維持を障害すると主張している。

すなわち、RHD患者は、注意を切り替える能力や消去現象(extinction)の存在とは関係なく、注意の維持に問題をもっている(Ladavas et al 1989；Posner, Inoff, Friedrich & Cohen 1987)。実際、Ladavasら(1989)は、LHD被験者と比べたRHD被験者の反応の遅さは、右半球内の損傷部位の位置とは無関係であり、RHDでは概して注意の維持が弱くなることを示唆している。

ヴィジランスに関する神経系と自律神経系の指標

NBD被験者の血流量と代謝活性の局在研究は、ヴィジランス課題を実施中、左半球の活性化に右半球の関与が増加することを報告している(Cohen et al 1988；Deutsch, Papanicolaou, Bourbon & Eisenberg 1987；Pardo, Fox & Raichle 1991)。Cohenら(1988)は、フルオロデオキシグルコースを用いた陽電子断層撮影(FDG-PET)によって、注意の持続とヴィジランスを必要とする聴覚的な連続的弁別課題、ならびに、注意を必要としなくなるようにデザインされた課題と、慣れを引き起こすようにデザインされた課題における脳の活性部位を調べた。彼らは、前前頭皮質の領域が弁別課題を続ける際に最も重要な働きをしていること、そして右半球のほうが左半球の同一部位よりも活性化していることを明らかにした。Pardoら(1991)は、身体感覚と視覚刺激を用いたヴィジランス課題のPET研究で同様の結果を見出している。NBD被験者の右の上頭頂葉と前前頭皮質では、感覚入力のモダリティやラテラリティには関係なく血流量の増加が広く起こったのである。

定位に先行して起こる心拍数の変化もまた、ヴィジランスの自律神経系における指標と考えられている。たとえば、RT課題を実施している間、心拍数が正常な成人では、警告信号が出てからターゲットとなる刺激が出る間は心拍数が減少する。こうした心拍数減少は、刺激に先行する注意操作のサインだと考えられている。そして、それに続く定位活動の間、心拍数が増加する(Jennings 1986；Lacey & Lacey 1974；Pribram & McGuinness 1975；Yokoyama et al 1987)。Yokoyamaら(1987)は、RHD患者の心拍数の減少が、LHDやNBD被験者に比べて有意に起こることを明らかにしている。LHD被験者ではNBD対照群よりも強い反応が起こり、脱抑制が起こっていることが示唆される。

PosnerとPetersen(1990)は、右半球の後頭葉は注意の持続に特に重要であり、ノルエピネフリンが注意のアラートネスを維持するのに決定的な役割を演じているのかもしれないと示唆

している。動物の心拍数の研究によって、血圧の低下と心拍数の減少が脳の神経回路においてはノルエピネフリンの放出を伴うことが示されてきている(Tackett, Webb & Privitera 1981)。NBD成人の皮質の覚醒度を測定する視覚誘発電位は、血圧の低下と心拍数の減少が生じている間、右半球に強い局在性を示すことがわかってきている(Walker & Sandman 1979)。

まとめ

ヴィジランスの研究は、右半球が注意の持続とヴィジランスに重要な役割を演じていることを示唆している。ヴィジランス課題を実施中に右半球の活動が増加することが、脳の代謝活性の神経画像研究で立証されている。RHD被験者の成績は、RT課題で時間経過とともに低下する。そのことが注意の維持に問題があることを示している。すなわち、注意の操作を自律神経的に測定すると、ヴィジランス課題で通常予測される心拍数の減少において、RHDがネガティブな影響を与えることを示している。

つまり、RHDは、予測される刺激を見越して注意のアラートネスを強めようとする能力に干渉しているようにみえる。RHD患者は長い時間注意を維持することができず、短い時間であっても認知やコミュニケーションに必要な注意のアラートネスのレベルを維持することができないと考えられる。状況によって注意のレベルが変動してしまうということは、決定的な情報が含まれていたとしても、それを処理し損なうことを意味する。ヴィジランスと注意の持続は、疲れているのに集中しようとするときに誰もが経験するように、努力が必要である。覚醒水準が低下することで、注意の持続やヴィジランスが必要とする努力性の操作が崩壊するのかもしれない。

選択的注意の障害

脳の情報処理能力には限界があるため、何らかの抑制機構あるいは選択性が必要になる。選択的注意とは、あまり関係性がない、もしくはあまり重要でない情報を犠牲にして、ある情報に対し優先的に注意を向けることである。選択的注意と、知覚的、認知的操作の際に起こる選択的な抑制機構とを概念的に分けることは難しい。認知的な動機に基づく選択的注意は、さらなる努力や注意を必要とする。注意操作が増加するとニューロンの反応性と選択性が高まることから、選択的注意が実際の行動に現れるのと同様、神経系にも現れることが示唆されている(Spitzer, Desimone & Moran 1998)。

選択的注意は、定位のいくつかのタイプがそうであるように、**自動的**に起こると考えられる(たとえば、雑踏の中で自分の名前が聞こえるなど)。人がある特定の情報を得たいと思っている、あるいは周囲の雑音の中から特定の内容を抜き出したいと思っている(例：天気予報で気温を聞き取ろうとしている、人込みの中に知り合いはいないかと捜す、物語のメインテーマを理解しようとする)ときに、より**意識的な気づき**(awereness)とともに生じるのかもしれない。自動的な選択性は注意を必要としていないと主張している研究者もいる(Shiffrin & Schneider 1977)。

他の注意の形式同様、選択的注意は他の注意操作と関係している。認知的な動機に基づく選択的な注意は、自動的に行われる選択よりも努力を要する。しかし、そのいずれも覚醒と定位のシステムがきちんと作動することが前提である。そして、覚醒と定位のシステムが完全な状態にあることで、新しいものの出現あるいは関連した入力に対して注意を喚起させ、そこに注意を向けることが可能になる。RapcsakとVerfaellieら(1989)は、RHDによる覚醒水準の低下は総体として注意の容量を減少させ、特に

選択的注意に影響を与えると示唆している。意味のある情報を抽出するための努力は一定時間維持し続けなければならないし、いつ、どこでそうした情報が生じるか確かではないため、能動的な選択的注意にとって、ヴィジランスと注意の持続が特に重要なのかもしれない。

　他の注意の操作は選択的注意と相互に関係しているため、そうした操作に重要な解剖学的領域も選択的注意に重要な役割を演じている。たとえば、後部頭頂葉は空間的選択性に重要である（Ladavas et al 1989；Mesulam 1981；Posner & Petersen 1990；Posner, Walker et al 1987）。前頭葉は、選択的注意が要求される課題において注意を維持（Bench et al 1993；Cohen et al 1988；Deutsch et al 1987）し、また空間的な探索を指揮（Mesulam 1981）するにあたって重要である。帯状回は、自動的な反応を抑制することが求められるような難易度の高い選択的注意の課題に関与している（Janer & Pardo 1991；Pardo, Pardo, Janer & Raichle 1990）。さらに、帯状回は事象の生物学的妥当性の予測や認知に注意を配分することに関連している可能性が示唆されている。

　選択的注意の特性に関し多くの論争がかわされているが、まだ明らかにされていないのは、情報処理のいつ、どの段階で選択的注意が生じるのかという問題である。選択的注意が生じるのは刺激が同定される前なのか後なのか？　たとえば、その先情報処理を行う必要がないのに、その物体を同定することが必要だろうか？　選択的注意が働くのは刺激の同定の前だと主張する人たちは、刺激が次の情報処理段階へと進むことに制約をかける知覚的な抑制が存在することを示唆している（Triesman 1988；Triesman & Gelade 1980）。すなわち、選択は情報の登録に先行して生じ、注意の制約とは独立している。刺激の同定の後だと主張する人たちは、すべての情報はいったんシステムの中に入り、その後で選択的注意が働いて関係のない情報を排除すると主張している（Shiffrin & Schneider 1977）。この二つの考え方は、初期選択モデルと後期選択モデルの理論の基礎をなすものである。初期選択モデルは、情報処理は直線状の様式で行われるという説であり、後期選択モデルは、空間的な位置といったある属性は意味や他のカテゴリーよりも先に処理されるという説である。

　選択的注意に関する研究の大半は、選択的注意がどこで、いつ要請されるのかを見極めようと、自動的な選択と制御された選択の間の相違点を対象にしている。初期か後期かという選択性に関する議論は解決されたわけではなく、選択的注意の研究における理論上の出発点として問われ続けている（Allport 1993）。こうした議論は私たちの目的と特に密接な関係があるわけではない。しかし、選択的注意におけるRHDの影響は、選択するのは初期か後期かに関する問題に取り組むために考案されたいくつかのパラダイムにおいて研究されてきた。

　最もなじみのあるパラダイムのいくつかでは、配列された背景刺激の中から、いくつかの次元（たとえば、形態、カテゴリー、色）で異なるターゲットを被験者に探してもらう。選択的注意は反応時間で測られる。答え方の難易度を上げると、反応時間が長くなる。Triesmanのパラダイムでは、たとえば、ターゲットと背景刺激は一つの特徴（たとえば形態）をばらばらにしておくか、組み合わせや結合（たとえば形態と色）を違えておく。一つの特徴を同定すればよい課題では、ターゲットを同定するスピードは速く、同時もしくは並行情報処理が起こっていると思われる。結合課題ではターゲットの同定は遅くなる。それはそれぞれの項目を別々に、連続的に情報処理しなくてはならないからだと思われる。特徴結合課題では、一つの特徴が「浮かび上がる」にもかかわらず、注意をそれぞれの項目に向けなくてはならない。

　ターゲットと背景刺激はまた、刺激のカテゴ

リーの次元（意味的にあるいは知覚的に）では異なっていると考えられる。RT課題の研究から、ターゲットと背景刺激が同じカテゴリー（たとえば、文字列に文字を配置する）だった場合のほうが、異なるカテゴリー（文字列に数字を配置する）であるよりも時間がかかることがわかっている（Ruff, Evans & Light 1986）。

　無視に伴う空間的注意における焦点化の狭さは、焦点化された注意内の刺激の連続的な情報処理を遅くすることが指摘されている。無視のある患者では、単純な抹消課題において、領域そのものよりも領域内の項目に焦点を当てるため、ターゲットが妨害刺激から「浮かび上がり」はしない。広範囲に向けられる注意が犠牲になり、選択的注意は一つ一つの個々の刺激を処理するのに使われてしまう（Chaterjee, Mennemeir & Heilman 1992；Robertson 1989）。よりパノラマ的な注意のスキャニングが必要な状況で、連続的な情報処理が求められたとしたら、どんな影響が出ると想像できるだろうか。時間がかかるようになるだけでなく、より大きな全体へと情報を統合するのが難しくなるだろう。これは無視のあるRHD患者の抹消課題の成績を説明するだけでなく、抹消課題で時間がかかることや状況を叙述する課題で個々の要素を過剰に詳細に述べることや、文章を書いたり絵を描いたりする際の強い筆圧をも説明するだろう。

　ストループ課題も選択的注意を調べるために用いられてきている（Stroop 1935）。インクの色が印刷されている色名（文字）と一致する場合とそうでない場合があるのだが、被験者は、文字を読むのではなく印刷されているインクの色を言わなくてはならない。たとえば、「青」という文字がオレンジのインクで印刷されていたら、正しい反応は「オレンジ」になる。この課題は、インクの色に選択的注意を向け、すでに学習して身につけている反応（読む）を選択的に抑制することが要求される。他の選択的注意の課題のように、競合する信号からの干渉が存在する。競合する反応（「文字を読む」と「色名を言う」）や、あるいは刺激のコード化のレベルの競合という特徴によって干渉が起こるのかもしれない（Bench et al 1993；Pardo et al 1990）。いずれの場合も、注意が要求される課題だと考えられている。

　PETを使った選択的注意に関する解剖学的な研究によって、ストループ課題のような選択的注意の課題を実施している間、代謝活性が非対称に分布することが示されている。NBD被験者がストループ課題を実施している間、活性化は特に右前頭葉皮質と右前帯状皮質で顕著にみられる（Bench et al 1993；Pardo et al 1990）。他の選択的注意の課題についてPETを実施してみても、明らかに右半球の活動が増加していることがわかる。Deutschら（1987）は、NBD被験者に様々な視空間課題や聴覚的な言語課題を実施し、そのスキャン画像121例の後方視的研究を行った。その結果、課題のモダリティやカテゴリーには関係なく、前頭葉は課題をしていないときに活性化し、右半球はどんな状態でも左半球に比べて強い活性化を示すことを明らかにした。同様に興味深いのは、被験者の大多数が最も難易度の高い課題（そのほとんどが選択的注意を要する課題）で、左半球に比べて右半球の活性化を増加させたことである。

　選択的注意における右前頭葉皮質の重要性と右前頭葉の病巣が行為に与える影響については、脳の前方と後方に病巣があるRHD被験者とLHD被験者によって実施された連続的情報処理と並行的情報処理における違いを詳しく調べた研究で明らかにされている（Ruff, Niemann, Allen, Farrow & Wylie 1992）。被験者には5分間、一連の妨害刺激で隠されたターゲットとなる数字を見つけて消す課題が与えられる。妨害刺激は文字（異なるカテゴリーの刺激――並行的情報処理）や数字（同じカテゴリーの

刺激——連続的情報処理)のいずれかで構成されている。RHD患者は病巣の位置とは関係なく、どちらの課題でもLHD被験者よりも時間がかかる。右前頭葉に病巣がある被験者は、他の患者群よりも速さと正確さの双方で成績が低かった。しかし、LHD群の正確度はNBD群のものとまったく変わらなかった。

統制された連続的情報処理が求められる状況では、RHD患者の無視は増強する。抹消課題でターゲットと背景刺激を識別するのが難しくなるにつれて、あるいは妨害刺激が増えるにつれて、抹消されるターゲットの数が減り、無視の重篤度が増し、反応時間が長くなる(Kaplan et al 1991 ; Rapcsak et al 1989 ; Riddoch & Humphreys 1987)。Kaplanら(1991)は、左半側の文字が抹消される割合がほとんどそのまま妨害刺激の数に関係していることを明らかにした。その研究における被験者は、妨害刺激がないベースラインでは、ほぼ完璧な成績を示していた。ある設定では、ターゲットと妨害刺激が右に配置され、左には妨害刺激はなくターゲットだけが配置された。その場合、無視は右半側に生じ、施行したうちの20％は、左半側よりも右半側において無視が明らかだった。選択的注意はより一層の努力を必要とするので、そのことがさらに新たな無視の領域を作り出してしまう。すなわち、視覚的な無視は注意が求められる状況に伴いシフトするが、それは空間的注意や他の注意の形態と、無視の結果として注意が求められる状況で生じうる認知能力の低下が密接に結びついていることが改めて明らかになる。Robertson(1989)やChatterjeeら(1992)が主張してきたように、無視のある患者は注意に制限があるようにみえる。無視は注意の広範囲にわたる、あるいは特異的なタイプである可能性がある。さらに、無視における注意の焦点化の狭さは課題の連続的な探索をより遅くするが、そのような探索の仕方はNBD被験者にはみられない。RHD患者にみられる覚醒システムの広範囲に注意を焦点化できないという障害は、それに代わる注意のモード(さらなる努力を必要とし能力を抑制する)——選択的注意——を誘発するのかもしれない。

まとめ

慣れと新しい情報に対する定位の双方で論証されるように、選択的注意は自動的に生じうる。しかしながら選択的注意の研究は、能動的もしくは認知的に引き起こされる選択的注意(努力や意識のコントロールを必要とすると考えられている)に焦点を当てている。それゆえ、選択的注意は、統制された連続的情報処理とほとんど同義になってしまっている。

NBD成人と局所的な脳損傷がある成人の研究では、右半球が能動的な選択的注意に重要な役割を演じていることが示唆されている。NBD成人の脳内の代謝活性の神経画像研究では、選択的注意に関する課題を実施している間、非対称的な活性化が生じることが証明されている。右帯状回を含む右前頭葉では、ストループ課題のような課題で特に活性化がみられた。

脳損傷のある被験者を対象にした研究では、RHDが選択的注意を妨げていることが示唆されている。選択的注意は、ターゲットの位置には関係なく、無視の重篤さの増強と関係しているようにみえ、無視が起こる空間を変えることができる。要するに、こうした研究は、ある患者ではRHDが起こることで注意の容量に限界が生じ、そして、増大した注意の需要が選択的注意の課題に必要な認知操作を妨げていることを示唆している。

すでに述べたとおり、注意操作を別々のカテゴリーに分類するのは至難の業である。RHDが特異的に選択的注意に影響するのかどうか、障害を受けた選択的注意が覚醒、定位、ヴィランスにおいて注意障害を生じさせるのかどうかを知ることは難しい。選択的注意の障害を解

明するパラダイムには、概して複数の注意操作が必要である。選択的注意には注意の努力を増強することが求められるが、それは覚醒のレベル、定位、ヴィジランスのすべてにわたる注意の障害と関係しているように思われる。特に、RHD は注意の容量に制限をもたらすと思われ、あるカテゴリー（覚醒のような）で注意が必要になると、他のカテゴリーの注意の容量が減じるということが起こる。いくつかのケースでは、患者は覚醒のような広範に注意を配分する障害を代償するために選択的注意に依存するのかもしれない。その結果、より多くの注意力が必要になるために、さらにまた注意の配分が制限されてしまうのである。

まとめ

1. 脳内のどの部位であれ、損傷した際には注意に影響が出る。しかし、右半球のほうが**注意操作に特異的な役割を演じているよう**にみえる。神経化学的、自律神経系、神経画像、そして行動学的な研究から、以下のことが示唆される証拠が出されている。①覚醒システムは右半球に局在している、②右半球は特に注意の定位に関与している、③左半球ではなく右半球が空間の広範囲に注意を定位する、④右半球がヴィジランスの状態における注意の維持に役割を果たす、⑤左半球に比べて右半球の前頭葉が選択的注意やヴィジランスが必要とされた際に活性化する。
2. RHD は、覚醒、定位、ヴィジランス、注意の維持、選択的注意の障害を含む様々な注意の障害を引き起こす。
3. おそらく、**RHD に伴う最も基本的な注意障害は低覚醒**(hypoarousal)であり、それが環境に対する気づき(awareness)を抑制し、注意の焦点化を限定し、空間的、非空間的な注意操作に影響を及ぼす。
4. **RHD は、ヴィジランスに必要な持続的で内的に引き起こされる注意操作を、特に努力を要するものにしている可能性がある。** RHD の患者は、特定の情報を得るために、周囲の状況や印刷物、テレビの報道、会話などをモニターするといった確実な行動が期待される、極度にアラートネスを高めた状態を維持するのが困難なのかもしれない。
5. **無視のある患者は選択的注意に障害があるということが明らかである。** 選択的注意は無視を重くするだけでなく、これまで無視を起こしていない空間においても無視を誘発する。
6. **無視のある患者は注意の焦点が狭くなっている。** 連続した情報処理同様、広範囲なスキャニングや同時処理が要求される状況では、不適切に選択的注意に依存することで注意の焦点が狭くなっていることを埋め合わせているのかもしれない。その結果、かつては速く、自動的に、無意識になされていた情報処理が、無視していた側や無視していなかった外的な空間で、また、空間的な境界をそのまま当てはめるわけにはいかないが、内的にも、遅くなっているのかもしれない。
7. RHD に伴う注意障害は、認知とコミュニケーションに重大な影響を与え、コミュニケーションの運用面にも影響する。患者はアラートネスが減弱し、ヴィジランスの状態で求められる能動的な注意を操作することに支障が生じるかもしれない。そして、気づきにくくなり、複雑なレベルのコミュニケーションや認知的努力が要求される状況で、注意を維持し、重要な情報を選択するために正しく判断することがうまくできなくなる可能性がある。

PROSODIC DEFICITS

4

プロソディの障害

本章の概要

プロソディ障害の概観
 運動性発話障害
 言語の障害
 精神状態
 RHD
RHD プロソディ障害を何と呼ぶか
RHD プロソディ障害に関する研究
プロソディ産生障害
 情動的プロソディ産生障害
 言語的プロソディ産生障害

 強調アクセント：句レベル
 強調アクセント：文レベル
 文のタイプの区別
 音響分析
プロソディ理解障害
 情動的プロソディ理解障害
 言語的プロソディ理解障害
プロソディ知覚障害：ピッチ情報の重要性
局　在
まとめ

　プロソディとは発話のメロディーやリズムのことである。プロソディによって、話し言葉の情動的な意味や統語的・語彙的意味が理解しやすくなる。つまりプロソディは、話し手が意図した内容を伝達するのを助け、また聞き手がそれを理解するのを助けるのである。ここ15～20年間にわたる研究によって、右半球損傷（RHD）によって生じるプロソディの産生障害および理解障害の臨床的な所見が立証されてきた。RHD 患者の発話は平坦で単調に聞こえる。また RHD 患者は、他者のメッセージを、プロソディを手がかりとして理解することが困難であるように思える。

　プロソディは知覚的に定義づけられた三つのパラメーター、つまり**ピッチ**、**強勢**、**持続時間**の変化から構成されている。音響的にこれらのパラメーターは、**基本周波数**、**強さ**、**タイミ**

ングと定義づけられる（表 4-1）。プロソディの変化は単語と文章の全般にみられ、また言語的機能・非言語的機能の両方をもつ。

　言語的なプロソディは単語や文の種類の曖昧さをなくす役割を果たし、発話の意味を明確にする（表 4-2）。たとえば、強勢や持続時間の変化によって、複合名詞（例：灯台（*light*house）、子ども用の食事椅子（*high*chair））と、形容詞と名詞からなる句（例：明るい家（light *house*）、高い椅子（high *chair*））とを区別することがで

表 4-1　プロソディを説明するのに使われるパラメーター

知覚的	音響的
ピッチ	周波数
強　勢	強さ、振幅、音量
持続時間	タイミング

表4-2 言語的・情動的プロソディの機能

言語的プロソディ：語や文章の曖昧さを解消する
例：
1. 語の強勢や音節の持続時間の変化：名詞句と複合名詞とを区別する
2. 周波数曲線の変化：叙述文と疑問文とを区別する
3. 強勢の変化：文章の意味を明確にする

情動的プロソディ：情動的な内容や話し手の態度を同定する
例：
1. 強さの増加：怒り、驚き
2. ピッチの上昇：興奮、恐怖
3. 強さの低下およびピッチ変化の欠如：悲しみ
4. 持続時間や休止時間の減少：興奮、驚き

きる。文末の基本周波数の変化によって、疑問文か平叙文かを区別することができる。疑問文の場合はたいてい文末でピッチが高くなるが、平叙文では高くなることはない。また、休止の位置や、文中の単語の持続時間や強さの変化によって、その意味を強調することができる。たとえば、「ジョーはエラに花をプレゼントした(Joe gave flowers to Ella)」というような文の初めの語(Joe)に強勢を置けば、これは「誰がエラに花をプレゼントしたのか？」という質問に対する答えになる。一方、3番目の語(flowers)に強勢を置けば、「ジョーはエラに何をプレゼントしたのか？」という質問に対する答えになる。さらに最後の語(Ella)に強勢を置けば、「ジョーは誰に花をプレゼントしたのか？」という質問に対する答えになる。

プロソディによって、発話の情動的な意味や話し手の態度をも知ることができる(表4-2)。プロソディは人間の情動状態と結びついていることが非常に多い。たとえば、強さや音量が増す場合はたいてい怒っている。悲しいときは普通、ピッチは変化に乏しくなり、嬉しいときよりも低くなる。単語を速く言ったり、単語間の休止が短くなる場合は、興奮している証拠である。

喜怒哀楽といった一次情動(primary emotion)がなくても、話し手の態度はプロソディによって伝達されると思われる。たとえば、依頼に対する応答として「承知しました(Sure)」と発話したとき、単語のイントネーションパターンや強勢の変化によっては、快諾している意味にもとれるし、普通に肯定している意味にもとれるし、皮肉な意味にもとることができる。また、「はい、かしこまりました(Yes, Sir)」という句のプロソディは、直立不動の海兵隊員が使うのと客の注文を受けたウエイターが使うのとではかなり違う。敬意、堅苦しさ、ユーモア、皮肉などは、プロソディを通して伝達される態度のほんの一部である。このようにプロソディによる手がかりは、言われたことの意味、話し手の情動状態、そして聞き手や状況に対する話し手の態度を解釈するのに役立っているのである。もしこういったプロソディによる手がかりがなかったり、希薄だったり、混乱していたりすれば、話し言葉の意味を決定し伝達することはずっと難しくなるのである。

プロソディ障害の概観

情動的な安定、精神状態、感覚運動の完全性、運動プログラミング、言語の形式化などの障害も、発話の構成要素であるプロソディの正常なコントロールを妨害する。一部の運動障害性構音障害(dysarthria)に伴う運動障害の影響を完全に排除することはできないが、RHDによって生じるプロソディ障害は、上記の障害からは独立して存在している。RHDによって起こるものも含め、プロソディ障害の代表的な例を以下に述べる。神経学的な損傷により二次的に起こったプロソディ障害のリストを読んでいくときには、脳損傷患者は複数の障害や疾病過程をもっている可能性があるということを念頭に置くことが重要である。また、RHDによる

プロソディ障害と他の神経学的障害により起こったプロソディ障害とを区別すること、そして患者のプロソディ障害が他の障害によって生じる症状ではないことを確認することが重要である。

運動性発話障害

運動障害性構音障害や発語失行は、話し言葉の流暢な表出を妨げる神経学的な障害である。運動プログラミング障害はプロソディに影響する可能性がある。発語失行は不適切な休止や、音節の持続時間の多様さの減少、ピッチや大きさの制限あるいは変化などが特徴であるとされている(Duffy 1995；Kent & Rosenbek 1982)。

運動障害性構音障害のうち、運動制御が正常に機能しないことでプロソディが障害される例として、次のようなものがある。痙性型の運動障害性構音障害による音節や単語の引き伸ばしと発話速度の低下、失調型の運動障害性構音障害によるタイミングやリズムの崩れと、強勢のない音節の長さの不釣り合いな延長、パーキンソン病に特徴的な運動低下型の運動障害性構音障害による強勢の減弱化、ピッチや大きさの単調化などである(Duffy 1995)。

RHDプロソディ障害の研究では、運動障害性構音障害は重要な要因として考えられていない。たとえばRyallsらは、統計的に有意ではないが、発症後初期のRHD患者のほうが後期のRHD患者よりもプロソディに障害をもっている傾向があることを見出し、「運動障害性構音障害の要素が解決する」(Ryalls et al 1987, p.690)可能性を示唆した。CancelliereとKertesz(1990)は、損傷部位局在やプロソディ障害についての研究結果に対する運動障害性構音障害の影響を疑問視している。脳卒中による一側性の上位運動ニューロンタイプの運動障害性構音障害は、RHDによって生じるプロソディ障害の原因とはなりにくい。なぜなら、上位運動ニューロンタイプの運動障害性構音障害は右半球の脳卒中でも左半球の脳卒中でも起こるからである。しかし、一側性の上位運動ニューロンタイプの運動障害性構音障害は、RHDにおけるプロソディ産生障害を悪化させることがある。

これまで、プロソディ理解障害はRHDに限られていると考えられていた。しかしながら、最近では、パーキンソン病(Blonder, Gur & Gur 1989；Scott, Caird & Williams 1984)やハンチントン病(Speedie, Brake, Folstein, Bowers & Heilman 1990)に伴う運動性の発話の問題を合併する患者にもプロソディ理解障害が起こることがわかってきている。

言語の障害

失語症になると、単語を検索しているときに不適切な休止が生じ、発話のタイミング、流暢さ、文章におけるプロソディのパターンが障害される(Duffy 1995)。ブローカ失語の特徴である失文法的な発話によって、語の強勢が不適切になる。基本周波数の範囲(変化)が制限される失語症のタイプも存在する(Ryalls 1982)。失語症患者がRHDプロソディ障害に関する研究対象に含まれていることがあるが、脳損傷のない(NBD)対照群に比べて、その能力はプロソディの産生だけでなく理解においても障害されていることが多い。

精神状態

プロソディに影響を及ぼす可能性がある精神状態には、統合失調症、うつ病、躁病が含まれる。統合失調症においては、プロソディの障害のされ方は病気の状態や種類によって異なる。メロディーやピッチが急速に変わったり、異常な強勢パターンを示したりする患者もいる

(Aronson 1990)。一方で、感情の起伏がなくなり、振幅や周波数パターンの変化が通常に比べて少なくなり、発話が平板で特色がなくなる患者もいる(Aronson 1990；Merewether & Alpert 1990)。うつ病においては、強さやピッチの範囲が減少し、休止が通常より長くなり、強勢が減衰した(Aronson 1990；Merewether & Alpert 1990)。

RHD

　RHDプロソディ産生障害の臨床像は、**強勢、持続時間、基本周波数の変化の減弱化**(Duffy 1995)として特徴づけられる、平板で単調なパターンである。その発話は、全体的に抑うつ状態にあるようで、やや無機的な印象をもたらす。RHD患者は単語を強調するとき、ピッチや持続時間ではなく、振幅を変化させることが多い。さらに、RHD患者はプロソディの理解、特に情動的なプロソディの理解に困難さを示す。他の神経学的障害によって引き起こされたプロソディ理解障害に比べ、RHD患者のプロソディ理解障害は重篤と思われる。

　現在、RHDプロソディ障害のメカニズムについては解明されていない。こうした障害が何を意味するかということよりも、何を意味しないかということのほうがよくわかっている。まず、運動性発話障害がなくても起こると思われるので、運動機能や感覚機能の障害によるものとは考えられていない(しかし、RHDプロソディ障害の研究では、運動障害性構音障害の存在はほとんど報告されていない)。RHD後の言語機能は基本的には障害されていないため、言語的な情報処理の不足がプロソディ障害の原因とは考えられない。RHDプロソディ障害は、発語失行の影響による発話開始時の誤りや自己修正時にみられるような特徴はなく、運動プログラミング障害とは思われない。そして、抑うつと診断されないときにも生じうるため、精神状態の一部とも考えられない。

　研究では情動的プロソディと言語的プロソディを区別してきたが、この区別はプロソディ処理の仮説にのっとっており、必ずしも心理的な実体を反映していない。脳は、情動的なプロソディ要素も、言語的なプロソディ要素と同じように処理している可能性がある。Joanetteらが示すように、「情動的な刺激と言語的な刺激を区別しうる音響的要素は存在しない」(Joanette, Goulet & Hannequin 1990, p. 113)のである。RHD患者におけるプロソディに関する初期の研究のほとんどは、RHDによって情動的な敏感さが減衰するという仮説に影響を受けており(感情障害についての第7章を参照)、プロソディ障害に関する研究のほとんどが、この機能的枠組みの中で行われてきた。

RHDプロソディ障害を何と呼ぶか

　RHDによって二次的に生じるプロソディ障害を説明するために、いくつもの用語が使われてきた。RHDプロソディ障害に関する初期の研究の一つで、Heilmanら(1975)は、**聴覚感情失認**(auditory affective agnosia)という用語を使い、RHDはプロソディの理解に影響を及ぼし、情動的プロソディに応じて生じると示唆した。その後、Ross(1981)は、プロソディの理解障害だけでなく産生障害をもRHDと関連づけたことで広く知られているが、この理解と産生に関する障害両者を説明するために**失プロソディ**(aprosodia)という用語を使った。失プロソディとは、もともとMonrad-Krohn(1947)が話し言葉におけるプロソディ要素の喪失を説明するために造り出した語であるが、現在は喪失というよりはむしろ**減弱**という意味で捉えられている。Rossらが使うようになってから、失プロソディという語は、**情動的なものが根底にあるようなパラ言語的な情報の処理に限定し**

て使われるようになり、プロソディだけでなく情動的なジェスチャーの障害も含まれるようになった(Gorelick & Ross 1987；Ross 1981, 1985, 1988, 1993；Ross, Harney, deLacoste-Utamsing & Purdy 1981；Ross & Mesulam 1979)。彼らは、RHD プロソディ障害は機能に従って分類され(情動的か言語的か)、感情的な行動が右半球と結びついたモデルを提唱した(Ross 1993)。後節で検討するが、プロソディについて考えていくときは、プロソディの**機能**よりも、プロソディの構成**要素**について注目していくほうがよりよいのかもしれない。つまり、ピッチといったある特定のプロソディの要素は、他の要素に比べて RHD によって障害されやすく、また、ピッチは情動の種類の弁別にとって特に重要である。したがって、RHD プロソディ障害が情動的な情報処理と結びつくのは、単なる偶然で起こりうることであって、必然的なものではないかもしれないのである。

RHD プロソディ障害を示すものとして、**プロソディ異常**(dysprosody)という用語を使う研究者もいる(Behrens 1988；Hird & Kirsner 1993；Joanette et al 1990；Ryalls et al 1987；Shapiro & Danly 1985)。**プロソディ異常**という用語はまた、Monrad-Krohn(1947)によって、外国人様アクセントを呈している LHD 患者にみられた、保たれてはいるが正常とはいえないプロソディについて言及するものとしても使用されている。この用語は様々なプロソディの異常さを表しているが、特に RHD プロソディ障害を説明しているものではない。

おそらく、RHD プロソディ障害の範囲をひとまとめにし、かつ情動的なジェスチャーの障害は含めずに、プロソディのみに絞るような呼び方は、RHD プロソディ障害の操作的な定義づけが正確になされ、障害の本質が明らかになるまで保留にすべきなのかもしれない。したがって、本章では、RHD によってもたらされたプロソディの機能不全は、**RHD プロソディ障害**(RHD prosodic deficits／RHD prosodic impairments)と呼ぶこととする。

RHD プロソディ障害に関する研究

RHD 患者のプロソディ障害に特有とされるいくつかの特徴が、過去 20 年以上にわたってこの分野の研究を牽引してきた。第一に、感覚運動的あるいは言語的な情報処理には障害がないにもかかわらず、RHD によるプロソディ障害は出現しうる。また同じように、ある種の精神状態においても出現しうる。第二に、言語的プロソディよりも情動的プロソディがより障害されるため、抑うつ状態にあるように見える RHD 患者もいる。第三に、RHD 患者は、顔の表情といったまた別の側面をもつ情動的な要素、また、話や状況の情動的な内容を読み取ることが困難であることが知られている。第四に、最近まで、プロソディ理解障害は RHD に特有のものであると思われていた。これらの特徴から、プロソディ処理は右半球で行われており、情動的な行動のコード化や解読の障害にも関係してくる可能性が出てきたのである。その結果、この分野の研究をする際の中心的なテーマは次のようなものとなった——①**プロソディと大脳半球ラテラリティとの関係、またプロソディ処理における右半球優位の可能性**、②**プロソディを機能(情動的か言語的か)に基づいてカテゴリー化することの問題**。これらの問題についての実験的な研究は、RHD プロソディ障害の臨床像に対する理解をある意味では明確にしたが、一方ではさらに混迷の中に陥れることになった。

実験的研究の多くがラテラリティに焦点を当ててきたため、そうした障害の本質についての疑問は、実際には、プロソディ処理において損傷されていない右半球はどのような役割を果たしているのかというものであった。左半球が言

語に関して優位であるように、右半球はプロソディに関して優位であるのか？　右半球の役割は情動的プロソディに限られているのか、それとも言語的プロソディも含むのか？　私たちの知識のほとんどは、プロソディ障害の臨床的症状を探ることを目的とした研究から得たものではない。むしろ、脳が損傷されていない場合、どちらの大脳半球がプロソディ処理に貢献しているかを明らかにするための研究によるものである。結果として、ほとんどすべての実験的研究で、対象者の選択は一側性の大脳半球損傷があるかどうかでなされ、プロソディ障害の有無は問題にされていない。このことは、RHD プロソディ障害の特徴やメカニズムについて興味をもっている人々にとっては問題である。なぜなら、これまで蓄積されてきたデータに含まれる多くの被験者は実際にはプロソディ障害をもっていないのに、RHD プロソディ障害の本質について私たちがもっている知識のほとんどは、こういった研究から導かれたものだからである。RHD プロソディ障害の明らかな特徴を記述することを目的とする研究でさえ、被験者を選別していないのである。このような状況は、LHD のある失語症者と非失語症者のデータから失語症の本質や臨床像を研究するというのと似ていなくもない。RHD プロソディ障害についての適切な定義がなければ、適切な患者を選択するのは困難である。そして、ほとんどすべてのケースについて、**RHD によるプロソディ障害の徴候や根底にあるメカニズムを探る研究から得られた知見のもとになっている患者は、プロソディ障害をもっている者もいれば、もっていない者もいることを覚えておくことが重要である。**

　こういった欠点はあるものの、この分野における研究は私たちの知識基盤に足りない点を追加してきた。第一に、最も重要なことであるが、RHD 患者にはプロソディ障害の可能性があるという認識を高めることとなった。以前は見過ごされてきた症状が、今はカルテに記載され、言語聴覚士による治療を受けるようになった。家族、患者、専門家は、コミュニケーションにおけるプロソディ障害の影響をより意識するようになったのである。第二に、RHD は情動的プロソディと同様に言語的プロソディにも影響を及ぼす可能性があることや、ある特定のプロソディ特徴が他のプロソディ特徴に比べてより障害されることがあるということが、研究によって確認された。こういった知識は、改善を図るための指針になりうる。本章では、RHD によって二次的に生じるプロソディの理解障害と産生障害について探っていく。プロソディ障害についての明確な定義がないことも一因であるが、その発症率についても知られていない。しかし、その臨床像からすれば、プロソディ障害は RHD 患者の一部に現れるもので、RHD 患者の全員に現れるわけではない。

プロソディ産生障害

　プロソディ障害を呈する RHD 患者が産生する単調で機械的なプロソディに気づくのは難しいことではない。その本質を理解することのほうがより困難である。RHD によって二次的にプロソディの表出が減弱したという臨床所見や単一症例の報告(Gorelick & Ross 1987；Ross 1981；Ross & Mesualm 1979)は、実験的な多症例の研究によっても支持されてきている(Borod, Koff, Lorch & Nicholas 1985；Hird & Kirsner 1993；Shapiro & Danley 1985；Tucker, Watson & Heilman 1977)。

情動的プロソディ産生障害

　臨床的に、プロソディ産生障害は会話における情動的な内容・非情動的な内容いずれにおいてもみられるが、実験的研究により、情動的な

表4-3　RHD 情動的プロソディ産生障害の特徴

1. 平坦で、機械的で、単調なプロソディ曲線
2. プロソディ曲線を情動的な意図と一致させることが困難
3. 喜怒哀楽を示すためのピッチ変化に依存することが少なくなる
4. 喜怒哀楽を伝達するために、プロソディよりも語義的な情報への依存が増加する

やり取りの中でより明らかになるということがわかってきた(表4-3)。たとえば、Tuckerら(1977)は、情動的に中立な内容の文章について特定の情動を込めて発話する能力を、RHD被験者とNBD被験者とで比較した。その結果、NBD被験者に比べ、RHD被験者によって伝えられた情動を弁別することのほうが困難であり、その差は統計的に有意であった。RHD被験者は、指示に従って生み出した情動的プロソディの的確さ・強さに関して、単極性うつ病患者やパーキンソン病患者よりも障害されていることもわかっている(Borod et al 1990)。そして、プロソディ障害をもつRHD患者は、自分の喜怒哀楽といった情動を伝えるときにはプロソディよりも単語の選択に頼っているようである(Borod et al 1985)。

　RHD患者とうつ病患者のプロソディ産生における明白な類似点から、当初、こうした表出の障害は主観的な情動的体験の変化の結果なのではないか、という仮説が導き出された。たとえば、脳卒中患者、うつ病で精神科にかかっている患者、身体的疾病をもつ患者のプロソディ産生に関する研究において、聞き手は、脳卒中患者がうつ病の基準には当てはまっていないにもかかわらず、脳卒中患者とうつ病患者を区別することができなかった(House, Rowe & Standen 1987)。しかしながら、プロソディ産生障害をもつRHD患者の自己報告によって、減弱したプロソディは体験している情動に合致していないということが示唆された。たとえば、

RossとMesulam(1979)によって報告された2名の患者は、自分たちの気持ちに合った声の調子を作るのが困難であることを嘆いていた。また、RossとRush(1981)は、プロソディ障害とうつ病を合併している患者を報告しているが、その患者の単調なプロソディ産生は、抗うつ剤によってうつ病が治った後でもそのままであったと述べている。

　第二の仮説は、プロソディ産生障害は、情動的行動の**コード化**の全般的な障害の反映であり、必ずしも主観的な情動体験の障害の反映ではない、というものである(Borod et al 1985；Borod, Koff, Lorch, Nicholas & Welkowitz 1988；Ross 1985)。つまり、情動そのものというよりも**情動の表出が障害されており**、それはプロソディ産生だけではなく、情動的な表出に関するあらゆる形態に反映されているのである。RHDに伴う情動的行動のコード化の障害は、ジェスチャーや顔の表情といった他の側面においても表現の減弱化として報告されてきた。RHDによって情動を表す自然な身振りがいくつか障害され(Ross 1981；Ross & Mesulam 1979)、こうした患者にみられる情動的行動の他の徴候(すなわち、病的な泣き)は実際の情動状態とは乖離している(Ross 1981)ことが、症例報告から示唆されている。たとえば、情動を呼び起こすような絵に対する反応において、RHD患者はLHD患者に比べて顔の表情が乏しい(Borod et al 1985；Borod et al 1988；Buck & Duffy 1980)ことや、自身の障害について聞かれたときに、RHD患者はLHD患者に比べて様々な面で表現力に欠ける(Blonder, Burns, Bowers, Moore & Heilman 1993)ことがわかってきている。

　プロソディ表現力の減弱は、「情動的表出における右半球の優位性」(Borod et al 1985, p.348)の結果であるが、プロソディ産生障害には、情動的行動をコード化するのに関係する要因とは別の要因が働いているようである。つま

表4-4 RHD 言語的プロソディ産生障害の特徴

句レベル：
1. 名詞と名詞句を言い分けるために音節間の休止や持続時間に過度に依存する

文レベル：
2. 文中の語につける強調アクセントの使用はほとんど障害されない
3. 文の種類を区別するための基本周波数の使用が障害される場合がある

り、プロソディ産生は、感情的な行動やそのコード化とは独立して障害される可能性がある。情動を伝達するときにプロソディを用いることはさらにはっきりしたが、RHD患者は言語的な目的でプロソディを使用することにおいても困難を示すことがわかってきた。会話においても、そのやり取りの情動的な内容にかかわらず、プロソディ産生障害をもつ患者は異常がみられる。こうした臨床的印象は、以下の節で説明する実験的研究によっても支持されている。

言語的プロソディ産生障害

情動を伝えようとする状況において、プロソディ産生障害はよりはっきりと劇的に現れるが、情動を伴わない対話においてもまた同じことが起こるといえる。表4-4に、以下に概説する言語的プロソディ産生障害についてまとめる。

強調アクセント：句レベル

通常の発話では、普通、強勢の置かれた音節は、それ以外の音節に比べて振幅や持続時間が増加し、基本周波数が高くなる（Behrens 1988）。一般的に、RHDは、複合名詞（英国兵（redcoat））と名詞句（赤いコート（red coat））を区別するための対比的な強勢を産生する能力には影響を及ぼさないと思われる（Behrens 1988；Emmory 1987）。ところが、Behrens

(1988) は、RHD患者は対比的な強勢を示す手がかりを使うことが少ないことを明らかにした。NBD被験者は音節間の休止を最もよく使い、音節の持続時間を使うことは最も少ない。ところが、RHD患者は音節間の休止を使用しない。この研究結果は、RHDにおけるやや機械的な発話から受ける印象に非常によく似ている。RHD患者における語や音節間の間隔は、通常の発話のような変化がなく、均一で一貫している。たとえば、コンピュータで合成された話し言葉について考えるときに心に浮かぶ特徴の一つは、語や音節の間に均一な休止があることであり、その特徴がロボット的で機械的な印象を与えているのである。

強調アクセント：文レベル

強調アクセントは、意図した内容を伝えるのを助けたり、同じ語からなる文の意味を区別したりすることができる（たとえば、「馬が納屋から走り去っている（The *horses* are racing from the barn）」なのか「馬が納屋から走り去っている（The horses are racing from *barn*）」なのか）。RHD患者は、自発的に表出した文に強調アクセントを適切に置くことができない（Wientraub, Mesulam & Kramer 1981）が、指示があれば（すなわち、強勢を文の最初や最後に置くようにと言われれば）可能であると思われる（Behrens 1988）。ところが、Behrensは、たとえ指示があっても、文の初めの語に強勢を置こうとするときに、文中の、強勢を置かないはずの最後の語の振幅が増加してしまうRHD患者もいることを見出した。これはNBD被験者とは逆のパターンであった。しかし、指示を受けたRHD患者の産生のパターンは、NBD被験者のものと次の点で似ている——**①文中の語に強勢をつけるときは、ピッチの変化に最も依存しており、強さの変化には依存していない、②強勢を置かない語に比べて、強勢を置く語の音節の持続時間が長くなる、③強勢を置く語の**

基本周波数の揺らぎのパターンが同じである。Behrens は、句においても文においても、強勢というプロソディ産生は、RHD によって本当にわずかな影響しか受けないと結論づけた。しかしながら、臨床的な印象では、プロソディ産生障害をもつ患者は文中に強勢を置くとき、自発話においても誘発された発話においても、ピッチや持続時間の変化よりも音量の増加に依存しているようである。

文のタイプの区別

平叙文と疑問文では基本的に周波数の曲線が異なる。そのため、最も典型的なパラメーターとしてピッチが調べられてきた。周波数が下降の曲線を描くものは平叙文であり、一方、上昇の曲線を描くものは yes-no 疑問文である。Hird と Kirsner（1993）は、RHD 患者と NBD 成人の発話において、疑問文と平叙文を区別するための尺度である**持続時間**には違いがないことを明らかにした。ところが、**基本周波数**の点では、RHD 患者は平叙文・疑問文・命令文の区別がつくように発話することが困難であることがわかっている（Behrens 1989；Shapiro & Danly 1985；Weintraub et al 1981）。その障害の特徴として、**①平叙文においてピッチパターンが異常に平坦になること**、**②疑問文におけるピッチの変化が通常に比べて少ないこと**が挙げられる（Behrens 1989）。

一方、Ryalls ら（1987）は、NBD 被験者と RHD 被験者との間には、基本周波数や周波数の変動において有意な差はみられなかったと報告している。しかし、彼らが述べているように、研究では異なるタイプの文を自発的に作り出すのではなく模倣するようにと指示したため、他の研究と違う結果が出た可能性がある。この違いは重要である。なぜなら、この研究に参加した RHD 患者の自発話は、研究者にとっても、さらに患者の何人かは自分自身にとっても異常に聞こえたという記述があるからだ。患者の自発話は、全体的にピッチが低めであり、強さやピッチの変化幅が減少しているようだった。

一般に、RHD に伴うプロソディ障害は、文レベルの言語的プロソディの産生にも影響を与える可能性がある。ピッチの変化が通常のようにはいかなくなり、強調アクセントを示す目立った手がかりの使用が少なくなるように思われる。

音響分析

音響分析によって、プロソディ産生障害には周波数情報の使用の減少が関係しているという仮説が支持された。音響分析は次のようなことを示唆している——①ピッチの変化やコントロールは RHD に伴うプロソディ産生障害における重要な要因であり、②ピッチの変化はプロソディによって伝達される情動状態を識別するための鍵となる要因である。

Kent と Rosenbek（1982）は、被験者から導き出された中立的な平叙文を音響分析した初期の研究で、RHD 被験者は、中・高周波数領域におけるエネルギーが減弱化し、低周波数領域におけるエネルギーが強くなっていたが、このことは鼻音化や不適切な構音と一致していたと報告している。しかし、3 名の被験者全員が、顔の左側の筋力低下を伴う軽度の運動障害性構音障害があると診断されており、このことがプロソディ障害に関係している可能性もある。

Hird と Kirsner（1993）は、RHD 患者、多発性硬化症の患者、パーキンソン病患者、NBD 対照群を対象に、持続時間について調べている。その結果、RHD 患者は他の群に比べて、情感を込めて産生してもらった文の平均の持続時間が短いということがわかったが、統計的に有意なものではなかった。

RHD 患者、LHD 患者、NBD 被験者の情動的プロソディの産生の違いを判断するにあたっ

て、ピッチ変化やピッチの範囲は決定的な要因となるようである(Shapiro & Danly 1985)。変動性を基本周波数の平均に従って正規化すると、RHD患者はピッチの点で健常者に比べて変化が少ない(Colsher, Cooper & Graff-Radford 1987；Ryalls 1996)。ただ、当初はそのようには思われていなかった。ShapiroとDanly (1985)の実験では、大脳の右前方および右中心に損傷のある患者は、LHD患者やNBD被験者に比べ、ピッチ変化や範囲が制限されていた。しかし驚いたことに、右後方に損傷のある患者は、他のすべての被験者に比べてピッチ変化が著しく、その範囲が大きくなり、そして基本周波数の平均値が高くなった。右後方部損傷におけるこの「抑揚過剰(hypermelodicity)」の発見は、Colsherら(1987)によって異議を唱えられた(Ryalls 1986も参照)。Colsherらは、全体的な平均のピッチレベルが高い患者がいる可能性があるので、結果を音響分析するときには平均のピッチのことを考慮に入れるべきであると説明した。変動性を正規化したところ、Colsherらは、RHD患者の前方損傷群と後方損傷群の違いには、ShapiroとDanlyのデータとは逆の傾向があることを見出した。NBD被験者に比べて、右後方損傷群はわずかにピッチ変化が少なく、右前方損傷群は若干ピッチ変化が多かったのである。この点を証明するため、Colsherら(1987)は、RHD患者2名とNBD被験者3名を対象に、文章音読課題による検査を行った。基本周波数の平均を正規化する前であると、RHD被験者はNBD被験者に比べてより基本周波数が高く、ピッチ変化も大きい。ところが、ピッチ変化を平均の基本周波数に従って正規化すると、RHD被験者はNBD被験者に比べてピッチ変化が少なくなったのである。

NBD被験者における情動のイントネーションパターンを調べるWadaテストの研究でも、ピッチ情報は重要な音響的パラメーターであることが明らかにされている(Ross, Edmondson, Seibert & Homan 1988)。Wadaテスト施行中、一方の大脳半球にアミタールを注入すると、注入された大脳の機能が低下する。NBD被験者の右半球にアミタールを注入した後、イントネーションパターンが単調になった。パターンは基本的には持続時間や強さよりも基本周波数の変化を反映している。このように、RHD患者のプロソディ産生障害で、重要な要素であるピッチ変化の使用が減少するという知覚印象は、音響的な測定によって実証されてきた。

プロソディ理解障害

RHDがプロソディの産生と同様にその理解にも障害を与えることは確実である。理解障害は特に情動的プロソディを同定する際に明らかである。研究によって、RHDプロソディ理解障害は、情動的プロソディ理解障害も含めて、知覚にその基盤がある可能性が高いということが示唆されている。つまり、**プロソディ理解障害はプロソディの機能(言語的あるいは情動的)とは独立して存在する**。こうした問題は、言語的プロソディよりも、情動的プロソディにおいてより明らかである。なぜなら、ある音響的要素または知覚的要素(つまり、ピッチの変化)が、情動的プロソディにとって決定的な役割を果たし、他の要素に比べて、RHDによって障害を受けやすいからである。

情動的プロソディ理解障害

情動的プロソディの理解についてはいろいろな方法で調べられてきたが、中でも最も典型的なパラダイムは、非情動的な文がどういう気持ちで話されているかを被験者に同定させることによって、内容からプロソディを引き離すというものである。一般的には、被験者は、「彼は

店へ行った」というような、意味的には中立な内容であるが情感を込めて発話された文を聴いて、そのプロソディ曲線が最もよく表している情動はどれかを選ぶ。検査される情動は、文化を超えた万人共通のものと見なされており、したがって人間らしさの一部であると考えられている（たとえば、喜び、悲しみ、怒り、驚き）(Alpert & Rosen 1990；Ekman 1973)。

このタイプの課題は、患者のインフォーマルな評価や実験的研究に使われることが多い。プロソディ産生の情動的な誘発性(valence)については、健常な被験者でさえも異なることがあるため、目的が診断か対照研究かにかかわらず、事前に刺激を検証することが重要である。たとえば、一連の刺激を準備するにあたって、Tompkins(1991)は、192文のうち64文でしか判定者の情動的な調子の判断が一致しなかったと報告している。多くの研究において、実験の手順は入念に管理されているわけではなく、場合によっては、常に同じ条件で提示できるように刺激があらかじめ録音されておらず、検査を行うときには検査者による生の声が代わりに産生されることがある（たとえば、Gorelick & Ross 1987；Ross 1981）。

プロソディによって伝達される気分を同定する能力の障害に関する症例報告は、個人を対象とした実験的研究(Cancelliere & Kertesz 1990；Starkstein, Federoff, Price, Leiguarda & Robinson 1994)、多症例研究(Blonder, Bowers & Heilman 1991；Borod et al 1990；Tompkins & Flowers 1985；Van Lancker & Sidtis 1992)、LHD被験者の成績との比較研究(Blonder et al 1991；Bowers, Coslett, Bauer, Speedie & Heilman 1987；Heilman et al 1975；Tompkins & Flowers 1985；Tucker, Watson & Heilman 1977)によって支持されている（**表4-5**）。LHD被験者とRHD被験者の成績に差がみられなかったとするいくつかの研究（たとえば、Schlanger, Schlanger & Gerstman 1976；Van Lancker & Sidtis 1992）においては、LHD被験者では失語症の重症度が、RHD被験者では無視がないことが、その結果に影響を与えた可能性がある。たとえばSchlangerら(1976)は、RHD被験者の平均得点は、重度の失語症者と中等度の失語症者の成績の間に位置することを明らかにしている。失語症の重症度はプロソディ処理そのものに影響を与えるわけではないが、他の機序によってプロソディ同定課題における成績に影響を与えるのかもしれない。たとえば、TompkinsとFlowers(1985)は、課題の難易度が上がると、失語症被験者の成績はRHD被験者の成績のレベルまで下がることを見出した。このことは、認知的な負荷や言語的な理解の障害が、失語症被験者の成績に悪影響を及ぼすことを示唆している(Ross 1993；Seron, van der Kaa & van der Linden 1982；Tompkins & Flowers 1985)。

表4-5 RHD情動的プロソディ理解障害の特徴

1. 意味的に中立な文が前後関係なく提示されたときに、その文がもつ感情的な意味合いを区別したり同定するために、プロソディ曲線を使用することが少なくなる
2. 意味とプロソディ曲線が一致しない文の感情的な意味合いを同定する能力が低下する

無視があるRHD患者も、無視がないRHD患者に比べてプロソディの同定に困難を示す傾向がある。おそらく無視があるRHD患者は覚醒水準が低く、注意が散漫で、言語外の情報〔訳注：プロソディー、ジェスチャー、表情など〕に対する反応が鈍いからであろう。たとえばStarkstein ら(1994)は、無視の重症度とプロソディ障害との間には有意な相関があることを明らかにした。プロソディ理解障害は頭頂葉後方の損傷と関連しているといわれるが、この部位は無視とも関係していることが知られている(Cancelliere & Kertesz 1990)。RHD患者のプロソディ同定障害を報告している研究では、対象と

なった被験者の70〜100%に無視があった（Blonder et al 1991；Heilman et al 1975；Ross 1981；Tucker et al 1977）。失語症者とRHD被験者の違いを見出せなかったSchlangerら（1976）の研究では、どのRHD被験者にも無視はみられなかった。

前後関係が示されないまま情感を込めて言われた中立的な内容の文を聴いて、その情動的プロソディを同定することは、いくらか不自然な課題である。したがって、この課題は会話における話し言葉の能力を必ずしも反映していない。なぜなら、会話における話し言葉はたいていの場合、内容とプロソディが一致しているからである。とはいえ、この課題における結果は、RHD患者は手がかりとなる文脈がなければ、プロソディのみで伝達された情動的な調子を理解するのは難しいということを示唆している。

もし、中立な文ではなく文自体に情動的な内容が含まれていたら、プロソディの同定に違いが出るだろうか？　内容と情動的な調子が結びついているときは、成績が上がるのか？　逆に内容と情動的な調子が結びついていないときには、より障害されるのか？　RHD患者は、プロソディが決定的な要因とならないときは、簡単な話や文章の情動的な意味内容を判断することができるようである（Laland, Braun, Charlebois & Whitaker 1992；Tompkins 1991）。たとえばBlonderら（1991）は、「君は贈り物に興奮しているね（You are thrilled with the gift）」とか「あなたの配偶者は手術で助からないかもしれない（Your spouse may not survive surgery）」といった文を抑揚なく言っても、RHD患者はその情動を同定することができると報告している。ところが、同じRHD被験者が、「彼女が笑った（She smiled）」とか「彼は早口に息を切らして話した（He spoke quickly and breathlessly）」といった、顔の表情、プロソディ、ジェスチャーに関する情報を**描写した文の**情動的な意味合いを判断することは困難だった（Blonder et al 1991, p.1119）。このように、RHD患者にとっては、自らの解釈が内面の情動を表すパラ言語的な情報の解読に限定されている場合、たとえこうした情報が言語で伝達されるときであっても、情動を同定するのはずっと難しくなるものと思われる。

ある文章が発話されたときのプロソディパターンに、その文章の文字どおりの内容が一致しているか・していないかというパラダイムを利用して、意味内容の影響力が調べられている。会話の中では、話し言葉の内容と声の調子との不一致は、皮肉なコメントとして言われたときのように、言ったことと本当に意味していることが違うときに現れる。当然、誰にとっても、言われたとおりの内容と合っていないときにプロソディを同定することは難しくなるが、LHD被験者やNBD被験者に比べてRHD被験者ではより困難になるようである（Bowers et al 1987；Starkstein et al 1994；Tompkins 1991）。注意障害、特にヴィジランス（vigilance）の障害は、RHD患者のこのような課題の成績に影響する。文脈から離れた、内容とプロソディが一致しない刺激が示された場合、被験者は意味内容への注意を抑制し、プロソディに注目しなくてはならない。このパラダイムは、ストループ課題に似ている。ストループ課題では、ある刺激に含まれている一つの特徴（たとえば、印刷された語のインクの色）を選んで言うために、もう一つの特徴（印刷された語の意味）のほうは無視しなければならない。第2章で論じたとおり、ヴィジランスの障害によってRHD患者のこのような課題における成績は低下する。このため、意味内容とは一致しないプロソディがどのような情動を伝えているかを判断することができないという、RHD障害の本当の原因を知ることは困難である。一部のプロソディ障害は注意が必要になると憎悪する可能性がある。

このように、RHD患者は、プロソディが意味内容から孤立していたり、一致していなかったりするときに、プロソディ曲線から伝達された感情的な意味合いを解釈することが困難であるということが研究からわかってきている。ただ、情動的プロソディの解釈が困難であるそのRHD患者が同時に、一般的には、単純な文章や話における言葉の情報がもつ情動的な誘発性（valence）は解釈できるのである（Blonder et al 1991；LaLande et al 1992；Tompkins 1991）。このことは、RHD患者にとっての問題が、プロソディや他のパラ言語的な情報の解釈に限定されており、情動の解釈そのものでないということを示唆している。

表4-6 言語的プロソディ理解障害の特徴

1. 強勢パターンに基づいて、品詞を区別することができない
    a. 名詞と名詞句
    b. 名詞と動詞
2. 強勢パターンから二つの文が同じかどうかを判断することができない
3. 文中の強勢の使用が正しいか否かを区別することができない
4. プロソディ曲線から文のタイプ（平叙文か疑問文か命令文か）を区別することができない

言語的プロソディ理解障害

言語的プロソディ理解に関する研究は、プロソディ理解障害はプロソディがもつ機能（情動的か非情動的か）とは無関係であるという考えを支持する傾向にある。RHD被験者は、NBD被験者と比較すると、次のような課題において障害がみられるということがわかってきている──①複合語と名詞句を区別する課題（たとえば、緑の家（green *house*）と温室（*green*house））、②音節レベルの強勢の位置によって、名詞と動詞を区別する課題（たとえば、受刑者（*con*vict）と有罪と決定する（con*vict*））、③二つのまったく同じ文が同じ強勢パターンで言われたかどうかを判断する課題（たとえば、スティーブが車を運転している（*Steve* is driving the car）とスティーブが車を運転している（Steve is driving the *car*））、④文の中で強勢を置かれた語を同定する課題、⑤一文における強勢の使い方が正しいか否かを区別する課題、⑥命令文ならびに疑問文と平叙文を区別する課題（Bryan 1989；Weintraub et al 1981）（表4-6）。こうした課題のほとんどで、RHD被験者はNBD対照群や失語症被験者に比べて障害されていたが、複合語や文の種類について区別する課題では、失語症被験者よりも成績がよいこともあった（Bryan 1989；Emmory 1987）。

言語的プロソディ情報の解釈では、二つの大脳半球が協同して働いているようである。たとえば、両耳分離聴の研究で、NBD被験者にフィルターのかかった語、フィルターのかかっていない語、無意味語を聴かせ、語の強勢の位置を同定してもらうという実験を行った（Behrens 1985）。その結果、フィルターを通すことで刺激の言語的な意味が減少すると、左右半球の優位さが変化するということが起こった。被験者は、実在語を聞いたときには右耳つまり左半球の優位を示し、また、同じ語がフィルターをかけられ、音素情報が削除されたときには左耳つまり右半球の優位を示した。しかし、無意味語が使用されたときは、どちらの半球が優位かということはなかった。すなわち、音素情報は存在するが、それが意味をなさないとき、どちらか一方の半球が優位に働くということはなかった。

言語的プロソディ障害に関するデータは限られているが、RHDが非情動的なプロソディ処理を妨害しうるという事実は、プロソディ理解障害は情動の情報処理に限られていないということを示唆している。そしてさらに、言語的な符号や情動的な符号といったプロソディの機能は、プロソディのもつ音響的特徴や知覚的特徴

に比べて重要でないということをも示唆している。この可能性については、プロソディ知覚に関する次の節でさらに詳しく述べる。

プロソディ知覚障害：
ピッチ情報の重要性

これまでになされた研究で、RHD 被験者は、NBD 被験者や LHD 被験者に比べてプロソディの弁別が障害されているということがわかっている。このことは、RHD 被験者が、プロソディ情報に対して純粋に知覚的な判断をすることが困難になっていることを示唆している。知覚レベルの障害であるという証拠は、音素情報を著しく減少させたり、あるいは削除した研究からも明らかになっている。たとえば、様々な情動的プロソディを与えられた単母音によって伝えられる情動の弁別課題において、RHD 被験者は、LHD 被験者や NBD 対照群に比べて困難を示したのである (Denes, Caldognetto, Semenza, Vagges & Zettin 1984)。同様に、RHD 患者は、異なるイントネーション曲線で産生された長いハミングの音によって伝えられるプロソディを弁別するような実験でも、LHD 被験者や NBD 被験者に比べて困難を示した (Laland et al 1992)。

フィルターをかけられた話し言葉というパラダイムでは、イントネーションパターンを保ったまま意味内容が不鮮明になるよう音響的にフィルターをかける。この方法において RHD 患者は、プロソディによって伝達された情動を同定することが、NBD 被験者に比べ (Bowers et al 1987；Heilman, Bowers, Speedie & Coslett 1984；Tompkins & Flowers 1985)、また LHD 被験者に比べ (Bowers et al 1987；Heilman, Bowers et al 1984)、障害されていることがわかった。ところが、プロソディ曲線によって文のタイプを区別することに関しては、LHD 患者よりも障害されているということはなかった (Heilman, Bowers et al 1984)。このことから、Heilman と Bowers ら (1984) は、RHD は言語的プロソディ知覚と情動的プロソディ知覚の両方に影響を及ぼすが、左半球は音素情報がフィルターにかけられて取り除かれているときでさえも言語的プロソディ知覚に関与しているようだと結論づけた。情動的な区別は言語的な区別よりも難しいとも考えられる。なぜなら、ある音響的なプロソディのパラメーターが情動的プロソディに特に重要である一方、また別のものが言語的プロソディにより重要となるからである。つまり、各大脳半球はそれぞれ特有のプロソディ特徴の情報処理に大きな役割を果たしているが、各大脳半球が優位を占めるプロソディ特徴は、言語的プロソディあるいは情動的プロソディ処理にとって多かれ少なかれ重要なものとなるのである。

驚くには値しないが、RHD プロソディ産生障害にピッチ変化の障害が重要な関わりをもっていることが示されたことから、いくつかの研究では、**ピッチの知覚**もまた RHD によって選択的に障害されることが示唆されている。たとえば、メロディーや和音、笑い声や泣き声などのように、周波数情報に依存している非言語的聴覚刺激は、損傷のない脳では左半球に比べて右半球のほうでより効率的に処理されているということがわかっている (Gordon 1970；Kimura 1964；King & Kimura 1972)。Sidtis と Feldman (1990) は、ある男性症例について記述している。彼は虚血性発作を数回繰り返すうちに、ピッチやイントネーションを知覚する能力を失ってしまい、ピッチ知覚のみが単独で障害された。およそ3週間後、彼は RHD に伴う左片麻痺を呈した。その患者は、脳卒中に至る最初の20分間の発作について、そのとき、パーティーで人々の話している声の多様性が失われたように聞こえた、と説明した。意味内容は問題なく理解できたのに、声が平坦で単調に聞こ

えたのである。2回目の発作では、ラジオで流れている音楽のメロディー曲線がなくなってしまったと述べた。大きさやリズムはそのままであったのに、メロディーがないのである。Sidtisらは次のように述べている——「この患者の知覚変化に関する主観的な報告によって、RHD後に観察された、複雑なピッチの弁別の選択的喪失は、失音楽(amusia)、プロソディ異常(dysprosody)、失プロソディ(aprosodia)といったより全般的な症候群の重要な構成要素であることが示唆された」(Sidtis & Feldman 1990, p. 470)。

さらに、両耳分離聴の研究では、音響的な入力を大脳半球で処理するときの、ピッチの重要性が示された。たとえば、Sidtis(1980)は、左耳つまり右半球は、たくさんの倍音が含まれるピッチの弁別課題において優れているということを明らかにしている。SidtisとVolpe(1988)は、RHD被験者はピッチの弁別が障害されても話し言葉の弁別については障害されない一方で、LHD被験者は話し言葉が障害されてもピッチの弁別は保たれるという傾向があることを報告している。ChoborとBrown(1987)も、音素や音質の聴取課題を行い、脳損傷被験者間で似たような成績の乖離があることを報告している。つまり、LHD被験者は、音素よりも音質を聴取することにおいてより正確であるが、RHD被験者はその反対であったというのである。

言語的か非言語的か、言語的か情動的かという対立よりも、大脳半球の左右差は、時間的順序、タイミング、持続時間、周波数といった特性が果たす役割の程度と関係が深いように思われる。左半球は、時間に依存していたり、連続した情報処理が必要とされる要素により大きく関わりがあるようである。一方、右半球は、時間的な要素からは独立している要素により優位に働くようである(Carmon & Nachson 1971；Chobor & Brown 1987；Robin, Tranel & Damasio 1990)。時間的でない特徴とは、ピッチや倍音構造のようなスペクトル(spectrum)〔訳注：ここでは音響音声学用語として使用されており、複合周波数を音響的に分析したときに表される複合周波数に含まれる様々な周波数成分に対する振幅のグラフのことを示す〕の情報を含んでいる。時間的な特徴とは、時間的順序、連続性、音の持続時間、音と音の間隔を含む(Robin et al 1990)。RHD患者は、時間とは独立したスペクトルの課題において選択的に障害されることが明らかになっている(Divenyi & Robinson 1989)。たとえば、Robinら(1990)は、周波数弁別やピッチ同定といったスペクトルの課題において、RHD被験者はLHD被験者に比べて障害されている一方、時間的なパターンの知覚や音の「途切れ」の検出については、LHD被験者がRHD被験者に比べて有意に障害されていることを見出している。彼らは、スペクトル情報処理の障害は、RHDプロソディ理解障害の一因になっていると結論づけた。RHDプロソディ理解障害は、特に周波数変化を判断する能力に影響を及ぼすような知覚障害によって引き起こされるというのである。この研究のRHD被験者全員にプロソディ産生障害と理解障害があった。そのうち3名の被験者のプロソディ産生を音響的に分析したが、彼らは基本周波数の使用に問題があり、持続時間を手がかりとして使用することには問題がないことがわかった。この結果より、RHDによるプロソディ障害は、「通常の音響的痕跡に意味を割り当てるという高次レベルの障害というよりも、周波数に関係する情報が知覚できないことに関連する」(Robin et al 1990, p. 552)可能性が示唆された。

Van LanckerとSidtis(1992)の研究は、さらに進んで、左右いずれの半球が損傷を受けるかによって、プロソディに含まれる個々のパラメーターの障害の程度が異なるという根拠を示している。NBD対照群に比べて、LHD被験者もRHD被験者も情動的なプロソディの理解が困

難であるが、それぞれ違う原因によるということを見出した。また、基本周波数の違いが感情的な文のタイプを弁別するときに重要な要因であることがわかった。エラー分析からは、RHD被験者は判断をする際に周波数の情報よりも持続時間による手がかりに強く依存している一方で、LHD被験者は基本周波数に強く依存していることが明らかになった。さらに、RHD被験者は肯定的な情動と否定的な情動を混同しやすい傾向にあった。Van Lanckerらは、「受容プロソディ異常(receptive dysprosody)は、感情的あるいは認知的な情報処理が原因となって起こる障害ではなく、知覚障害のレベルで説明しうる」(Van Lancker & Sidtis 1992, p.35)と結論づけた。

　音響的な研究や両耳分離聴の研究、またその他のタイプの研究から得られた証拠から、理解障害は知覚のレベルで起こることが強調されている。また、ピッチ知覚や他の時間的ではないスペクトルの情報は、①RHD患者の障害、②情動の弁別において特に重要であることが示唆されている。こうした研究から、情動的文脈と非情動的文脈の両方におけるRHD患者のプロソディ理解に関する問題は、ピッチ知覚面での障害の結果である可能性が示唆されている。おそらく、RHD患者がプロソディを産生するときの問題(たとえば、話すときに周波数の手がかりを使い分ける能力の問題)もまた、ピッチ知覚障害に関係するものと思われる。

局　在

　正常なプロソディ産生は、様々な皮質・皮質下の構造がうまく働いて行われ、それぞれがプロソディ処理に異なる関与の仕方をするようである。側頭葉、前頭葉、頭頂葉の損傷は、基底核、内包、島の損傷と同様に、すべてRHDによって二次的に起こるプロソディ障害に関係している。RyallsとBehrens(1988)の研究は、Luriaの説を思い出させる。それは、複雑な機能系は、「皮質の狭いシステムあるいは孤立した細胞の集団に」局在しているということはおそらくなく、互いに連携して働くシステムの中に組織化されているはずであり、そのシステムは互いにある程度離れたところに位置しているようだというものである(Luria 1973)。プロソディ障害の本質についてはほとんどわかっていない。また、運動制御、注意、無視、音響的知覚、情動表現の自動的かつ自発的な制御がどの程度関与しているかということについてもほとんどわかっていない。したがって、プロソディ処理における様々な機構がどのような役割を果たしているかをはっきりさせることは困難である。さらに、特に損傷部位について扱った研究はほとんどない。個々の被験者の損傷部位が報告されている研究は多いが、個々の能力については報告されておらず、そのため能力と損傷部位を合致させることが難しい。他の方法論的問題としては、運動障害性構音障害や無視といった被験者が合併している障害について、十分な記述がされていないことが挙げられる。こうした限界にもかかわらず、文献で繰り返し取り上げられてきている話題がいくつかある。

　プロソディ理解障害は、皮質の前方と後方どちらの損傷によっても起こるが、後方の損傷のほうがより重篤であるとされている。また、Heilmanら(1975)、HeilmanとBowersら(1984)、Tuckerら(1977)、Van LanckerとSidtis(1992)による研究で対象となった被験者の大多数は、側頭葉も損傷されていたという(Van Lancker & Sidtis 1993で報告されている)。

　プロソディ産生障害の研究でも様々な損傷部位が報告されてきた。言語的プロソディ障害に関係している部位は、前頭、側頭、頭頂の各領域、および尾状核、内包、視床を含んでいる(Behrens 1988；Weintraub et al 1981)。前頭

領域が特に重要であると報告している研究もある(Borod et al 1985)。一方、右の頭頂側頭領域が言語的プロソディの産生および理解障害において重大な意味をもつことを報告している研究もある(Bryan 1989)。

プロソディ産生障害が前方の損傷部位に関連し、プロソディ理解障害が後方の損傷部位に関連しているといった考え方は、主として Ross らが提唱したモデルに由来する。そのモデルでは、Benson(1979)や Kertesz(1979)のモデルに従って、左半球における言語障害の損傷部位の鏡像のように、プロソディ障害に対応する損傷部位が右半球に配置されている(Gorelick & Ross 1987；Ross 1981, 1985, 1993；Ross et al 1981)。たとえば、「運動性失プロソディ(motor aprosodia)」は、理解は保たれているもののプロソディの産生や模倣がうまくできず、解剖学的にブローカ野と対応するとされる前方部の損傷部位と関連がある(Gorelick & Ross 1987；Ross 1981)。「超皮質性感覚失プロソディ(transcortical sensory aprosodia)」は、側頭頭頂領域における損傷部位に端を発し、産生は保たれるが理解が障害されることになる。ただ、このモデルは、方法論的な理由や過去の研究結果の追試がうまくいかないことなどから批判されてきた。このモデルを基礎とした研究のほとんどは、プロソディを検査するのに簡便なベッドサイド評価を使用している。つまりこの検査では、検査者はプロソディ模倣の見本であり、同時に患者の能力を評価する者でもある。この方法は、基本的には一つの診断ツールではあるが、Ross(1981)によって概略が示されているように、提示する刺激の数が少なく、刺激の妥当性もなく、「正常、異常、中等度に障害されている」(Ross 1981, p.554)という大雑把な分類である。

Ross のモデルは、患者は、産生、理解、模倣のそれぞれにおいて独立した障害をもっており、かつ複数の障害の組み合わせをもっているらしいとした点では的確である。しかしながら、こうした障害を解剖学的な位置に局在させることは、他の研究者から異議を唱えられてきた(Bradvik et al 1991；Cancelliere & Kertesz 1990)。Bradvik ら(1991)は、言語的プロソディを評価するテストバッテリーを行ったRHD患者に対して、プロソディ障害の局在について調べている。その障害とは、対比的な強勢、文のタイプ、情動的プロソディを同定したり、強調用法の強勢を産生したり、異なるタイプの文を産生したりすることに関するものであった。興味深いことに、RHD 被験者は情動的プロソディを正確に産生することができた(被験者に無視をもつ者はいなかったことを記しておく)。損傷部位の位置づけは、CT スキャン、脳波検査(EEG)、局所脳血流量(rCBF)の組み合わせで評価されたが、Ross によって提唱された解剖学的モデルを支持するものではなかった。残念なことに、それぞれの下位検査の得点は報告されていないが、損傷部位は異なっていても、同じような検査結果を示した。損傷の大きさが理解障害には関連していた。皮質下に損傷部位が限局されていた患者の成績は、皮質の広範囲に損傷がある患者の成績と同等か、それよりも劣っていた。また rCBF の結果から、皮質下の構造は、「プロソディ能力を支配する神経回路に直接関わっている」(Bradvik et al 1991, p.123)可能性があることが示唆された。

Cancelliere と Kertesz(1990)によれば、基底核はプロソディ障害に重大な役割を果たしている。彼らは Ross の研究結果の追試を行うため、Ross(1981)によって使われた失語症の分類システムに従って、LHD 患者と RHD 患者の情動的プロソディの産生と理解について分類した。損傷部位は、中心皮質、前頭、中心深部、後方の各領域に分類された。基底核は、プロソディ障害をもつ患者の損傷部位として最も多い場所であった。他の部位に、側頭葉前方、島、シルビウス溝周辺の領域が挙げられた。損

傷部位とプロソディ障害のタイプとの関係はなかった。

　大脳基底核の主な機能は、運動の制御に関係している。たとえば、大脳基底核は筋緊張の調整を助けたり、歩くときに手を振るといった目的的動作を支える動きを助けたりする。そして大脳基底核は、運動皮質からの出力を調節することによって発話の運動面に影響を与える(Duffy 1994)。CancelliereとKertesz(1990)は、大脳基底核の運動以外の機能の存在の可能性について論じている。大脳基底核は、大脳辺縁系や前頭葉と連結する回路を含んでいる。これらの回路は、「情動を行動に表す」ことや、情動的なコミュニケーションの表出に関係しているようである。大脳基底核と情動的コミュニケーション機能との関係は推測の域を出ないが、大脳基底核が情動を伝達する大脳辺縁系への神経解剖学的な連絡があることと、前頭前野症候群と関連して情動を鈍らせる前頭前野への連絡があることから生じたものである。一方で、大脳基底核の機能不全と運動性発話障害、特にパーキンソン病によって顕在化する運動低下型の運動障害性構音障害との関連性は確立している。パーキンソン病は大脳基底核の機能不全と直接関連している(Duffy 1995)。ピッチの正常な変化の欠如や大きさの変化、強勢の減少といった運動低下型の運動障害性構音障害のいくつかの特徴は、RHDプロソディ産生障害でもみられる。RHD患者の話し言葉のパターンを分析したスペクトログラムは、パーキンソン病患者のそれと非常によく似ているということが知られている(Kent & Rosenbek 1982)。このように、CancelliereとKerteszによって発見された、プロソディ産生障害に大脳基底核がしばしば関連していることは、運動低下型の運動障害性構音障害か喉頭レベルにおけるピッチの調節能力の障害に関係しているようである。大脳基底核の損傷は、大脳辺縁系や前頭葉の連結を経由することによって、あるいはピッチの変化性に関する運動制御に直接影響を与えうる運動回路を通じて、情動的プロソディに干渉すると思われる。

　大脳基底核は、情動的プロソディ理解における障害にも関係している。プロソディ理解障害は、パーキンソン病(Blonder et al 1989；Scott et al 1984)やハンチントン病(Speedie et al 1990)といった大脳基底核の疾患をもつ患者において認められてきた。Starksteinら(1994)は、情動的プロソディ理解が障害されるRHD被験者は、側頭頭頂部や大脳基底核に損傷部位がある者のほうが、他に損傷部位がある者よりも多いことを発見している。この患者たちはまた、病態失認や無視の検査における消去現象を呈する傾向がより高かった。大脳基底核の病変も無視と関連があるとされてきた(Damasio et al 1980；Ferro et al 1987；Fromm et al 1985；Vallar & Perani 1986)。様々な実験結果から、LeLandら(1992)は、大脳基底核はある種の注意の機能に関係している可能性が高いと推測している。その注意の機能は、プロソディ処理、特に注意の切り替えや同時に起こった出来事の処理に干渉しうる。彼らは、注意の配分の障害は、意味－プロソディ一致課題における成績低下の一因であることを示唆している。さらに、ほとんどの情動的プロソディ理解課題には、注意の配分が何らかの形で関連していることが推測できる。この課題では、たとえ中立的な内容であっても、文章の意味を無視してプロソディ情報を選ばなくてはならない。そして、注意の障害も、大脳基底核の損傷と情動的プロソディ理解障害との関連に関わっている可能性がある。

　結局、大脳半球内ならびに大脳半球間の損傷部位の相互関係は、RHDに関連するプロソディの理解障害と産生障害の定義がより正確かつ普遍的にならなければ、明らかになることはない。発話における運動面の役割は、まだ除外することができない。たとえば、Cancelliereと

Kertesz(1990)による局在に関する研究でわかった主要なことの一つは、RHD 被験者のうち 75% はプロソディ障害をもってはいたが、LHD 被験者の 78% もまた失プロソディと分類されたことだった。LHD 患者の多くは、プロソディの多様性について、「プロソディの低下(hypoprosodic)」があると特徴づけられた。Canceliere らが言うように、もしも脳損傷群に関して、運動障害・抑うつ・運動障害性構音障害についての情報があれば、研究結果はより正確なものになったであろう。特に、局在のデータから、運動障害性構音障害が RHD 被験者と LHD 被験者両者の成績に影響を与えているのかもしれないと推測しているのである。Ryalls と Behrens は、「右半球の"話し言葉のプロソディ"(感情的領域と言語的領域いずれも)は、発話しているときの分節音の産生(明らかに左半球の活動)とどのように"連携"しているかを明らかにする必要がある」(Ryalls & Behrens 1988, p. 113)と述べている。

まとめ

1. RHD は、プロソディ障害をもたらす多くの神経学的疾患の一つである。
2. RHD に合併するプロソディ障害の定義で、一般的に受け入れられているものはない。このため、障害の本質を理解することが困難になっている。さらに、ほとんどの研究が大脳半球の局在性の問題に焦点を当てている。その結果として、**私たちの知識の原点となっている研究では、プロソディ障害のある被験者とない被験者が同じデータに含まれている**。RHD プロソディ障害の本質に関する今後の研究では、その障害があるかどうかで被験者を選別すべきである。
3. プロソディの産生と理解に関する様々な側面は、同様に障害されているか、互いに独立して障害されている可能性がある。
4. プロソディの産生ならびに理解の障害は、言語的プロソディと**情動的**プロソディのいずれにも起こりうるが、**情動的プロソディ障害は RHD においてより顕著に現れる**。
5. RHD に伴うプロソディ産生障害は、平坦で、単調となるのが特徴的である。こういった産生では、ピッチ変化が特に弱化し、語間の休止が異常に均一化する。
6. **情動的プロソディ障害は、内的な情動の状態**(すなわち、抑うつ)**とは別個のものと考えられてきた**。そして、患者は、情動的な体験と、それをプロソディを通して伝達する能力との食い違いについて不満に感じていることが知られてきた。
7. **言語的プロソディ産生障害では、基本周波数や分節間・語間の休止の時間を調節する**ことが困難になるようである。RHD 患者は、文章における言語的な意味を表すために、語に強勢を置くといった有効な手がかりを使用することも少なくなるようである。データは限られているが、プロソディ障害は情動的な領域に限られたものではないという仮説を支持するものである。
8. 情動的プロソディ理解障害は、**感情を表すパラ言語的な情報**(ジェスチャー、顔の表情)**に対する感応性の減少**や、プロソディ知覚、特にピッチ知覚の問題に関係しているようである。
9. プロソディ知覚に関する研究は、プロソディの個々のパラメーターは RHD と LHD の両者によって選択的に障害されうることを示唆している。特に、左半球は、時間的順序や持続時間といった時間に依存した特徴を支配しているようである。一方、右半球は、スペクトル情報といった時間とは独立した特徴を支配しているようである。つまり、RHD によってスペクトル情報を知

覚する能力が障害されるものと思われる。
10. RHDによって、周波数(ピッチ情報)は、持続時間やタイミングに比べてより重篤に障害されるようである。また周波数は、情動のタイプや誘発性(valence)を区別するのにより重要であると思われる。
11. 情動的プロソディ障害と情動のコード化・解読との関係は、重要ではあるが、**情動的プロソディ障害の本質を理解する際には、情動的プロソディと周波数情報の制御や知覚との関係のほうがおそらくより重要である**。
12. プロソディ障害は、皮質と皮質下の様々な損傷部位と関連づけられてきた。特に大脳基底核の重要性は、大脳基底核が全般的な運動の制御、とりわけ喉頭のコントロールに関係しており、かつ注意機能に果たす役割に関係しているようである。

5 言語的障害

LINGUISTIC DEFICITS

本章の概要

収束的意味処理
    聴覚的理解
        単語
        文
        複数段階からなる口頭指示
    語想起
発散的意味処理

意味処理における半球差
RHDによる発散的意味処理障害
    集合名詞の呼称における意味的関連性へのアクセス
    語列挙課題における意味的関連性へのアクセス
まとめ

　右半球損傷(RHD)患者の発話は、通常、語想起障害、錯語、迂言(迂回表現)、音韻処理障害によって特徴づけることはできない。RHD患者が迂回表現をするのは、語を想起できないからではなく、概念を形成できずにその周りをさまよっているためと思われる。つまり、患者がなぜ自分が病院にいるのか言えないのは、「脳卒中」という語やその状況を示す他の適切な語にアクセスできないからではなく、談話レベルの障害と要点をおさえて意思を伝えるという能力を阻害する認知障害のためである。こうした談話と認知の障害に関しては第6章で述べる。

　一般に、RHD患者は、多様な構文を正しく使用し、発話の字義的な意味を理解し、語想起障害はみられない。つまり、失語症ではない。しかし、このような言語能力にもかかわらず、失語症検査で正常な反応をしないこともある。こうした誤りは注意障害のような非言語的な原因によって生じることもあるが、RHDに特有な何か他の意味処理障害による可能性もある。この意味処理障害がこの章の焦点である。

　RHD患者の言語症状に関する初期の研究の中で、Eisenson(1962)はある種の「言語化の曖昧さ」に注目している。彼は、RHDが「比較的抽象的な言語の形成」に影響し、右半球は「より高度で、特殊な」言語機能に関与している可能性があると述べている。この「特殊な」言語機能という表現によって、Eisensonは、単純明解な言語課題に対比させて、これが物語的な叙述や会話での談話レベルで生じる障害であることを示すよう意図していたと思われる。しかし最近では、右半球は単語レベルでも語彙の検索や意味処理に関与しているといわれている(Burgess & Simpson 1988;Chiarello, Burgess, Richards & Pollock 1990;Gazzaniga 1983a;Zaidel 1985)。右半球はある種の意味処理に関与しているので、そうした意味処理障害が、RHDによって二次的に生じる総合的な

表 5-1　収束的意味処理と発散的意味処理の課題の対比

誘 出 課 題	
収束的	発散的
呼称	語列挙
はい・いいえで答える質問	自由回答形式の質問
概念の定義	曖昧さの解決
引き出される反応のタイプ	
収束的	発散的
明示的意味	明示的意味と暗示的意味
優勢な一般的意味	別のあまり一般的ではない意味

コミュニケーション障害の要因となっている可能性もある。

　この章は、**収束的**意味処理と**発散的**意味処理という二つの節に分けられる。ここでは、**収束的処理とは、反応の仕方が決まっている比較的わかりやすい言語課題に関係するものとする**（**表 5-1**）。収束的な情報処理では、反応はある一点におさまる。収束的な課題は、最も馴染みのある一般的な語の意味を引き出す。たとえば、イヌの絵の呼称課題で予想される反応は、いわゆる"dog"の「イヌ」であり、「雑種犬(mutt)」や「ペット(pet)」や「相棒(buddy)」や「動物界の一員(member of the animal kingdom)」ではない。逆にいえば、「イヌ」という語は、毛むくじゃらの四足歩行の動物という最も典型的な概念を喚起することを期待されている。

　一方、発散的な課題は、単一の意味概念から**派生し、代替的で、別の意味を暗示する、またあまり一般的ではない馴染みのない意味までを含めた、幅広い意味を引き出す**（**表 5-1**）。たとえば、"dog"という語の暗示的な意味としては、「忠実」や「友だち」というものがある。アメリカ国内の地域によっては、"dog"の代替的でより口語的な意味としては、好ましくないものや個人の期待にそぐわないものという意味もある。地方によっては、"dogs"が「足」を意味する場合もある。発散的な課題は、頻繁には用いられない、語の優勢な意味から離れた意味を喚起する。語列挙課題では、患者に特定の意味カテゴリーに属する語をなるべくたくさん産生させるが、これは単語レベルの発散的な課題のよい例である。自由回答形式の質問といったまた別のタイプの発散的な課題は、叙述的な反応を求めるが、これについては談話の障害に関する次の第 6 章で述べることにする。言語的な情報処理を収束的なものと発散的なものに区分するのはやや恣意的だが、RHD によって生じる言語的障害を読者が理解する助けとなるだろう。

収束的意味処理

聴覚的理解

単　語

　RHD 患者の言語的理解障害は、音素レベルの処理では現れず、単語か文レベルで生じる。RHD 受傷後、音韻弁別は普通正常である（Cappa, Papagno & Vallar 1990；Chiarello & Church 1986；Gainotti, Caltagirone, Miceli & Masullo 1981；Lesser 1969；Vallar, Papagno & Cappa 1988）。語の聴理解については、RHD 患者は正常であるとする研究(Kertesz & Dobrowolski 1981；Myers 1979；Van Lancker &

Kempler 1987) と、正常ではないとする研究 (Adamovich & Brooks 1981；Eisenson 1962；Gainotti et al 1981；Lesser 1974) がある。しかし、単語の優勢な意味の理解に関しては、RHD 患者は会話では問題を生じないと考えられることが多い。

文

ボストン失語症診断検査 (Boston Diagnostic Aphasia Examination) (Goodglass & Kaplan 1983)、ミネソタ失語症鑑別診断検査 (Minnesota Test for Differential Diagnosis of Aphasia) (Schuell 1965)、WAB (Western Aphasia Battery) (Kertesz 1982) などの失語症検査では、多くの研究が RHD 被験者の文レベルの理解は正常であると報告している (Kertesz 1979；Kertesz & Dombrowolski 1981；Lesser 1974；Myers 1979)。文理解は、口頭指示に従う、yes-no 疑問文に答える、文と状況絵を複数の選択肢の中から選んで適合するといった方法によって、様々な研究で評価されている。こうした課題における反応は様々だが、特定の条件下では、RHD は文理解に影響を及ぼすと思われる。たとえば、RHD 患者の中には、簡単な文とそれに合った絵とを結びつけるのに問題を生じる者もいる (Hier & Kaplan 1980；Huber & Gleber 1982；Van Lancker & Kempler 1987)。

複数段階からなる口頭指示

文脈を活用できない複数段階からなる口頭指示課題は、特に構文が複雑な場合には問題を引き起こすことがある。バージョンは様々だが、トークンテスト (De Renzi & Vignolo 1962) を用いた研究では、RHD 患者の成績にはばらつきがみられる。このテストは、文脈を活用しない文の聴覚的理解を検査するために作られている。患者には、口頭指示への反応として、色の異なるチップを注意深く見てから操作することが求められる (例：「大きな青い丸に触りなさい」あるいは「大きな緑の丸で小さな赤い四角に触りなさい」)。課題を指示する文は徐々に構文が複雑となり、正しく反応するために必要な情報は、形容詞、前置詞、接続詞に含まれている。いくつかの研究では、RHD 被験者はこのテストで正常な反応をしている (Cappa et al 1990；Huber & Gleber 1982；Vallar et al 1988)。しかし、トークンテスト改訂版の標準値データを考察して、McNeill と Prescott (1978) は、RHD 被験者は失語症者よりは正確で速く反応しているが、健常対照群と同じレベルの正確さと速さには達していないと報告している。さらに、Swisher と Sarno (1969) は、RHD 患者が特に複雑な文構造の部分で誤りが多いことを明らかにしている。トークンテストのような検査で障害がみられるのは、構文の理解障害の結果であるとは考えにくい。RHD 被験者は複雑な構文理解に関する他の検査では正常に反応している (Parisi & Pizzamiglio 1970)。脳損傷自体の影響か RHD に特徴的な障害が、反応を誤らせているのかもしれない。RHD に特徴的な障害の原因と考えられるものとしては、ヴィジランス、細部への注意、スキャニング機能の低下が挙げられる。

覚醒の低下は、文脈が活用できない複雑な口頭指示や文の理解に際して必要な、意図的に注意を移動させる能力を阻害する可能性がある。RHD 患者は、トークンテストのような、正しく反応するためにはすべての機能語と形容詞が重要となる状況で、必要となるヴィジランスを喚起することができないのかもしれない。もし彼らが十分に覚醒していないのであれば、テストの間、注意を持続するのが困難になる可能性もある。文脈が与えられたとき、理解障害は言語的な原因によるのではなく認知的なものによって起こると考えられるが、それに関しては第 6 章で述べる。

語想起

RHD患者は、会話では語想起障害はなく、よく知っている語の語義説明や口頭で定義された物品を呼称することも可能である(Eisenson 1962；Hier & Kaplan 1980；Rivers & Love 1980；Vallar et al 1988)。多くの研究で、RHD患者は呼称課題(confrontation naming tasks)で正常範囲の反応をすると報告されている(Myers 1979；Myers & Brookshire 1995；Rivers & Love 1980；Vallar et al 1988)。これとは逆に、呼称課題で障害がみられたとする研究もあるが、その呼称障害は軽度なものがほとんどであった(Diggs & Basili 1987；Gainotti, Caltagirone & Miceli 1983；Joanette, Lecours, Lepage & Lamoureaux 1983)。たとえば、DiggsとBasili(1987)は、20項目の呼称検査における脳損傷のない(NBD)被験者とRHD被験者の平均点の差はわずか1.6ポイントであったと述べている。

RHDでみられる呼称課題での誤答について、視知覚、認知、あるいは意味的側面が及ぼす影響に着目して分析した研究者もいる。その結果、こうした課題での誤答は、視覚的な混乱によるというよりも、意味的側面の障害が重要な役割を担っていると考えられる。たとえば、Gainottiら(1983)は、誤反応を3種類に分類した――①意味的に無関係な視覚的誤り(例：「リンゴ」を「ボール」と言う)、②**視覚には無関係な意味的誤り**(例：「リンゴ」を「洋ナシ」と言う)、③**視覚的かつ意味的誤り**(例：「リンゴ」を「モモ」と言う)。この対象者の中で、精神機能検査の得点が低い者に誤答が集中し、誤りの種類は視覚的なものか意味的なもののいずれかであった。他の被験者では、視覚的かつ意味的な誤りが多くみられた。Gainottiらは、この結果から、呼称障害の原因が純粋に視覚的なものではなく、意味的混乱が主体であることが示唆されると考えた。DiggsとBasili(1987)も同じ結論に達している。彼らが対象にしたRHD被験者のボストン呼称検査(Boston Naming Test)(Kaplan, Goodglass & Weintraub 1983)の簡易版における誤答も、ほとんどが視覚的な誤りではなく意味的な誤りであった。MyersとBrookshire(1995)は、無視が重度な被験者は無視が軽度な被験者よりも視覚的な混乱による誤答が多いが、重度無視群でも視覚的混乱による誤答数は非常に少ないことを明らかにしている。つまり、RHD患者の呼称の誤りを視覚認知障害のみに起因すると考えるのは誤りである。実際、RHDによって呼称障害は確かに生じるが、それは無視のある者も含めた多くの症例で、意味処理の障害に起因すると考えることができる。

発散的意味処理

意味処理における半球差

発散的意味処理によって、物と物との関連性をより細かく捉えることができる。こうした関連性は、カテゴリー化(例：イヌは動物である)や別の形の関連づけによって作られる。たとえば、反義語としての対比(例：上端/下端)、意味的類似性(例：暖かい/情愛のある)、一般的なカテゴリーへの帰属(例：銀行(bank)/ビル)、通常の機能的関連性(例：銀行(bank)/お金)、稀なあるいはよく知られていない関連性(例：堤防(bank)/川)によって、語は関連づけられる。意味概念は強くも弱くも関連づけることができる(例：スーツ/衣料品、あるいは、スーツ/上級管理職の男性)。

右半球と左半球では、意味的関連性の情報処理の仕方が異なることを示唆する事実がいくつかある。右半球は、**関連性の弱い(つまり、意味的に重なり合う部分が少ない)たくさんの意味を維持するのに重要**と考えられている。

表 5-2　意味処理における半球間の相違点

活性化する意味概念のタイプの相違	
左半球	右半球
一般的で優勢	あまり一般的ではなく、暗示的で代替的
強い関連性	弱い関連性
意味的な重複が多い	意味的な重複が少ない

活性化における相違	
左半球	右半球
自動的処理で作用	制御された処理で作用
優勢な意味の速く強い活性化	代替的な意味の遅く弱い活性化

左半球は、一つの意味や、意味的に重なり合う部分が多いいくつかの意味に焦点を合わせる傾向があると考えられている(Beeman 1993；Brownell, Potter, Michelow & Gardner 1984；Brownell, Simpson, Bihrle, Potter & Gardner 1990；Burgess & Simpson 1988；Chiarello et al 1990)(表 5-2)。両半球間の意味処理の違いを表すモデルでは、左半球は提示された語の直接にはあまり関連しない意味を抑制して、一つの優勢な意味をすばやく選択することによって、**精密な意味のコード化に関与する**とされている。一方、右半球は、関連性が少なく活性化も弱いたくさんの意味をゆっくり生成し、**大まかな意味のコード化に関与する**と考えられている。つまり、「イヌ」という語に対して、左半球では毛むくじゃらの四足動物という一般的な意味がすばやく喚起され、右半球ではそれに伴う意味(「連れ」)や関連のある概念(「ネコ」)が喚起されるのかもしれない。「イヌ」という語に対する「連れ」や「友だち」といった暗示的で隠喩的な意味は、明示的な意味や字義どおりの意味に比べて、この語との関連性は弱い。

　右半球のこの特徴的な意味処理能力を調べた研究の多くは、語と語の関連性に対する被験者の反応に焦点を当てている。被験者に自分が感じる意味的関連性に基づいて語をグループ化させた研究者もいれば、意味的に関連のある語が目標語より前に提示されると語の認知が促進される(速く起こる)プライミング効果の方法を使った研究者もいる。こうした研究は、代替的であまり使われず、中心的ではない意味が重要となる単語の意味処理には、右半球が正常に機能することが重要なことを示唆している。

　この二つの半球がどのようにしてともに意味処理を行うのかについてのなぞを解く鍵は、NBD被験者の側性化した語彙プライミングに関する研究にある。この種の研究では、右または左の視野だけに先行刺激(プライミング刺激)と目標刺激を置くことによって、右半球か左半球の一方にのみ刺激情報を提示する。こうした課題において、BurgessとSimpson(1988)は、意識的に制御された注意深い情報処理を必要とする状況では、刺激が右半球に与えられたとき、語の稀にしか用いられず優勢でない意味が喚起されやすくなり、優勢な意味のほうは喚起されにくくなることを明らかにした。つまり、**意味処理が自動的になされない状況では、右半球は語意のあまり馴染みのない側面に対し、左半球より反応性が高いことが示唆された**のである。この結果は、RHDが代替的で暗示的な意味処理を妨げる可能性を支持するだけでなく、右半球による意味処理が、**意識的な注意が必要**なときに求められることも示唆している。自動的な処理では左半球が支配的で、よく知られた

明示的な意味をすばやく処理する。一方、右半球における意味情報は、制御された注意が必要なときにのみ活性化する。それはつまり、優勢な意味がうまく合致せず、代替的な別の意味に置き換えるための努力がなされなくてはならない状況である。

　このことから、RHDは優勢でない代替的な意味の喚起を阻害する可能性があり、その結果、発散的意味処理に影響を及ぼすと考えることは論理的に妥当である。確かに、RHD患者は、暗示的（明示的に対比して）な意味への反応が低い傾向がある。Brownellら（1984）は、3語からなる刺激セットを被験者に提示し、意味が最も近いと思われる2語をグループ化させた。語は、明示的・暗示的いずれの意味でもグループ化が可能であった。「深い・賢い・浅い」の刺激セットでは、「深い」と「浅い」をグループ化できた。一般的ではない比喩的な、あるいは暗示的な関係としては、「深い」と「賢い」という組み合わせもある。Brownellらは、こうした結果にある二重乖離を見出している。左半球損傷（LHD）被験者は暗示的な意味によってグループ化する傾向があり、RHD被験者はより一般的な明示的な意味によってグループ化する傾向があった。一方、NBD被験者は暗示的と明示的の両方の意味による反応が同じ率で生じる傾向があった。また別の研究で、Brownellら（1990）は同じような方法を用いているが、その結果、RHD患者は特に隠喩的な意味に対してというだけでなく、一般的でない代替的な意味全般に対して反応性が低いことが示唆された。つまり、RHDは非優勢意味概念へのアクセスを阻害すると思われる。

　また右半球は、他の関連性と比べて、特に意味的関連性に反応性が高いとする事実もある（Chiarello et al 1990）。つまり、右半球は、カテゴリーを特定する関連性に焦点を合わせやすくなっている可能性がある。たとえば、「帽子」と「ズボン」という語はともに同じ「衣類」というカテゴリーの構成要素であり、**カテゴリー**によって意味的に関連している。「ウール」と「スーツ」いう語は互いに関連しているが、それらは異なるカテゴリーに属するので、カテゴリーによっては関連づけられない（カテゴリーは「繊維」と「衣類」）。この二つの語は、意味的組成より**機能**によって関連づけられる。プライミング効果の側性化に関する研究で、Chiarelloら（1990）は、右半球に提示されたプライミング刺激はカテゴリーでの関連性がある語の認知と呼称を促進したが、意味的関連性はあってもカテゴリーの異なる語ではそれはみられないことを明らかにしている。この結果から彼らは、正常な右半球には、日常場面で関連するとは限らないが、たまたま同じ意味カテゴリーに入るような語の意味を活性化させる能力があると考えた。そして、正常な右半球は、互いに重なり合う部分が少ないたくさんの意味を活性化するが、左半球によって活性化される意味は、重なり合う部分が多く相互の結びつきが強いと報告している。左半球は高度に選択的と考えられるが、右半球は反応がゆっくりで選択性が低く、たくさんの意味を浮上させ、それらを保持して意図された意味を明確にするのに必要な場合に備える。一つの意味が与えられた文脈でうまく合わなければ、左半球は、右半球によって活性化され保持されている代替的な別の意味の中から一つを選ぶのかもしれない。

RHDによる発散的意味処理障害

　発散的意味処理における両半球間の違いは、RHD患者の発散的処理に関する研究によって実証されている。RHDに伴う発散的処理の障害とRHDのコミュニケーション能力に対するその潜在的影響については次節で考察するが、要点を**表5-3**にまとめておく。

表5-3　RHD患者にみられる発散的意味処理障害

意味的関連性へのアクセスにおける問題点

- 集合名詞の呼称：
  対象物のカテゴリー名の生成力低下
- 語彙判断課題：
  二つの語の関連性の判断力低下
- 語列挙課題：
  中心的、代表的、かつ優勢な語の生成促進
  同一意味カテゴリー内で共通の属性を有する語の生成促進
  意味カテゴリー課題より目的から推理する課題が困難
  意味カテゴリー課題開始直後の優勢な構成要素の活性化に続く語生成の減少

意味的関連性の活性化における障害が及ぼす潜在的影響

- 中心性・一般性・優勢さの低い意味を必要時に適用する能力の低下
- 意味的関連性の強いカテゴリーの枠を越える能力の低下
- 語彙的な曖昧さを解決する能力の低下

集合名詞の呼称における意味的関連性へのアクセス

　正常な右半球と意味処理に関する研究データからすれば、RHDが与えられた意味カテゴリー内の項目間の関連性を理解する能力を阻害すると考えるのは理に適っている。そうした障害は、MyersとBrookshire(1995)による呼称に関する研究で明らかにされている。NBD被験者に比べRHD対象者は、集合名詞(単数の名詞に対して)の絵の呼称で特に障害がみられた。集合名詞は、具体的なもの(例：野菜、果物)と抽象的なもの(例：輸送機関、コミュニケーション)に分けられた。NBD被験者とRHD被験者はともに、単数の名詞より集合名詞、特に抽象的な集合名詞で問題が多くみられた。重度の無視がある患者は、対照群に比べて両方のタイプの集合名詞で正確さが有意に低く、RHD群の誤りの大多数を占めた。無視のある被験者の誤りには、視覚的混乱や左側の対象物の無視によると考えられるものはほとんどなかった。誤りを分析した結果、反応に影響を及ぼした認知的要素と無視の間に何らかの関係があることが示唆された。NBD群の集合名詞の誤りの多くは、カテゴリー名に意味的に関連していた(例：「計量機器」に対して「道具」)。しかし、RHD群の誤りの多くは、カテゴリー名(例：「輸送機関」)を言わずに個々の対象(構成要素)を列挙する(例：「飛行機、車、トラック、電車」)ことであった。被験者は全員課題を理解しており、正しく言えるカテゴリーもあった。グループとしての名称を言わずに対象物を次々と挙げていったことは、それぞれの構成要素が互いにどのように関連しているかを正しく認識することに障害があることを示唆しているが、その原因はおそらく、構成要素を上位概念のカテゴリーと関連づけるために必要な、意味の本質を推論し統合することに障害があるためと思われる。RHD患者はまた、二つの語に関連性があるかを答える語彙判断課題(例：リンゴと洋ナシ)でも障害がみられた(Chiarello & Church 1986)。

語列挙課題における意味的関連性へのアクセス

　いくつかの種類の語列挙課題での反応によって、RHD患者には意味的関連性の認知に障害があることがわかる。語列挙課題では、制限時間内(普通1分間)に与えられたカテゴリーに属

する構成要素を言ってもらう。カテゴリーは、**アルファベットで提示される**(例:与えられた一文字のアルファベットから始まる語)か意味的なもの(例:「動物」、「野菜」)である。**意味的カテゴリーには、一般的なもの**(例:「動物」、「野菜」)、**一般的ではなくあまり馴染みのないもの**(例:「コミュニケーションの方法」、「レンガの使い道」)、**目的から推理するもの**(例:「キャンプに持っていくもの」、「回転するもの」)がある。反応は、正しく想起された語の数と間違い、つまりそのカテゴリーには属さない語の数で記録される。ときには、反応が典型的かどうかで記録されることがある。つまり、カテゴリーの典型例や代表例を特徴づける性質に対して、カテゴリーの構成要素がどのくらい中心的と見なされるかによるのである。たとえば、スズメはツノメドリより「鳥」というカテゴリーの中では中央に位置していると見なされる。

絵の呼称や反応があらかじめ設定されたものに限られる課題とは異なり、語列挙課題は意味領域を広く活性化するために作られた課題である。したがって、こうした課題は意味的関連性への感度を知るための尺度となる。被験者は、与えられた意味カテゴリーの中の構成要素であるかどうかによって、互いに関連のあるたくさんのものの概念を探索しなくてはならない。NBD 被験者と比較すると、RHD 患者は**一般的な意味カテゴリーでの語列挙に低下がみられる**(Diggs & Basili 1987;Hough, Pabst & Demarco 1994;Joanette & Goulet 1986)が、LHD 被験者(Diggs & Basili 1987)や失語のある LHD 被験者(Grossman 1981)よりは障害が軽度であった。LHD や失語は、語列挙課題における語の検索の様々な面を阻害する可能性がある。たとえば失語症患者は、意味概念は頭の中で喚起できるが、その概念に合う語にアクセスできず、その結果、口頭表出できる語が少なくなっていると考えられる。

RHD 患者に関しては、研究者が興味をもつのは反応の数ではなく質である。右半球が意味処理にどのように貢献しているのか、また RHD が意味へのアクセスにどのような影響を及ぼすかを理解するために、正反応、誤りの質、列挙の低下が起きる時間枠についての典型例が調べられてきた。たとえば Grossman (1981)は、RHD 被験者は反応を生成するために左半球の能力を利用していると報告している。被験者の反応は、反応の生成を左右両半球に頼っていると思われる NBD 被験者の結果と比べ、想起される語は互いに意味的関連性が強く、意味的により中央に位置するものであった。RHD 被験者による語列挙のリストは、NBD 被験者のものと比較して、単に同じカテゴリーの構成要素であるだけでなく、それぞれの語がより多くの共通する特徴を備えていた。たとえば、ホウレンソウ、キャベツ、レタスは単に「野菜」というカテゴリーの構成要素であるだけでなく、「葉物」という属性もすべての語が備えている。同様に、「スポーツ」というカテゴリーでは、ヨット、水泳、水上スキーという語は共通して水に関係している。NBD 被験者は、互いにカテゴリー内での関係が離れている構成要素か、同一の意味カテゴリーに属するという点だけが共通した構成要素(例:スポーツに対して、「バスケットボール」、「ヨット」、「テニス」)を列挙したのに対し、RHD 被験者は単に同一カテゴリーに属するだけでなく共通の属性が多いものを列挙したのである。さらに、RHD 被験者の反応は、流暢性失語の患者に比べて、意味的に中心的で基本的なものであった(ただし、非流暢性失語患者よりその傾向が強かったわけではない)。

語列挙課題でより強く関連する意味に依存すること(左半球機能)に加え、RHD 患者はまた、意味カテゴリー課題よりも目的から推理するカテゴリー課題に対する反応が難しくなる(Diggs & Basili 1987;Hough et al 1994)。これは、目的から推理するカテゴリー(例:「水に

浮くもの」、「キャンプに持っていくもの」)では、異なる意味的カテゴリー(例：キャンプに必要な「テント」、「水」、「虫除けスプレー」)から概念を統合し構成するストラテジーが求められるからである。目的から推理するカテゴリー課題での反応は、「野菜」といった一般的なカテゴリーの構成要素である語の生成よりも恣意的で自動性は低いと考えられている。興味深いことに、失語症者とNBD被験者では、意味カテゴリー課題に比べてこの目的から推理するカテゴリー課題で、より多く語を列挙する傾向がある(Hough et al 1994；Hough & Pierce 1988；Hough & Snow 1989)。Houghら(1994)は、目的から推理するカテゴリー課題においてRHD被験者の反応成績が比較的低いのは、特定の種類の意味処理障害を反映している可能性があると述べている。つまり、被験者は、通常は互いに重なり合うことのない概念が交差する共通部分に対して鋭敏でなくてはならず、右半球の機能の状態を知るのに適した課題と考えられるのである。キャンプに持っていく品目は、意味カテゴリーによってではなく、有用性と機能によって関連づけられる。こうした関連は、キャンプの概念を生起し、「テント」と「懐中電灯」を結びつけるような経験的な連合の記憶にアクセスするまでは、あまり明白ではない。これが、右半球が優勢とされる緩やかな意味の重なりであり、RHDによって混乱することが多い。このモデルから予測されるのは、一般的な意味カテゴリーでは結びつけられないものの連合は、LHD患者よりRHD患者で低下するということである。したがって、失語症者は目的から推理する課題では意味カテゴリー課題よりも構成要素を呼称しやすく、RHD患者ではこれとは反対の現象が起きる。

最後に、Joanetteら(1988)の語列挙に関する研究データは、与えられた意味カテゴリーのうち中心的でない語の恣意的な活性化に、RHDが負の影響を及ぼす可能性を支持している。

RHD被験者は、2分間の制限時間のうち最初の30秒は正常な数の語を列挙した。しかし、NBD被験者とは異なり、RHD被験者の反応はその後著しく減少した。Joanetteらは、初めの部分の産生は、カテゴリーの中の最も明らかで優勢な語が自動的に活性化した(損傷のない左半球の協力を得る)のではないかと考えた。これに続く産生は、自動性の低いより恣意的な処理で、意味領域のうち中心的ではない語が関与している可能性がある。したがって、最初の30秒が過ぎると、よく知っている語は呼称されてしまい、そのカテゴリーの中で優勢ではない語を探すために意図的な情報処理が必要となる。RHDによってこの情報処理が障害されるが、それは、緩く結びついた意味の生起が抑制されるためか、この処理が意図的で持続的な注意を必要とするためか、あるいはこの両方の原因によると思われる。

まとめ

1. **収束的処理に焦点を当てた言語能力検査では、RHD患者はおおむね適切に反応する**。音韻処理能力の障害はみられず、聴覚的理解の検査の反応から判断しても、RHD患者では言語的な理解の面は問題とはならないと思われる。
2. **文脈を活用できない複雑な意味処理や構文処理の検査の反応では、低覚醒やヴィジランスの障害によって問題を生じる可能性がある**。
3. 語想起に関しては、状況や症例によっては、軽度に障害されていることもある。しかし、**RHD患者の会話場面での発話は、錯語的な誤りや迂回表現によって特徴づけることはできず、ほぼすべての患者が単一物品の呼称では良好に反応する**。
4. **RHD患者にとっては、収束的な言語課題**

に比べて発散的な言語課題で問題がより明らかになる。

5. 語列挙のような発散的な課題における反応は、重なる部分がほとんどない、緩く結びついたたくさんの意味を生起するのに右半球が優勢であるという意味処理モデルを支持するものである。損傷のない右半球は、曖昧さを解明したり、語の隠喩的あるいは派生的な意味を捉えたり、それほど頻繁には生じない別意に反応したりするときに、特に活発に機能すると思われる。

6. RHDは発散的な言語操作に負の影響を及ぼすが、RHD患者は、優勢な意味が文脈に合わないときに、付加的な別の関連した意味を生起したり、維持したり、抑制したりすることに障害があるため、本来意図された意味を理解することが容易ではない。言うまでもないが、このような障害の影響は語列挙課題や実験課題にとどまらず、会話での談話にまで及ぶ。こうした影響については次章で詳しく述べることとする。

DISCOURSE DEFICITS

6

談話の障害

本章の概要

推論の障害と RHD
    推論に必要な操作
    談話の推論
    RHD に伴う推論の障害の概説
全体構造の障害
    談話構造の理解
    談話の要点の統合
    注意の障害
    まとめ
情報内容の質の低下
    内容に乏しい雑な表出
    極端に細かすぎる表出
別の意味の産生
    言外の意味を理解することの障害

比喩的言語
間接的な要請
ユーモア
推論の修正
別の意味を処理できない障害の要因
    注意障害と認知障害の影響
    堅　さ
    活性化の障害
    抑制の障害
心の理論の障害
    概　説
    RHD による心の理論の障害
まとめ

　談話の障害は、右半球損傷(RHD)に関連したコミュニケーションの問題の中核である。談話とは、情報が話し手から聞き手へ、またはやり取りに参加する複数の人々の間で行き交うような、いくつもの伝達行為から成り立つものである。談話には、手続き的なもの、解説的なもの、語り、会話など、様々な形式がある(Hough & Pierce 1994；Ulatowska, Allard & Chapman 1990)。**手続き的談話**は、活動を行う際の手順を述べるものである。**解説的談話**は、一人の話者が一つのトピックに関する情報を伝えるものである。**会話の談話**では、話し手と聞き手、または複数の話し手と聞き手の間で情報が伝えられる。**語りの談話**は、出来事の叙述である。このように、卵の焼き方について説明しようが、ダイエットにおける卵の是非を詳しく述べようが、朝食のメニューについて雑談しようが、ニワトリが先か卵が先かの話をしようが、これらはすべて、談話と呼ばれる過程で情報が交換されている。単に言葉や考えだけではなく、付加的な情報が豊富に交換されることで、私たちは、他者との関係、自分たちの守備範囲や境界線、属する集団のアイデンティティ、自分たちの自己認識などを確立させていくことができる。つまり談話は、他者に対して事実や架空の話を伝えるだけでなく、私たちの自己概念をも伝える手段なのである。

　談話には、話し手、聞き手、そして状況に応じた文脈が含まれる。談話をきちんと成立させるためには、参加者は、世間一般の話題、情報

交換の目的、知識を共有できているのはどこまでかという範囲、考えや情動を表現する文化的な慣習を知っているべきであるし、また、談話の過程で起こるかもしれないコミュニケーションの中断に対しても、その修復方法を知っていなければならない。言葉による相互作用が織りなす全体をざっと見渡すことで、コミュニケーションにおける推論の構成要素を引き出すことができる。その結果として、話し手の真意は、言葉として表れていなくても理解され、伝わるのである。

RHD患者は言語的な水準は保たれているが、その多くは、談話において非常に重要なコミュニケーションの言語外の側面をうまく処理することができない。彼らは、コミュニケーションの文脈、話し手の意図、そして言葉の裏にあるニュアンスや意味のわずかな違いを明らかにしてくれるような手がかりへの感受性が下がっている可能性がある。また、話の中の事柄を思い起こすことはできるかもしれないが、全体的な趣旨を理解するためにそれらを統合することは難しい。新しい情報をそれまでのものにうまく合わせていけず、初めの解釈を修正することにも問題をもつ。そして、会話の始め方、維持の仕方、終わらせ方についての社会的な慣習にはほとんど無関心である。自分自身のことを周りの人に伝える最も効果的な手段のうちの一つを断ってしまうので、最終的に、自分が意図した意味を伝えられなくなっているのかもしれない。RHDに伴う談話の障害について大まかに分類したものを**表6-1**に示す。

談話の障害は、理解と表出の両方に現れる（**表6-2**、**表6-3**）。ただ実際には、この二つの区別は難しいことが多い。全体のテーマ、話し手の意図、推測される意味の**理解**が障害されていれば、当然会話中の言語の**表出**にも影響が出る。ある患者が言ったことだが、「一つ一つの単語は理解できたとしても、意味の複雑な寄せ集めになっている言葉」はもはや理解できなか

表6-1　RHDに伴う談話の障害に内在する主要な問題点

1. 推論する能力の低下
2. 主要な概念や中核となるテーマを理解し産生する能力の低下
3. 情報内容の質の低下
4. 別の意味を取り扱う能力の低下
5. コミュニケーションの文脈に対する感受性の低下

表6-2　RHDに伴う談話の理解の障害

以下に対する感受性の低下
1. 書き言葉や話し言葉による物語文の要点
2. 意図された暗示的な意味
3. 新しい情報および古い情報の修正版
4. 感情的な内容
5. パラ言語的情報（ボディーランゲージ、顔の表情、プロソディ）
6. 共有されている知識
7. 会話のルールや慣習
8. コミュニケーションの状況、目的、参加者の役割

表6-3　RHDに伴う談話の産生の障害

1. 全体構造を生み出す能力の障害
2. 情報内容の質の低下
3. 特定化の低下
4. 柔軟性の低下
5. 別の意味を産生する能力の低下
6. 会話の慣習を用いることができない
7. 過剰な発話
8. 雑な発話

ったのである（Beeman 1993, p. 104）。

RHD患者全員に談話の障害が生じるわけではなく、また生じたとしても、談話のすべての状況に問題が出るわけではないことを銘記する必要がある。情報が非常にたくさんあったり、回りくどくなく明確であれば、RHD患者は話題の本旨やその詳細をそれなりに把握することができる（Brookshire & Nicholas 1984）。しかし、談話がより複雑になれば問題が出てくるだろう。問題がある場合、ほとんどの患者が基盤

となる談話の処理過程に複数の障害をもっているが、それについては本章の次の節で述べることにする。RHDによる談話の障害にはそれぞれ関連性がみられるが、後で議論するように、談話の障害は特異的な認知操作の障害によるものだといえる。ただ、基本的な注意の容量の低下に関連するものもあれば、注意障害からは独立したものもあるかもしれない。

第1章で述べたように、一側性のRHDに伴う障害のいくつかは、両側または左右どちらか一側の前頭前野領域に損傷をもつ患者にもみられる。特に、損傷部位が広範な患者、または部位は小さくてもより広範な皮質の機能低下に関連するような損傷をもつ患者に顕著である（McDonald 1993）。前頭前野の損傷に伴う障害には、推論を働かせること、コミュニケーションの文脈へ注意を向けること、情報を統合すること、コミュニケーションの語用論的な側面にうまく対処すること、そして心の理論を生成することの問題がある。こうした障害は、左または右、もしくは両方の前頭前野に損傷をもつ患者にみられるわけだが、右半球一側の損傷例でも、または右半球を含むより広い範囲にわたる損傷例でも起こるということが印象深い。右半球で起こる際には、前頭前野に損傷をもつ患者に限定されるわけではなく、一側の後部損傷、あるいは前頭前野領域を含まない前頭葉後部損傷の患者にも同様にみられる。第1章でも述べたが、おそらく右半球は左半球に比べてより拡散的で、精密には組織化されていないのだろう。したがって、広範な強い相互連絡があるものの局所的にはほとんど組織化されていない操作システムが障害されることになるため、右半球内の様々な領域における損傷が引き起こす障害は、結果として類似したタイプになるのかもしれない。

推論の障害とRHD

談話をうまく処理できるかどうかは適切な解釈いかんによっているため、この最初の節では推論の障害について概説する。**推論とは、これまでに培った数々の解釈と信念に基づいて生み出される、ある一つの解釈である**。脳は、入力された感覚信号を解釈するのに多くのエネルギーを使う。たとえば視覚的な信号は、ばらばらのものとして読み取った対象をあるパターンに処理する段階で統合される。聴覚的な信号は統合されて、環境音、または語や文として解釈される。コミュニケーションや視覚認知においては、語や対象をより大きな意味のまとまりに統合するため、すでに処理した入力をさらに解釈する。このときに推論が生じる。木材や布地ではなく、その視覚的パターンで椅子やソファーと認識される。そして、個々の椅子やソファーでなはく、そうした物の集まりが、リビングルームを暗示するのである。個々の単語に代わって、語の連なりが、考えや感情を表現するパターンに統合される。ほとんどのRHD患者は、家具が置いてある様子をリビングルームと解釈するといった単純な推論には問題がみられない。しかし、より複雑な推論では障害が明らかになると思われる。

推論がどのくらい難しくなるかは、情報の曖昧さやこれまでに伝えられた情報との一致の度合いに、ある程度依存する。たとえば、多くのRHD患者は、**図6-1**のような場面を病院や医院の待合室であると解釈するのが難しい（Myers & Brookshire 1996）。それが待合室だと暗示するものは、男性の頭に巻かれた包帯、壁に部分的に見える「お静かに」という注意書き、テーブルに置かれた雑誌だけである。RHD患者はこれを、三人の人が「野球の試合を見ている」、「三人の男が教会の椅子に座っている」、「人々がテレビか映画を見ている」、あるいは

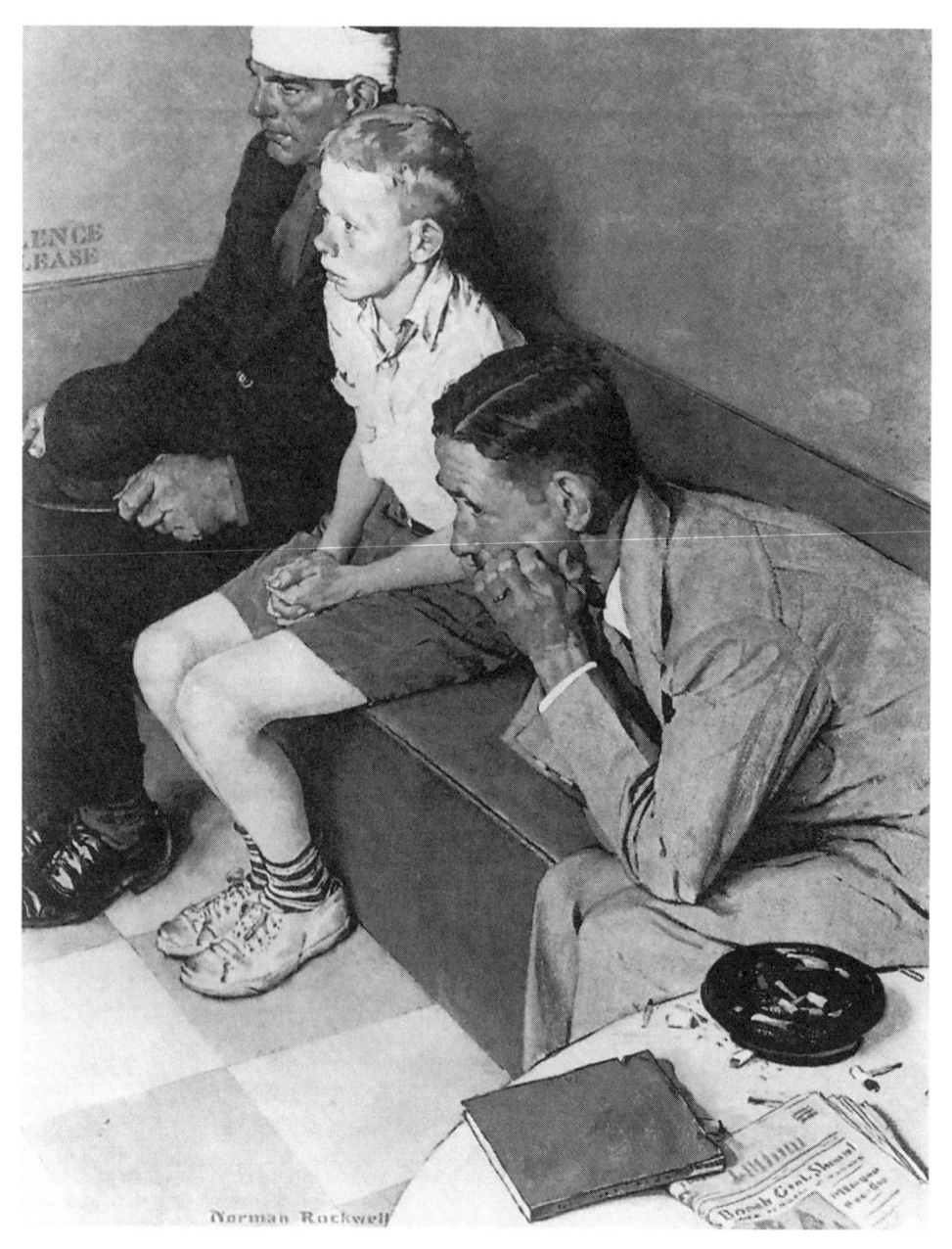

図6-1 「待合室（waiting room）」の場面を描いた Norman Rockwell の作品
(Saturday Evening Post, October 16, 1937. Printed by permission of the Norman Rockwell Family Agency / Copyright ©1937 the Norman Rockwell Family Entities)

「戦争から戻ったところ」などと様々に解釈する。これは家か医院かもしれないと言った患者が一人いたが、それでも、描かれた人々が「何かを待っているのか、それともただ空想しているだけ」なのかは、はっきりと確信できなかった。患者らはこうした状況がどのような場面なのかを考えつくのに多少時間がかかったが、年齢を適合させた対照群は、これを待合室だと考

えるのに何の問題も示さなかったのである。

推論に必要な操作

どのようにして人は、図6-1のような場面が待合室であると推測したり判断したりするのだろうか。感覚や知覚に問題がないとしても、推論は多くの操作を含む複雑な処理である。その中で最も顕著なのは、①個々の手がかりへの注意、②関連した手がかりの選択、③関連した手がかりの統合、④こうした手がかりを過去の経験または社会的な常識と結びつけること、である。順に挙げたが、これらの操作はおそらく並行して行われる。

物語文、会話、描かれた光景、または目の前の状況などを解釈するには、その個々の構成要素へ注意を向けることが、最初の段階として極めて重要である。RHD患者は、低覚醒であるか、注意を維持しにくいか、またはその両方の問題のため、重要な情報を見逃すかもしれない。たとえば彼らは、プロソディに対する注意、あるいは顔の表情やボディーランゲージにみられる気分を伝える非言語的な情報への注意が低下しているだろう。また、会話で話題が切り替わるときの重要な言語的情報に注意を向けないかもしれない。図6-1に描かれている状況を説明した下記の例にみられるように、RHD患者による場面の叙述は、的外れの詳細な表現であふれかえることが多い。

> 三人の人がベンチに座って待っています。一人はおじいさんです。彼は頭に包帯を巻いているように見えます。そして真ん中の男の子は膝の上で手を組んでいます。彼は青いズボンを履き、縞模様の靴下と白い靴を履いています。ベンチの端の男の人は、革靴を履いています。そしてこのベンチの端の若者は、思うに、ちょうど他の二人の間の年頃のようです。そして彼の右側には灰皿があります。彼は少し不安げに見えます。彼は膝に肘をついています。彼は頬杖をついています。彼はカーキ色のスーツを着ています。少年の着ているのは半そでのシャツと、青いズボンです。男性は暗い色のスーツを着てネクタイをしています。そして男性は頭に包帯を巻いています。

先の描写において、「お静かに」とあるのは、この絵の意味にとっては鍵となる手がかりであるが、上記の説明では触れられていない（おそらく注意が向いていなかったのであろう）。しかしそれに反して、洋服についてはほとんどすべての要素に注目している。どちらが適切かということに構わずに見当違いの情報に注目してしまうと、適切に推論していくことが難しくなる。

人は、重要な情報に注意を向け認知するというだけでなく、それぞれの要素を互いに統合しなければならない。頭に包帯を巻いた男性は、患者というより、ちょうど戦争から戻ってきた人のようにも見える。しかし、若い少年や「お静かに」のサイン、テーブルに置かれた雑誌とのつりあいで考えると、その包帯から示唆されるのは野戦病院や戦場ではなく、医院か救急外来であろう。

結局、正確に推論することは、意味のある特徴をその人の経験もしくは社会的な常識と結びつけられるかどうかにかかっている。これが確かに「待合室」の場面であるという解釈に至るためには、人は医院や病院に関する過去の経験を思い起こす必要がある。個々の要素に基づいて情報を処理するときでさえ、過去の経験が推論の生成を助ける。たとえば、この作品にみられる全体的な文脈と病院について知っていることが作用し合って、男の人が頭に巻いているのは包帯であって帽子やタオルではない、という結論に到達できるのである。

談話の推論

　待合室という概念は、図6-1の場面の全体的なテーマに関する推論である。こうした中心的な概念や主題に関する推論は、**全体構造**と呼ばれることがある。さらに談話で作動する別のタイプの推論がある。**橋渡し推論**(bridging inferences)とは、要点を互いに関連づけていくものであるが、これは**一貫性をもたせる推論**ともいわれる(Clark & Haviland 1977)。BrownellとMartino(1998)によれば、聞き手は、会話中のある発話が会話の中心テーマにフィットしないように思えるときでも、それを聞きながら推論を橋渡ししていく。理解が難しくなる程度は、ある部分、情報の断片を集めて一つの解釈に結びつけるのにどのくらいの努力が必要かによる。明示された情報が少なければ、それだけ推論を橋渡しすることが重要となる。たとえば、仲間でバカンスに出かけるときに、エラはジョーに「リゾートが晴れてるといいわね。あの人たちヨットを2艘もっているのよ！」と言うかもしれない。エラがヨット遊びに行きたがっていると理解するには、彼女が言った天気についての言葉と、リゾートにヨットがあるという言葉との間に、推論を橋渡しすることが必要である。ジョーが、エラやエラのヨット好きについてよく知っていれば、それらを結びつけ、橋渡しすることが可能なのである。

RHDに伴う推論の障害の概説

　明らかなことだが、RHD患者に推論に関するすべての問題がみられるわけではない。ほとんどのRHD患者は、簡単な推論なら問題なく行える(Joanette et al 1990；McDonald & Wales 1986)。失語症者が、言葉に対する知識を失ったわけではないのにうまく話せなかったり、言葉がわからなくなったりするように、RHD患者もまた、推論を導き出す能力を失っているのではない。たとえば、McDonaldとWales(1986)によれば、「婦人は小さな女の子の手を取った」という文が先にあり、次に「彼女の娘はわずか3歳だった」という文が続くなら、RHD患者は婦人が自分の娘の手を取っていると推論できるということがわかっている。MyersとBrookshire(1994)の研究では、すべてではないが、ほとんどのRHD患者が、図6-2について、テーブルを囲んで座っている人々は感謝祭のディナーに集まったのだろうと考えることができた。他の研究でも、本質的に推論のつじつまが合っていれば(つまり、言われていることの整合性が互いにとれていれば)、RHD患者は簡単な言語素材から推論を引き出せることが報告されている(Brownell, Potter, Bihrle & Gardner 1986)。たとえば、RHD患者にとって、「エラはバッグをつかみ、ゲート(gate)へ走った」という表現から、エラが飛行機に乗ろうとしているのだと考えることは簡単であろう。しかし、次に「そこで一度、彼女は鍵を取り出してそれを開けた」という文が続けば、ゲート(=搭乗口)へ走ったという初めの解釈は修正されなければならない。一見すると、2番目の文は最初の文と一致しないので、正確に推論するには、そこへ達するためのさらなる努力が必要となる。簡単な推論なら何とかできても、内在している情報がどこか曖昧だったり、複数の解釈が成り立ったり、馴染みがなかったり、修正を必要としたり、いくつかのレベルを統合する必要が生じたりするときには、推論の障害が起こりやすい。こうした特異的な問題については、次のいくつかの節で議論する。

全体構造の障害

　全体構造とは、コミュニケーションのテーマや中心的メッセージの全体にまたがる推論であるが、それは、物語文、会話、手続き、説明

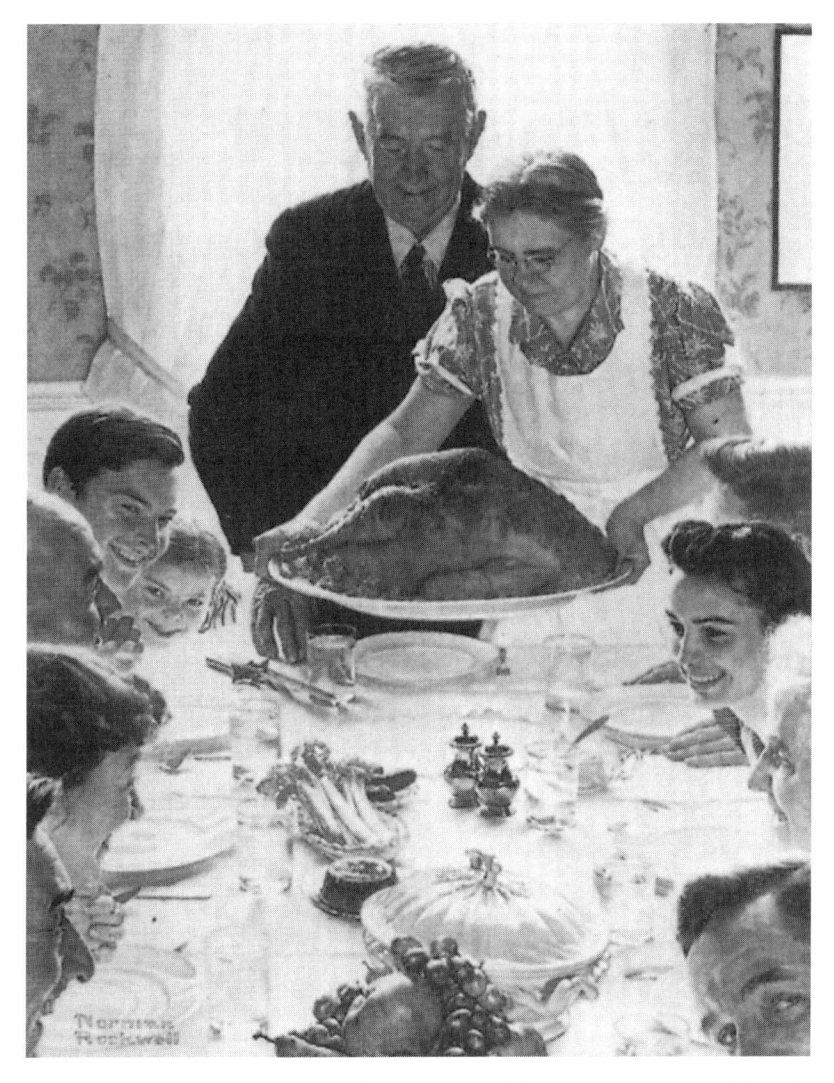

図 6-2　感謝祭のディナーを描いた「貧困からの自由(Freedom from Want)」と題される Norman Rockwell の作品
(Saturday Evening Post, March 6, 1943. Printed by permission of the Norman Rockwell Family Agency / Copyright ©1943 the Norman Rockwell Family Entities)

文、エッセイ、描かれた出来事、状況、映画、テレビ番組、ニュースの筋、または他のコミュニケーションに関するあらゆる出来事に存在する。Van Dijk と Kintsch (1983) によれば、私たちは、談話の中の個々の文から全体的なテーマについての推論を生み出している。最初に全体構造を把握することにより、それに続く文をトップダウンの形式で理解することができる。個々の文が生成した全体構造に一致していれば、その全体構造が妥当だということになる。こうして、全体構造によって「個々の文から意味を抽出し、それらの意味を物語の中の他の文から得た文脈に統合すること」(Hough 1990, p.253) が可能になる。全体構造を生み出すことが相対的に難しくなるのは、テーマそのものがどのくらい明確に述べられているかによるの

はもちろんのこと、個々の文のつながりの明確さや中心的なテーマの意外性にもかかっている（Hough 1990）。あるまとまった文章の本質的なメッセージをつかもうとするとき、タイトルや見出しがないよりもあったほうが明らかに簡単である。会話に途中から加わると、話題が紹介されたときからそこにいる場合に比べて、会話の要点を理解するのはずっと難しくなる。

RHD患者は、聞き手のときも話し手のときも、全体構造を生み出すことに問題があるのかもしれない。つまり、彼らは人の発言の要点を取り逃すだろうし、話し手に回ったときは自らのメッセージの要点を聞き手に理解させることが難しいだろう。多くの研究によって、RHD患者は、物語文や会話での談話、絵に描かれた話や出来事について、その中心的な概念の把握や維持が障害されることが明らかになっている（Benowitz, Moya, Levine & Finklestein 1990；Gardner, Brownell, Wapner & Michelow 1983；Hough 1990；Joanette, Goulet, Ska & Nespoulous 1986；Lojek-Osiejuk 1996；Mackisack, Myers & Duffy 1987；Myers & Brookshire 1994, 1996；Rehak, Kaplan et al 1992；Wapner et al 1981）。MyersとBrookshire（1994）の研究でも、図6-1の場面を説明するときに、「待合室」という語や、それと同じ意味の単語（たとえば、救急処置室、病院、医院）を挙げた割合は、脳損傷のない（NBD）患者では80％以上であったが、RHD患者では29％未満であった。

図6-3は、大学入学のために故郷を離れる若者を描いたものである。父親は作業着姿で、手に麦わら帽子を持ち、落胆しているように見える。息子は、あまり似合わないスーツを着て往来を見ており、冒険を心待ちにしているような明るく熱っぽい表情を顔に浮かべている。この絵を解釈するのには少し努力を要する。十分に理解するためには、全体の背景はもちろんのこと、若者のスーツケースに貼られた州立大学のペナントのような些細な手がかりや、またもっと明らかな特徴として、着ている服、しぐさ、そして描かれている人々の顔の表情などにも注意する必要がある。RHD患者は、二人の男性が車かトラックのステップに腰かけていることは答えられるが、彼らが何を待っているかについては必ずしも答えられない。何人かは、タイヤがパンクしたとか、青年が大学へ行くか国境を越える途中でヒッチハイクしている、と答えた。車の修理で止まっていると言った人もいた。ある患者は、「本物の古い軍用車か何かの一つだと思う。そしてニワトリを轢いちゃったんだと思う。スーツケースをいくつか持っている。たぶん彼は"そんなにスピードを出して運転するなと言ったじゃないか"と話している」と述べた。高齢のNBD被験者もまた、何人かは最初に車が壊れたということを考えた。しかし80％が、故郷を後にして大学へ行く場面と同定していた。NBD被験者の63％が、年をとったほうの男性を若い男性の父親か祖父と考えたのに対し、RHD患者でその推論を行ったのはわずか37％であった。RHD患者は誰一人として、父親の顔に表れた悲しげな気持ちや気落ちした様子を解釈せず、ほとんどが故郷を離れるという中心的なテーマに気づかなかった。特に印象的なのは、RHD患者は、この絵に限らず他の絵であっても個々の構成要素を正確に同定するが、それとなく示されている中心的な意味をしばしば理解できないことである。問題は知覚的なものではなく、概念的なものである。要素には気づくがテーマに思い至ることがない。たとえば、ある患者は次のように述べている。

> 誰かがヒッチハイクしようと車を拾ったところのようだ。スーツケースとイヌも一緒に。彼はおそらく州立大学に行こうとしている。彼はすべてのことにあまり満足しているようには見えない。イヌもそうだ。

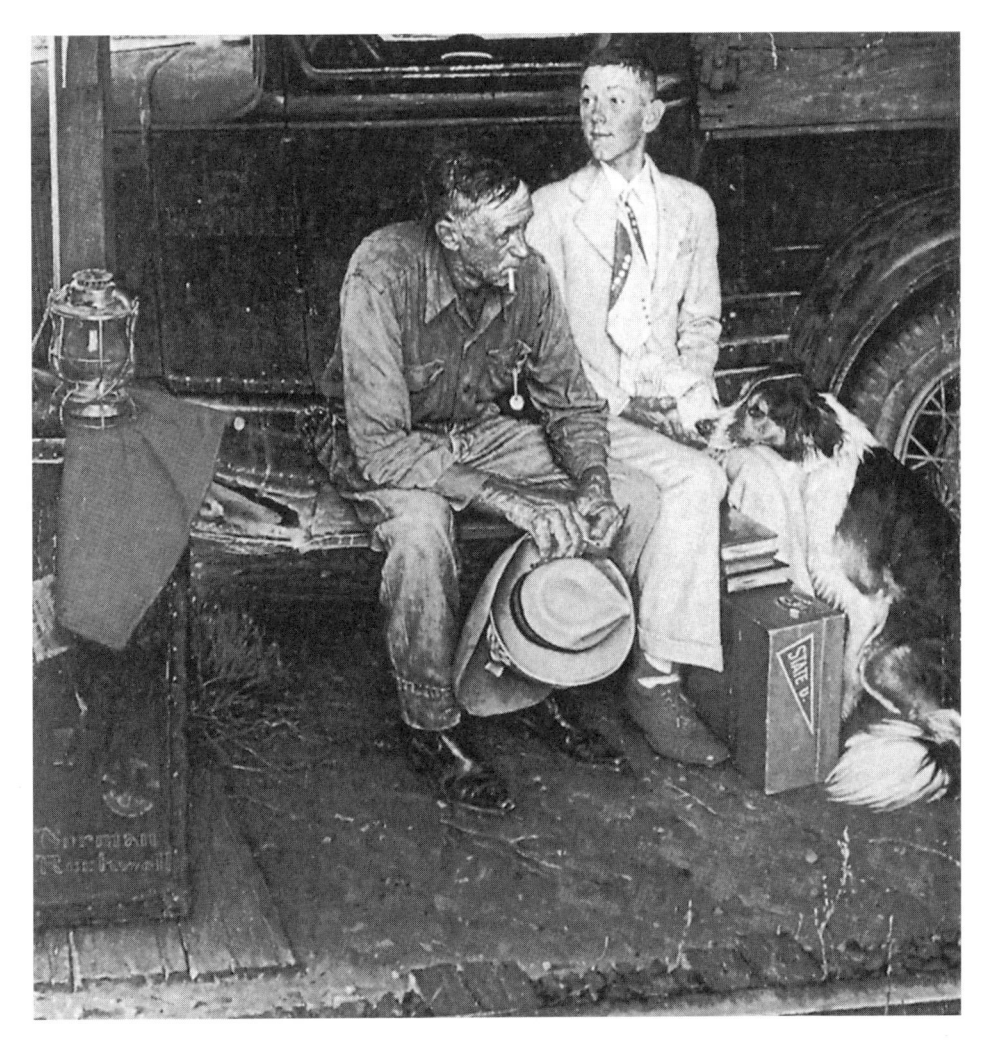

図6-3 大学入学のために故郷を離れる若者を描いた「旅立ち(Breaking Home Ties)」と題される Norman Rockwell の作品
(Saturday Evening Post, September 25, 1954. Printed by permission of the Norman Rockwell Family Agency / Copyright ©1954 the Norman Rockwell Family Entities)

他の研究でも、RHD 患者は、全体構造を十分理解しなければ行えないような課題で、障害がみられることがわかっている。患者らは、簡単な話に題名をつけることが難しく(Benowitz et al 1990)、話に含まれる教訓を引き出せず(Gardner et al 1983)、話の内容を要約したものを選ぶことができない(Rehak, Kaplan et al 1992)。Joanette ら(1986)は、絵の順序に従って物語を構成する課題で、RHD 患者では NBD 被験者に比べ、産生したものに「核となる」概念が著しく少ないことを明らかにしている。

小さな記事ほどの長さの物語からその全体構造を組み立てるとき、主要なテーマを表す文が役に立つ。Hough(1990)は、RHD 患者の物語文の解釈には問題があることを見出しているが、その研究では、簡単な物語の主題を示す文を、物語の最初か最後に置いていた。主題文が物語の最後まで出てこなければ、被験者は自分

で全体構造を展開していくことがどうしても必要になる。NBD被験者と左半球損傷（LHD）被験者は、どちらも主題文の位置に影響は受けなかったが、RHD被験者は、主題文が最後まで出てこないときにうまく反応できなかった。最初に主題文が現れたときでさえ、RHD被験者はNBD被験者に比べて、正確な解釈ができなかったのである。

　Myersら（1985）は、主要なテーマを引き出していくことがどのレベルで難しいのかについて、成人の脳損傷患者のカテゴリー化の能力を調べた研究で説明している。被験者は9枚の絵を見せられ、そこに内在するテーマをもとに、それらを三つのカテゴリーに分ける。カテゴリーについては話されておらず、自分自身でカテゴリーを考え出さなければならない。物品絵の分類（例：おもちゃ、動物、洋服）では、RHD患者で誤ったのは一人だけだった。しかし、RHD患者は、NBD対照群に比べてまだそれほどひどいというわけではではなかったが、動作絵の分類（例：洗濯している、遊んでいる、建てている）ではうまく分けることができなかった。そして、不信、労働、喜び、愛情といったテーマに沿った場面の分類では、かなりの障害がみられた。その研究における、「不信」というテーマを表している3枚の写真を図6-4に示す。分類課題の最後に、被験者は自分のグループ分けの意味を尋ねられる。NBD被験者とLHD被験者では、場面の内在的な意味を反映した回答がそれぞれの96％と66％から得られたが、RHD被験者のうち、そのような反応を見せたのはわずか33％であった。その説明の多くは適切なものであったが、暗示されているテーマとしては不正確であった。こうしたことから示唆されることは、被験者は、内在的な意味をまったく理解しないままに、具体的な解釈に従ってそれらを分類していたということである。たとえば、RHD被験者のうち何人かは、自分たちのグループ分けを「家族」、「兵士」、「公園」と説明した。一方、LHD被験者は、「貧困」、「好奇心」、「寄り添っている」といったラベルを使う傾向があった。このようなラベリングは必ずしも厳密なものではないかもしれないが、具体的なものに沿った概念化は少なかったことを表している。

　RHDに伴う、全体構造を形成できないという障害により、会話や他の形式の談話の内容を追う能力が低下する。加えて、非言語的な素材の要点を理解することも障害されるかもしれない。場合によっては、全体構造を形成しようと努力することで、談話の他の局面の処理が妨害されてしまうだろう。全体構造の障害に含まれる要因としては、**談話の構造を正しく理解することの障害、談話の要点を統合することの障害、そして注意の障害**がある。それぞれについて次の節で概説する。

談話構造の理解

　談話構造とは、会話や手続き文、物語文、またはその他の形式の談話を作り上げるための中心となる枠組みである。様々な種類の談話構造の知識と使用にみられる障害が全体構造の障害の原因ではないかとして、研究が続けられてきている。たとえば、「スクリプトの知識」とは、単に「スクリプト」ともいうが、手紙を出すとかレストランで食事をするといった行為に関係する、決まりきった一連の事柄についての知識を指す（Shank & Ableson 1977）。スクリプトはまた、物語文や会話の談話においても、概念を組織化するための構造や枠組みとして働くかもしれない（Lojek-Osiejuk 1996；Roman, Brownell, Potter, Seibold & Gardner 1987）。よくある行動に関するスクリプトは、会話にその話が出てくることで活性化される（Roman et al 1987）。たとえば会話の中で、レストランで食事をすると言われれば、聞き手は外食という身近なスクリプトを思い浮かべられるので、食

第6章　談話の障害　119

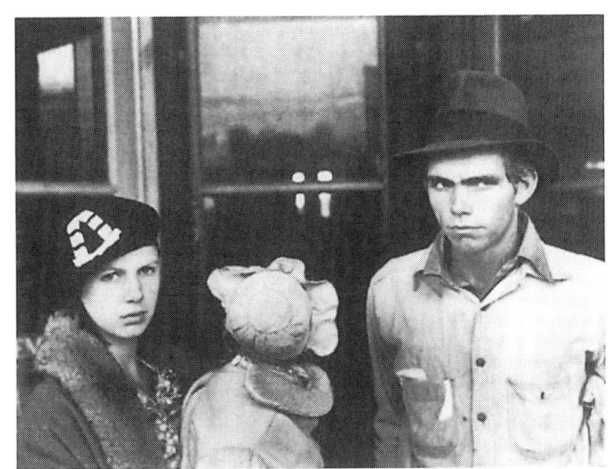

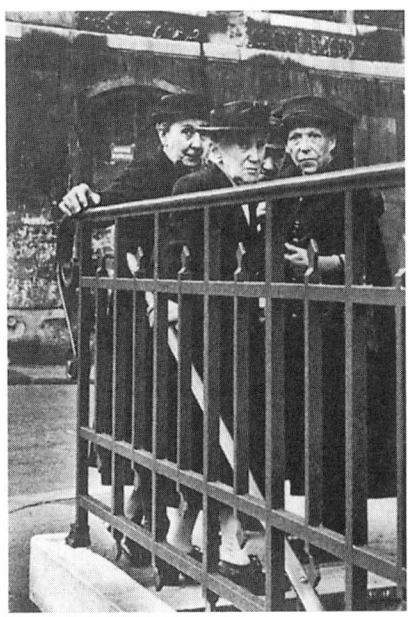

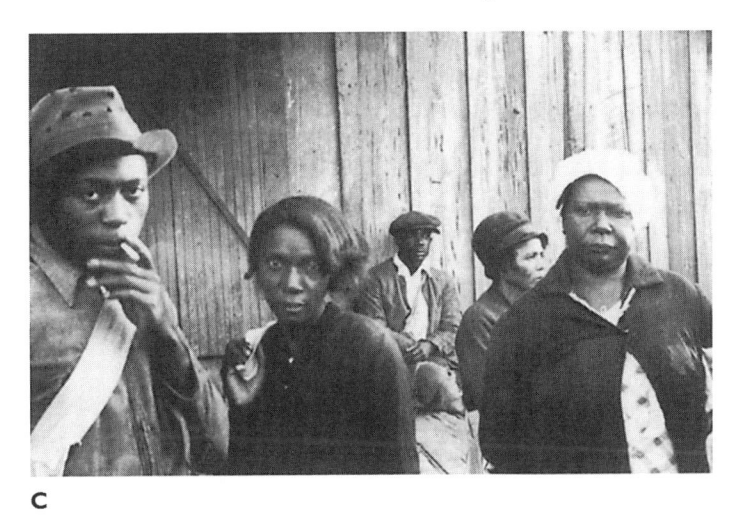

図6-4　「不信・疑念」というテーマを表現した写真
(Myers, Linebaugh & Mackisack-Morin(1985)／いずれも、Farm Security Administration and Office of War Administration(FSA/OWA)より。U. S. Library of Congress, Washington, DC. の好意による。BRK Publishers, Minneapolis, MN. より許可を得て掲載)

事の際の状況や出来事のすべてを言ってもらう必要はない。つまり話し手は、外食に伴う行動をいちいち言葉にする必要がない。スクリプトを知っていることで、身近なことやそうでないことに対処する準備をしたり、何が妥当で何が妥当でないかを判断したり、効果的に会話を進めたりすることができる。たとえば、話していて、注文していないのに食べ物が運ばれてきたのだと聞けば、すぐにこのおかしな出来事に話題を合わせていくだろう。

スクリプトの知識に問題があると、物語文の枠組みを作成したり、そこへアクセスすることが妨げられ、全体構造の生成が悪影響を受ける。しかし、成人RHD患者では、日常的な活動におけるスクリプトの知識は保たれているようである(Lojek-Osiejuk 1996；Purdy 1997；Roman et al 1987)。さらに、RHD患者は、基本的なレベルでの社会的・情動的なスクリプトの知識は障害されていないという証拠もある。たとえば、RHD患者の反応は楽観的な見方へ偏りがちなのは確かだが、子どもの誕生といった情動的に身近で単純な話では、登場人物が何を言い、次にどうするかを明らかにすることができた(Ostrove, Simpson & Gardner 1990)。また、話の枠組みが与えられれば物語文を作り上げることができ、話の構成を把握しているようにみえた(Lojek-Osiejuk 1996；Rehak et al 1992)。したがって、**スクリプトの知識と物語文の枠組みに関する障害は、RHD患者の全体構造の障害の要因ではないと思われる**。

談話の要点の統合

全体構造の障害について考えられるもう一つの説明は、情報をより大きな統一体(すなわち、全体構造)に統合する能力の障害である。全体構造は、個々の概念を互いに関連づける「概念的な支柱」を提供してくれる(Brownell, Garrdner, Prather & Martino 1995)。ニワトリが先か卵が先かといったように因果関係を捉えにくい状況では、全体構造が個々の概念の関係を明らかにするのに役立つ。しかし一方で、全体構造を生成していく過程でそれぞれの概念は互いに関連づけられる必要がある。抽象的な概念が互いに関連づけられるだけでなく、その場の状況、やり取りの意図、そこにいる人たちの役割、プロソディの様相、そして話者の顔の表情やボディーランゲージとも統合されなければならない。個々のものを推論していくときでさえ、関連性を正しく理解していることが必要である。たとえば、図6-1の絵の全体構造は「待合室」だが、包帯を巻いた男性を指す「患者」という語は、**個別**の推論の例である。その人がただの男性ではなく患者であると推論できるのは、彼の包帯を全体の状況に関連づける能力があるからである。「男性」という語がありのままの具体的な解釈と考えられる一方、「患者」という語は推論されたものなのである。

いくつかの研究によってわかったことだが、RHD被験者は全般的に、絵に描かれた場面の個々の要素に対して推論を働かせることが著しく障害されている(Mackisack et al 1987；Myers 1979；Myers & Brookshire 1996)。たとえば、MyersとBrookshire(1996)の研究では、絵に描かれた出来事を説明する課題で、選び出された絵柄どおりの概念の数はRHD被験者とNBD対照群で差はなかったが、推論された概念の数についてはRHD被験者のほうが有意に少なかったことが明らかになっている。同様に、Myers(1979)によれば、ボストン失語症診断検査(Goodglass & Kaplan 1983)にある「クッキー泥棒」の説明において、RHD患者は推論に基づいた概念をほとんど表出しなかったとされている(図6-5)。以下に引用する文は患者が絵について説明したものであるが、推論を働かせ、全体構造を生み出していく際に、統合の障害が影響していることがわかる。この絵で何が起こっているかと尋ねられて、患者は次のように述べた。

> 女の人がお皿を持っています。男の子が小さい腰掛けに乗っています。靴があります。男の子は缶を開けています……たぶん中のクッキーを探っているんでしょう。この子は落ちるかもしれない。女の人は母親です。女の子がいます。女の子の腕は上がっています。この男の子……どうも彼の妹らしい。

患者はあたかもそれぞれの項目を別々に処理し

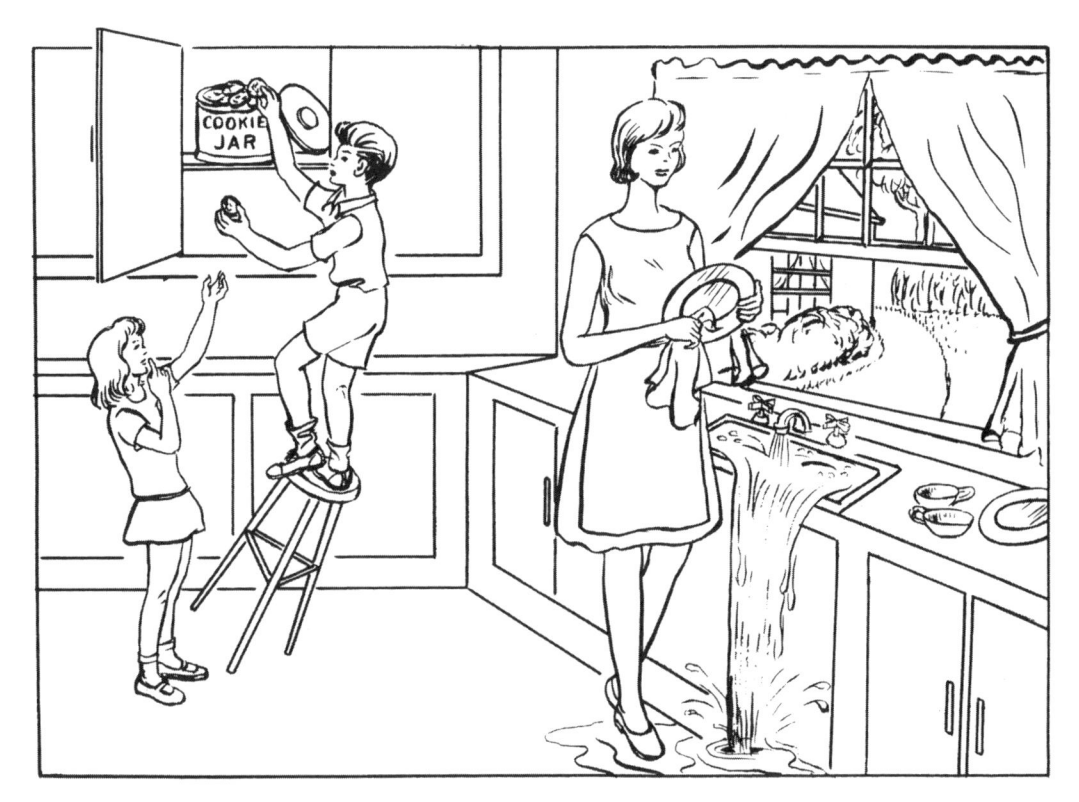

図6-5 「クッキー泥棒」の刺激画
(Goodglass & Kaplan(1983), Boston Diagnostic Aphasia Examination, copyright ©1979 by Lea & Febiger. Williams and Wilkins, 351 West Camden Street, Baltimore, MD 21201-2436. より許可を得て掲載)

ているようにみえる。たとえば、ほとんど終わり近くになるまで、「皿を持っている女性」が「母親」であるらしいと理解することができない。女性、皿、シンク、そしてタオルを統合して推論されるはずの「皿を洗っている」は、少しも引き出されなかった。患者の目には、少女は一人で立っていて、「腕を上げている」と見えるのである。彼女がクッキーを取ろうと手を伸ばしていると理解するには、彼女の体勢と、少年がクッキー缶に手を差し入れていることを統合する必要がある。患者は、少年が落ちるかもしれないとわかっていても、少年の行為と、母親の虚ろな表情やあふれ流れているシンク、台所での他の災難のサインとを決して結びつけることがない。したがって、患者は、クッキーを「盗んでいる」のではなく「手探りしている」という結論を出すのである。

これと似た統合の問題は、言語素材への反応でも表面化する。Beeman の研究における症例は、簡単なテキストなら読めても複数の人物が出てくる小説はもはや読むことができず、「全部を一緒に頭に置いておけない」(Beeman 1993, p. 104)と不満を漏らしている。Hough が注目したのは、RHD 被験者はいくつかのパラグラフを解釈しているときに、「物語の意味を推論するためにこれらの情報を統合するというよりは、パラグラフの情報をばらばらの断片として保持していた。……このため、物語全体のテーマを生成するというよりも、情報を"列挙する"という結果に終わることが多かった」

(Hough 1990, p.271)ということである。Myers と Brookshire(1995)は、呼称研究の中で、対象グループの上位カテゴリーを言うよう求めた際(車、飛行機、トラック、電車に対する「輸送機関」)、RHD 被験者の多くは全体にわたるカテゴリー名に到達できず、個々の対象を列挙するという特徴を示したと述べている。これは、対象間の関係を正しく認識できないという問題を示している。このような失敗は、果物や飲み物のような簡単で身近なカテゴリーでは起こらなかった。すなわち、統合それ自体ができないのではなく、問題が出るのは努力を要する統合であることが示唆される。

また RHD 患者は、冒頭に全体構造を示す主題文が与えられたときさえ、多くの文を段落に整理することに問題をもつ可能性がある(Delis, Wapner, Gardner & Moses 1983；Schneiderman, Murasugi & Saddy 1992)。Hough (1990)が明らかにしたことだが、Schniederman ら(1992)の研究でも、RHD 被験者は NBD や LHD の被験者とは異なり、主題文が与えられても成績がよくならなかった。これはすなわち、RHD 患者には全体構造が提供されなければそれを**生成**できないという問題があることに加え、全体構造が与えられてもそれを**認知**することに問題がある、ということを示唆している。

さらに、空間関係の組織化の問題と、物語文の素材から情報を統合したり抽象化したりする問題との間には関連があると思われる(Benowitz et al 1990；Moya, Benowitz, Levine & Finklestein 1986)。Benowitz ら(1990)は、物語文についてタイトルを選び、推論的な質問(たとえば、はっきりとは示されていない登場人物の動機について)に答えるよう被験者に求めた。そして、この課題での反応と、視覚構成のテスト(模写と記憶からの描画)によって測定された無視の存在や視空間組織化の障害とは、強い相関があることを明らかにしている。左側の細部に対する無視に加え、RHD 患者の描画は、**図 6-6** の例にみられるように、全体の形がまとまっておらず、内的な整合性や枠組みに無頓着にみえることが多い。驚くことではないが、物語の細部を忘れずにいることは、推論の障害、登場人物間の関係の正しい理解、全体構造の抽象化とは相関しなかった。ちょうど、描画では細かいところまで描くのにそれぞれの要素を筋の通った全体にまとめられないように、患者は、事実に基づいた情報は正しく再生できるのだが、その事実を全体構造に統合することは困難なのである。Benowitz らは、空間の組織化と、物語文の要素間の関係の理解と統合とは、「右半球の機構に特有な全体性に依存する共通のメカニズムをある程度必要としているのかもしれない」(Benowitz et al 1990, p.240)と述べている。

このように、絵に描かれた対象や談話に含まれる抽象的な概念について、情報を統合できず、また関係を正しく理解できないことは、一部の RHD 患者にとっては問題になると思われる。RHD を伴う患者、特に無視のある患者は、注意の範囲が狭まっていることを忘れてはならない。注意の焦点が狭まっていることから、「絵全体を見ること」ができなくなり、要素をそれぞれ別個に強調してしまうため、その統合が抑制される。モダリティにまたがる統合の障害は、個々の推論を引き出すことや、テーマを推論したり全体構造を生み出していく処理に影響する。こうしたことは、空間領域において情報を統合する障害に関連し、または Benowitz ら(1990)が示唆するように、複数の領域にわたる関係性を理解していくためのある共通したメカニズムにも関連しているのだろう。統合の障害では完全に説明できないかもしれないが、こうした考え方は、全体構造の障害に内在するメカニズムに対する一つの有力な手がかりを提供してくれるのである。

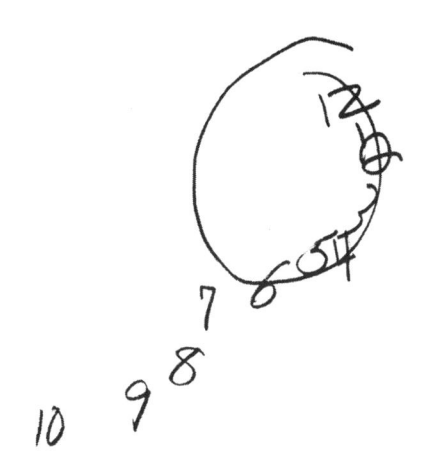

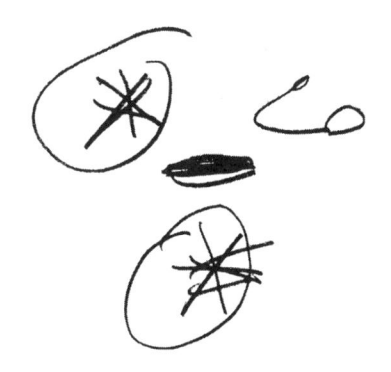

図 6-6　無視を伴う RHD 患者による時計と自転車の描画例
患者の表現に内的構造の欠陥があることに注意。

注意の障害

　全体構造の障害を特に取り上げた研究でも、談話障害全般を扱った研究でも、課題成績における無視の影響を調べたものはほとんどない。おそらくそれは、無視が注意の問題というよりは知覚の問題と考えられてきたからである。結果として認知に影響を与えるようなより全般的な注意の障害については、このようにしばしば見過ごされてきたが、無視の重症度とより全般的な注意障害には強い関連性があるという証拠が確かにある。たとえば、数唱（digit span）や聴覚的に提示される数を連続して加算する検査のような非視覚性の課題における障害は、無視の程度と関係があるといわれてきた（Robertson 1990；Weinberg, Diller, Gerstman & Schulman 1972）。同程度の無視をもった被験者を対象に行った談話の研究では、次のことが明らかにされた。すなわち、複雑な場面を推論して記述するとき、重度の無視をもつ RHD 患者は、無視の軽い患者よりも中核概念の産生が少なく（Myers & Brookshire 1994）、無視が重

度でない人々に比べて正しい推論が少なかったのである(Myers & Brookshire 1996)。この研究の被験者は、必要に応じて左方向の手がかりを与えられ、NBD対照群が行ったのと同様に絵の中の多くの項目を正しく命名できた。したがって、要素を**知覚すること**には問題はない。問題は、それらを解釈し、より大きなまとまりに統合することにあるのである。**無視を伴わないRHD被験者**は、「クッキー泥棒」の絵(図6-5)で、高齢のNBD被験者と変わらない説明ができる(Tompkins et al 1992)。TrupeとHillis(1985)は、普通に絵の説明ができるRHD被験者は、記憶や注意のテストでも標準的な反応を示すことを明らかにしている。

注意の障害は、様々なレベルで全体構造の生成を妨害するだろう。**低覚醒**によって、重要な文脈上の情報に気づきにくくなり、複雑な推論的処理に利用できる情報源が減らされてしまうかもしれない。**選択的注意の障害**があれば、重要な情報と重要でない情報の区別が難しくなるだろう。また、**ヴィジランスや注意の維持の減衰**により、会話中に注意が不安定になり、全体構造を作り上げるキーポイントや重要な手がかりを失ってしまうことにもなる。最後に、すでに述べたことだが、**注意の範囲が狭められれば**、様々な要素を統合できなくなる可能性がある。注意の障害をもつ患者は病識を欠き、自分の他の障害に対しても無関心であるようにみえるが、ちょうどそれと同じように、推論の障害をもつ患者は自分たちの問題を否定し、必要な認知的努力を行ったり進んですることはないだろう。このように、注意の障害は、RHDのある人々にみられる全体構造の障害のもう一つの要因かもしれない。

まとめ

議論してきた三つの要因のうち、注意の障害と統合に関する働きの障害が、全体構造の生成を妨害する要因の候補として妥当だということが明らかになった。これらの障害は、個々の推論の生成に支障をきたし、おそらく全体のテーマを理解することに混乱をもたらす。しかし、この二つだけが、全体構造の障害に関連した要因であるとはいえない。他の可能性としては、別の意味をうまく取り扱うことの障害、コミュニケーション相手の観点を取り入れる能力の低下、古い情報の修正ができないという問題がある。これらについてはまた後ほど議論する。こうした障害はそれぞれ特有な方法で談話に影響を与えるが、それだけではなく、全体構造の生成とその正しい理解に対しても、間接的に、より全般的に影響を与えるということを覚えておく必要がある。

情報内容の質の低下

RHD患者は談話の中核概念や全体構造を理解することが難しいとなれば、その談話における情報内容のレベルが標準以下だということは驚くに値しない(Apel & Pospisil 1997；Bloom, Borod, Obler & Gerstman 1992；Bloom, Carozza, Berg & Curran-Curry 1997；Cherney & Canter 1993；Gardner et al 1983；Joanette et al 1986；Lojek-Osiejuk 1996；Mackisack et al 1987；Myers & Brookshire 1994,1996；Rivers & Love 1980；Urayse, Duffy & Liles 1991；Wapner et al 1981)。RHD患者はNBD被験者と比べ、多くも少なくもなく、数としては同程度の単語を産生するが、伝達される情報量はずっと少ない。

RHD患者の会話における話し言葉は、**冗長で多弁である**と特徴づけられることもあれば、**性急でいいかげん**といわれることもある(Brownell et al 1995；Gardner et al 1983；Kennedy, Strand, Burton & Peterson 1994；Myers 1994, 1997；Roman et al 1987；Sherratt & Penn 1990；Trupe & Hillis 1985)。どちらのケースでも、RHD 患者は適切な情報量を提供できていない可能性がある。結果として、会話における発話の効率が悪くなり、聞き手は、欠落した部分やコミュニケーションのギャップを埋めるために、関連する情報を吟味しなければならなくなるだろう。次の節では、雑な表出ならびに過剰な表出の特徴について述べることにする。

内容に乏しい雑な表出

雑な表出は、すべてではないが、一部の RHD 患者の談話の特徴である。たとえば、Trupe と Hillis(1985)は、62 名の RHD 被験者のうち 10 名だけだが、発話量が少ないという特徴があることを見出している。表出が減っている患者の多くは、**反応が鈍く、表情に乏しく、体の動きも少ない**。それ以外の患者は、もう少し注意を払っているようではあるが、**せっかちで性急である**。患者らは、質問の裏に隠された意図に対して反応せず、無頓着なように見えるかもしれない。感謝祭のディナーの場面(図 6-2)の説明において、ある患者の発話は、「彼らはディナーを食べようとしている。彼女はディナーを食べた」というものであった。また別の患者は、「母親みたいな人が七面鳥を取っている。あれです」と説明している。この患者は、図 6-1 の「待合室」の場面に対しては、「彼らはベンチに座っている、それで全部です」と言った。私たちはよく「寡黙な男性」を高く評価することがあるが、RHD 患者の場合には、言葉が少ないことは内容が少ないことを意味することが多い。絵の説明や物語の再生の課題で、患者らの発話には内容やエピソードがほとんどみられない。事実に基づく質問への回答からしてその構成要素を把握していると示唆されるときでさえ、そうなのである(Trupe & Hillis 1985；Urayse et al 1991)。

対話における患者のマナーのいいかげんさは、協調性を欠いたものに見え、友人や家族をまごつかせるかもしれない。ある女性は、「主人はまるで、怒ってあまり話さないように見える」と表現した。言語的表出が減ることに関連するかもしれない原因、損傷部位、感情的な変化については、あまりよくわかっていない。また、こうした患者が時間の経過とともに雑でなくなっていくかどうかについても、わかっていない。しかし、ここで述べたようなタイプの発話表出における変化が、脳の右側の損傷の結果であろうということと、必ずしもその患者特有のものではないということを、私たちは認識すべきであり、家族へも説明することが重要である。

極端に細かすぎる表出

RHD に伴うより典型的な言語表現の障害は、表出が極端に多くなることである。発話は**主題からそれ、ほとんど無関係なことが述べられ、割り込みが多く、言い回しにある種の「不正確さ」がある**、といった特徴をもつ(Cherney & Canter 1993；Eisenson 1962；Gardner et al 1983；Hough 1990；Mackisack et al 1987；Myers 1994, 1996；Roman et al 1987；Schneiderman et al 1992；Sherratt & Penn 1990；Trupe & Hillis 1985；Wapner et al 1981)。たとえば、Mackisack ら(1987)は、RHD 被験者は絵に描かれた場面を説明するのに NBD 被験者の 2 倍の語を使用し、しかもそれは主題から脱線した説明を数に入れない場合でそうだったと述べている。単一症例の詳細な談話研究を行った Sherratt と Penn(1990)は、物語文の談話において、年齢を揃えた対照群に比べて 4 倍以上の語を産生したと報告している。多くの高齢者の発話は脱線しがちではあるが(個人的なことが多い)、Roman ら(1987)が明らかにしたところでは、パンクしたタイヤを

どうやって替えるか、またはレストランで食事をどう注文するかを説明しているとき、一般高齢者が別の説明を割り込ませてきた回数が約3回であるのに比べ、RHD被験者では平均7回だった。割り込んできたのは、意見、冗談、ほとんど無関係な感想、他の活動についての言及などであった。ApelとPospisil（1997）の研究により、NBD、LHD、RHDの各被験者において、物語を話している最中に脱線して話された情報量は同じであったが、その情報の性質がグループ間で異なっていたことがわかっている。LHD被験者の無関係な感想は、たいてい行っている課題に関係していたのに比べ、RHD被験者のそれは、物語のトピックにはまったく触れられていなかった。冗長な言語表出をする患者は、**不要な細かい記述があふれている中で、トピックから逸脱したり、トピックを忘れてしまったりするのだろう**。ある患者はこう表現している——「私の頭は、まるで電気掃除機のように、そのあたりにある考えを全部吸い上げて、吐き出してしまうのです」。

RHDによって的外れな説明が生じるが、それは会話の要点または全体構造を理解できないという問題を反映していることが多い。Gardnerらが言うように、「組織化の原理なしでは、患者は、散漫なとりとめのない話から抜け出せず、どの部分が重要なのか、そしてそれらがもたらす全体に関わるポイントは何かという判断ができない」（Gardner et al 1983, p.187）。以下に示すのは、**図6-3**で何が起こっているのかについてRHD患者が説明したものであるが、細部を極端なまでに詳しく述べた例である。

ああ、コリーかラッシー……彼を大学に戻そうとしているようだ。それはU、いや、U州。州Uだ。この人たちはどこかで車にトラブルが起こった。年取ったお父さんはまだタバコをふかしている。これはタバコをみんなが吸わなくなる前のこと。この人たち、自分たちが座っているベランダに気をつけたほうがいい。これはごみじゃないのかなあ？　これは全部腐っている。シロアリがきっといるんだ。この子どものばかでかい靴を見てくれ……彼は大学生だ。靴下を見てみろ、縞模様で、わし鼻みたいなシューズを履いている。チームのキッカーになろうとしているに違いない。黄色いハンカチをシャツにつけている……コートジャケット……彼は自分がとてもこざっぱりしていると思っている。これって信じられないと思わない？　だけどこれはアトラスタイヤで、俺はこういうやつを20年間も売っていたんだ。さあ、何で俺にわかるのかな？　このタイヤの横っかわの形でわかるのさ。これはアトラスジュニアだ、アトラスTBA社がエクソンに売っている、アメリカンオイル、シェブロン社、ワイヤー・ホイールにある、たぶんそのタイヤは17の475だ。フォードトラックのモデルだ。

患者は、この少年が家を出て大学に向かうことははっきりとわかっているが、話は簡単にそれてしまい、主要なテーマをまったく展開していくことができない。絵の情動的な側面（たとえば、少年の期待に満ちた表情と父親のあきらめ顔との対比、さらにいえば、イヌのしょんぼりとした様子）については何も説明できていないし、そこから推論を引き出すこともできていない。この患者の説明は、話の割り込みや必要のない細かなことで一杯であり、まるで考えたことがすべて口をついて出てくるかのようである。少年の洋服に着目してはいるが、その姿から、未熟な世間知らずの農場の少年だというような推論を導き出せてはいない。手前に描かれた木は線路の枕木を描いたものでベランダではないのだが、患者はそれを明らかに混同している。しかし、このような視覚的な混乱は、絵の中心的な概念を理解するにはそれほど重要とは思えない。タイヤの形状のような小さな細かい部分にいかに重きが置かれているかに注意して

ほしい。この同じ患者が、全体構造がより簡単にわかるような絵を説明する際には言葉の数が減少することから、テーマに関する全体的な不明確さが必要のない情報を増やす一因となっていることは明らかである。そうした簡単な絵の説明においても、患者は必要以上に細かいことを表現していたが、別の説明を割り込ませるようなことはほとんどなく、おおむね要領を得ていた。

　会話で口数の多い患者は、聞き手が何を知る必要があるのかを正しく理解できないのだと思われる。聞き手になったときは、会話の主題に合った考えを答えるというより、話題から離れた、関連のない独自の考えを言ってしまう。出来事の記憶が活性化し再生されるときには、抑制というメカニズムが作用するが、患者らはそこに欠陥があるのかもしれない(Sherratt & Penn 1990)。先に示した患者の発話でも、山登り用のタイヤについて個人的な記憶を引き出して説明してしまっている。談話の約束事からすれば、話し手が本筋から脱線した内容をそういうものとしてわかっている必要があるが、過剰な表出をするRHD患者の場合、そうした慣習に従うことはめったにない。

　ときおり、患者は、発話を全体的に役に立たないものにしてしまう**作話行為**に走る。作話は主に、患者が出来事の意味について確信できないような状況で起こる。たとえば、Gardnerら(1983)が見出したことだが、RHD患者は、失語症者やNBD被験者とは異なり、ばかげた奇妙な話の結果に反応はするが、明らかな驚きや笑いを示さなかったり、その話はどうも変だということがわからないままであったりする。そして、その話をもう一度繰り返すと、奇妙な要素を正当化するための根拠(たとえば、なぜ怠慢な使用人が賃上げに成功したか)を作話することが多かったのである。

　道理に合わない内容を正当化する傾向は、他の状況でもみられる。無視や病態失認があれば、患者は自らの障害の状態への洞察を欠くことになり、結果として、自分の周りの世界についてつじつまが合うように冗長な説明をするようになるのかもしれない。たとえば、患者の多くは、自分が脳卒中を起こしたことを認めようとしない。ある患者は、なぜ病院にいるのかと尋ねられたところ、自分が脳卒中に至るまでの出来事について、その前日の旅行のことや当日の朝食の内容などを織り交ぜながら、順を追って詳しく説明した。朝食は、彼が低コレステロールだと指摘した「黄身抜きの溶き卵(egg beaters)」を使った料理だったが、そこに含まれる皮肉は聞き手には理解されない。なぜなら、そのときまでに彼は自分の脳卒中について述べていないからである。そして、「ああ、ジョンは脳卒中になったんだわ」という妻の発言を引き合いに出して、話を終えた。彼は話の要点(脳卒中)に触れはしたが、非効率的で遠回しであった。別の女性患者はなぜ病院にいるのかと尋ねられ、どのように自分が床に倒れたかを説明し、続けてそのカーペットの厚みのある織地や品質について述べた(おそらく、自分の入院の原因は頭を強打したことではないと説明するために)。そして、夫が医者を呼び、診断を信用できるようその医者に関する話をいくつかしてくれたと説明した。しかし、彼女は一度たりとも、その診断が何であるかについては触れなかった。また別の患者は、つまずいて転んだのは「両方の手足が動かなかったから」と説明した。こうした患者らは、知識が欠けていることをめったに認めず、代わりに詳細な回答を返してくることもあるが、それは、身の回りの世界を自分の限られた理解に適合させようという必死の試みであるように思える。病態失認のあるRHD患者は、麻痺した左腕を動かすことができたと主張して次のように言った。

　　あのね、先生、手が動かないということは、
　　私が腕を持ち上げたくないということなん

だ。こう言うと驚くだろうが、でも奇妙なことが起こっているんだ。私が手を動かさないのは、私がもしこの動きをしないようにしていれば、別のやり方でできる動きをもっと上手にできるかもしれないからで、これは事実なんだ。筋が通らないとか、それはおかしいっていうことも、よくわかっている。確かにこのわかりにくさは、私も気にいらないけど、でも、とてもまともなことなんだ。自分のおかしな話のせいであなたを退屈させていなければいいんだけど(p. 470) (Bisiach E : "Language Without Thought". In : L Weiskranz (Ed), Thought Without Language, Oxford University Press, Oxford, UK, pp. 464-484. より出版社の許可を得て掲載)。

別の意味の産生

　談話の一つの重要な特徴として、新しい情報がたえず導入され、その情報をそれまでに形成されている全体構造にマッピングしていかなければならないということがある。新しい情報がそれまでのものと簡単に一致したり予測できる状況であれば、それは容易である。そうではなく、新しい情報が事前に得ていたものと相反しているように思える状況であれば、全体構造へのマッピングはずっと難しくなるだろう。推論し、橋渡ししていくことで、新しい情報をそれ以前の情報と筋の通ったものにすることができる。明らかに一致せず、またはほとんど予測もされていなかった情報を統合する場合は、さらに努力が必要で、注意や認知といった資源をより多く必要とする。新しい情報が入ってくることで、あらかじめ得ていた情報のそれまでとは異なる別の意味や新しい解釈を生成する必要が出てくるかもしれない。

　第5章で議論したように、右半球は、個々の単語の意味のうち、それほど頻繁には用いられず、主要でもないような、もう一つ別の意味を処理する際に重要な役割をもつと考えられている。左半球が互いに密接に関連している意味に焦点を当てるのに比べ、右半球は意味的にほとんど重複しないような複数の意味を提示すると考えられている(Beeman 1993 ; Brownell et al 1984, 1990 ; Burgess & Simpson 1988 ; Chiarello et al 1990 ; Tompkins, Baumgaertner, Lehman & Fossett 1997)。また、談話の障害の多くは、別の意味を処理できないという問題を反映しているように思える。患者は、当初の解釈を修正することや、慣用的な表現の比喩的、隠喩的な意味にアクセスすること、あるいは、物語文や会話で言わんとしている意味を適切に解釈することが難しいと思われる。次の二つの節でこれらの問題を議論する。また、考えられるメカニズムについては最後の二つの節に提示する。

言外の意味を理解することの障害

比喩的言語

　研究の当初、RHD患者らは、一定の条件下であるが、慣用表現の隠喩的な意味への感受性が低いことが観察されている(Myers & Kinebaugh 1981 ; Winner & Gardner 1977)。「tough row to hoe(耕すのが大変な畝/困難な仕事)」や「hit the ceiling(天井を叩く/カンカンに怒る)」といった慣用句にはたいてい二つの意味、つまり、文字どおりの意味と比喩的な意味がある。たとえば、人は文字どおり物理的に「天井を叩く(hit the ceiling)」ことができるが、このフレーズは普通、怒りの爆発を意味している。一般的には、慣用句の比喩的な意味は、その文字どおりの意味よりも馴染みが深い(Brownell et al 1995)。文字どおりの意味と違って比喩的な意味は、ひとまとまりのものとして馴染んでいるために、一つの語彙として登録されているのかもしれない(Huber 1990 ; Schweigert & Moates 1988 ; Swinney & Cutler 1979)。

　RHD患者は、慣用的な表現について、文字どおりの意味の絵か比喩的な意味の絵のどちらかを選ぶよう言われたとき、比喩的な意味に対する感受性が落ちていることがある(Bryan 1988；Myers & Linebaugh 1981；Van Lancker & Kempler 1987；Winner & Gardner 1977)。たとえば、WinnerとGardner(1977)は、被験者に「He had a heavy heart(彼は重い心臓をもっていた／彼は打ち沈んでいた)」といった慣用句を別々に絵で表現したものを示し、それを選択するように指示した。RHD被験者は、比喩的な意味を表現したもの(泣いている男性)よりも、文字どおりの絵(バレンタインカードにあるような大きなハート型の心臓の重みで体を曲げている男性)を選ぶことが多かった。MyersとLinebaugh(1981)も、慣用句を物語の文脈の中で用いた研究において、同じ傾向を見出している。選択肢には、適切な状況と不適切な状況のそれぞれに、文字どおりの意味を描いたものと比喩的な(すなわち、正しい)意味を描いたものがあり、さらに物語の結末が反対の意味になっている絵も含まれていた。図6-7は、次の小話について、文字どおりに解釈したものと比喩的に解釈したものを示している。

　　ジャックとメアリーは台所でケーキの残りを見つけた。しかし、ジャックがそれを取り分けたところ、メアリーは、ジャックのケーキのほうが大きすぎる(lion's share)と不満を言った。

　RHD患者の大半は、慣用句を比喩として解釈したもの(ジャックとメアリーだけが描かれている絵)よりも、文字どおりに表現したもの(ライオンが描かれている絵)を選ぶ。これは、RHD患者に特有の傾向であり、脳損傷患者の一般的な反応というわけではない。文字どおりの解釈を選択したのが、RHD患者グループでは57%であったのに比べ、失語症患者ではわずか3%にすぎなかった。

　RHD患者が会話中の発話にどのくらい比喩的な表現を使用するのかを調べたデータはない。RHD患者の比喩的言語の障害に対する関心は、彼らが談話中の慣用句を適切に理解できないということに始まっているのではない。それよりも、慣用句と絵のマッチング課題におけるRHD患者の反応の様子と、それが、言語的なやり取りの中で最も表面的で具体的な意味に反応してしまう、RHD患者の一般的傾向にどのように関係しているのかという点から関心がもたれてきたのである。RHD患者は、ある条件下であれば、慣用表現の比喩的な意味にアクセスできると思われる。たとえば、慣用句を定義して説明することは、NBD被験者、脳損傷患者のどちらにとっても難しい課題だが、RHD患者は(促しがあれば)それができる(Myer & Mackisack 1986；Winner & Gardner 1977)。また、自動的処理の条件が整えば、個々の単語や慣用句が指す隠喩的な意味にもアクセスできるようである(Tompkins 1990；Tompkins, Boada & McGarry 1992)。

　それではなぜ、絵に描かれた慣用表現に文をマッチさせることができないのだろうか？　説明として考えられるのは、課題の性質に関することである。第一に、RHD被験者らは、文字どおりの意味と比喩的な意味のどちらがこの文脈に適切であるかを決定する間、その両方の活性化を維持できないという問題があるのかもしれない(Tompkins et al 1992)。第二に、絵という形式においては、文字どおりの内容が描かれているほうが、比喩的な内容を描いたものよりも理解しやすい。比喩的な描写では、被験者はもとの言葉からさらに離れ、またはより難しい推論を引き出さなければならないからである。図6-7の、ジャックが大きいほうのケーキを取っている絵と、ライオンのケーキを取っている絵を対比してみてほしい。物理的に「ラ

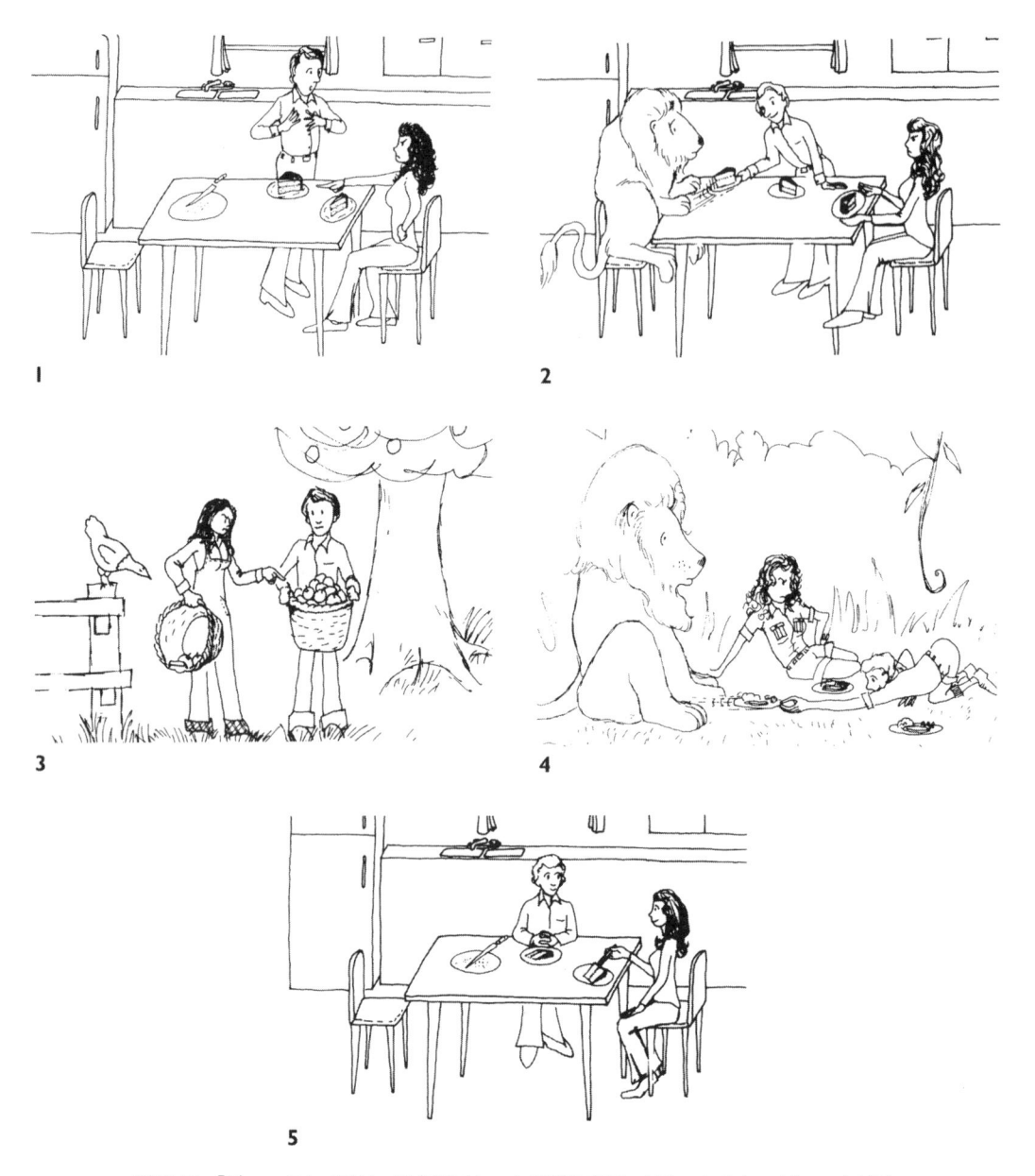

図 6-7 「ジャックとメアリーは台所でケーキの残りを見つけた。しかし、ジャックがそれを取り分けたところ、メアリーは、ジャックのケーキのほうが大きすぎる(he had taken the lion's share of the cake)と不満を言った」──この話に関する、文字どおりの解釈と文字どおりではない解釈を表した絵としては、以下の組み合わせがある。1：正しい解釈・適切な状況、2：文字どおりの解釈・適切な状況、3：正しい解釈・不適切な状況、4：文字どおりの解釈・不適切な状況、5：不正確な解釈・適切な状況。

イオン」の絵が非常に目立つので、患者はほとんど努力を要さずにそれを選択してしまう。患者はライオンの絵が目に入ると、衝動的に「lion's share」というフレーズに関連づけてしまい、そのフレーズをストーリーの文脈に統合する努力はしないのかもしれない。単純にライ

オンの絵を選ぶほうがずっと簡単なのである。加えて、患者は、絵を選び終えるまで、そのフレーズをひとまとまりのものとして保持していない可能性がある。患者が、ライオンやハート(「heavy heart」のときのような)といった印象的な名詞を絵という形で見ると、こうした名詞は句全体から独立して浮かび上がるのかもしれない。さらに、Huber(1990)が示唆していることだが、文字どおりの解釈を絵に示したもののほうが、比喩的な描写に比べ、その考えられる表現の幅がより限定されているために絵とマッチングしやすい。つまり、「lion's share」というフレーズに適合する描き方や状況はたくさんあるが、それに比べて文字どおりの描写であれば、ライオンそのものが描かれてさえいればよい。情報処理に努力を要するような条件下では、RHD患者は、慣用表現の比喩的な意味にではなく、文字どおりの意味に反応する傾向があることは明らかである。このことは、一つの意味ではなくより多くの意味(たとえば、代わりの意味)をうまく処理することにいくつか問題があり、談話を理解し産生するときにかなりの努力を要するような障害があることを示唆している。

間接的な要請

たとえば「窓を開けられますか？」といった間接的な要請は、別の意味でも解釈でき、その状況に応じて文字どおりにも、そうでないようにもとることができる。文字どおりに考えると、「窓を開けられますか？」という言い方は、窓を開けるという動作を行うその人の身体的能力についての質問である。部屋が暖かい場合、それは窓を開けてもらうための「窓を開けていただけますか？」という要請として働く。火災のときであれば、これは文字どおりに解釈されるべきであろう。要請は直接的にも、あるいは間接的にもなされうる。たとえば、「暑いですね」という言い方は、「窓を開けられますか？」よりも直接的ではない。

RHD患者は、このような要請に隠された文字どおりではない意味について、絵による表現ではその理解の感度が低下していることが明らかにされている(Foldi 1987；Hirst, LeDoux & Stein 1984)。これは、入力刺激や反応に言葉を用いた研究でも同様であった(Weylman, Brownell, Roman & Gardner 1989)。一般に、こうした研究から次のようなことがわかっている。すなわち、RHD患者は、状況にふさわしい文脈に対して完全に感受性が落ちているわけではなく、間接的な要請を表す状況と直接的な要請を表す状況の区別はできる。しかし、NBD被験者ほど良好ではなく(Weylman, Brownell, Roman & Gardner 1989)、極端に間接的だったり、はっきりとは言われない要請を処理することに特に問題をもっているのかもしれない。

間接的な要請における文字どおりではない意味は、明示されず言外に含まれるものであるため、その正確な解釈にあたっては、それまでに示された文脈をベースに推論していかなければならない。文脈によって、意図された意味が規定されるのである。間接的な要請を処理できないという障害を説明しうるものとして、文字どおりではない意味をほのめかす、文脈上の言葉や形のある手がかりを取り込むところに問題があるのではないかという考え方がある(Weylman et al 1989)。文脈に対する感受性の低下により、物語の登場人物がいやみを言っているのか、あるいはそうではないのかを解釈することに問題が生じると考えられている(Kaplan, Brownell, Jacobs & Gardner 1990)。いやみや皮肉というものは、間接的な要請と同様、文字どおりの意味の他に、話し手の語用論的な意図をうまく表すような別の意味をもっている。文字どおりではない意味は、それが言われた文脈から導き出される必要がある。

形として見える言語的な文脈に加え、要請が

直接的かどうかを見極めるのに役立つ文脈上の特徴として、次のようなものある──①話し手と聞き手の関係（すなわち、互いの親密度、立場や力関係）、②聞き手がその要請を受け入れる義務を感じているかどうか、③話し手側の要請する権利、④聞き手が要請に従うだろうというおおよその見込み(Stemmer, Giroux & Joanette 1994)。Stemmerらは、とある短い場面の後に続く直接的、間接的な要請について、それを評価する能力と産生する能力をNBD被験者とRHD被験者とで比較している。彼らの徹底的な分析により、言語的で状況に即した文脈上の特徴にはかなり多様性があることが示された。そして、RHD被験者は多くの点でNBD被験者と同じように振る舞うことがわかったのである。Stemmerらは、直接的な要請と間接的な要請に対する処理能力を調査し、また、要請の形式としては最も不明確な、極端に間接的な要請やほのめかしについても調べている。たとえば、サリーは喉が渇いていれば、「水を少しちょうだい」（直接的）とボブに言うだろう。彼女は、「少し水が欲しいわ」（間接的）と言うかもしれない。あるいは、「ねえ、庭仕事をしていて喉が渇いたわ」（ほのめかし）と言う可能性もある。直接的な要請は、言葉を解読するだけで解釈できる。ほのめかしは、状況に沿った文脈の理解に全面的に依存する。Stemmerら(1994)は、RHD被験者は直接的、間接的な要請を特に問題なく処理するが、ほのめかしに関しては問題があることを明らかにしている。RHD被験者らは、ある状況においては多様な文脈に反応できるが、また別の状況では反応できないことがある。Stemmerらが示唆しているのは、すなわち、私たちには**文脈情報をベースに心的モデルを修正したり、言い表された言葉から新しい表象を生成したりする概念的レベル**があるが、RHD被験者らの問題はその概念的レベルで起こっているのかもしれない、ということである。ほのめかしの場合、表現された言葉そのものは意図と一致しておらず、ほのめかしとその前の状況をうまく合致させるには、その言葉に代わる新しい表象を生成しなければならない。文字どおりの意味、文字どおりではない意味の両方を理解したうえで、どちらかを選択する必要がある。もし、ほのめかしの意味が文脈に結びつかなければ、その意味は採用されないだろう。

このように、間接的な要請を評価し、解釈し、産生することにみられる問題は、他のいくつかの領域における問題とも関連している可能性がある。**患者は重要な文脈上の特徴についてほとんど注意を払わないかもしれない。いくつかの単語のまとまりで表現されたもの以上のものにアクセスすることや、アクセスできたとしてもそれを維持することが難しいとも考えられる。さらには、正確な推論に到達するために、単語を文脈上にマッピングする努力を続けていくことにも問題をもっているのかもしれない。**

ユーモア

RHD患者は、ジョークの、ある側面に反応するのが難しいのかもしれない(Bihrle, Brownell, Powelson & Gardner 1986；Brownell, Michel, Powelson & Gardner 1983)。Brownellら(1983)は、ジョークには二つの属性があると述べている──**意外さ**と、**論理の一貫性**である。最初、落ちは意外なものに思われるが、次にジョークの主要点を改めて思い浮かべてみることで、話の筋が通るようになる。落ちは、その前の話からは予想されていないので、意外性がある。そのため、落ちの最初の解釈は、筋が通るように修正され、ジョークの主要点に再統合されるに違いない。「ああ、わかった！」とジョークへ反応する段階がこれである。Brownellら(1983)とBihrleら(1986)が明らかにしたところによれば、RHD被験者は、落ちの部分や、漫画の最後の驚きやおかしみのあるコマを取り出すことで、ジョークのも

つ思いがけない要素に反応することはできていた。しかし、その選択は必ずしもジョークの主要点に一致していなかった。被験者らは、ユーモア（バナナの皮で滑った男性）をわかっているようだったが、新しい情報を統合したり初めの解釈を修正したりすることはあまりうまくできていなかった。

　RHD患者には、比喩的な表現や文字どおりの意味ではない表現といった言語の様々な形式の理解と使用に関する障害がみられるが、これは機能的レベルと理論的レベルという二つの点で重要である。機能的レベルについていえば、RHD患者は、標準的な会話や物語の談話の至るところに現れる、いやみ、皮肉、ジョーク、間接的な要請、そしてその他の文字どおりではない言語形式の使用や解釈に問題があるため、情報を見逃してしまうかもしれない。理論的レベルについていえば、比喩的言語の処理の障害は、いくつかの談話障害に内在する原因について私たちに教えてくれるものを思うと、興味深い。登録された辞書的な意味に代わる別の意味を生成して維持できないことは、ある種の柔軟性の欠如や、文脈を適切に使用できないという障害を示唆する。そしておそらく、暗示的な意味を簡単に適用できるはずの意味的レベルが崩壊していることも示唆しているのである。

推論の修正

　多くのRHD患者は、**図6-4**のAの写真を見て、男性と女性とキャベツが写っていると判断する。高齢者もときには、ふちのついた帽子をかぶった赤ん坊をキャベツと見ることがあるが、すぐにその印象を捨て、ここに写っているのは家族で、男性と女性がいて、そしてキャベツに見えてしまうがそれは赤ん坊に違いないと結論づける。曖昧な刺激を明らかなものにするには、最初の解釈を修正しなければならないことが多いために、努力を要する。**図6-4**にみられる帽子をかぶった赤ん坊という曖昧な写真を正確に解釈するには、それに文脈上の他の特徴を結びつける必要がある。つまり、ユーモラスでも風変わりでもない、むしろ深刻な状況であることを思わせるような、写真全体がもつ雰囲気、顔の表情、洋服、そして男女の全体的な様子に目を向けなければならないのである。こうした特徴を「キャベツ」と結びつけていくことが、橋渡ししていくタイプの推論であり、ここで、あるつながりや「概念的リンク」（Brownell 1986）がそれぞれの特徴を越えて形成される。他と切り離して考えれば、赤ん坊はキャベツのように見えるかもしれない。つまり、全体に統合されることで、それは帽子をかぶった赤ん坊になるのである。RHD患者は推論を修正することに問題があり、そして第一印象と最初の解釈に納得しているようにみえることが多い。

　推論の修正に関する研究は、最初はある考えが互いに両立しなかったり矛盾したりするように思えるような枠組みでなされている（Bloise & Tomkins 1993；Brownell et al 1986；Tompkins, Bloise, Timko & Baumgaertner 1994）。Brownellら（1986）は、文意を取り違えやすいような一組の文を用いて、その理解度を調べている。たとえば、「バーバラはあまりにもうんざりして、歴史の本を終わらせることができなかった」という文からは、バーバラは本を読んでいるのだという判断が導き出されやすい。しかし、次に「彼女はそれを書くのにすでに５年を費やしていた」という文が続くと、当初の考えは変更されるに違いない。研究では、こうした意味のまぎらわしい文の位置を変えて調査を行っているが、これは、意味のまぎらわしい文を最初にもってくると、上の例でもわかるように、後で推論の修正が必要になるためにより理解しにくくなるだろうという仮説に基づいている。実際にRHD被験者は、NBD対照群とは異なり、まぎらわしい情報が最初に現れ

たときには推論の質問に答えるのが難しかった。Brownellらは、推論を修正できないという障害により、RHD患者は「談話における個々の文と文の、最も適切な関連性や概念的なつながりを推測すること」(Brownell et al 1986, p.319)が困難になるのだろうと結論づけている。続けて、「健常な聞き手なら、それぞれの要素がより一般的な現実と調和するように談話全体の一貫した解釈をまとめ上げようとするが、RHD患者は、断片的で限られた理解に固執したり納得したりすることが多い」(Brownell et al 1986, p.319)と述べている。この説明は、RHD患者は絵や物語文を解釈するとき、対象や考えを文脈に統合するよりもそれぞれ個別に焦点を当てるという、これまでに述べた研究結果とも一致している。

感情に関する素材もまた、推論の修正能力を調べるのによく利用されている。Tompkinsら(1994)は、登場人物の一人の最後の言葉が先行する文脈に**調和する**場合と**調和しない**場合がある短い話について、事実の質問と推論の質問を行い、その答えを調べることによって、RHD被験者の「態度に対する推論(attitudinal inference)」に関する能力を研究している。調和しない課題では、主人公は不幸であると推測されるようになっていたが、主人公の最後の言葉はそういうものではなく、話の展開としては奇妙な作りになっていた。このような物語では、明らかな矛盾を受け入れるために、改めて内容を捉え直さなければならないが、たとえば、その登場人物は実際には皮肉でそう言っているといった結論を出すことになる。Tompkinsらは、RHD被験者、LHD被験者、NBD被験者のすべてが、文脈と発言が調和しない場合は、調和しているときよりも態度に対する推論にことさら多くの問題があることを見出している。またRHD被験者だけが調和しない課題を苦手としているわけではなく、それはNBD被験者も同じであった。さらに、この研究ならびにBloise

とTompkins(1993)による研究では、Brownellら(1986)による二つの文の推論という課題が用いられているが、NBD被験者とRHD被験者の間に違いはみられなかった。しかしながら、TompkinsらのグループはBrownellの最初の課題を変更しており、また、対象としたRHD被験者は障害が軽度であった。驚くことではないが、成績が標準範囲以下の被験者は、無視の検査でも障害が最も重い群に属していた。これは、無視、注意、そして認知操作の関連性を改めて示唆するものである。

別の意味を処理できない障害の要因

言語の比喩的な様式にアクセスし、曖昧な表現を明らかにし、最初の解釈を修正し、別の意味を生み出すことにみられる問題は、おそらく以下に示すような多くの変数の影響を受けている――①なされる推論の複雑さ(すなわち、別の意味とそれを支える文脈との間がどのくらい離れているか)、②考えを互いに結びつけるのに必要とされる努力の量(すなわち、考えがどのくらい明確に述べられ、そしてそれを支持する情報がどのくらい豊富か)、③その環境内で競合している情報の量、④必要とされる処理スピードと修正に許される時間、⑤患者の認知機能と注意機能の状態。別の意味を生成するという問題に対し、全般的な注意障害や認知障害、そして特異的なメカニズムがどのように影響するかについては、この後の節で述べる。

注意障害と認知障害の影響

無視のある患者では推論の修正が最も障害されているという、Tompkinsら(1994)ならびにBloiseとTompkins(1993)の研究によると、無視は、認知的資源の減弱に関連している可能性があるとされているが、その考え方は現在ではよく知られるところとなった。Tompkinsら(1994)は、認知的資源の減弱と推論修正課題の

成績との関連性を見出そうと、「ワーキングメモリー」を測定してその可能性を調べている。**ワーキングメモリーは、情報の処理と貯蔵を同時にサポートするために割り当てられる賦活量として測られる**と考えられている(詳細は、Just & Carpenter 1992 を参照)。つまり、ワーキングメモリーは、情報を理解し、ある解釈を構築している間、その理解した情報を蓄えておくという機能に必要な資源で構成されている(Tompkins et al 1994)。ワーキングメモリーを測定するときには、被験者にいくつかの文に関する正しい質問や間違っている質問に答えてもらいつつ、同時にそれぞれの文の最後の単語を覚えておくよう指示する方法がよく用いられる。NBD 成人の場合、ワーキングメモリーの能力は、推論の修正能力と相関している(Daneman & Carpenter 1983;Just & Carpenter 1992)。RHD 被験者では、難しい推論を修正するという問題にワーキングメモリーが関与していることが、Tompkins ら(1994)によって明らかにされている。興味深いことに、ワーキングメモリーの能力は、単純な推論課題の成績には関連していない。Tompkins らはまた、無視のない RHD 被験者よりも無視を伴う RHD 被験者のほうが、ワーキングメモリーの測定と態度に対する推論の両方で、成績がより低いことを見出している。無視は内的な資源の有効性の低下やその配分の障害を反映しているという意見があるが、彼らは上記の結果はそうした考えにも一致すると示唆している。

　注意の低下は、他にも、別の意味を引き出さなければならないような課題に関係している可能性がある。たとえば、Tompkins ら(1990)は、文字どおりの意味と文字どおりではない意味をもつ多義語を使用した語彙判断課題で、プライミング研究を行っている。そして、RHD 被験者は、つじつまの合わない、もしくは両立しない情報に対処するためのストラテジーを展開しなければならないような、努力を要する情報処理においてのみ(自動的に処理できる課題に比べて)、問題があったことを明らかにした。

　Tompkins ら(1994)によれば、認知能力の低下や、注意の低下またはその誤った配分は、二つの段階で課題の成績に影響を与える。まず、役に立つ資源が少なければ、最初の表象の形成が阻害され、つまり、それ以降の分析や評価に必要な表象がすでに不完全なものということになってしまう。逆に、阻害されていなければ、患者は適切な表象を形作るかもしれないが、その先で問題が生じる。すなわち、すでに形成した表象に基づいて推論を生成したり、または最初の表象を修正するような処理の段階に問題が生じるのである。

　このように、RHD 患者、特に無視を伴う患者は、以下のことを可能にする資源が少ないのかもしれない——①別の意味の生成と維持、②曖昧な表現を明らかにすること、③最初の仮定を修正すること、④認知的な処理が要求される状況で、比喩的言語として派生する意味を生成すること。こうした障害は、RHD 患者が入手した情報が不完全であるために起こることもあるだろうし、また、その情報に対して必要な操作を行えないために起こることもあると思われる。

堅 さ

　RHD 患者は、ある認知的な堅さのため、新しい情報に対する感受性が低くなっている可能性がある(Brownell et al 1986;Joanette & Goulet 1986)。柔軟性の低下は、別の意味を考えることの難しさにつながるが、これについて調べた研究はほとんどない。Schneiderman と Saddy(1988)は、「挿入テスト」と呼ばれる言語的課題において、RHD 患者の柔軟性のなさが実証されたとしている。挿入テストでは、被験者に、語の意味を変えずにそれを文中に挿入するよう求める(たとえば、「白い」という語を

「私は雪を見た」という文に挿入する）。RHD被験者は、こうした簡単な挿入は適切に行うことができた。別の条件では、挿入するとき、与えられた語が文中の他の語に対してもつ統語機能や統語関係に従って、語の機能**転換**をしなければならない。たとえば、"daughter"という語を"Cindy saw her take his drink"という文に挿入するには、"Cindy saw her daughter take his drink"というように、代名詞"her"を異なる文法的カテゴリーに再度割り当てる必要がある。この転換条件では、RHD被験者の反応は、NBD被験者や中等度の失語症被験者よりも有意に劣っていた。また興味深いのは、RHD被験者らの反応の仕方である。挿入する位置を間違ったことに対し、彼らは完全にあきらめるか不満を表すかであったが、どちらにしても挿入する方法はこれ以外考えられないと言った。すなわち患者は、課題は理解しているが、「どこかおかしいことがわかっている文でも**修正できない**」(Schneiderman & Saddy 1988, p.44)ことが示唆されるのである。SchneidermanとSaddyは、統語的表象にみられるこうした堅さは、「文レベルでも、談話レベルでも、意味的な再解釈が必要なすべての場合に影響を及ぼすだろう」(Schneiderman & Saddy 1988, p.51)と結論づけている。今後さらに研究が進めば、意味的な堅さが起こる条件や、一つの意味を捨てて別の意味を選ばなければならないような談話に対して、意味的な堅さが潜在的にどのような影響を与えるのかがわかってくるだろう。

活性化の障害

別の意味を生成することの障害の他の原因として、複数の意味を活性化できていないことが考えられる。第5章において、損傷のない左半球が、より慣れ親しんだ、結びつきの強い、主要な意味を生成するのに比べ、損傷のない右半球は、多様で、関連性の薄い、補助的な意味を生成するという考えを概説した(Beeman 1993；Brownell et al 1984；Burgess & Simpson 1988；Chiarello et al 1990)。右半球の損傷は、情報処理に努力を要するような条件下で、個々の単語や句の別の意味を生成する能力を低下させ、ある特定の意味障害を引き起こすと考えられている。この意味障害はまた、会話での発話や談話課題の間中、別の意味が活性化されないことから、談話の情報処理にも影響を及ぼすだろう。

NBD成人を対象とした研究からは、二つの半球は言語的情報と視覚的情報の両方を異なったふうにコード化するということが示唆されている。第5章で述べたように、左半球が**きめ細かいコード化**を行うとされているのに比べて、右半球は情報を**大まかにコード化**すると考えられている。右半球における情報処理は、広範囲にわたり、拡散的で、離れた概念を結びつけていると考えられる。左半球における情報処理は、より狭い範囲に限られているとされる。したがって、右半球においては、「ファン」と「野球」という語はともに、人がチームのロゴ入りの野球帽をかぶってスタンドでホットドッグを食べているといったイメージが引き出すだろう。右半球は二つの概念の橋渡しをするが、それは大まかなコード化を通して、離れたところにある関連した概念を結びつけることに左半球よりも長けているからである。このように右半球は、橋渡し推論や一貫性をもたせる推論を行っていくために重要である。

意味的な表象や意味そのものの活性化は、情報処理に必要な資源を多くは必要としない、比較的自動的な処理であると考えられている。たとえば、「ファン(fan)」という名詞からは、①支持者や賞賛者、②換気に使われる装置、という二つの意味が引き出される。そして、文脈に照らすことで、どちらの意味を活性化したまま残し、さらなる処理に向けて選択するかが決まるのだろう。

活性化の測定は、被験者が実際に素材を処理しているその時間に対応するという、情報処理が「オンライン（稼働中）」の条件下で行われることが多い。「オンライン」の判断を測定する一つの方法は、「プライミング」の枠組みの利用である。プライミングにおいては、ある刺激が、それに続く刺激についての判断を促進したりスピードアップすることが予想される。たとえば、「語彙判断」と呼ばれる課題では、被験者はある単語をほんの短い時間だけ見せられ、続く2番目の単語について判断するよう求められる。この語彙判断では、後の語が先の語に関連しているかどうか、あるいは、後の語として提示された文字列が実在する語であるかどうかを判断しなければならない。たとえば「ファン」という語は、その後にくる「スポーツ」という語が「ファン」に関連しているかどうかの判断を促進するであろう。しかし「ファン」は、次の語が「ネコ」であれば、その判断を促進するとは思われない。というのは、「ネコ」は「ファン」によって活性化されないと考えられるからである。被験者が「ネコ」よりも「スポーツ」という語についてより速く（そしておそらく正確に）判断するとき、「ファン」という語は判断を促進したと仮定される。「ファン」は、いくつかある意味の中で「スポーツファン」という概念を活性化させたからである。促進の程度は、通常、被験者が2番目の刺激語を判断するのにかかった反応時間の長さによって測定される。

Beeman (1993) の研究では、被験者はある話を聞きながら、定期的に前のモニターに現れる文字列が語であるかどうかを判断するよう求められた。モニターに現れる語は、被験者がその物語について推論したことに関連する語である場合もあった。Beeman は、被験者が物語を聞いているときの推論が、語彙判断を促進するかどうかに興味をもったのである。つまり、この課題は、被験者が話の内容を処理しているときに引き出した推論を「オンライン」で測定するものであった。話が終わってからなされる「オフライン（休止中）」の測定では、物語に対する推論的な質問と事実についての質問が用いられた。調べられた推論の種類は、「一貫性をもたせる」推論や、事象を互いに結びつけて矛盾を解決させるような推論であり、それまでの表象に新しい情報をスムーズにマッピングできるものであった。

Beeman は、RHD 被験者が、事実についての質問に答えるときには標準的な成績であるものの、高齢者対照群に比し、推論の質問に答えるときには障害がみられることを明らかにしている。さらに、この研究のプライミングに関する調査では、推論に関連する語が示されても、RHD 被験者の反応時間が早くなることはなかった。こうしたプライミングの結果から示唆されるのは、RHD 被験者は全般的に、素材から推論を引き出すために必要な情報を活性化していないということである。これはつまり、つじつまの合わない情報があっても、それとは別の意味を活性化するようにはみえず、したがって適切な推論を引き出せないということである。なお、この障害は、後に被験者がその素材に関する推論の質問に答えたときに確認された。

この研究結果は、右半球の損傷は、代替的で、従属的な、関連の薄い概念の**活性化**を妨害し、そして同様に、一貫性をもたせる推論に達することも妨げるという考えを支持するものである。つまり、談話においてあるタイプの推論を生み出すために必要な情報が活性化されないのである。別の意味を活性化できなくなることが、多くの RHD 患者にみられる推論の生成障害の要因であるかどうかを判断するには、さらなる研究が必要である。

抑制の障害

Tompkins のグループが提唱している、別の意味の生成に関するもう一つの仮説は、**活性化**

ではなく**抑制**に問題があるのではないか、というものである(Tompkins & Baumgaertner 1998；Tompkins, Baumgaertner, Lehman & Fossett 1997；Tompkins, Lehman, Baumgaertner, Fossett & Vance 1996)。この仮説では、RHDによる談話障害について、**談話の間中、多くの意味を効果的ではない形で抑制することが、正確な推論を生み出す妨げになる**と考えている。

Tompkins のグループが明らかにしたところによると、RHD 被験者は、比較的自動的で努力を要さない処理が求められる状況であれば、多くの意味を活性化できる。そして彼らは、他の研究者と同様、RHD 被験者がある条件下では比較的簡単な推論を処理できることを見出している(Bloise & Tompkins 1993；Joanette et al 1990；McDonald & Wales 1986；Tompkins et al 1994)。また、自動的な処理が必要とされる条件下で、RHD 被験者は多義語の文字どおりの意味と比喩的な意味の両方を生成できることも明らかにした。たとえば、RHD 被験者の語彙判断課題では、ターゲットとなる一連の形容詞の比喩的な意味もしくは文字どおりの意味のどちらかを喚起するような単語が示されると、成績が向上したのである(Tompkins 1990)。つまり、両方の意味が活性化されていたわけである。しかし、より努力を要する条件下では、RHD 被験者の反応は NBD 被験者のそれを下回る。別の研究でも、RHD 被験者は、たとえ「オフライン」での情報処理における比喩的な意味の活性化に問題をもっていたとしても、「オンライン」で情報を処理している間、馴染み深い慣用句の比喩的な意味を活性化できることが実証されている。これはつまり、たとえ後で比喩的な意味を使ったり定義するのに苦労するとしても、自動的に処理できる状況においては比喩的な意味にアクセスできることを示している。このように、この研究の主だったところから判断すると、問題は活性化というレベルで起こっているのではなく、むしろ情報処理のいくらか後半の段階にあるように思われる。

複数の別の意味を活性化することが問題になっていなくても、活性化されている複数の意味を操作するメカニズムのほうに問題が潜んでいるかもしれない。Tompkins ら(投稿中)は、Gernsbacher のグループが行った NBD 成人における研究を引用して、活性化された表象を操作するメカニズムが二つある可能性を示唆している(Gernsbacher 1990；Gernsbacher & Faust 1991；Gernsbacher, Varner & Faust 1990)。それは、**強化のメカニズム**が関連した意味の活性化を強め、**抑制のメカニズム**が関連のない意味の活性を弱める、というものである。

RHD は、提示された談話には不適切だったり関連がないような別の意味を抑制することを妨害している可能性があるが、最近の二つの研究がそれについて調べている。最初の研究では、Tompkins ら(1997)が、多義的な語彙(すなわち、複数の意味をもつ語)に関する不適切な意味の抑制について調べている。RHD 被験者は、最後の単語に意味が二つある、たとえば次のような実験用の文を聞く――「He was in the front row〔訳注："row" には、①座席の列、②舟遊び、の意味がある〕」。また、最後の単語が多義語ではない次のような比較対象用の文も聞く――「He was in the front seat」。そして被験者は、与えられたキーワード(この場合は「boat」)が、これらの文に合うかどうかを決めなければならない。キーワードは、実験文にある最後の単語の別の意味を活性化させる。「boat」というキーワードが捨てきれないようであれば、「row」の意味がどちらも活性化されており、また、不適切な意味が抑制されていないことが示唆される。被験者は、キーワードがどのくらいよく文に合致しているかを正確に判断するよう求められたが、実際にその判断は

正確であった。

この検査で重要なのは反応時間である。キーワードは、短期インターバル(175 ms)後と遅延インターバル(1,000 ms)後に提示された。短期インターバルでは、両方の意味が活性化されたまま残り、キーワードについての決定に干渉すると予測された。また遅延インターバルでは、そのときまでに不適切な意味が抑制されると考えられた。したがって、短期インターバルでは、NBD 被験者と RHD 被験者ともに、キーワードが実験文にうまく適合するかどうかの判断に支障が出ることが考えられたが、Tompkins らは、遅延インターバルにおいては、RHD 被験者だけに引き続き問題がみられるだろうと予測した。つまり、RHD 被験者は NBD 被験者よりも不適切な意味を長く保持し、キーワードを必要としなくなるのにより時間がかかるだろうと考えたのである。

予想どおり、両被験者とも、キーワードが文に合うかどうかの判断は、短期インターバルで干渉を受けることがわかった。これはつまり、最後の多義語の両方の意味がともに活性化されたことを示す。また予測されたように、RHD 被験者だけが遅延インターバルにおいても干渉を受けることが示されたが、これは、文末の多義語についてあまり関連のない意味を保持していたか、あるいは抑制できないでいたことを示唆している。対照的に、NBD 被験者は遅延インターバルで成績が改善したが、文末の語の不適切な意味をそのときまでに抑制していたと考えられるのである。

そして、文脈的に不適切な推論の抑制を観察した別の研究も、先の研究結果を支持している(Tompkins et al 1996)。この研究では、被験者は二つの文からなる話を聞くが、初めの文はある一つの推論を促すもので、2 番目の文はそれとは異なる推論を促すものになっている。課題ごとにそれぞれの文を受けてキーワードが一つ示されるが、そのキーワードは、最初の文の内容には関連し、しかし二つの文が一緒になったときは不適切なものになるようにできていた。たとえば、「サリーは由緒ある農家のたたずまいに見とれた。もし彼女がそれを売ったら、手数料はかなりの額になるだろう」という文に対して、「旅行者」という語がキーワードとして提示される。そして、キーワードに矛盾しないような解釈を示唆する、「エイミーはヴィクトリア調の邸宅を見せた。もし彼女がそれを売ったら、手数料はかなりの額になるだろう」という対照文が示されるのである。さらに、これらの文に続いて、両方の文の内容を理解できているかを確認するため、事実についての質問と推論的な質問がなされる。結果、NBD 被験者と RHD 被験者はどちらも文脈的に不適切な推論をあまり抑制しないでいたが、RHD 被験者に限っては、抑制の度合いが理解に影響していたのである。

このように RHD は、談話における語や文の多様な、関係の薄い意味を活性化することには干渉していないのかもしれず、それよりも、必要でなくなったときにそれらを抑制する能力に影響を及ぼしている可能性がある。Tompkins ら(1996)は、非効果的な抑制ということで、RHD 患者の談話にみられる様々なタイプの問題を説明できると示唆している。抑制の障害は、談話を産生する効率性の問題や、慣用表現の文字どおりの意味を捨てきれないという問題の一因となっているだろう。また、一部の患者にみられる堅さの原因にもなっているかもしれない。すなわち、会話の中で選択した不適切な方針や、与えられた刺激に対する不適切な反応をなかなか捨て去ることができないと考えられるのである。

こうしたコミュニケーション障害の説明として妥当性があるのは、活性化の障害なのか抑制の障害なのか、今後の研究が待たれるところである。この二つの理論が、RHD をもつ人々に一般的にみられる、競合する別の意味の処理

や、推論と談話の処理についての問題を調べる大きな糸口となるだろう。両者とも臨床的に大変意味深いものがある。不適切なあるいは競合する意味の**活性化**が遅くなったり**破棄**が遅れるほど、RHD 患者は、談話が進むにつれて、与えられた概念の文脈的にふさわしい意味にたどり着けなくなるのかもしれない。会話は絶えず変化しているため、こうした問題は個々の推論の理解を難しくするばかりでなく、談話の理解と産生に関する他の側面についても影響を及ぼしていくだろう。文脈的にふさわしい意味へ到達するのにかかる余計な時間と労力によって、次に続く情報がどのくらい明確なものか暗示的なものかに関係なく、それを適切に理解できなくなる可能性がある。ゆるやかに結びついた意味概念の活性化や抑制における障害といった厄介な問題を処理することで、談話の適切な統合が妨害されてしまうかもしれない。活性化が問題なのか抑制が問題なのかによって治療計画はかなり異なるが、これについては第9章で取り上げることにする。

心の理論の障害

概　説

　RHD によるコミュニケーション障害に関する見解の一つに、RHD 患者は、言葉の使い方や、コミュニケーション行為に込められた意味（すなわち、コミュニケーションの語用論的な側面）の理解に問題をもつというものがある。コミュニケーションの意図の理解や伝達にみられる問題を調べる一つの方法として、「心の理論」に関する研究がある。

　心の理論は、他者の内的な心的状態に関する理論であり、これによって人は目に見えるものとして現れる他者の行為を解釈できると考えられている。最初の定義では、心の理論は他者の心的状態を理解することに限られていた。RHD に関する報告ではその定義がさらに包括的になり、心の理論が、人が認識しているものだけでなく、その情動状態についての理論も展開できることを意味するようになってきている。これはつまり、その人の行動はその人の信念によって導かれ、また、他者の信念と自分の信念は違っていると認識することである。心の理論によって私たちは、他者の目的、意図、知識に関する自らの想定をもとに、彼らの行動を予測できるのである。これは本質的に、他者の動機と知識に関する一連の推論であり、このおかげで私たちは、他者とのコミュニケーションの仕方を加減していくことができる。また、人が真剣に言っているのか、冗談なのか、それともいやみなのかを区別できるし、相手の発言からその意味するところを判断することもできる。さらに、コミュニケーションがもつ社会的な側面への対応が可能となる。他者の内的な心的状態というものは直接観察することはできず、明らかに示されるものでもないため、心の理論は、**推論**を組み合わせたものといえるのである。

　「心の理論」の概念は、1970年代の後半に行われた、Premack と Woodruff によるチンパンジーを対象とした一連の研究に由来している（Premack & Woodruff 1975, 1978）。それは後に、自閉症児にみられるいくつかの障害の説明に使われるようになった（Baron-Cohen 1988；Frith 1989）。最近になって、その定義が拡大する中で、心の理論は、RHD 患者にみられる語用論に関係するいくつかの障害を説明するために、引き合いに出されるようになってきている。

　Premack と Woodruff（1978）は、チンパンジーは他者の知識をどのように理解しているのか、ということに興味をもった。当時すでに、道具を効果的に使えるように現実世界がどのように機能しているかについて、チンパンジーは

十分に理解していることが知られていた。Premackらは、チンパンジーが、人間や他のチンパンジーがどのように「振る舞う」かについてもわかるのかどうかを調べたかったのである。チンパンジーは、他の生き物に心的状態を帰属させることで、その行動を予測できるのではないだろうか？ Premackらは、こうした能力を心の**理論**と呼んだのである。理論と呼ぶのは、それが、他者を動機づけているものを推論する、あるいは理論づけるシステムを必要とするからである。具体的には、チンパンジーが人間の動機と目的を推論してその行動を予測できるかどうかを調査した。結果、チンパンジーは確かに、欲望、目的、知識を他者に帰属させることができるとわかったのである。チンパンジーは、ビデオに映っている人間がその後どうやって問題を解決するかを予測できた。その問題とは、たとえば、鍵のかかっている檻から抜け出す、バナナに手を伸ばすために箱を使う、または寒さをしのぐためにマッチでヒーターに火をつける、といったようなものである。言い換えれば、チンパンジーのサラは、自らの動機（檻から出たい、食べ物が欲しい、暖まりたい）を人間の上に帰属させたのである。この意味では、サラは自分を人間の立場に置くことができ、その感情に「共感し」、そして問題に対する正しい解決方法を選ぶことができた。しかし、サラが、人間が何を知っていて、与えられた問題の解決にその知識をどう役立てているのかを予測できているのかどうかについては、ほとんど明らかにされていない。

　知識の状態を理解していることは、心の理論にとって、またコミュニケーションの語用論的な側面の理解にとって重要である。たとえば、知っていることと推測したことは区別しておかなければならない。ここで、突然あなたのコンピュータに問題が起き、数カ月分の仕事がほぼ壊滅状態になったと想像してみよう。あなたはひどくいら立って、そばにいた同僚に助けを求めるほどだった。しかしその後は、同僚の知識をあなたがどのくらい信頼しているかが、それからの行動を決める重要な要因となるだろう。同僚は、何をすればよいかわかっていると言い、また実際にわかっているように思えるかもしれないが、あなたは、彼らが本当に「話していることをわかっている」のかどうかを判断しなければならない。アドバイスを受け入れるのか、それともさらなる支援を求めるのか？ いかに同僚が頼りになりそうなことを言っても、あなたの次のステップは、彼らの知識に対するあなたの信念や推測に依存している。このように、心の理論によって、私たちは他者の動機や感情的な状態を知るだけでなく、その知識基盤に関する情報も得るのである。

　人が何を知っているかを理解していることは、特に、会話をよどみなくやり取りするにあたって重要である。いくつもある会話の一般原則の中にあって、このことは実際的な価値をもつ有益なもので(Grice 1975)、また、話し手と聞き手の両方が配慮すべきものである。相手の知識を推論することによって、見下した態度で話したり、理解できないようなしゃべり方をして混乱させたりしないよう心がければ、相手との相互関係をうまく築いていくことができる。私たちはまた、その話題について相手がもっている知識に応じて会話するという、会話上のある種の約束事を用いている。たとえば、私たちが誰か他の人のことを話している場合、私たちは、聞き手がその人についてもっている知識を考えて、その第三者について語る言葉を選ぶだろう。聞き手がその第三者のことをよく知らなければフルネームで言うだろうし（「ゆうベフレッド・ダーレイに会ったよ」）、反対によく知っていればファーストネームだけを使うだろう（「ゆうベフレッドに会ったよ」）。もし第三者の社会的地位が高く、話し相手がその人を知らないとしたら、形式ばった言い方を選ぶかもしれない（「ゆうベダーレイ博士に会ったよ」）。こう

した言葉の微妙な違いは、私たちが無意識のうちに他者の知識基盤について心の理論を働かせているという一種の例である。

感情面についていえば、心の理論は、どの程度しゃべってよいかを決める際の基準となる。もし、その話題が誰かに不愉快な思いをさせそうだと思えば、私たちは慎重にその話を切り出すように調整する。その話題が聞き手には退屈そうだと思えば、私たちはそのことを承知しつつ続けるか、別の話題に移るだろう。私たちは、顔の表情、ボディーランゲージ、そして言語情報を読み取ることによって、聞き手がどう捉えているのかを理解していくことができるのである。

自閉症児は、社会的な相互交流がうまくとれず、コミュニケーション能力が障害されていることが知られている。彼らのコミュニケーション障害の多く、またはそのほとんどは、心の理論の障害に組み込まれていることが以前から示唆されているが、以下のようなことに障害がみられる──①発話で伝え合う、②役割交代、③会話をうまく進めるために相手の目を見る、④会話を適切に始め、終わらせる、⑤新しい情報であることを踏まえ、十分な予備知識を相手に与える、⑥共有している知識の範囲を判断する（Baron-Cohen 1988, 1989；Baron-Cohen, Leslie & Frith 1985；Frith 1989）。たとえば、多くの研究によって、自閉症児は、他者の行動を予測するために、その人の信念の枠組みを想定してそれを利用することが難しいとされている。同様に、自閉症児の中には、話の文脈的な要素から生じる登場人物の動機を説明できない者がいる（Happe 1994）。

それほど顕著なものではないが、以下のような、同様の語用論的な障害がRHDに伴う可能性がある──①視線が合いにくい、②役割交代が苦手、③会話を始め、終わらせるときの約束事をほとんど利用しない、④共有している知識を判断できない、⑤話題が脱線する、⑥自分の発するメッセージの影響力や他者のメッセージに込められた言外の意味に対する感受性が低い。心の理論の障害に着目することで、RHDをもつ人々にみられるこうした語用論的な障害と社会生活上の推論に関する問題に光を当て、それを解明することができるのである。

心の理論とはメタ表象の技術であり、これによって私たちは表象についての表象を作り出すことができると考えられている。現実世界に対する私たちの信念は、対象物や状況を直接的に描写する「一次的表象」と呼ばれる（Leslie 1987）。他者の心的状態について私たちがもつ信念は、それが誰か他の人の信念や動機に関する信念であることから、二次的表象と呼ばれる。つまり、表象の表象、またはメタ表象である。このメタ表象能力は、心の理論を発展させる一つの源であると主張されてきている（Baron-Cohen 1988）。この心の理論に特有のメカニズムについてはまだ十分に理解されていないが、言われた内容と意味された内容のギャップを埋めるような、相当洗練された推論能力を必要とすることが予想される。

RHDによる心の理論の障害

よく知られているように、RHDは、会話形式の談話の語用論的な側面のいくつかに悪影響を与えうるが、特に会話の内容が、単純でわかりやすいものから解釈に努力が必要なものへと拡大していったときに顕著となる（表6-4）。多くの研究に記載されているRHD被験者の心の理論の障害には、二次的表象を生成できないこと、共有されている知識に関する感受性が低いこと、コミュニケーション行為を導いている内的動機を認識できないこと、などが挙げられる。表6-5は、RHD被験者の研究でみられた、心の理論に特有な障害をいくつかリストアップしたものである。

RHD患者には、話を脱線させるような発言

表6-4 コミュニケーションの意図を理解することが障害された RHD 患者にみられる語用論的な障害

- 会話の相手に情報を要請することが難しい
- 会話の相手に自分の反応がどのような影響を与えるかに関心を払わない
- 実際に起こったことの妥当性を検討できない
- 顔の表情やボディーランゲージのようなパラ言語学的な情報に対する感受性が低下する
- 文字どおりではない意味を伝える間接的な発話行為(いやみ、皮肉)に対する感受性が低下する
- 話し相手の内的な動機に対する感受性が低下する
- 役割交代や話題を始めるときの慣習的な合図を使わない
- 話題を維持することができない
- 会話の開始や終了にあたっての慣習的な表現を使わない
- 会話を進めるもの(「そう」「うんうん」といった短い発話)を用いない
- 内容の緻密さに欠ける
- 会話でしゃべりながら目を合わせることができない

表6-5 RHD 被験者にみられる心の理論の障害

1. 解釈の助けとなるような、文字どおりではない情報(文字どおりの情報に対して)を利用できない(Brownell et al 1992)
2. 共有している社会的知識を利用できない(Brownell et al 1997)
3. 誤った信念と正しい信念を区別する際の二次的表象の使用能力が低下している(Siegal et al 1996;Winner et al, in press)
4. 他者の心的状態を考慮に入れる能力が障害されている(Siegal et al 1996)。
5. 話の登場人物の行為や発言にある、内的な理由と外的な理由を正しく理解することが難しい(Brownell et al 1994;Kaplan et al 1990)
6. 会話を妨害することの影響に対して感受性が低下している(Rehak et al 1992)
7. 話の登場人物がもつ感情に対する感受性が低下している(Bloom at al 1997)

を、会話の約束事を乱すものだとは考えないという問題があるのかもしれない(Rehak, Kaplan & Gardner 1992)。話の脱線は、RHD 患者の会話の能力を示す臨床像として報告されることが多いが、おそらく、会話の妨げになるという聞き手へのマイナスの影響に患者が敏感ではないというのがその理由であろう。Rehak ら(1992)は、話の前向きな展開をサポートするような会話の促進因子と、当事者の目的から話をそらすような会話の阻害因子に対する反応の様子を調査している。結果、RHD 被験者は、わかりやすい協調的な会話にはうまく対応できるが、NBD 被験者に比べて、会話を妨げるものの影響についてはほとんど気にしていないことが明らかになった。RHD 被験者は、NBD 被験者に比べて、そうした会話を普通のものだと判断する頻度がずっと高く、また、そうした会話を修正するために適切な方法を選択することがほとんどできなかった。Rehak らは、RHD による影響を被っているのは、会話を妨げるものをそれと判断する能力であろうと考えた。なぜなら、そもそも RHD 被験者は、会話を妨害するものに隠された動機や意図を正しく理解していないかもしれないからである。つまり被験者は、会話の相手がいつ意図的に会話を方向転換し、コントロールしようとしていたのかを認識していないように思われる。それはおそらく、会話の相手の心的状態を推測したり、その意図を理解することが彼らにとって難しいためである。

話の登場人物が間違った情報をもっていて、その情報によりある行為が導かれてしまうとい

う誤った信念を、被験者はどのように理解するかについて調査した研究がいくつかある(Siegal, Carrington & Radel 1996；Winner, Brownell, Happe, Blum & Pincus, in press)。Siegalら(1996)は、ある条件下では、RHD被験者はLHD被験者よりも、登場人物の誤信念に基づいた予測をするのが難しいことを明らかにしている。

　他のいくつかの研究でも、いやみ(言葉で言われる皮肉の一形式として)を被験者がどのように理解しているかを調べることで、一次的信念および二次的信念を理解する能力が検討されている(Brownell, Carroll, Rehak & Wingfield 1992；Kaplan, Brownell et al 1990；Winner et al, in press)。皮肉な発言で意図されている意味は、通常、文字どおりの意味とは反対のものである。ちょうど皆の前でへまをしてしまった人に「よくやった」と言えば、実際には反対のことを意味しているはずである。楽観的な見方をすれば、いやみは一種のひやかしのようにもとれるが、そうでない状況では、その意図するところは相手を傷つけるものとなる(McDonald & Pearce 1996)。その違いを理解するためには、言葉の裏にある意図を理解できなければならない。つまり、聞き手が皮肉や見せかけの発言をどう解釈したのかを理解するためには、聞き手が何を知っていて、それを話し手はどう思っているのか、ということがわかっていなければならない。右半球の損傷は、話の登場人物が言ういやみと、文字どおりそのままの発言との違いを捉える能力に悪影響を及ぼすと報告されてきた(Kaplan et al 1990)。Kaplanら(1990)によれば、RHD被験者は、話し手と聞き手が共有している互いの知識に特に鈍感であるとされているが、この知識があることで、話し手がその発言によって聞き手を傷つけるつもりなのか、支持しようとしたのか、ふざけているのかが特定できるのである。この知識は、二次的な表象または信念と考えられるであろう。

Brownellら(1992)によれば、RHD被験者は言語的情報により強く依存する傾向がある。つまり、うまいことを言おうとしているのか、冗談やおふざけのつもりなのか、意地悪のつもりなのかを判断する際にRHD被験者が手がかりとするのは、話し手がかもし出すムードといったような言葉以外のおきまりの手がかりよりも、言語的情報なのである。

　Winnerら(投稿中)は、話の登場人物が意図的に事実と異なる発言をした場合、それを冗談で言ったのかそれとも嘘をついているのかについて、RHD被験者が問題なく判断できるかどうかを調べ、一次的および二次的な信念を観察している。話の中で言われたものが冗談か嘘かの判断は、聞き手側が何を知っているのか(すなわち、二次的な表象または信念)を認識しているかどうかにまさに依存している。つまり、話し手が、聞き手は本当のことを知らないと思っているなら、事実と異なる発言は嘘と考えることができるだろう(話し手は、嘘をつきおおせたと思う)。話し手が、聞き手は本当のことを知っていると思っているなら、同じ発言が今度は、いやみな冗談や皮肉として捉えられるだろう。Winnerらは、RHD被験者がNBD被験者に比べて、話の登場人物の二次的信念を取り扱うことにとりわけ多くの問題をもっていることを明らかにしている。しかしながら、RHD被験者の反応は実に多様であった。特に問題がみられたのは、登場人物が嘘をつく話だった。Winnerらによれば、この場合、嘘をついた人は相手が自分を信じたと思っているが、それは間違った、または不適切な予想である。つまり、誤った二次的な予想を抱いている。RHD被験者は、上記のように誰かの二次的信念が誤っている状況では、ことさらに課題の達成が困難になると、Winnerらは示唆している。さらに、NBD被験者の成績にもかなりの多様性があることを明らかにし、こうした能力が加齢に伴い、拡散的にいくらか変化することを表して

いるかもしれないと指摘している。

　RHD 被験者の心の理論の障害を調べるためのもう一つの手段は、会話で話題に上っている第三者について話し手と聞き手の間で共有されている知識がどのような影響を及ぼしているかに着目することであった(Brownell, Pincus, Blum, Rehak & Winner 1997)。Brownell ら(1997)の二つの実験では、第三者のことを言い表すときに使われる用語を調査した。人がどう呼ばれるかは多様だが(すなわち、「ジョン氏」と呼ばれるのか、「ボブ・ジョン」か、ただの「ボブ」か)、話し手や聞き手がどのくらいその人を知っているかや、その人の職業上の地位が話し手や聞き手とどんな関係にあるかによって変わるはずである。人を呼ぶ際に比較的形式ばった言い方を選ぶのであれば、前提としてその人の社会的地位を理解しているだけでなく、共有されている知識、つまり、聞き手が知っていることについて話し手が知っていること、がわかっていることもまた必要である。Brownell らは、RHD 被験者は社会的地位については敏感であるが、NBD 被験者に比べて、親密さの度合いに関しては感受性が低下していることを明らかにした。

　最後になるが、Brownell ら(1994)の研究では、話の登場人物の行為を説明するときの内的な要因と外的な要因に対する感受性が調べられている。たとえば、会社員が悪いニュースを聞いて、重要なファイルをなくしたとする。なぜファイルをなくしたかを説明するとき、被験者は、会社員の精神状態や気分といった「内的な」説明をもち出すだろう(すなわち、ストレスがあった、取り乱していた、など)。「外的な」説明をするなら、秘書が彼のファイルをなくしたというような環境的な要因を挙げるかもしれない。Brownell らが明らかにしたところでは、RHD 被験者は、NBD 対照群に比べて、内的な説明に対する感受性がかなり落ちていた。このことは、RHD 被験者が他者の内的状態を察することに問題をもつことを示唆している。Bloom ら(1997)も同様に、RHD 被験者は、LHD 被験者に比べて、絵で示された話の登場人物の情動状態についてほとんど言及しないことを明らかにしている。

　一般的に、心の理論の障害に関する研究では、RHD 患者は語用論的な意図に基づいて推論していくことに問題をもつと主張されている。また、二次的な表象や信念の理解が求められる社会的な交流のいくつもの領域において、問題をもつといわれてきた。ただ、こうした見解はまだ確実なものではない。すべての RHD 被験者に談話の障害があるわけではないのと同様に、すべての RHD 患者に心の理論の障害があるわけではない。しかし、談話障害のある RHD 患者にみられる、会話の障害と語用論的な障害のいくつかを概念化するのに、心の理論を用いる能力が障害されているという考え方は有用であると思われる。

まとめ

1. **RHD によって、患者の言語的な水準は保たれるものの、複雑な談話状況をうまく処理する能力に障害が現れる。患者は、意味の微妙なニュアンス、話し手の意図、会話の慣習、全体のテーマ、推論、そして他者の信念や内的動機に対する感受性が低下しているかもしれない。こうした障害は、処理に努力を要するような状況では特に顕著になる。**

2. **RHD による談話障害は、注意の障害から生じることがある。注意障害は、談話の技能に間接的に影響を及ぼしている。また、この談話障害は、情報を統合し、別の意味に反応し、推論を引き出して修正する能力に影響を与える、特異的な認知障害から起こっている可能性がある。**

3. RHD患者は推論を引き出す能力が障害されており、特に素材に多くの意味がある場合は顕著であろう。推論の生成は、重要な特徴に関心を向けて一貫性のある流れに統合していく能力や、それらを過去の経験と常識に結びつけていく能力に依存している。こうした能力の一部またはすべてが、RHDによって障害される。
4. **RHD患者の推論の障害には、全体構造または主要なテーマを生成できないという問題がある**。全体構造の障害は、談話の要点を統合できないという問題と関連し、覚醒、選択的注意、注意の維持といった注意障害とも関連している。
5. RHD患者が産生する情報内容のレベルは低いものとなるかもしれない。表出が雑になる患者もいるが、圧倒的多数の患者は冗長となる。過剰な表出は、状況にそぐわず、横道にそれ、説明が割り込んでくるという特徴をもつ。こうしたことすべてが、言語表現の効率の悪さを招いている。
6. **作話は、無視や病態失認のある患者に、障害の否認とともに起こりうる**。作話は、患者がわかっていない事柄を道理にかなったものにしようとする企てであることが多い。
7. 障害されていない右半球は、頻繁には使われない意味や別の意味を処理すると考えられる。RHDによってこの能力が障害され、また、処理に努力を要するような条件下では、比喩的、隠喩的な意味、間接的な要請、ユーモアをうまく取り扱う能力が影響を受ける。
8. **別の意味をうまく取り扱う能力が障害されると、最初に行った推論を修正する能力も影響を受けるだろう**。この能力は、その後に続く談話にとって極めて重要な技能である。
9. **別の意味を処理できない障害に関わる要因には、次のようなものがある**——①注意の容量の低下、または注意の資源をうまく配分できないこと、②堅さ、③別の意味を活性化できないこと、④不適切な別の意味を、適切に抑制できないこと。
10. **RHDは、「心の理論」または他者の内面の心的状態（動機、情動状態、信念、意図、知識）に関する理論を活用する能力を損なうのかもしれない**。こうした障害が、結果的に「社会的認知」技能の障害や「社会的断絶」を招くのだろう。それとともに、コミュニケーションの語用論的な側面や、そしておそらく談話を形成する様々な構成要素も、同じく障害されるものと思われる。

AFFECTIVE DEFICITS

7

感情障害

本章の概要

右半球における情動処理
    右半球優位理論
    誘意性仮説
    臨床上の問題
RHDと脳卒中後の抑うつ
非言語的な情動コミュニケーション
    顔の表情の理解
    顔の表情の産生
言語的な情動コミュニケーション
    言語的に伝達された情動の理解

情動の言語表現
妄想と錯乱状態
    興奮性錯乱
    特定の妄想
        場所の誤認
        人物の誤認
        上下肢の誤認
    誤認のメカニズム：熟知性と個人的関連性
まとめ

　右半球損傷（RHD）は、情動状態や感情行動に影響を及ぼすことがある。そうした変化は様々な形で現れ、ごくわずかなこともあれば劇的なこともある。たいてい、患者は無関心、無感動で、これといった動機がないように見受けられる。落ち込んでいるように見えるかもしれないが、奇妙なことに自分の障害には関心がないようである。冗談を言ったりはするが、笑わなかったり、また、怒っているのに、悲しんでいるように見えたりする。興味をもつこともあるが、目を合わせることができないかもしれない。周りの人の喜怒哀楽にうまく反応できず、孤立しがちで、情動的によそよそしく、心ここにあらずといったように見える。患者の中には、社交的な関心があっても、そうした気持ちを示すための一般的な約束事を守れない者もいる。たとえば、会話を交わす前の挨拶を忘れた

り、突然部屋を出ていくことで会話を終わらせたりする。うなずいたり、「ええ、それで？」と相槌を打ったり、微笑みを返したりといった反応をしないために、会話がうまく進まないこともある。また、総じて活気がなく、周りとのつき合いも途絶えており、情動的な関係を結ぼうにもなかなか難しい患者もいる。ひょうきんに振る舞ったかと思えば、突然、ぶっきらぼうになって怒りだすなど、不適切な行動をとることもある。さらに、イライラしていて、落ち着きがなく、不安そうに見え、作話が多いこともある。また、表面的な行動には感情障害が見受けられないのに、情動的な事柄の処理に問題がある患者もいる。そういう患者は、ある出来事や状況での情動を理解し、それに反応し、そしてそれを表現するのに、これまでよりも努力を要するかもしれない。複雑な談話においてその

表7-1 RHDによって生じうる情動的・感情的行動における障害

1. 情動的なコミュニケーションの障害
   a. 非言語的な情動的情報が以下の手段で伝えられる場合の理解と産生
      (1) 顔の表情
      (2) ジェスチャー
      (3) 姿勢
   b. 言語的に伝達される喜怒哀楽が以下の手段で伝えられる場合の理解
      (1) 話、絵、映画
      (2) 会話的な談話と物語的な談話
   c. 以下の手段による情動の言語的な産生
      (1) 会話的な談話と物語的な談話
      (2) プロソディの様相
      (3) 情動的に記憶を呼び起こすような想起
2. 抑うつ症状
3. 妄想と錯乱状態
   a. 興奮性錯乱、せん妄、見当識障害、精神病
   b. 誤認症候群

背後に隠された意味よりも表面的な意味に反応するのと同様に、談話やある状況における出来事の根底にある情動的な内容を適切に解釈できないのである。

情動（emotion）とは主観的な気分の状態で、何かを呼び起こすような刺激に対する反応や、一定の生理的変化、表現行動、動機づけられた行為などが含まれる（Borod 1992；Silberman & Weingartner 1986）。情動体験とは、内的体験である。感情（affect）とは、**情動が外面に現れたものであり、それは、気分や情動といった主観的な経験を正確に反映することもあればそうでないこともある**。感情は、顔の表情、声の調子、ジェスチャー、姿勢、発言内容に見ることができる。臨床上、症例によっては、RHDが情動体験や感情行動に影響を及ぼしうることが報告されている。RHD後に起こる感情面の変化として、無感動、無関心、病気であることの否定、病態失認などの徴候、情動の非言語的・言語的表現に関する問題、他者の喜怒哀楽に対する感受性の低下が報告されている。稀に、精神障害をきたして、作話行為を伴う妄想、錯乱、場所や人物に対する誤認などを示すこともある（表7-1）。

本章では、RHDに関連する情動と感情の障害について述べる。まず、情動の感受性が、どちらかというと右半球に側性化されている、という理論の検討から始めることにする。

右半球における情動処理

右半球優位理論

主観的な情動や気分の状態の生理的現象が辺縁系と関連しているということは、一般的に認められている。しかしながら、皮質も情動行動の産生や理解に一定の役割を果たしているという証拠が数多くある。また、感情行動の大脳半球制御に側性化があるともいわれている。こうした証拠の概略をまとめることで、情動の知覚・理解・表現に関しては右半球が優位であるという仮説が導き出されている（Borod 1992；Silberman & Weingartner 1986；Tucker 1981）。この理論は、**右半球優位理論**（RH Dominance Theory）と呼ばれることがある。

この理論を支持する研究は多いが、その説得性には多少の差がみられる。脳損傷のない（NBD）成人を対象にしたラテラリティに関する初期の研究では、視覚的情報や聴覚的情報を1回にどちらか一方の大脳半球に提示するという方法がとられたが、情動的な素材に関する右半球の優位性が示唆された（Kimura 1964；Landis, Assal & Perret 1979；Ley & Bryden 1979；Suberi & McKeever 1977）。ある方法論的な問題が、いくつかのラテラリティに関する研究の結果の解釈を困難にしている。さらに、情動的な素材に関する相対的な右半球の優位性が、右半球のコントロール下にあるとされる聴覚的・視覚的なパターン認識や視空間処理とい

った、情動とは関係のない情報処理における右半球の優位性のために生じているとも考えられる。たとえば、第4章で述べたように、「情動的」プロソディの処理における右半球優位性の根拠は、おそらく知覚的なものであって情動的なものではない。「情動的」プロソディは、右半球に特に適性があるとされるプロソディ要素のうち、とりわけ音のピッチに依拠していると思われる。

　脳波検査(EEG)データを利用した生理的反応の研究では、情動的に何らかの体験が喚起されている間、右半球が選択的に活性化することが示唆されている。たとえば、NBD被験者が、情動を激しく揺すぶられるような状況を思い出したり、感情に訴えてくるような視覚刺激に対する自身の情動反応を伝えるとき、左半球に比べて右半球が活性化したことが報告されている(Davidson & Schwartz 1976；Davidson, Schwartz, Saron, Bennett & Goleman 1979)。

　電気皮膚反応(GSR)、つまり覚醒を反映すると考えられている皮膚の電気反応を利用して、抑うつなどの感情障害のある患者における生理的変化のラテラリティが測定されているが、その研究結果には一定した傾向がみられない。なぜなら、GSRに対する制御が同側性なのか対側性なのか、また抑制性なのか興奮性なのかが不明確だからである(Silberman & Weingartner 1986)。第3章で考察したように、RHDは自律神経系の感度と覚醒に干渉し、ひいては、気分を表す重要な特徴に対する注意を低下させることによって情動の感受性を妨害しうる(Heilman et al 1978；Morrow et al 1981；Yokoyama et al 1987；Zoccolotti et al 1982)。

　発作性疾患や精神疾患のある患者の気分の状態における変化もまた、右半球優位理論を支持すると報告されている。しかしながら、原発性の感情疾患(すなわち、統合失調症や双極性障害)のある患者の脳波変化の側性化を調べようとした研究では、どちらの大脳半球においてもその生理的な状態変化が軽微すぎるため、その解釈は困難である。一側性のてんかん病巣をもつ患者を対象にした調査によると、病巣が右側にあっても左側にあっても感情制御に関する問題は起こりうることが示唆されているが、そこで観察された感情変化の種類は多少質的に異なっている(Silberman & Weingartner 1986)。右半球に病巣がある場合は情動的な変化に関連しており、左半球の場合は認知的な変化に関連している(Bear & Fedio 1977)。情動のラテラリティに関する研究を検討する際に忘れてはならないのは、求められている情報処理の種類によって違いが出てくる可能性があるということである。つまり、喜怒哀楽を体験している最中や感じている最中に測定する場合と、情動の言語的説明を求めているときとでは、違いがあると考えられる。後者では、脳の言語ネットワークが活性化されるため、左半球における情報処理が優位になる傾向があるだろう。

　右半球優位理論は、大脳半球の一側性損傷患者、特にRHD患者の研究により、さらに強力な支持を得ている。初期の研究でしばしば引用されるGainotti(1972)は、RHD患者と左半球損傷(LHD)患者を比較し、課題遂行時の失敗によって引き起こされる心理的ストレスに対する反応が異なるとした。LHD患者は「破局反応(catastrophic reaction)」(泣きわめいたり罵るといった激しい欲求不満を表す反応)を示したが、RHD患者は不自然なほどに無関心であった。こうした結果は、臨床経験とよく一致しており、また、LHD患者と比較してRHD患者のほうが情動的なコミュニケーションに困難を示すといった感情的変化を明らかにしてきた研究にさらに弾みをつけたのである。一側性のRHDあるいはLHDをもつ被験者を対象として、情動をかき立てるような単語、文章、物語、絵、ビデオを示して、それらについて説明してもらう課題が多く行われている(Borod, Andelman, Obler, Tweedy & Welkowitz 1992；

Borod et al 1996；Buck & Duffy 1980；Cicone, Wapner & Gardner 1980；Cimino, Verfaellie, Bowers & Heilman 1991；Dekosky, Heilman, Bowers & Valenstein 1980；Mammucari et al 1988；Ostrove et al 1990；Rehak, Kaplan, Weylman et al 1992）。被験者は、顔の表情、ボディーランゲージ、プロソディにみられる喜怒哀楽を弁別し、解釈するよう求められた（Benowitz et al 1983；Borod, Koff, Lorch & Nicholas 1986；Borod et al 1990；Dekosky et al 1980）。また、顔の表情と言語の産生にみられる情動の表出が、その感情表現として適度で正確であるかが評価された（Blonder et al 1991；Blonder, Burns, Bowers, Moore & Heilman 1993；Bloom, Borod, Obler & Gerstman 1992, 1993；Borod et al 1985, 1990；Cimino et al 1991；Martin, Borod, Alpert, Brozgold & Welkowitz 1990）。こうした研究が主に示してきたことは、そのような障害のメカニズム（情動的、認知的、感覚運動的）がすべて解明されたわけではないが、RHDが感情行動の産生と理解にマイナスの影響を与えうるということである。

誘意性仮説

もう一つ注目されている仮説に、**誘意性仮説**（valence hypothesis）がある。これは、処理される情動の正の誘意性（positive valence）と負の誘意性（negative valence）に応じて、二つの**大脳半球は情動行動において異なる重要性をもつ**というものである。**右半球はネガティブな情動の処理を得意とし、左半球はポジティブな情動の処理に長けていると考えられている**（Borod 1992；Sackeim et al 1982；Silberman & Weingartner 1986）。いずれの大脳半球への損傷も、抑制的に働くか、あるいは反対側の大脳半球が担う情動の誘意性のさらなる発現を促すと考えられる。RHD患者はLHD患者に比べ、ネガティブな情動への反応が鈍く、物事をポジティブに捉えるようである。この理論の異説として、右半球がすべての情動の調子をコントロールしているという考え方もある。おそらくこれは、右半球がネガティブな感情を優先としながらも、「両側の皮質覚醒水準の制御」を支配していると考えるためである（Silberman & Weingartner 1986）。さらに、情動のコントロールは両半球が共同分担しているが、ポジティブな情動（左半球）とネガティブな情動（右半球）というように強調部分が異なるという考え方もある。

誘意性仮説の支持者は、大脳半球の情動に関する特殊化には、進化論的な根拠があるのではないかと推測している。右半球がもつ全体を見渡す能力や覚醒機能は、周囲の脅威を即座に見極め、逃げるという行動を起こすために必要なものであろう。左半球にみられる、より分析的で焦点を絞った言語的な機能は、接近行動に伴う相互作用やコミュニケーション行為に関係している可能性があるであろう（Bear 1983；Borod, Caron & Koff 1981；Davidson, Ekman, Saron, Senulis & Friesen 1990）。もちろん、右半球がもつ全体を見渡して定位するという機能は、生命に対する脅威を見極めるのと同じ程度に、周囲のポジティブな兆候を見極めるのにも重要であるという議論も考えられる。

RHDに関して誘意性理論が重要なのは、右半球が損傷されることによって、特にネガティブな情動に対する感受性が影響を受けると考えられるからである。つまり、RHDにより、失敗に対して「無関心」で、病気を否定し、ときに不適切にひょうきんであったりするが、こうしたことはLHDでは起こらない。研究者の中には、RHD患者を「不当に朗らか」であると特徴づけ、LHD患者は一般的に抑うつ的であると述べている者もいる（Robinson, Starr, Kubos & Price 1983）。RHD患者に起こる無関心を言い表すのに「多幸的」という用語も使用さ

れている(Gainotti 1972)。しかしながらRHD被験者を対象に特に誘意性仮説に注目した研究が行われたが、そのデータは決定的なものではない。仮説を支持する研究(Ostrove et al 1990)もあるが、誘意性の影響がみられなかった研究(Borod et al 1992)もある。研究者らは、ネガティブな情動が優位である要因には、ネガティブな情動のほうがポジティブなものに比べてずっと強く示され、人間の情動の種類はネガティブなもののほうが多く、そして、人間の発達上ネガティブな情動表出のほうがポジティブなものよりも早く起こるといった事実が関係しているのではないかと提唱している(Natale, Gur & Gur 1983)。より強く感じられるネガティブな情動状態が妨害されるのは、単に、全般的な覚醒水準の低下の副産物であって、ネガティブな情動それ自体が抑制されたわけではないのかもしれない。興味深いことに、無関心であったり物事を軽視したりすることは無視と密接に関連している(Gainotti 1972)が、それは、全体的な覚醒と注意の障害の一部であるとも考えられる。

　臨床上の現実は、誘意性仮説を支持しているようには思われない。感情行動に変化のあったRHD患者の誰もが、不適切に朗らかだったり、幸せそうだったり、積極的であるように見えるわけではない。それどころか、一般的には反応が悪く、無関心で、覚醒度が低いように見える。実際、抑うつ状態に見えることが多い。患者らは、自分の障害の影響に無頓着で、一見したところではそれをまったく気にしていないようにもみえるし、また、自らの過ちを過小評価するかのようである。しかし、このようなとき、概して洞察の欠けた防衛的な発言(「これは道理に合ってないわ」)を伴うことが多く、ポジティブな態度(「間違ってしまったわ、でも、まあ誰にも間違いはあるのだから」)を示すことは少ない。不適切で滑稽な発言をする(たとえば、今日の気分はどう感ずるかと尋ねられて「手で感じる」と答える)こともあるが、そうしたジョークは深刻な事態を茶化そうという性質をもつことが多く、それは、ポジティブで朗らかな見方から生じるというよりも、ひねくれたネガティブな考え方から出てきやすい種類のユーモアといえるのである。

臨床上の問題

　臨床家にとって、RHD後の感情の変化を考える際の重要な視点は、**情動反応の低下やその他の感情障害が、本当にその患者の内的な情動状態や気分を反映しているのかどうか**ということである。たとえば、無関心、覚醒度の低下、プロソディの平板化などは、臨床的うつ病(大うつ病)の徴候とみえるかもしれない。それらの症状はまた、認知機能や運動機能を阻害するような器質的変化が原因である可能性もあり、必ずしも内的な情動状態を表したものではないかもしれない。情動的な意味合いをもつ刺激は、中立的な刺激に比べて、視覚的なものであれ言語的なものであれ、その理解により高度な推論やさらなる認知的努力が必要である。患者は、単に**認知障害**のために、状況が備えている情動の誘意性に対してなかなか反応できないだけなのかもしれない。なぜなら、そういった状況は非常に複雑であり、理解や解釈にあたっては一層の努力が求められるからである。**覚醒度の低下**によって、注意機能が妨害されうるし、また、環境の探索や、表情・会話・状況・談話における情動を示す手がかりへの気づきが影響を受けるかもしれない。**知覚障害**のために、プロソディによって伝えられる喜怒哀楽に気づくことができない可能性もある。プロソディ障害の後で喜怒哀楽を伝えられなくなったと訴えるRHD患者がよい例であるが、内的な情動の変化がなくても、**プロソディの貧弱化**が起こりうる。

　原因が何であれ、感情行動の変化というもの

を認識し、それが起こったときには本人や家族に説明する必要がある。さらに必要があれば、精神科医による適切な治療が受けられるようにすべきである。

RHDと脳卒中後の抑うつ

脳卒中後の急性期においては、患者の30～60％に抑うつが起こる（Andersen, Vestergaard, Riis & Lauritzen 1994；Cummings 1994；Folstein, Maiberger & McHugh 1977；Iacoboni, Padovani, DiPiero & Lenzi, 1995；Ng, Chan & Straughan 1995；Ramasubbu & Kennedy 1994）。抑うつの徴候としては、悲哀、絶望、睡眠障害、集中力低下、自殺念慮、意欲減退、体重低下、運動興奮、精神運動制止などがある。抑うつは、脳卒中に伴う身体的あるいは認知的な障害に対する自然な反応のようにもみえるが、必ずしも身体障害や機能障害の程度と相関しない（Anderson, Vestergaard, Ingemann-Nielsen & Lauritzen 1995；Robinson & Price 1982；Robinson et al 1983；Sinyor et al 1986）。たとえば、1,000名の患者を対象にしたある研究では、抑うつは身体障害とは独立していた（Wade, Legh-Smith & Hewer 1987）。しかし、別のいくつかの研究では、自己申告による障害レベルが抑うつと有意に相関していた（Langer 1995）。

脳卒中後の抑うつに関するメカニズムはわかっていないが、それは反応的な現象と器質的な現象がいくつか組み合わさったものであろう（Andersen et al 1995）。**器質的な現象**は、神経化学物質、特に神経伝達物質のセロトニンを含む物質の変化の結果であると考えられている（Bryer et al 1992；Cummings 1994, 1995；Folstein et al 1977）。**反応的な現象**は、障害に対する本人の対応や受け止め方、そして、それらが自立、活動性、認知的なコントロールに与える影響からなる。RHD患者の「感情の平板化」を引き起こすとされる注意力の低下、低覚醒、プロソディの変化によって、抑うつ的な印象を受けるかもしれない。こうした症状は、病気の否認や障害の軽視を伴うことが多い。そのような場合、見掛け上の抑うつを反応性のものと見なすべきではない。

多くの研究で、臨床的うつ病と脳の損傷部位との関係が調べられているが、結果は様々である。Robinsonらは一連の研究の中で、いろいろな損傷部位のうち、特に左前方部に損傷をもつ患者が重度の抑うつを起こしやすいことを明らかにしている（Robinson, Kubos, Starr, Rao & Price 1984；Robinson & Price 1982；Robinson, Starr, Lipsey, Rao & Price 1984）。また、RHD患者は、前方部に損傷があると「不当に朗らか」になる傾向があり、後方部に損傷があると抑うつ的になる傾向があることを見出している（Robinson, Kubos et al 1984）。同じように、Iacoboniら（1995）は、無視や注意障害を伴う患者は含めていなかったが、右半球の背側部の損傷が抑うつと関連があるとした。Sinyorら（1986）は、Robinsonらの研究結果の追試を試みたが、抑うつの発症に関して損傷部位による有意差はみられなかった。

脳卒中後の急性期を過ぎて長期にわたって生存した患者を対象にした研究でも、大脳の損傷部位と抑うつの発症率や重症度の関係は明らかにされていない（House, Dennis, Warlow, Hawton & Molyneux 1990；Sharp et al 1994）。損傷部位と抑うつの関係を調査した13件の研究のうち1件のみが、LHD患者よりもRHD患者に抑うつが多かったとしている（Dupont, Cullum & Jeste 1988）。患者のサンプルの採り方による違い（急性期か急性期以外か、障害が軽度か重度か、失語症患者を含めるか含めないか）に加え、抑うつの評価方法の違いが、こうした損傷部位と抑うつに関する研究に差が生じる主な原因となっている。しかしながら、一般

的には、損傷が左右のどちらの半球であっても、脳卒中後には抑うつが起こりうると考えられる。うつ症状がある場合は、回復の妨げになり、リハビリテーションへの参加や動機づけにマイナスの影響を与える。抑うつ患者はまた、知的な障害や機能障害が重度であることも多い（Cummings 1994；Iacoboni et al 1995）。

抑うつは、自分の障害を軽視したり否認したりする患者にも起こる可能性がある。病態失認は、抑うつの診断を難しくする（Nelson, Cicchetti, Satz, Sowa, Mitrushina 1994）。また、「感情の平板化」と抑うつは、同時に起こりうるがまったくの別物であると認識しておくことが大切である。覚醒度の低下した患者は、抑うつ的なこともあれば、そうでないこともある。集中力の障害、無感動、注意障害などは、場合によっては、臨床的うつ病の結果であったり、あるいは臨床的うつ病によって悪化した現象であったりする。しかしながら、前章までに述べたように、こうした行動は、RHD患者においては抑うつとは独立したものである可能性もあるし、単に抑うつの徴候を装っているだけかもしれない。

抑うつ状態の疑いに関して、正確に診断し治療していくためには、精神科医による診察が必要であることは言うまでもない。脳卒中後の抑うつに対して、抗うつ剤を使った治療が成功したという報告は数多くある（Cummings 1994；Lipsey, Robinson, Pearlson, Rao & Price 1984；Reding et al 1986；Stamenkovic, Schindler & Kasper 1996）。最後に、脳卒中後の抑うつが、RHD後に起こりうる感情行動の変化をすべて説明できるわけではないことを心に留めておく必要がある。次節では、抑うつ以外のRHDに関する精神状態や情動コミュニケーションにおける様々な変化をみていくことにする。

非言語的な情動コミュニケーション

非言語的な情動処理には、顔の表情、ボディーランゲージ、ジェスチャーで伝えられる情動の産生と理解が含まれる。プロソディの理解と産生の障害、特に情動的プロソディの処理に関する障害は、右半球優位仮説を支持する際に引き合いに出される。プロソディ障害は、第4章で扱ったのでここでは触れないが、情動的プロソディ曲線に不可欠な基本周波数の情報処理が妨害されることがその原因であるかもしれないとだけ述べておく。

脳損傷を伴う被験者による顔の表情の理解と産生については、広範囲にわたって研究されている。理解の程度をみる際には、一般的に、被験者は何種類かの表情を示す顔写真を見せられ、それが伝えようとしている情動を弁別したり同定したりするよう求められる。産生は、任意の状況や一定の条件下でテストされる。被験者が情動を伴う体験を思い出したり、情動を呼び起こすような内容をもったスライドを見たりしている間、その様子をビデオに撮ることもある。また、指示によって表情を引き出す場合もある。テストされる情動は、通常、喜び・悲しみ・怒りで、ときに驚きや恐怖が含まれることもある。

顔の表情の理解

顔の表情によって伝えられる情動の理解に関する研究の大半は、RHD患者のほうがNBD被験者やLHD被験者に比べて障害の程度が重いことを明らかにしている（Benowitz et al 1983；Borod et al 1986, 1990；Bowers, Bauer, Coslett & Heilmen 1985；Cicone et al 1980；Dekosky et al 1980）。たとえば、RHD患者は、二人の顔の表情（微笑んでいる、恐れている、怒っている、悲しんでいる）が同じなのか

違うのかがわからなかったり、顔の表情からその喜怒哀楽を同定できなかったりする。

RHD患者は、図形の知覚に問題をもつ場合もあれば、顔の認知に特有の問題をもつ場合もあることから、そうした障害と、表情によって伝えられる情動を同定できないという問題との関連性が調査されている。ある研究では、顔の認知は顔の表情理解と関係があることが示されている(Dekosky et al 1980)。その一方で、顔の表情理解における障害は顔の認知とは独立したものであると主張する研究もある(Bowers et al 1985；Cicone et al 1980；Dekosky et al 1980)。この研究では、有名人の顔や見慣れた人の顔が同定できても、顔の表情で示される情動を認識できないことがあるとされている。また臨床的にも、顔の認知は正常でありながら情動の理解に障害を示す事例が多数報告されている(Strauss & Moscovitch 1981)。このように、この二つの操作は関連していない可能性がある。また、顔の表情理解の障害は、他の視覚的な情動理解の面には波及していないようである。顔の表情を同定できない被験者が、姿勢や身体の動きによって伝えられる情動については正しく理解できることがある(Benowitz et al 1983)。

顔の表情の読み取りに関する問題は、一人の患者の中でも変動する。実験室での検査で障害を示す被験者は、成績が変動しやすく、すべてではないがいくつかの表情を正しく同定することができる。

顔の表情を読み取れないことがRHD患者の実生活でどの程度の問題となっているのかを知ることは難しい。患者自身はおそらくその問題に気づいていないため、そのことについて不便を訴えることはまずない。一方、顔の認知の問題は認識しているようである。受け持ち患者の一人で毎週のように会っていた男性は、私を髪型と声で認識していたと語っている。ある日のこと、私が帽子をかぶってやって来たとき、挨拶の声をかける前にその患者は、Myers先生はどこにいるのかと尋ねてきたことがあった。

患者の中には視線が合いにくくなる者もいるが、それは顔の表情から多くの情報を引き出せないことが原因なのかもしれない。顔の表情は、周りの人々が感じ、伝えている情動の大切な情報源である。このような問題を抱えた患者は、こういった情報を奪われた状態か、もしくはそれを得るために多大な努力を必要とする状態にあると考えられる。患者らは、気分の状態を示す別の手がかりを利用しなければならないかもしれないし、また、そのためにはどうしたらよいのかということに気づいていない可能性もある。

顔の表情の産生

RHD患者の顔は、特に覚醒度が低い場合は、健康な人に比べて生気がないように見えるかもしれない。多くの脳卒中患者は、片側の顔面下部の脱力によって顔の変形が自然に起こるが、この脱力は顔の表情を作る筋肉に影響を及ぼしている。稀な例(たとえば、Blonder et al 1993)を除いては、顔の表情の産生に関する研究で、顔の部分的な脱力の出現をグループ間で確認したり、分析や比較を行っているものはない。

RHD後に顔の表情が乏しくなるという報告は非常に多い。ほとんどの研究が、RHD患者の顔の表情の産生は、**指示に応じた場合**(Borod et al 1990)でも、**自発的な場合**(Borod et al 1986, 1990；Buck & Duffy 1980；Martin et al 1990)でも、**自然な会話の場合**(Blonder et al 1993)でも、NBD被験者やLHD被験者に比べて少ないことを明らかにしている。たとえば、BuckとDuffy(1980)の研究では、情動を喚起するようなスライドをRHD被験者が見ているところを観察した結果、パーキンソン病患者と同じ程度に顔の動きが障害されているという評

価がなされている。その一方で、失語症患者ではNBDコントロール群以上に表情の変化があったことが観察されている。Mammucariら(1988)は、RHD被験者とLHD被験者で顔の表情の変化に関する違いはなかったとしているが、RHD被験者がLHD被験者やNBDコントロール群とは異なる行動を示したと報告している。ネガティブで不快な映像を見ているときに、RHD被験者は、他の被験者とは違って、スクリーンから目をそらすということがほとんどなかったのである。Mammucariらは、考えられる理由の一つとして、RHD被験者がネガティブな情動を正常な強さでは感じない可能性があることを挙げているが、これは、RHDにおいては覚醒に関する自律神経系の反応が低下しているという研究結果に合致している(詳しくは第3章を参照のこと)。

自発話における顔の表情の産生は、会話の場面、あるいは楽しい思い出や不快な思い出を語るといった状況で評価される。Martinら(1990)は、RHD患者はコントロール群に比べて、情動的な経験を思い出すときの顔の表情が乏しいと報告している。RHD患者の検査成績は、「感情が平板化」して情動的な反応が鈍くなるといわれる統合失調症の患者と変わらなかった。RHD、統合失調症のいずれの患者も、ネガティブな情動に比べるとポジティブな情動をあまり示さないが、これは、RHDによってポジティブな情動よりもネガティブな情動のほうが障害されるとする**誘意性仮説**には合致しない。他の研究でも、RHDによってネガティブな顔の表情以上にポジティブな顔の表情のほうが悪影響を受けたという報告がなされている(Blonder et al 1993；Borod et al 1986, 1988)。

Blonderら(1993)は、ごく自然な状況における非言語的な感情行動の評価を行っている。それによると、RHD患者は身内の人間と話をするとき、NBDコントロール群に比べてあまり微笑んだり声を出して笑ったりしなかったが、涙を見せる頻度はLHD被験者と同じくらいであった。Blonderらは、一種の社会的な愛情表現であり親しみを表明するものである微笑みや笑いの減少は、「社会的に適切な非言語的合図についてのコミュニケーションのあり方に関する知識や、ポジティブな感情に対する内部感覚」(Blonder et al 1993, p.54)の喪失を意味している可能性があると示唆している。問題の基本的なメカニズムの解明については不明瞭な点も残ってはいるが、顔の表情、特に会話を円滑に進めて相手とのつながりを深めるものとして働くポジティブな表情が減少することは、自然なやり取りの妨げになりかねない。また、そうした患者の周りの人々に対してマイナスの影響を与える可能性もあり、社会的な相互交流の中で、知らず知らずのうちにRHD患者の孤立を招き、疎外感を生み出しているかもしれない。

言語的な情動コミュニケーション

患者は、会話や文書で伝えられる情動をなかなか読み取れない可能性がある。また、書き言葉や話し言葉で情動を伝えることにも問題があるかもしれない。情動的言語の理解と表出はそれぞれ独立していると考えられることから、こうした問題は、中枢性の情動障害から生じているわけではないことが示唆される(Borod et al 1996)。

言語的に伝達された情動の理解

言語的に伝えられた情動の理解については、単語や文レベルで、また、物語談話において評価が行われている。RHDによって、単語の連なりや文中における情動を同定する能力と、対になった単語のそれぞれに表された情動を弁別する能力が障害されることが報告されている(Borod et al 1992)。Blonderら(1991)は、顔

の表情やプロソディ表現にみられる情動の知覚に障害があるRHD患者はまた、単語の意味に関する手がかりから喜怒哀楽を特定することにも障害があると報告している。たとえば、患者は、「彼は握りこぶしを震わせた」「彼女の目から涙がこぼれ落ちた」といった言語的な記述によって情動が伝えられている文章がもつ気分を同定することに問題があった。さらに、喜怒哀楽が明確に述べられている文章が表す情動を特定することができなかった。驚いたことに、患者は、情動的な単語が用いられておらず、文脈だけで情動状態を推測しなければならないような文章で伝えられる情動については理解していたのである（たとえば、「彼女がいないので、家は空っぽのようであった」）。Blonderらは、こうした研究結果から、右半球が情動的な表現のある種の語彙−意味的表象をもつ可能性を示唆している。また、RHDによってこうした表象へのアクセスやその活性化に障害が起こるかもしれないが、情動を表す題材を用いた推論課題は実行できることから、情動的な要素そのものが障害されているわけではないだろうとしている。

短い会話のやり取りの中で伝達される情動を理解する能力に関し、RHD患者においては、課題の刺激や性質によって要求される認知的努力の程度に一部依存している可能性がある。Wechsler(1973)は、特にこれといった情動を呼び起こさない中立的な話を思い出すとき、RHD被験者とLHD被験者との間に差はないが、情動が喚起されるような話を思い出す際には、LHD被験者よりもRHD被験者のほうにより重い障害がみられると報告している。Rehak、Kaplan、Weylmanら(1992)は、RHD被験者が、情動的な(中立的と比較して)話についての要約文を選択する課題ができないこと、また、話の次の展開について妥当な予測ができないことを明らかにしている。しかし、その被験者らは、NBDコントロール群と同様、主な登場人物の喜怒哀楽を述べることができた。中立的または情動的な内容をもつ短い会話に続きをつけ加えるよう被験者に求めた別の研究では、話が情動的であるか中立的であるかにかかわらず、RHD被験者はNBDコントロール群に比べて事実誤認が多かった(Ostrove et al 1990)。RHD被験者は、情動的な内容を含まない中立的な話の登場人物にポジティブな情動をあてがう傾向があったが、それ以外の点では、情動的な内容が被験者の反応に影響を与えることはなかった。NBDコントロール群と同じように、RHD被験者も、興味の度合いの強い話（つまり、退屈な話ではなくサスペンスに満ちた話）において最もよい成績を示した。興味の度合いは、NBD被験者よりもRHD被験者の成績に与える影響のほうが大きいが、それはおそらく、Ostroveらが指摘しているように、注意障害や覚醒度の低下を克服するためには関心度が高まっている必要があるからであろう。

Gardnerら(1975)によって、ユーモラスな漫画に対するRHD被験者の感受性が研究されている。そこでは、注意力の低下や認知障害が、感情を表す素材についての理解をどのように妨げるかが説明されている。RHD被験者の何人かは、個々の内容を理解していたかは疑わしいが、すべての刺激に対して笑ったり微笑んだりした。心の中は知る由もないが、こうした患者は、課題の全体的な性質は理解しているものの、提示された漫画を理解できていないことがわかってしまうのを恐れ、それを埋め合わせるかのように一律に「陽気に笑う」反応をしたのではないかと思われる。この研究におけるRHD被験者のほとんどは、内容を理解しているようにみえたところでも、まったく笑わなかった。この場合は、覚醒度の低下によって、応答性、活発さ、反応する力が弱まっていると考えられる。

情動の言語表現

　情動的な内容の談話レベルの産生については、情動を伴わない談話の産生との比較で評価される。産生は、表現の強さ、実用面における適切さ、産生された情動的な内容の構成要素の数などの様々な側面から測定される。被験者は、情動的な内容を含む絵を見てどう感じるかを述べたり、情動的な体験を思い出したり、絵に描かれた出来事のあらすじを語ったりするよう求められる。

　Borodら（1985）は、LHD 被験者や NBD 被験者と比較して、RHD 被験者は、情動が喚起されるようなスライドについて話をするときにプロソディの変化が少なくなると報告している。しかし、その叙述の中で用いられた感情を示す要素の数は、NBD 被験者よりも少ないということはなかったのである。これは、続き絵を示してRHD 被験者が産生する談話を詳しく調べた二つの研究結果と一致していない（Bloom et al 1992, 1993）。その研究では、それぞれ異なった内容を描写した三つの話が用いられたが、二つは中立的なもので、一つが情動的なものである。最初の話では、手続き的談話の表出が意図されており、卵焼きの材料と道具、フライパンの中の卵、そして皿の上のでき上がった卵焼きという一連の絵が示される。2番目の話では、空間的関係の強調が意図されており、本をたくさん椅子の上に積み上げて高い棚に手を伸ばそうとしている少年の絵が示される。3番目の話では、少女がイヌと一緒に歩いており、そのイヌが道路に走り出し、そして人々とその少女が車の前で倒れているイヌのところで泣いている場面が示される。最初の研究では、RHD 被験者と LHD 被験者はいずれも、NBD コントロール群と比べて、すべての話で内容に関する構成要素の産生が少なかった。また脳損傷患者は、それぞれの条件における情動的な内容に関して、NBD コントロール群とは異なっており、また患者同士でも互いに異なっていた。RHD 被験者は、手続き的な話と空間的関係の話においては、内容に関する構成要素をかなり多く産生したが、情動的な話の場合は LHD 被験者と変わらなかった。RHD 被験者はまた、情動的な話を叙述する場合、二つの中立的な話に比べて著しく情報量が少なかった。

　こうしたデータを詳しく分析することによって（Bloom et al 1993）、RHD 被験者は、特に情動的な話に関する談話に問題があることが明らかになった。談話の評価には、話題の維持、具体性、修正の方略、関連性、情報内容の量、などの要素がある。RHD 被験者は、中立的な話では問題がないが、情動的な話に関しては、談話を産生する際に簡潔であることが難しく、また、曖昧なところを修正したり変更したりすることが著しく障害されていた。一方 LHD 被験者は、視空間的な話に関しては語彙の選択、修正、具体性、情報量において、また、手続き的な話に関しては具体性と修正において問題を示した。しかし、情動的な話に関しては、LHD 被験者はこうした要素に問題を示さなかった。Bloomらは、情動的な素材と中立的な素材に対する被験者間と条件間の二重乖離は、LHD ではみられない症状であり、RHD 後に情動的な素材の処理能力が障害されることを強く支持するものであると指摘している。

　これらの研究で用いられた刺激に関する他のいくつかの側面も、Bloom らの結果を支持している。中立的な話の成績は、RHD と LHD のいずれにとっても情動的な話の成績とは異なっている。卵焼きの手順を描いた話と高い棚から本を取るという問題を解決する話は、その中立的な性格上、情動的な状況が描かれた場合よりも言語的に正確さが求められ、語彙的な自由度が少ない。ということは、手続き的談話の特質が失語症患者の成績に影響を与えている可能性がある。談話の状況が正確な言語を要求する場合は、言語障害のある患者にとって問題とな

る。RHD 患者が手続き的な条件の下で談話障害を示さなかったのは、彼らが言語的な障害をもたず、提示された概念が比較的簡単に理解できるものであったからこそである。一方、情動的な話は推論の技術を要するが、RHD によってそうした技術を発揮することが難しくなっているかもしれない。被験者は、イヌが車にひかれたこと、イヌが死んだこと、そして、少女とその周りの人々がその事故のことで泣いていることを推論する必要がある。こうした推論は難解ではないが、おそらく手続き的な話や中立的な話に比べれば難しいであろう。また別のいくつかの研究によって、同じ程度の推論を含む三つの簡単なエピソードの連続で描かれた出来事を叙述する際、RHD 患者が問題を示すことが報告されている。たとえば、Stachowiak ら (1977)の研究では、RHD 患者は次のような一連の状況で示される出来事を理解するのが難しかった——①男たちが車のボンネットの下に集まってエンジンを修理しようとしているところを、イヌを連れた婦人が通り過ぎようとする、②婦人がその車を修理している、③驚いて啞然とした様子の男たちに婦人が朗らかに手を振りながら去っていく。ある RHD 患者は、これは男たちがこの婦人にピクニックに行こうと誘っている話だと言った。こうした認知的な複雑さや要求される言語的な厳密さのレベルの差が、Bloom (1992, 1993)の研究にみられる失語症患者と RHD 被験者双方の調査結果に影響を与えていたと考えられる。

情動的な内容に対する感受性の障害はまた、「心の理論」、つまり他者の内的な動機・信念・知識・意図・情動状態について確信をもつ能力、その延長と考えられる能力の障害でも説明できる可能性がある（RHD に関わるものとしての広義の心の理論については第 6 章を参照のこと）。Bloom ら(1997)は、心の理論に対応した分析方法を用いて、台詞のない絵だけで表現された話を語るときには、RHD 被験者は LHD 被験者と比べ、特に主人公が経験している情動を説明する際、情動面に対する言及が少なかったと報告している。RHD 患者による情動状態への言及が少ないのは、おそらく、情動も含めた他者の内的な状態や信念に関する理論をもてないからであろう。

個人的な経験を口頭で述べるという課題からもまた、RHD 患者が喜怒哀楽を言葉で伝えることに問題をもつ可能性が支持されている。たとえば、Borod ら(1996)は、被験者に情動に関係する単語と情動には関係のない単語を七つずつ提示して、自分の体験を思い出すよう求めている。情動的な単語を目にしても、RHD 被験者は、LHD 被験者や NBD 被験者に比べて、情動を強く打ち出すような発言はほとんどなかった。情動的ではない単語を示した条件下では差がみられなかった。Cimino ら(1991)は同様の実験を行い、中立的な意味をもつ単語（たとえば、「本」、「川」、「ミルク」）と情動を呼び起こすような意味をもつ単語（たとえば、「怒った」、「驚いた」、「寂しい」）を手がかりに、自分自身の人生の出来事を思い出すよう被験者に求めている。被験者からの回答に関しては、情動的な強さと具体性が評価された。手がかりとなる単語の種類には関係なく、RHD 被験者は NBD コントロール群よりも具体性に乏しかった。NBD コントロール群同様、RHD 被験者も感情を示す単語が手がかりであるほうが、情動的に強く反応した。しかし、NBD 被験者と比較すると、RHD 被験者の発言はいずれの条件でも情動的な強さの面で劣っており、これは発言の具体性の度合いとは関連していない。Cimino らは、ものごとを体験したときに生じた「生理的な状態を再現する」能力を覚醒障害が妨害している可能性があり、それがさらに、そのときの情動をきちんと思い出したり再体験したりする能力に影響を与えているかもしれないと示唆している。興味深いことに、思い出した体験の情動レベルをランクづけするよう尋ね

ると、RHD被験者は、客観的な判断を上回る情動的な強さを報告することが多い。このことから、RHD被験者の内的な情動経験がそうした経験を表現する能力と一致していない可能性と、RHD後も内的な情動状態は損なわれていない可能性が示唆される。

臨床上では、RHD患者が言葉で伝えた情動が、その主観的な情動経験を反映しているのか否かを知ることは困難である。しかしながら、無関心で洞察に欠けた様子を示す患者は、少なくとも病後急性期には、自分自身の病態に対する情動的な見解を述べることはほとんどないようである。自らの能力の低下、すっかり変わってしまった将来設計、身体機能障害について触れるとき、患者は、嘘偽りのない気持ちを伝えるというよりもそうした事態を軽視する傾向がある。さらに、多くの患者は、セラピーで用いられる物語や絵に表現されている情動を伝える能力が弱まっているようにみえる。私は、男性がおびえて逃げようとしているが女性が彼をつかまえて放さない、という絵を使うことが多い。絵に描かれた内容を叙述させると、視空間能力には特に問題のない患者が示すかなり典型的な反応としては、次のようなものがある。

1.「これは、お母さんとお父さんのようですね。思うに、二人は本当に明るく協力的な人生を送っていて、たぶん、子どもたちもいるのでしょうね。」
2.「この女性は、彼にせまっているように私には見えるね。少なくともキスはしてほしいと思っているんじゃないかな。彼のことをじっと見てるよね。この男はなかなかハンサムだね。」

このように、感情的な素材に関する**理解の障害**が、言語的・非言語的いずれの場合も、情動について不適切な言葉で表現してしまうことにつながっている可能性がある。こうした障害は、おそらく、①意識的な推論を阻害する特異的な認知障害、②他者の内的状態を理解できないという、「心の理論」と呼ばれているものに関係する社会的な推論の障害、③情動を伝える手がかりをつかむのに必要な状況把握を阻む覚醒度の低下、などと関連があると考えられる。さらに、右半球には、損傷を受けたときに情動的な表現の産生を抑制するという特異的な機能があるのかもしれない。たとえば、患者は、情動に関する語彙−意味的表象（情動を表す単語や句のこと）を思い出すことに問題を示すことがある。また、患者の中には、主観的な情動の体験が変化している者もいる。おそらく、覚醒水準の低下、あるいは情動体験に重要な役割を果たす大脳辺縁系と皮質間の損傷が原因で、情動をそれほど強く体験できなくなり、情動に関する言語表現の量が乏しくなるのであろう。

妄想と錯乱状態

興奮性錯乱

興奮性錯乱、譫妄、見当識障害、そして様々な精神病的状態が、RHDに伴って生じる可能性がある（Bogousslavsky & Regli 1988；Caplan et al 1986；Halligan, Marshall & Wade 1995；Levine & Finklestein 1982；Levine & Grek 1984；Mesulam, Waxman, Geschwind & Sabin 1976；Price & Mesulam 1985；Schmidley & Messing 1984）。こうした類いの精神障害は、LHDよりもRHDに多いようである（Price & Mesulam 1985）。興奮性錯乱とは、**一貫性のない思考パターン、注意持続時間の著しい減少、極度の注意散漫、落ち着きのなさ、目的的行動の崩壊、見当識障害、そして、ときに起こる激しい感情爆発**などで特徴づけられる。精神病的症状としては、**幻覚**や**妄想**を挙げることができる。こういった症状は数日で治まることもあれば、場合によっては何カ月も続いたり（Levine & Grek 1984；Mesulam et al

1976)、数年にわたって続くことすらある(Price & Mesulam 1985)。興奮性錯乱とされていても、極端な不合理性や激しい感情爆発などはみられない場合もある(Mesulam et al 1976)。症例によっては、抗うつ剤で症状をうまく治療できることもある(Weinman & Ruskin 1994)。

精神障害を伴った興奮状態が長く続くような症状は、RHDによってはあまり生じないとされているが、実際の発生頻度ははっきりわかっていない。その頻度は、脳卒中による脳萎縮の程度に依存するものと思われる(Levine & Grek 1984)が、萎縮がない症例での報告もある(Price & Mesulam 1985)。RHD後に遅れて発生する精神病的行動や興奮性錯乱は、発作と関連しているとされる(Levine & Finklestein 1982)が、症状は発作活動がなくても起こりうる(Mesulam & Price 1985)。損傷部位の場所もまた影響を与える要因となろう。たとえば、SchmidleyとMessing(1984)の報告では、右中大脳動脈領域に損傷を受けた患者46名のうち、興奮性錯乱状態を示したのは2名のみであった。一方、Caplanら(1986)は、右中大脳動脈下方領域に梗塞を起こした患者10名中5名に興奮性錯乱がみられたと報告している。興奮性錯乱を起こす典型的な損傷部位として、右側頭葉後方あるいは頭頂葉皮質があるが、前頭葉領域を含むこともある(Caplan et al 1986；Mesulam et al 1976；Schmidley & Messing 1984)。

このような極端な行動は、片麻痺や片側感覚消失といった一側性の運動徴候や感覚徴候がない場合か、あってもわずかな場合に起こることが多い(Caplan et al 1986；Mesulam et al 1976；Schmidley & Messing 1984)。その他の、無視、視知覚障害、感情の平板化などの認知的あるいは行動的な徴候は、検査を適切に行えるような患者にみられることが多い(Levine & Grek 1984)。臨床家は、精神医学上の問題あるいは代謝障害や中毒性障害の既往がない急性発症の興奮や錯乱を示す患者の場合、限局性の神経疾患を除外しないように注意するべきである。

RHD後の興奮性錯乱の発生を説明するものとして、いくつかのメカニズムが提唱されている。Caplanら(1986)は、側頭葉と頭頂葉下部の損傷が皮質と辺縁系の連絡を破壊する可能性があり、この離断が感情行動や感情状態に変化を及ぼしているかもしれないと示唆している。PriceとMesulam(1985)ならびにMesulamら(1976)は同じ立場をとっており、頭頂葉後方などの第三次連合野の損傷が皮質と辺縁系構造の連結を壊し、精神病エピソードを引き起こすことを示唆している。さらに、精神疾患はないが注意散漫がひどく首尾一貫した思考ができないという症例は、決定的な注意のメカニズムの損傷によって説明できるかもしれないと述べている。前頭回下部・頭頂葉下部・前頭葉内側部・側頭葉内側下部における、選択的注意ならびに方向性注意の領域が損傷されると、極端な行動障害が起こる可能性がある(Mesulam et al 1976)。

特定の妄想

稀ではあるが、いくつか特定の妄想がRHDと関連があるといわれている。それらは総じて、**誤認症候群**(misidentification syndromes)と呼ばれる。これには、場所、人物、身体部位の誤認が含まれる。こうした妄想は多くの場合、他の錯乱症状とは関係なく独立して起こる。患者自身が、自らの妄想的信念の不合理性を認めることもあるが、妄想を捨て去ることはできない。その信念は持続することもあれば一過性のこともある。場所の誤認は、Pick(1903)によって**重複記憶錯誤**(reduplicative paramnesia)と名づけられている。その後、この用語は人物の誤認にも使われるようになった。この障害をもつ患者は、見慣れた人や場所が複製されたものであると感じている。たとえば、身近な

人の身体の中にその人になりすました偽者(にせもの)が住みこんでいると考えたり、あるいは、自分の家は複製であり、まったく同じに見えるがもはや自分の家ではないと感じたりするのである(Alexander et al 1979)。身体部位の同定に関する妄想は、「身体パラフレニア(somatoparaphrenia)」と呼ばれることもある(Gerstman 1942)。以下、それぞれの障害について説明を加えていくことにする。

場所の誤認

　場所の誤認症状のある患者は、自分の家や病院などのよく知っている場所が複数の場所に存在すると思ったり、かつて知っていたところとそっくり同じ場所に自分がいると思ったりする。このような患者は、今病院にいるということは認めるが、以前にいた病院と混乱してしまう。また、自宅の寝室にいると思ってしまったり、病院が自分の家の隣にぴったりついていると思ったりもする。Fisher(1982)が報告したある患者は、入院している病院名は正しく言えるが、その場所は、中国、パリ、ケープコッド、バグダッド、シカゴ、アフリカ、カリフォルニアなど様々なところにあると思っていた。場所の誤認は、両側前頭葉の損傷や、右半球に限れば前頭葉と頭頂葉の損傷に関連しているといわれている(Alexander et al 1979；Benson, Gardner & Meadows 1976；Fisher 1982；Hakim, Verma & Greiffenstein 1988；Jocic & Staton 1993；Ruff & Volpe 1981)。右半球の限局性損傷でも起こる可能性があるし、たとえばアルコール中毒で引き起こされるような慢性的な前頭葉損傷で起こることもある(Hakim et al 1988)。限局的な損傷で起こる場合は、LHDよりRHDで起こることが多い(Cutting 1991；Forstl, Almeida, Owen, Burns & Howard 1991)。たとえば、FeinbergとShapiro(1989)が明らかにしたところによると、場所の誤認がみられた60症例のうち、29例は両側損傷、36例が一側性のRHDで、LHDは5例のみであった。

人物の誤認

　1923年、CapgrasとReboul-Lachauxによって、夫、息子、そして自分自身の身体が替え玉に取って代わられたと思っている妄想的誤認の症例が紹介された。この問題はそれ以来、**カプグラ症候群**(Capgras syndrome)として知られるようになったが、通常これは、自分自身ではない他の人々が、生き写しの別人と入れ替わっていると思う妄想のことである。精神疾患に伴うことが多いが、まったく精神医学的問題の既往がなくとも、RHDで起こりうる。カプグラ症候群は、RHD後に場所の誤認と併発することがある(Alexander et al 1979；Jocic & Staton 1993)。通常、カプグラ症候群の患者は、複製や生き写しの人のことを、危険だとか恐ろしいと感じている(Ellis & Young 1990)。

　人物の誤認は、別の形でも現れる。たとえば、私が担当したあるRHD患者は、隣のベッドにいる女性は自分の夫だと信じ、看護師といちゃついていると思い込んでいた。本当の夫が毎日会いにやって来るが、当然、彼女は混乱して怒っていた。この症状は、劇的に外見を変えられる俳優の名前をとって、フレゴリ症候群(Fregoli syndrome)と呼ばれるようになった(Courbon & Fail 1927)。脳損傷患者に起こることがあるが、普通は一側性のRHDとは関連がない。

　カプグラ症候群は、**相貌失認**とは区別する必要がある。相貌失認とは、顔の視覚失認の一種で、よく知っているはずの顔が認識できなくなることである。相貌失認がある患者は、自分の配偶者や子ども、あるいは有名人などについて、写真を見たり実際に会ったりしても視覚的に同定できないことがある。こうした患者らは普通、人物を見分ける手がかりとして、固有の顔の特徴(鼻や眉の形など)や声を頼りにしてい

る。相貌失認は、車といった慣れ親しんだもの、そして動物やペットにまで起こりうる（Bornstein, Sroka & Munitz 1969；Gloning, Gloning, Hoff & Tschabitscher 1966）。たとえば、相貌失認になった農夫は、ウシの群れがウシであることはわかるかもしれないが、群れの中の個々のウシを見分けることができない。一側性のRHDで起こった例もあるが、相貌失認のほとんどは通常、**両側性**の後部損傷で起こる（Benson 1989；Damasio, Damasio & Van Hoesen 1982）。

カプグラ症候群と相貌失認の関連性を探求した研究者もいる（Bidault, Luaute & Tzavaras 1986；Miller 1994；Shraberg & Weitzel 1979）。実のところ、相貌失認は、カプグラ症候群のちょうど正反対のものである。カプグラ症候群では、顔の特徴は簡単に同定できる（「この人はジョンに似ているわ」）が、知っている人だという感覚が欠如している（「だけど、ジョンだとは思えないの」）。相貌失認では、その顔を見ても、見たことのある顔だとはまったく思えないのである。これら二つの障害は、同時に起こることはあるが（Miller 1994）、別個の障害として取り扱われるべきである。

上下肢の誤認

患者は、片麻痺のある自分の手足を認識したり、その位置関係を把握するのに混乱していることもある。感覚や運動の喪失に対して、患者は、自分の手足の存在を認めなかったり、これは誰か別の人のものだと平気で言ったりする。こうした反応は、片麻痺の病態失認患者によくみられる。また通常、病後間もないときに一過性に起こる。LHDで起こることはまれである。

身体パラフレニアは、患者が片麻痺の上下肢に関して手の込んだ妄想を作り上げる障害であるが、麻痺肢以外の他の部分には正常に反応する（Bisiach, Rusconi & Vallar 1991；Halligan et al 1995）。たとえば、Halliganら（1995）は、無視と重篤な視覚性の不注意を呈するRHD患者を報告している。その患者は、精神的障害、記憶喪失、全般的な精神機能低下の徴候、病気の否認などはないが、自分の左上下肢に関して長い間手の込んだ妄想を抱いていた。たとえば、彼は、リハビリテーション施設のスタッフに、自分は「予備の左腕がいっぱい入った袋を持っていて」、自分の左腕は別の人のものだと言った。また、自分の足は実はウシの足だったが、それをエクアドル（彼が住んでいた所）にいる理学療法士に売ったと語った。翌日になって彼は、母親が彼の左足と左手の指１セットをあつらえて、スーツケースに入れて持ってきたと説明した。１カ月ほど経ち、感覚機能が改善してきた頃、彼は手が戻ってきたと説明し、自分の手足に関する当初の考えが混乱していたことを認めたが、それは非常に生々しく恐ろしい体験だったと述べている。Halliganらが指摘しているように、片麻痺上下肢の感覚や運動機能の低下を受け入れられず解釈できないことが、全般的には混乱がみられない患者に特定の混乱を引き起こしているのかもしれない。患者の妄想は限られており（つまり、上下肢のみ）、患者は喪失したものを理解し、それを説明しようと話を作り上げているようにみえる。Halliganらは、脳損傷が認知処理を妨害し、その結果、理にかなった説明を導く洞察が患者にはできないとしている。興味深いことに、Bisiachら（1991）は、前庭〔訳注：内耳の一部〕への刺激を利用して、RHDの女性にみられた身体パラフレニアを一時的にやわらげることができたとしている。彼女は、自分の腕が母親の腕と入れ替わってしまったと思い込んでいた。第９章に述べるように、前庭刺激はまた、RHDに伴う無視と病態失認の一時的な改善にも役立つ。Bisiachら（1991）は、前庭刺激時に行われた局所血流量に関する研究結果（Friberg, Olsen, Roland, Paulson & Lassen 1985）に基づき、前庭刺激が反対側の側頭葉の活動を増加させるのではない

かと推測している。

誤認のメカニズム：
熟知性と個人的関連性

　上述の誤認症候群に流れる中心的なテーマは、よく知っているという感覚（熟知感）の欠如である。患者にとって、物が違って見えるわけではない。人物、場所、身体部位のいずれも何も変わらないように見えるのだが、以前と同じであるとは思えないのである。患者は、頭では理解し認識しているが、感情的な中身が伴っていない。

　このような同一性と熟知性の断絶の本質については、いくつかの考え方がある。分析と問題解決に重要である前頭葉が損傷を受けた場合と同様に、視覚的な統合と分析に重要な位置を占める右半球の後方領域が、感情的な内容にとって重要な辺縁系から離断されるという説がある（Alexander et al 1979；Levine & Finklestein 1982）。たとえば、Jocic と Staton（1993）は、右半球から右辺縁系領域への結合は熟知性の判断に重要だと考えられると指摘しており、また、熟知性の欠如というものは、目の前の手がかりと過去の記憶とを統合する能力が障害されることによるのではないかと示唆している。誤認は記憶力が冒されていなくとも起こりうる（Hakim et al 1988）が、知覚した対象に特有の感情的な記憶にアクセスするのが難しいのではないかと考えられる。Crow が述べたように、「認識はできるが、その知覚によって引き起こされた情動的な連想と、知覚された個々の概念の記憶に関連した連想とが一致しないのである」（Crow 1991, p.80）。

　他の研究者らによって、顔の認識は、視覚皮質から側頭葉につながる複数の視覚経路に依存していることが提唱されている。その一つは腹側経路で、表面的な認識を行う。もう一つは、頭頂葉下部を経て視覚皮質と辺縁系を結ぶ背側経路であり、顔の特徴から感情的な内容を伝達する（Bauer 1984）。この腹側と背側の二つの経路が一緒になって、物や場所の同一性と熟知性を築く役割を果たしている。相貌失認では、おそらく腹側経路が損傷を受けており、意識的な認識が阻害されている。カプグラ症候群では、腹側経路は冒されていないため認識はできるが、背側経路が損傷されているために感情面の熟知性や情動的な意味理解が阻害されている可能性がある（Ellis & Young 1990）。Ellis と Young（1990）によると、ある特定の顔（すなわち、患者にとってなじみのある顔）だけが強い感情的な内容をもっているが、それは背側経路の破壊による障害を受けやすいという。症例の損傷部位をより詳細に調査することで、視覚的同定と認識の様々な経路がこうした誤認症状に果たす役割が明確になっていくであろう。

　研究者の中には、熟知性の表象に関する半球間差によって、誤認症例においてRHDが圧倒的多数であることを説明できると指摘している者もいる。たとえば、Cutting（1991）は、右半球は対象の特異性や個性を表象するという独特の役割をもち、左半球は対象がカテゴリーに属するかどうかを判断するのに優れているとしている。人間は高度に社会化した動物であり、社会性とは社会的認知に依拠している。Crow（1991）が指摘したように、言語は社会的認知のための一つの手段にすぎない。人間という種に属するものとしての特性を認識することは、また別のことである。視空間技能や環境探査において左半球よりも優れている右半球は、視覚的に知覚したものに関して、そこに含まれる個性、特異性、感情的な内容を識別したり認識したりするにあたり、重要な役割を果たしているのかもしれない。対象がその意味から解離されてしまう失認（RHD より LHD に多い）とは違い、誤認症候群における対象は、そのよく知られた関連づけから分離してしまうのである。

　熟知性の認識における右半球の役割を支持す

る考え方は、「個人的に関連がある」要素への感受性を調査する研究からきている。「個人的関連性」とは、個人的な経験を通して、物事に対してつながりや一体感を感じる能力のことである。Van Lanker(1991)は、熟知性に関する主観的な感情とは、認知的連想と感情的連想の結合であるとし、それが「それぞれ個人的に関連がある事物に対する豊かな背景」(Van Lanker 1991, p.74)を生み出すと示唆している。またVan Lankerは、右半球にはこうした感情的で認知的な独立した機能を構築して保持する特別な役割があると提唱している。重篤な失語症患者は、よく知られている固有名詞に対する反応や理解が良好であることが多いという臨床上の報告があるが、これは、失語症患者が、重い言語障害にもかかわらず、有名人の顔写真と名前のマッチングができるという研究(Van Lancker & Klein 1990)や、なじみの地名や人名を認識できるという研究(Wapner & Gardner 1979;Warrington & McCarthy 1987)などからも支持されることである。さらに、重度の失語症患者の言語的反応は、刺激が彼らにとって個人的に関連のある内容であるときには良好であるともいわれている(Collins 1986;Wallace & Canter 1985)。

　明らかな言語障害のないRHD被験者は、よく知られている有名な名前を認識する課題で、失語症患者よりも重い障害を示す(Van Lancker 1991)。このように、個人的関連性に対する感受性や、熟知性を伝達する認知的・感情的文脈を産生・想起する能力は、RHDによって破壊されると考えられる。そうした崩壊が、この節で述べた妄想のみならず、RHD後に引き起こされる社会的・実際的な障害においても、重要な役割を果たしているのではないだろうか。

まとめ

1. RHDは、顔の表情、文章や口頭での談話、ボディーランゲージ、ジェスチャーなどで伝えられる**情動的な内容を理解したり表現したりする能力を低下させる可能性がある**。すべてのRHD患者にこのような問題があるわけではない。こうした問題を示す患者でも、その程度は様々で、情動的な情報がどのくらい直接的に提示されるかにある程度依存する。患者は、情動的な情報への感受性が低いように見受けられるし、自分自身の情動体験を伝えることにも問題があるようである。

2. 感情的コミュニケーションが変質するメカニズムはわかっていないが、その要因として、①情動的な内容を解釈する能力に影響を与える**推論の障害**、②情動的な情報に関する重要な手がかりを認識することを妨害する**注意の障害**、③**プロソディの減弱**、④言語を通して表現する情動に関する**特定の意味障害**、⑤**心の理論を適用する能力**の障害、などが考えられる。

3. 右半球優位理論と誘意性理論という二つの理論が提唱され、情動的なコミュニケーションにおける右半球の明らかな優位性と、RHD後の情動的なコミュニケーションの崩壊を説明している。その名が示しているように、**右半球優位理論**は、情動的な素材を処理するにあたってはどのような素材であれ、右半球が優位になると提唱している。**誘意性理論**は、右半球がネガティブな情動の処理に優れているとする。

4. 臨床家にとって重要な問題は、RHDによる**情動的な変化の本質**を知るということである。言語的・非言語的の両側面において情動の理解や表現に変化がみられるということは、内的な情動状態に変化が起こって

いるというよりも、むしろ認知、注意、そしてプロソディの障害に関係していると思われる。

5. **抑うつは、脳卒中後、右半球・左半球のいずれの損傷でも起こりうるが、これはまた、うつ症状のある RHD 患者にみられる情動的な感受性の低下の一因となっている可能性がある。左右どちらかの半球に損傷があるほうがうつを発症しやすいということはないようである。RHD 患者に関しては、感情の平板化、プロソディの使用の減少、低覚醒を、臨床的うつ病と混同しないようにすることが大切である。**

6. RHD 後、顔の表情の同定に関する問題が起こることがある。**これは、複数の顔を識別したり認識したりすることの障害とは独立して起こるようである。**表情の認識が障害されると、会話におけるフィードバックの重要な手段を断たれることになり、RHD 患者の社会的孤立の原因となりうる。

7. RHD 患者は、**顔の表情やジェスチャーで情動を伝える能力が低下している可能性がある。**生気がなく、特にポジティブな情動を伝える能力に問題を抱えていることが、会話を進めていく際の一般的な約束事を守れないことにつながっているのかもしれない。

8. **RHD によって、会話、また物語や映画で言語的に伝えられる情動に対する感受性やその理解が損なわれることがある。また、情動的な情報を言葉で伝える患者の能力も影響を受けるかもしれない。**こうした障害は、認知障害や注意障害、心の理論の障害、情動の語彙‒意味的表象の検索上の問題に関係していると考えられる。

9. 稀ではあるが、**右半球の限局性損傷は左半球のそれに比べて、興奮性錯乱、見当識障害、そして様々な精神病的状態を引き起こすことがある。**こうした症状が起こる原因としては、①視覚情報を統合する右半球の第三次皮質連合野と辺縁系構造を結ぶ経路の破壊、②環境のスキャニングや覚醒水準を妨害するような注意障害、が考えられる。

10. RHD に伴う特有の妄想には、様々な誤認症候群がある。こうした妄想は通常、独立して起こる。患者は、人物、場所、身体部位を誤認する。よく知っている場所を認識できなくなる障害は、**重複記憶錯誤**と呼ばれている。患者にとってなじみのある人が別人に取って代わられてしまうという妄想は、**カプグラ症候群**と呼ばれている。カプグラ症候群は、よく知っているはずの人の顔がもはや認識できなくなる**相貌失認**とは反対である。

11. 身体パラフレニアは、特に病態失認のある患者が、**自分の片麻痺の上下肢に関して手の込んだ作話をする**という障害である。視覚的な統合や問題解決に重要な右半球の後方と前方の領域が辺縁系構造から離断され、その結果、目の前にある手がかりと記憶を統合して熟知感を作り出すことが阻害されるのではないかと考えられている。

12. 視覚的な探査や統合に重要な右半球の領域や、こうした領域と辺縁系の結合領域が破壊されることを考えれば、RHD は、**物体・場所・人物の、特質、個性、熟知性、感情的な内容を認識する能力を損なう可能性がある。**

ASSESSMENT

8

評　価

本章の概要

評価の目的
初回スクリーニング
　ラポールの形成
　面　接
　談話産生のスクリーニング：状況絵の説明
　無視のスクリーニング
　家族との面談
　まとめ
掘り下げ検査
　RHD によるコミュニケーション障害に関
　　する標準検査
　談話障害の評価
　　談話理解
　　談話産生
　語用論の障害の評価
　無視の評価
　　市販されている無視検査
　　インフォーマルな無視検査
　注意障害の評価
　　市販されている注意検査
　　インフォーマルな注意検査
　プロソディ障害の評価
　　プロソディの理解
　　プロソディの産生
　感情的コミュニケーションの評価
　　非言語的な情動表現の産生
　　非言語的な情動表現の理解
　　言語的な情動表現の理解
　　言語的な情動表現の産生
予　後
まとめ
付　録

　本章では、談話障害、無視、注意障害、プロソディ障害、情動面の問題といった、右半球損傷（RHD）患者のコミュニケーションに影響を及ぼす障害の評価について述べる。他のコミュニケーション障害の評価同様、フォーマル・インフォーマル両方の手段が用いられる。RHDによるコミュニケーション障害を測る標準化された検査は大変少なく、特に本章で取り上げる徴候や症状すべてを総合的に評価する検査はないに等しい。しかしながら、標準化されていないインフォーマルな検査の中にも、臨床に役立つものがたくさんある。本章で述べることは治療にも大きく関係してくる。

評価の目的

　RHD によるコミュニケーション障害の評価の目的は、神経疾患に起因する他の発声発語障害および言語障害のそれと同じである。すなわち、①患者についての情報を収集する、②コミュニケーションにおいて保たれている点・苦手な点を見極める、③RHD によるコミュニケーション障害が明らかであるかどうかを判断する、④治療方針を決定する、⑤予後を予測する、ことである。評価は、治療が必要かどうか、必要であれば、治療目標をどこに置くかを判断する手がかりとなる。初回面接では、掘り

表 8-1 RHD 患者のコミュニケーション障害について包括的な評価が必要な領域

談　話	無　視
語用論的側面	注　意
プロソディ	感情の処理

下げ検査の必要性を探るスクリーニングを行い、患者や家族の主訴がどこにあるかを見出す。掘り下げ検査は、治療とは別に、あるいは治療初期のうちに行う（診断治療）。障害が出やすく評価すべき領域を表 8-1 に示した。

急性期治療およびリハビリテーションの期間が限られており、リハビリテーションに対する予算が不足している現在の医療環境では、包括的な、時間のかかる評価は不可能に近い。本章で取り上げた評価手法は、このような状況を十分に考慮したものである。数多くの検査があるが、経験を積むことで、臨床家はそれぞれの患者の状態を最もよく引き出す検査を選択することができるようになるはずである。評価に十分な時間をかけ、問題を同定するのみではなく、患者の行動に影響を与えているすべての変数を細かく探り出せるのが理想ではあるが、現実的にはそうした努力をしたくてもできない。臨床家は、治療が必要か否か、またどのような治療が必要かを判断するための課題や検査を選び出す能力をこれまで以上に求められる。掘り下げ検査は、問題のメカニズムについての情報を臨床家に提供し、改善や補助手段に関する具体的な目標を決めるために役立つものでなければならない。

RHD 患者すべてについて言語聴覚士（ST）に評価を依頼する施設もあるが、医療チームやリハビリテーションのスタッフがコミュニケーション障害を疑ったときにのみ、ST に処方が出る場合が一般的である。RHD 患者の多くは発話や言語障害の典型的な症状は呈しておらず、また、表面的な会話では、コミュニケーション障害はほとんど顕在化してこない。したがって、ST は RHD 患者と関わる他の職種に対し、職場内研修や普段の会話を通して、また参考図書を紹介するなどあらゆる機会を利用して、RHD のコミュニケーション障害の可能性について認識を高めていくことが望まれる。

初回スクリーニング

急性期の医療現場において、臨床家が患者と最初に会うのは、ベッドサイドでの**初回スクリーニング**という形になることが多い。リハビリテーション目的の入院や外来の場合は、初回の面接でより掘り下げた検査までできる可能性がある（**掘り下げ検査**については表 8-2 を参照）。急性期の患者は長時間の検査に耐えうるだけの覚醒状態にはないかもしれない。このような状況下では、治療に対する患者のニーズと治療効果を即時に判断することが必要となる。初回の評価に与えられる時間は通常 20 分以下

表 8-2 初回スクリーニングおよび掘り下げ検査の一覧

初回スクリーニング	掘り下げ検査
面接	以下に関するフォーマルおよびインフォーマルな検査：
状況絵の理解	談話の障害
無視：抹消検査	無視
描画	注意
線分二等分検査	プロソディ
	感情的コミュニケーション

である。その後数回にわたって**掘り下げ検査**を行うが、その目的は、障害の性質と治療目標を見極め、予後を予測することにある。初回スクリーニングならびに掘り下げ検査いずれの場合も、年齢、教育歴、利き手、職業、現疾患の性質、病巣、神経疾患の既往、発声発語・言語の障害、薬物濫用、精神疾患など、患者の生活や疾患に関する情報を把握しておく必要がある。

ラポールの形成

患者はいきなりSTの訪問を受け、驚くかもしれない。担当医を含めた周りの人誰もが、コミュニケーションには問題ないと安堵の息を漏らしたのを患者は知っており、患者自身、自分はコミュニケーションは大丈夫と思っているだろうからである。あるいは、周りの人が気づいていても、本人は自分の問題についての認識が薄いということもある。そのようなときは、言葉は大丈夫でも、脳卒中は間接的にコミュニケーションに影響を及ぼす場合があり、書き言葉と話し言葉、そして会話に関する理解と産生をみることで、そうした影響がないかどうかを確かめるのがSTの役割なのだと説明するとよい。コミュニケーションに問題がない可能性もあるということがわかれば、患者は、自分はSTの役に立っているのだという気持ちさえ抱いて、検査に協力し、積極的に参加してくれるものである。STが前向きかつ受容的な態度で臨み、そして、認知やコミュニケーションの問題に何が関わっているのかよくわからずに混乱し、拒否的な態度をとる患者を検査することに尻込みしなければ、患者はずっと協力的になる。発話に問題がなかったことの幸運を強調し、「検査」という言葉を使わずに「スクリーニング」という表現を用いる。また、発話に問題がなくても、コミュニケーションにとって問題となりうるところがあると伝えることも大切である。コミュニケーション障害をもつRHD患者の中には、たとえば複雑な会話やテレビ番組についていくことに多少の困難を感じている人が多い。そうした自分の状態を恐れ、家族が気づいていないのをいいことに隠してしまおうとする場合もある。自分の問題についての認識が薄い患者であっても、一人で問題を抱え込まなくてもいいこと、問題を抱えているのは自分一人ではないこと、援助の手があること、漠然とした混乱は具体的な問題として説明できることを知れば、安心するものである。私が関わった患者の中には、いったん信頼関係が築けると、周囲から身体機能以外はまったく問題ないと言われているにもかかわらず、「自分は何か変なのだ」ということをわかってくれる者もいた。ただ中には、特に無視や病態失認が強い患者の場合、信頼関係を築いたうえでSTが問題点を指摘しても、なかなかそれに気づいて認めることができない者もいる。いずれにしても、STの役割は、患者の問題を特定し、問題があっても大丈夫と患者を安心させることである。また、どの部分が問題なのかを具体的に示すことで、患者は自分の問題を理解し、治療の勧めにも素直に応じてくれるようになる。

面 接

なぜ評価を行うのかを患者に説明しておくと、患者が自分の問題をどのように捉えているのかという質問にスムーズに入っていくことができる。面接は会話の中でごく自然に行い、後で分析できるよう録音しておく。以下に記した内容が網羅されるよう配慮する。

1. 障害に対する患者の自己評価（**障害への気づきと洞察力**）
2. 入院にまつわる出来事（**見当識、会話能力、長期記憶、病識**）
3. 現在のリハビリテーションの焦点（**洞察力**）
4. 生い立ち——家庭生活、仕事など（**会話

能力、長期記憶)
5. 今後の計画(障害の影響に対する洞察力)
6. その日の予定(見当識、会話能力、近時記憶)

上記の項目に関する情報を得ることで、**患者の障害認識、会話における語用論的能力、経験を会話の中で相手に伝える能力、近時・長期記憶、時間的・地誌的見当識をみることができる**。上記の項目すべてを網羅することが望ましいが、面接はできる限り普段の会話の中で自然に行われるべきである。

臨床家(C)と72歳の男性患者(P)とのやり取りの一部を紹介する。この患者は右側前頭頭頂葉の損傷により無視と片麻痺を呈している。

C:「ご自分が感じている問題についてお話しいただけますか。」
P:「どうも僕の左足の何本かがうまく動いていないようなんです。」
C:「どういうことですか?」
P:「うまく歩けないんです。」
C:「わかりました。他に何か問題はありませんか?」
P:「よくわからないんですけど、何か、目が、眼鏡をかけても以前のようによく見えないんですよ。視力が悪いみたいで。」
C:「もう少し具体的に話していただけますか。」
P:「よくわからないけど、どうも左のほうが見えていないみたいですね。」
C:「左を見たときにですか?」
P:「はい。ときどきトレーにのっているアップルソースを残してしまうんですよ。わからないんですけど、どうもトレーにのっているそれが見えていないようで。」
C:「頭を左の方向に回して見るとどうですか?」
P:「ええ、そうしたら見えますから、食べるんです。」
C:「その他に何か問題はありますか?」
P:「いいえ、そのぐらいです。」

簡単な会話ではあるが、きちんと役割交替ができており、語用論的にも問題ない。しかし、「どうも…のよう」という表現でわかるように、自分の問題に対する意識や理解は非常に低い。先に述べたように、障害認識の低い患者や障害を認めようとしない患者は、自分の抱えている問題に関してこのような表現を用いることが多い(たとえば、「どうやら脳卒中を起こしてしまったようなんです」など)。また、左足の何本かという複数表現を用いているが、これは**自分と自分の肢体との関係がかけ離れている、あるいは異常な関係にある**と解釈でき、病態失認の徴候と捉えることもできる。他に無視に関する意識も薄い。もっとも、自ら話題に出しており、この点ではよい徴候といえる。

もう一つ例を挙げることにする。右中大脳動脈領域の脳梗塞を患った76歳の女性とのやり取りである。

C:「どうされたのですか? なぜこの病院に入院されていらっしゃるのですか?」
P:「そうですね、娘夫婦のところに行っていたんです。娘とは以前ほどうまくいってなくて。どうしてだかうまく説明できないんですけど、子どもたちが大きくなるとなんだか取り残されていくような気がしますよね。もちろん、二人とも一生懸命尽くしてくれます。ちょうど素敵なディナーのときでした。私が作ったんですよ。娘夫婦は二人とも仕事が忙しくてきちんと食事をとっていないと思ったもので。食事のとき、なんとなく気分がおかしかったんです。採れたてのトウモロコシを食べていましてね。この歳でもまだ食べ

られるんですよ。歯は全部ありますからね。暑い日でした。昔とは違いますよね。私が若い頃はこの時期こんなに暑くありませんでした。それから、そうそう、トマト、それに温かいおかず、娘たちはフンっていう感じでしたけどね。でも、あら、何を話していたんでしたっけ？　そうだわ、そうお話ししたように、気分がおかしくて、腕が、何て言うか、娘たちが言うには、私の様子がおかしくなって、腕が変になって、倒れたらしいんですよ。床にずり落ちたんですね。麺がすべり落ちるような感じで。起き上がれなかったんで、救急車を呼んでくれて、この病院へ連れてこられたんです。道がデコボコで。どうしてもっとちゃんとした道を作れないのかしらねえ。舗装されていない箇所があったんですよ。まあとにかく、それで昨日ここに運ばれてきたわけです。」

C：「どうしてこの病院にいらっしゃることになったのですか？　どのような病気だったのですか？」

P：「卒中、えーと脳卒中を起こしたのだと思います。」

「どうされたのですか？　なぜこの病院に入院されていらっしゃるのですか？」という質問に対して、私たちが最初に期待する答えは、入院に直接関わる出来事あるいは病気のことである（たとえば、「心臓発作を起こしまして」とか「…の手術を受けなければならなくて」など）。ところが、RHD患者は往々にして、直接の理由となる病気については触れずにその周辺の状況について話をすることが多い。この患者のように、**情報を整理し直さず、単に起きたことを時系列に話すだけである**。自分の身に起きた出来事について細かく話すのは、高齢者の話し方としてはよくみられるパターンではあるが、入院の直接の原因に触れないのはやはりおかしい。**出来事のベースとなっている大きな枠組みを捉えられない、あるいは病気を認めたくないというRHDに伴う症状の一つであるとも考えられる**。

日常生活、リハビリテーションの経過、そして将来の計画に関する質問は、自分の障害とそれが今後に及ぼす影響について患者がどれだけ予測し、理解しているかを知る手がかりとなる。認識不足であれば認知障害が疑われる。さらに、応答の内容だけでなくその**構築の仕方**も評価の対象となる。面接の間に、**会話における役割交替、アイコンタクト、聞き手の負担の度合い、話題を継続する力、ジェスチャーの表出、情動を示す表情**といった語用論的な側面までを観察する。面接の後、録音テープを聞き直すことで、談話構造に関する情報を明らかにすることができる。そして、患者の全体的な枠組みを構成する能力の大まかな傾向と、相手の質問に対して具体的で有益な内容を効率的に伝える力を知ることができる。たとえば、話が細かすぎたかそれとも単純なものにとどまっていたか、共有している知識について十分に理解していたか、橋渡し推論や一貫性をもたせる推論を働かせてうまく会話できていたか、などと考えるのである。

患者との会話は面接形式で行うため、やり取りが直接的になってしまい、患者が他の意味を理解することや心の理論、複雑な推論の力を評価することが難しい。そのため、より複雑な課題から推論を引き出す能力をみることが大切である。状況絵を説明したり、簡単な物語を自分の言葉で再生してもらうことで、物語の表現力や理解力を点数化して評価することができる。記憶への負担が少ないことから、状況絵のほうが望ましいだろう。

談話産生のスクリーニング：
状況絵の説明

　状況絵の説明課題は、面接の後で行う。この課題によって、**絵を説明する際の重要な点と些細な点とを区別できるか、絵全体の情報を統合できるか、絵の中の出来事を見てこれから起こることを推測できるか**がわかる。「クッキー泥棒」の絵(**図6-5**)はボストン失語症診断検査(Goodglass & Kaplan 1983)からとったものであるが、先に述べた能力すべてを測ることができ、入手しやすく、後に述べるように課題の成績を数値化できる複数の採点方法をもつため、便利である(Myers 1979；Nicholas & Brookshire 1995)。

　患者への最初の教示は、「この絵について話してください。」あるいは「この絵を説明してください。」といった言い方よりも、「この絵の中で**起こっていること**を話してください。」という言い回しにすべきである。このほうが、患者は絵の中の物の名前を挙げるのではなく、絵の全体を説明するのだということがはっきりわかるからである。また、うまく説明できなかったときに、それは教示が曖昧だったせいではなく、重要な要素をまとめることができなかったためであるとはっきり結論づけることができるからである。これは無視の検査ではないので、患者が絵の全体を見ることができるように配慮すべきである。絵の両端を指し示し、患者がその検者の手をきちんと目で追っていることを確認する。その後に説明をしてもらうのである。左側に描かれている物を見落としている場合は、「左側を見てください。こちらに何か描かれていますか？」と促し、声かけを要した旨をメモとして残しておく。

　患者の説明はテープに録音しておき、後ほど、複数の採点方法のうち一つを選んで採点する。注目すべきは、話の全体的な枠組みと主要な概念が産生されているか、推論を導き出す力を備えているか、効率的に事柄を説明できているか、である。「クッキー泥棒」の絵の採点方法の一つ(Myers 1979)を**付録1**に挙げる。ここに出されている概念は、YorkstonとBeukleman(1977)が行った研究の中で、脳損傷のない(NBD)被験者が挙げたものである。それをMyersが字義通りの概念と場面解釈的な概念とに分けた。**字義通りの概念**とは単独でその意味をなすもの(例：女性)である。**場面解釈的な概念**とはその物語の状況下でのみ通用するもの(例：母親)であり、絵の内容をまとめる力と、推論する力を必要とする。その「場面解釈的な概念」が全概念に占める割合をパーセントで示したものが患者の得点である。これが場面解釈の百分率得点(percent interpretive score)となる。NBD被験者とRHD被験者の説明に対する採点の検者間信頼性は0.94〜0.99で、この採点方法は使用者間信頼性が高いといえる(Myers 1979)。MyersとLinebaugh(1981)によると、NBD被験者の挙げた概念のうち場面解釈的なものは平均して49%であったが、RHD被験者のほうは27%にすぎなかった。この数字は、自分の患者の能力がどの程度であるのかを判断する目安になる。この採点方法は、YorkstonとBeuklemanが対象としたNBD被験者が挙げた概念のみを用いているため、患者が列挙するであろう概念すべてを網羅しているわけではない。リストに挙げられている概念のみが採点対象となる。しかし、推論能力を測ることはできる。

　NicholasとBrookshire(1995)による採点方法もある。これは、主要概念をターゲットにし、絵についての概念リストを用いるものである(**付録2**を参照)。主要概念の捉え方を、①正確かつ完全、②正確だが不完全、③不正確、欠如、の4段階に分けている。失語症患者のために開発されたものであるが、RHD患者にも用いることができる。NicholasとBrookshireは論文の中で、正確さと完全さの細かな測定基

準について述べており、この採点方法を用いる前に目を通しておくべきである。これは、他の状況絵の主要概念の評価法を作り上げるときの参考にもなる。

無視のスクリーニング

　カルテに無視の記載があろうとなかろうと、まず初回評価の中で無視の検査は行うべきである。カルテの記載は短時間の観察をもとに書いたものであることが多い。たとえ無視に関する何らかの課題が施行されていたとしても、課題の採点方法が標準化されていなければ、どのように採点されたのかわからない。また、無視は発症直後の段階では変動が激しい。無視はコミュニケーションや認知に影響を与える可能性が高いため、その状態について把握しておくことはとても大切である。無視のある患者は、ボーッとしていて、感情が平板で、重要な環境情報に対する反応が鈍く、非言語情報への注意が低下しており、言葉によるやり取りのニュアンスを読み取る力が落ちていることが多い。これはおそらく無視と他の注意関連の処理が密接に関係しているためと思われる。他のリハビリテーションスタッフは無視は自分たちの専門分野に限られた話と思っているかもしれないので、認知そしてひいてはコミュニケーションスキルにも影響を及ぼす可能性のあることを説明する必要がある。

　検査によっては無視がはっきりと表れないことがあるので、初回スクリーニングでは無視に関して数種の検査を行うべきである。有効かつ短時間で行える課題として、**抹消、描画、線分二等分**がある。この三つの課題を次の順序で行うことが望ましい。患者が混乱しないように、描画課題は線分抹消課題と線分二等分課題の間に行う。たとえば、線分二等分課題が終了したばかりのときは、患者は線分抹消課題でも線を二等分しなければならないと思い込んでしま

う。こうした課題を通しての保続の存在を症状としてみるときは重要になるが、患者をその保続から抜け出させるのには時間がかかってしまう。それぞれの課題についての注意を以下に記す。時間がない、あるいは描画の負担が大きすぎる場合は、描画課題を掘り下げ検査として後日行ってもよい。

抹　消

　図2-1に示したような簡単な線分抹消課題をまず行う。図の中心に対して右側と左側の線の数が同じになるように注意する。列状に線を並べてしまうと右から左への注意をもっていきやすくなるので、線はランダムに配置したほうが無視を検出しやすい。患者の正面に課題を置き、「この線が見えますか？　あなたがきちんと見えているか知りたいので、見えた線すべてに印をつけてください。」と教示を与える。この検査に時間制限はない。点数のつけ方は、中心より右側にある線の抹消された数に対する左側の抹消線数の割合である。左側の見落としが多ければ、無視の可能性は高い。なお、左側の見落とし数だけをみるよりも、右側に対する割合をみたほうがよい。患者は右も左も同じように見落とす可能性があり、その場合は、全般的な視覚的注意の問題を呈しているからである。NBD成人であっても高齢者、特に70歳以上になると、抹消課題でいくつかを見落とす場合がある(Stone, Halligan, Wilson, Greenwood & Marshall 1991)。おそらくこれは視覚的注意が全般的に低下してくるためと思われる。よって、右側と左側の比率をみることが大切なのである。

模　写

　状況絵あるいは対象物を**模写**してもらう利点は、患者が記憶を辿って描き出す絵と異なり、刺激画が目に見える形で存在しており、点数をつけやすいということにある。図8-1に示す

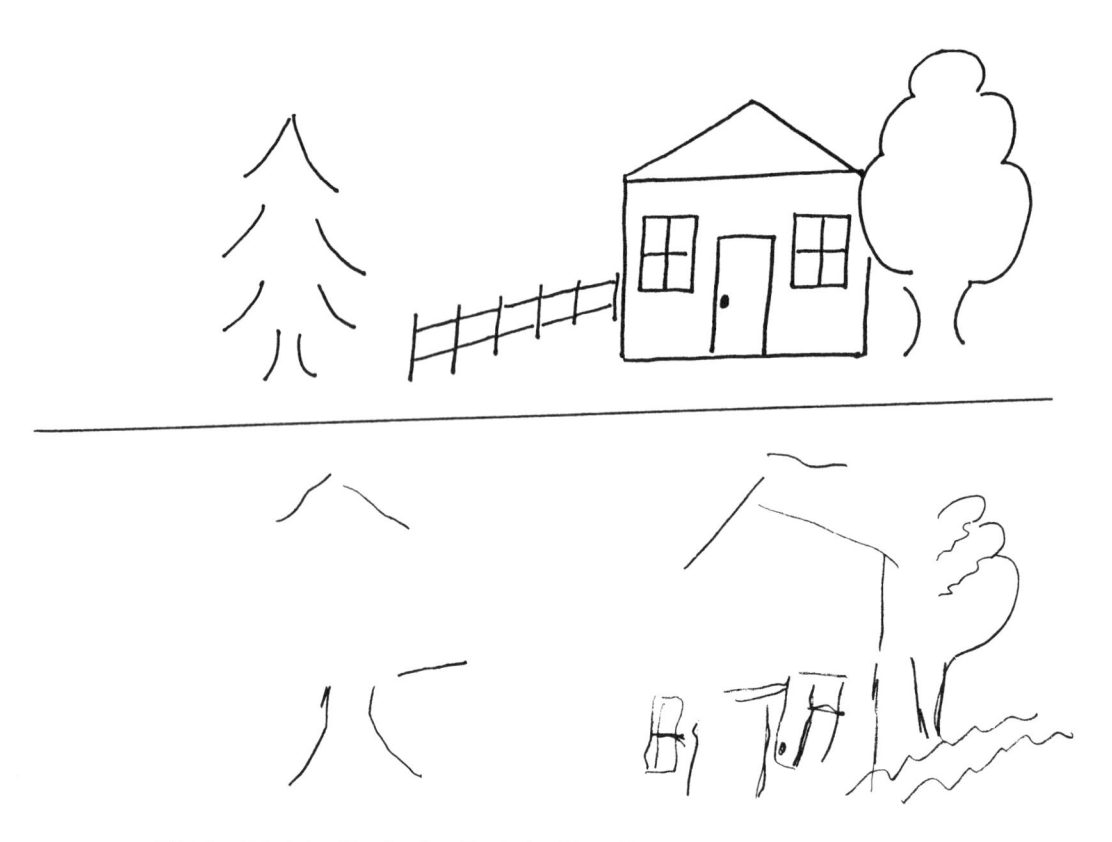

図 8-1 モミの木、柵、家、生い茂った木を描いた単純な状況絵
上が刺激画で、下は患者が模写した絵である。刺激画は患者の視界内にずっと呈示しておいた。

ような簡単な状況絵を患者に呈示する。これは、中心の水平線よりも上の部分に、無視に関する文献(たとえば、Ogden 1985a を参照)でよく用いられる家と木と柵の絵を筆者が一部改変して配置したものであり、その下は、無視のある RHD 患者が描き写した絵である。図 8-1 の刺激画の優れた点は、まずページ全体にわたって四つの対象物があり、絵全体と個々の対象物に中心線が存在するということである。それぞれの対象物は左右同じ数の線で描かれており、絵全体の中心、すなわち家の左側を中心として、左と右の線の数も同数になっている。したがって、患者が模写したそれぞれの対象物と絵全体の右側と左側の数を比較するだけで、点数がつけられる。刺激画は模写している間、患者の視界に入るようにずっと呈示しておく。図 8-1 のように、紙面に水平に中心線を引き、上半分に刺激画を描き、下半分に模写してもらうようにするのが最も望ましい。

点数のつけ方は**付録 3** に載せてある。図 8-2 に評価すべき線とその基準点を示した。たとえば、モミの木には左と右に四つずつ線がある。また、窓は左右にそれぞれ五つの線がある。窓の縦の線は中心線をなすため 2 回カウントしなければならなくなるので、点数として数えない。模写された**各対象物の線**の左右比だけでなく、**対象物そのものの省略数**をも数える。つまり、中心線より右にある二つの対象物(家と生い茂った木)、左にある二つの対象物(柵とモミの木)も、形が完全でなくても描かれていればそれぞれに 2 ポイントを与える。図 8-1 に示した無視のある RHD 患者が模写した絵の点数

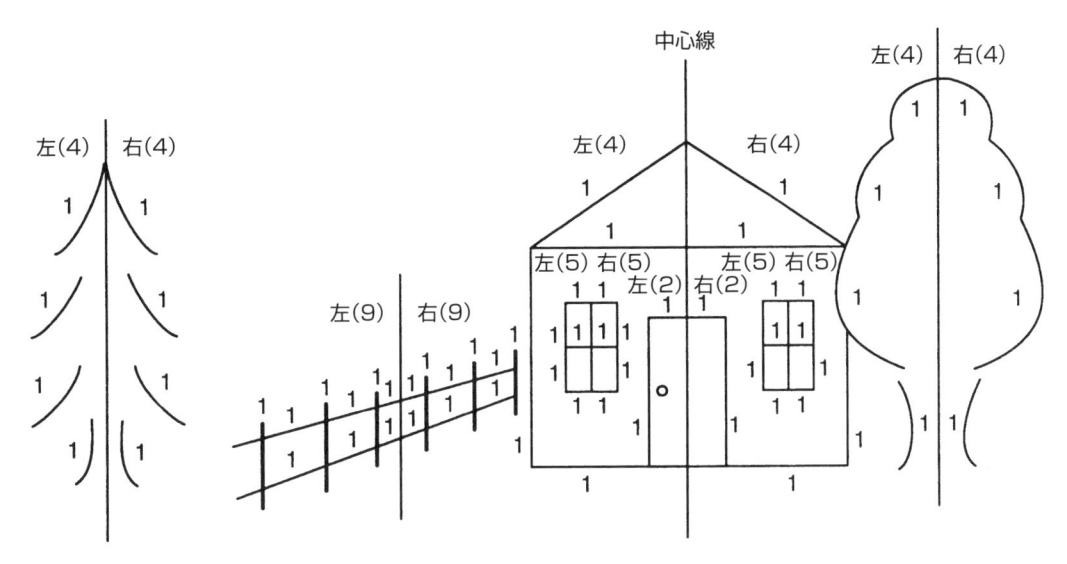

図 8-2　付録 3 に示す Myers の採点方法に則って得点配分を示した状況絵
各対象物の左右について、1 本の線に対し 1 点を与える。

は付録 4 に載せてある。ドアの取っ手の位置が違っていたり、余計な線が付加されていたりしても（図 8-1 を参照）点数として数えない。この採点方法は完璧ではないが、右側と左側でどれだけ細かな部分の差があるかをみるのには有用である。他の無視の検査同様、改善度をみるために、しばらくしてから再度検査を行ってみるのもよい。

自由描画

　自由描画は患者の内面にあるイメージを描いてもらうため、模写のように視覚的注意や知覚への負担がない。そのため、無視の可能性を別の側面から探ることができる。患者に人間やヒナギクの花など左右対称の物体を描くよう指示する。図 2-5 と図 6-6 は患者が描いた時計と自転車、図 8-3 は無視のある RHD 患者が描いたヒナギクである。ヒナギクは左と右の花びらの数を比べることで採点ができる。右側に比べて左側の数が少なければ無視があると考えることができる。脳損傷の部位が右半球にしろ左半球にしろ、そうした患者の描画は稚拙で左右とも精確さに欠けることが多いため、必ず右と左の差をみるべきである。

　自由描画で無視を調べる際には、必ず左右対称の物体を描いてもらうようにする。時計の描画は必須ではないが、他の情報を得ることができる課題である。限局性脳損傷患者の他、認知症、頭部外傷、パーキンソン病患者の認知および視空間機能を測るためにも使われている。時計描画の点数づけは複雑である。この描画は視空間構成・配置能力の他に言語（数詞）も関わってくる点で、他の描画とは異なる。Freedman ら（1994）によると、損傷部位が右半球後方にある患者の描く時計は、空間構成能力の拙劣さを表しているという。必要な要素はすべて描かれているものの、描く場所がばらばらでそれぞれが離れているのである。時計の盤面には何も描かれておらず、その隣に数字が書いてある。数字は用紙の下までダラダラと連なっていることが多い。また、針はまったく別の箇所に描かれている。一方、損傷部位が右半球前方にある患者の場合は、すべての要素を盤面の中に収めて描くが、同時に多面的な処理を行うのが苦手な

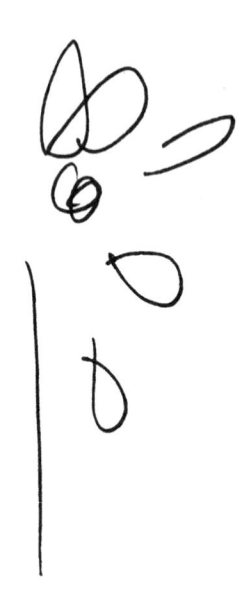

図8-3 無視のあるRHD患者が描いたヒナギクの花

ようである。たとえば、数字を順番に書くことだけに集中して、盤面にすべて収まるように書いてはいても、数字の間のスペースがいびつになってしまう。数字を順番に思い出して書くというのは左半球の機能と考えられているため、RHD患者は数字をすべて入れることはできるが、損傷部位が前方であれ後方であれ、無視の影響は認められる。数字は右側にところ狭しと書かれ、左側は大きく空いているか、何も書かれていない。無視を測るためには、右側と左側に書かれた数字の数の差、針の位置、時計の枠となる円形と用紙の中での枠の位置（たとえば、右下か真ん中かなど）を見る。時計描画に関する障害や健常者の成績、評価方法などについてのより詳しい情報はFreedmanら(1994)を参照してほしい。

　患者にとって描画はとても疲れるものである。自分は絵が下手だからと拒否することも多い。検者は、芸術的なセンスを判断するためのものではないことを患者に説明し、検査に参加してもらうよう配慮する。もし患者が模写で疲れてしまった場合、自由描画は後日に回してもよい。

線分二等分

　線分二等分課題（図2-2を参照）はあっという間に終わってしまう。用いる線分の長さは20 cmから25 cmである。これより短いと簡単に二等分できてしまい、無視を検出しにくくなる。これより長いとNBD被験者であっても大きな差が出てきてしまう。教示ははっきりとわかりやすく与える。「二等分」という言葉は耳慣れないかもしれないので、「この線が見えますか？　この線のちょうど真ん中に印をつけていただきたいのです。線の長さが半分になるように印をつけてください。」と説明したほうがよい。それでも患者が理解できないときは、別の紙で検者が実際にやってみせる。患者には数回同じことをしてもらって、平均をとるのがよい。文献によっては、270 mmの長さの線分の場合、中心から左右6 mmの範囲であれば正常とされている（Halligan, Manning & Marshall 1990）。以前にこの検査を受けた患者の場合、代償手段として大袈裟な行動に出ることがある。無視ありとカルテに書かれてきた患者の例を挙げる。その患者は鉛筆を頭上高く掲げ、はるか右を向いているにもかかわらず、腕を左に大きく動かし、いきなりその手を用紙の左方向に下ろした。線分の左端をかろうじてかする位置だった。数回の試行とも、その患者がつけた印は、線分の左端から数ミリのところだった。すべての検査にいえることだが、単に結果だけをみるのではなく、患者の反応の様子を注意深く観察することが必要なのである。

家族との面談

　家族と会い、患者に対する家族の不安について聞き出すよう努めることはとても大切であ

る。家族の話を聞いた後で、臨床家はRHDに伴って起こりうる障害について話をする。家族は自分たちが感じている患者の発症後の異変をどのように表現したらよいか、その術を知らない場合が多い。自分たちの感覚は間違っておらず、きちんと障害として存在していて、治療の対象となることを知ると、患者同様、家族も安心する。また、家族から、病前の患者が対人交流においてどのようであったかを聞くことができる。たとえば、もともと無口であったかもしれないし、逆におしゃべりだったかもしれない。最後に、初回スクリーニングの結果について家族に説明を行う。

まとめ

これまで述べたような簡単かつ短時間でできる課題（面接、状況絵の説明、無視に関する数種の検査）を通して、患者とのラポールがとれる他、以下の患者の能力についてある程度の情報を得ることができる——①簡単な会話における実用的なやり取り、②自由回答形式の質問に答える、③自分の障害への認識、④推測、⑤情報の整理、⑥状況に応じて、適切なプロソディ、感情を表すジェスチャー、表情を用いる、⑦左側からの視覚的な刺激に対する反応。このように、初回スクリーニングによって、患者が治療を必要としているかどうかを判断できる。もし治療をしたほうがよいと考えられるのであれば、すでに今回のスクリーニングで今後の評価に向けて順調なスタートを切っていることから、見込まれる問題についてより深く知るために掘り下げ検査に進んでいくのがよい。

掘り下げ検査

カルテの内容、他職種スタッフや患者家族とのやり取り、初回スクリーニングから得る情報をもとに、掘り下げ検査が必要かどうか、必要であるとすればどの分野に焦点を当てるべきかを決める。患者の障害をさらに詳しく調べ、治療目標を設定するためには、通常、標準化された検査とされていない検査を組み合わせて用いることが多い。

RHDによるコミュニケーション障害に関する標準検査

RHDによるコミュニケーション障害を調べる検査はそう多くはないが、一番よく使われているのは右半球損傷簡易検査（Mini Inventory of Right Brain Injury）(Pimental & Kinsbury 1989)、シカゴリハビリテーション研究所版右半球機能障害検査（The Rehabilitation Institute of Chicago Clinical Management of Right Brain Dysfunction）(Halper, Cherney & Burns 1996)、右半球言語能力検査（Right Hemisphere Language Battery）(Bryan 1995)である。右半球損傷簡易検査はスクリーニング検査であり、左半球損傷（LHD）症状とRHD症状の鑑別に用いられる。シカゴリハビリテーション研究所版右半球機能障害検査は、最も包括的な検査である。右半球言語能力検査に含まれる項目のほとんどは1980年代後半の文献をもとにしている。他に、バーンズコミュニケーション・認知機能簡易検査（The Burns Brief Inventory of Communication and Cognition）(Burns 1997)がある。このバーンズの検査にはRHDによるコミュニケーション障害のみならず、LHDによる障害の他、複雑な神経病理に伴う障害を評価する項目も含まれている。上に挙げた四つの検査はいずれも標準化されている。それぞれの検査の概略と目的を**付録5**に示す。

失語症検査と異なり、これらの検査はRHDによるコミュニケーション障害をもたらすメカニズムに関する理論に基づいているわけではな

い。つまり、直接観察できる行動を評価してはいるが、何がその異常性をもたらしているかに目を向けてはいないのである。これまでのように単に表面的な症状を説明するのではなく、RHDに伴う認知・コミュニケーション障害に関する理論づけが始められたのがごく最近であることを考えれば、こうした状況もさほど驚くべきことではない。つまり、これらの検査は障害に関する情報を得る手がかりとはなるが、治療の焦点とされるべき障害の**機序**を解明する手がかりになるとは限らないのである。**付録5**に概要を示してあるが、これまでに挙げた検査すべてで評価の対象となっている比喩的表現（隠喩、熟語、諺）を例にとると、この問題を理解しやすいかもしれない。検査では、隠喩表現と絵のマッチング、諺の説明、文章内の隠喩表現と説明文のマッチングなどの形で課題が示されている。談話の文脈の中で比喩的表現の理解を測ろうとする検査はほとんどない。また、諺の説明（諺を用いて話すのではなく）は不自然であるし、困難な課題である。にもかかわらず、自然な文脈から比喩的表現のみを取り出し、患者にそうした不自然な課題を遂行させることにはそれなりの理由があると考えているとしたら、結局根底にある問題を理解していないことになる。その根本的な問題を捉えておけば、治療を進めていくうえで役に立つ。認知過程が障害されているということをいくらかでも考慮に入れておかなければ、普段の会話の中では保たれているかもしれない隠喩表現について、その理解や産生の訓練を行ってしまいかねない。たとえ会話において比喩的表現の問題があったとしても、治療は症状ではなく、原因（別の意味を捉える能力の活性化や抑制）に焦点を当てるべきである。というのも比喩的表現や諺は改めて教えるべき事柄ではないからである。失語症患者に辞書通りの言葉の定義を教え直すことはないように、隠喩表現一つ一つについて訓練を行うことは現実的ではない。問題を見出すことが即治療につながるわけではない。だからといって、これまで挙げた検査によって障害を検出することが無意味であるというわけではない。ただ、検査によってわかった問題点の原因について、**自分なりに考えて理論を導き出し、それを治療に応用することを忘れてはならない**。

RHDによるコミュニケーション障害を測る検査の中に、障害のタイプ分類を行うものはない。右半球損傷簡易検査のみが点数によって重症度を定めている。医療現場では評価時間が限られるので、臨床的な判断で下位検査を取捨選択することは、患者の能力をみるのに有効なこともある。

最後に、これまでの章で述べてきた障害すべてを単独で評価できる検査は存在しない。中にはまったく測れない障害もある。たとえば、標準化された検査の中に、患者の心の理論、注意や認知を生み出す源、別の意味を抑制する力などを評価するものはない。もう一つ述べておきたいのは、失語症や他のコミュニケーション・認知機能を測る検査と同様、それぞれの検査項目は、評価対象としている障害を測るためにまた別の認知・注意機能を必要とするということである。たとえば、読解力をみる検査には、文章全体の流れを把握し、推論を働かせる能力に加えて、左側へのスキャニングを含む視覚的注意が必要となる。

談話障害の評価

談話理解

物語談話の理解力を詳しく調べることのできる談話理解課題がいくつかある。刺激は物語や短い記事で、検者が音読するか、患者に黙読してもらう。目的は、文章の主題と細部を把握する力と、明確に表れている情報と隠されている情報を読み取る力を測ることである。つまり、**刺激として使う文章は、患者に推論することを求め、かつ注意力を要する細かな内容を含んで**

表8-3 談話産生課題の利点と欠点

課　　題	利　　点	欠　　点
1. 物語文の再生	表出内容の正確さを制御できる 視覚への負担がない	記憶力を必要とする 他の課題と比較して自発性が低い
2. 状況絵の説明	表出内容の正確さを制御できる より自発的な表出を促せる 記憶への負担がない	視覚へ負担をかける場合がある
3. 自由回答形式の質問	自発的な表出がある 記憶、視覚への負担がない	表出内容の制御が困難なため、結果の分析が難しい

いなければならない。以下にいくつかの課題の概要を示すが、いずれもイエス・ノー、あるいは簡単な答えを求める質問で、内容の理解力を測るものとなっている。こうした質問は、NBD成人であれば100%正答できるほどには平易である必要があるが、軽度の認知障害を十分に検出できるレベルでなければならない。刺激材料を準備するときのために、以下に述べる談話理解検査（Brookshire & Nicholas 1993）でその難易度と平均点をみておくとよい。

● 物語文の理解

談話理解検査（Brookshire & Nicholas 1993）に含まれている物語文は、言葉として表されている情報と裏に隠されている情報の両方を読み取る能力を測ることができる。もともとは失語症患者のために開発されたが、RHD患者の検査としても標準化されている。物語文の終わりに質問が用意されており、刺激文から推論を導き出せるか、主題や他の細かな内容を覚えているかを検査する。ここで用いられている刺激文は、治療に使う文のサンプルともなりうる。他にも同じような物語文を利用して、裏に隠された意味の理解度を調べるためのイエス・ノー、あるいは多選択肢式の質問をすることができる。付録6にサンプルを載せる。

● 物語文以外の理解

物語文に加え、論説や社説、物語形式ではないニュース記事、対談といった説明的な文章を材料に用いることができる。ここでもまた、理解度を調べるために、主題、執筆者の考え、考えの基礎となるもの、その他の詳細についてイエス・ノーで答えられる質問を呈示する。

談話産生

談話産生課題の目的は、患者が、情報量が多く、効率的で、語用論的に正しい、十分に推論された複雑な言語表現をいかに表出することができるかを評価することである。談話産生を引き出す刺激は、口頭での物語文、物語絵、状況絵、そして自由回答形式の質問である。患者には、口頭あるいは文字で呈示された物語を再生してもらったり、物語絵について話してもらったり、状況絵を説明してもらったり、あるいは自由回答形式の質問にできる限り正確に答えてもらうようにする。

談話産生課題の利点と欠点について表8-3にまとめてある。自由回答形式の質問は、患者自身が自分の考えを探り、意見を分かち合えるようなものであるべきである。この節で述べる他の課題に比べて、より自発的で制限の少ない談話を引き出すことができる。物語文の再生は、たとえ自分の言葉で自由に発話してもらったとしても、記憶が関与してくる。物語絵や状況絵の説明は記憶への負担はないが、視覚認知が関わってくる。しかし、MyersとBrookshire（1994）によれば、視覚的な複雑さ、つまり対象物の数の多さは、RHD患者の談話産生にほとんど影響がないことがわかっている。患

表8-4 談話産生サンプルを数値化する方法の利点と欠点

採点方法	利　点	欠　点
正確な情報単位	定量的 採点が容易	非関係性、推測、語用論に関する質的な測定ができない
情報内容の分析	産生効率を測ることができる	他の語用論的・推論的能力を測ることができない
主要概念	話の大枠をつかみ、それを支持する推論を働かせる能力を測ることができる	効率性の測定ができない それぞれの刺激画に対しNBD成人の表出概念が必要となる

者は、視覚的に単純か複雑かということに関係なく、複雑な推論を要求される課題の説明に大きな困難を示す。患者は概して、たとえ絵全体の意味を理解することができなくても、中に描かれている物体を正確に呼称することができる。

刺激画は必ず患者の正中線上に呈示し、左側を無視しないように、絵全体を見るように促す。必要に応じて左側への注意を促す。

談話産生の結果を評価するのは難しい。**主要概念およびそれに関係する項目(無関係の項目に対して)を表現する力、推論能力、そしてどれだけ効率的かつ情報量豊かに患者が説明できたかに焦点を当てる**。結果を数値化する方法を以下にいくつか示すとともに、**表8-4**にまとめた。

1. **正確な情報単位**(correct information unit：CIU)──表出された概念を数値化する一つの方法は、正確な情報単位(CIU)を数えることである。たとえば、ボストン失語症診断検査(Goodglass & Kaplan 1983)の「クッキー泥棒」の絵では、「男の子が踏み台の上に乗っている」というのがCIUになる(**図6-5**)。NicholasとBrookshire(1995)による文献には、CIUを決定するにあたっての詳細な法則と、RHD患者の能力を測るのに十分な複雑さをもった刺激材料(2枚綴りの物語絵および2枚の状況絵)が掲載されている。

2. **情報内容の分析**──CherneyとCanter(1993)は、RHDおよびアルツハイマー病患者の発話における情報の効率性を定量的に測る方法を開発している。内容のある情報の量と意味をもたない情報の量を比較し、**情報効率**をはじき出す方法である。「クッキー泥棒」を例にとると、内容のある情報単位とは、たとえば「女の人が水をあふれさせている」というものであり、「今年は大変な干ばつだった」というのは関係のない情報ということになる。Cherneyらの評価システムの概要を**付録7**に示す。

3. **主要概念の評価基準**──主要概念は話の理解度を測るのに役立つ。しかし、NBD成人が産生した基準となる概念がないと、主要概念の評価は困難である。**付録8**に、MyersとBrookshire(1994)が**図6-1、図6-2、図6-3、図8-4、図8-5**に示したNorman Rockwellの絵を刺激材料にして行った研究の中で、NBD被験者群とRHD被験者群が産生した概念を示す。それぞれの概念の横には、NBD被験者が表出した割合とRHD被験者が表出した割合を示してある。これらの数値は先に挙げた刺激画について出された概念の評価基準となる。

無論、談話産生に使われる刺激は絵画ばかりとは限らない。患者に自分の意見を表出してもら

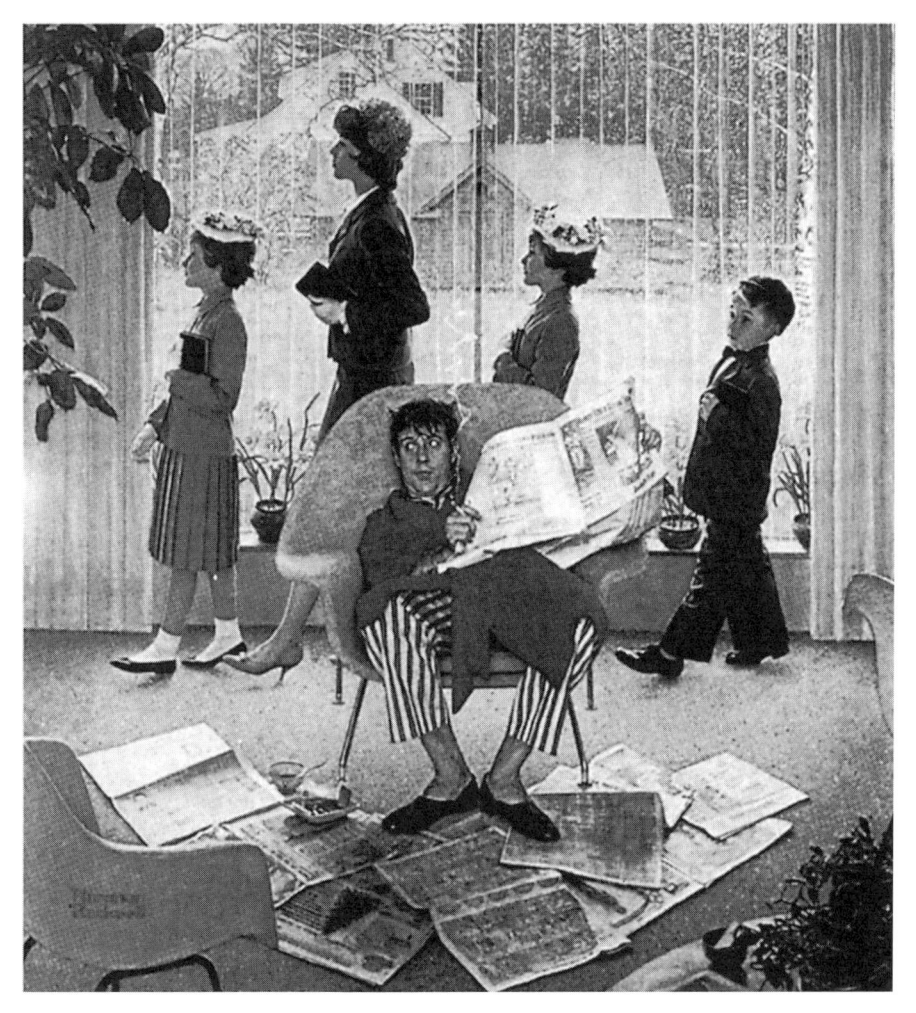

図8-4　日曜日の朝の情景を描いた Norman Rockwell の作品
(Saturday Evening Post, May 16, 1959. Printed by permission of the Norman Rockwell Family Agency / Copyright ©1959 the Norman Rockwell Family Entities)

い、その説明を求めるような、**発展性のある、あるいは自由回答形式の質問**をすることもできる。患者の反応を引き出すためには、意見の分かれそうな話題、あるいは職歴や趣味、年齢などをもとに患者が興味をもちそうな質問を呈示する。中高年者に適した質問としては、「有名人や政治家のプライバシー保護の問題についてはどのようなお考えをおもちですか？」「死刑についてはどうお考えですか？」「第二次世界大戦で原子爆弾を用いるべきだったのでしょうか？」などがある。こうした質問には正しい答えというものはない。また、ほんの少しであっても患者自らがその思いを語ることは、口頭で産生する力に関して多大な情報を検者に与えてくれる（自由回答形式の質問に対する反応例については**付録9**を参照のこと）。産生の**効率**については、先に挙げた主要概念の評価基準を参考に判断できる。また、自分の意見を述べることができ、かつそれを理にかなった形で詳しく説明できるかどうかをみることで、**完全さ**とい

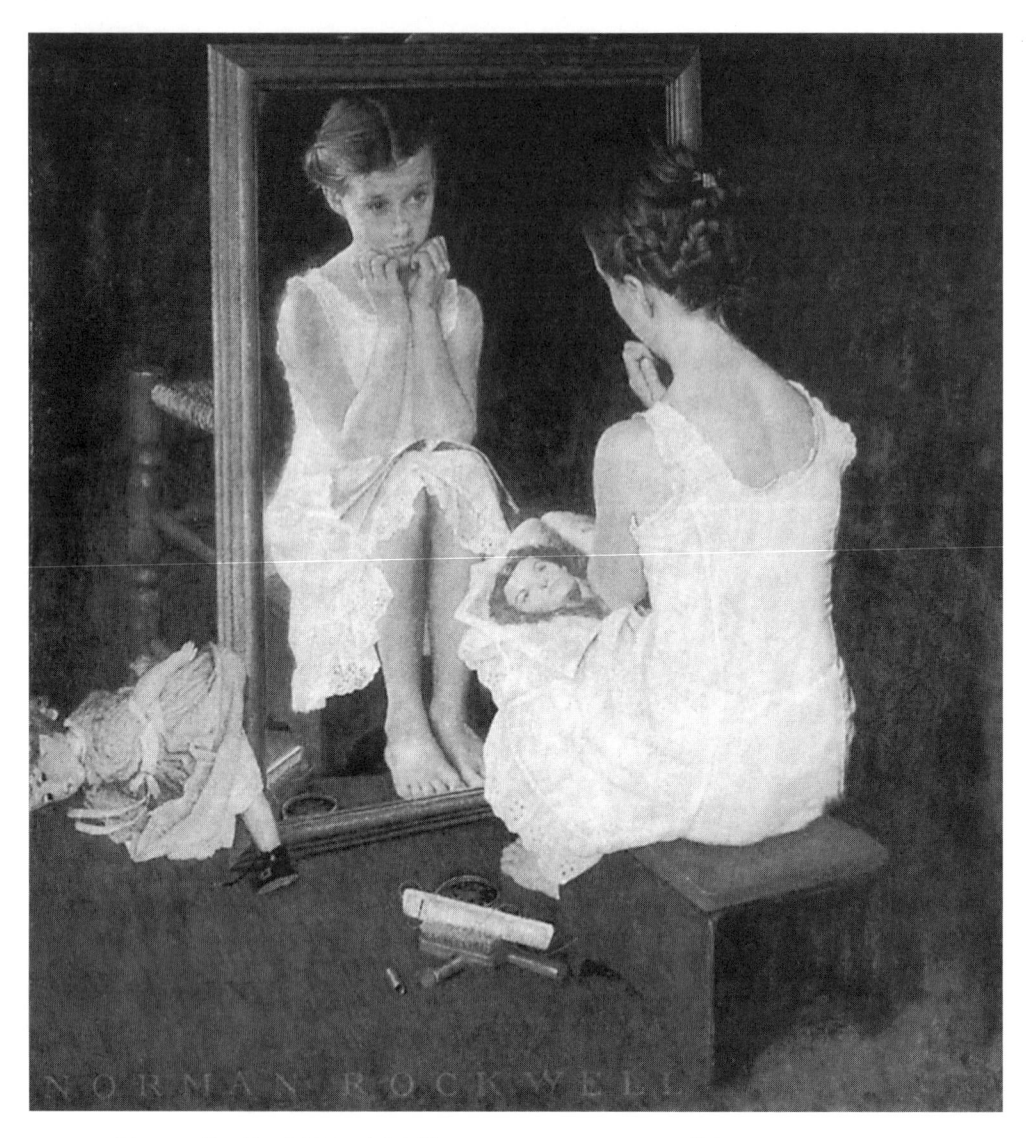

図8-5 鏡の前で夢想する少女を描いた Norman Rockwell の作品
(Saturday Evening Post, March 6, 1954. Printed by permission of the Norman Rockwell Family Agency / Copyright ©1954 the Norman Rockwell Family Entities)

う観点についても評価が可能である。

語用論の障害の評価

RHD によるコミュニケーション障害を測る検査には、会話や語用論の観察および評価が含まれているものがあるが、臨床家はこうした行動をより詳しく見ていく必要があるかもしれない。付録 10 に示した語用論的側面の評価尺度は、語用論に関する行動を調べることを目的とした現在市販されている検査のいくつかの概要をまとめたものである。これらは厳密にいえば検査ではないし、RHD 患者のために開発されたものでもないが、患者に応用することは可能である。検者はまず原典にあたり、これらの尺度が得ようとしている双方向の会話技術、非言

語的なコミュニケーション技術、また、話の筋道を見せ、聞き手の負担を軽減するために話に一貫性をもたせるといった談話産生のいくつかの側面について知っておくべきである。

会話分析とは、患者との会話を録音したり（例：初回面接）、患者と患者の親しい人との会話を観察したり録音したりして行う、インフォーマルなものである。RHD患者の会話にみられる最も一般的な障害は、①**共有している知識がどこまでかを認識できない**、②**役割交替ができない**、③**話題を維持することができない**、である。NBD成人であっても高齢者の場合はこうした問題が軽度に表れることがあるので、注意が必要である。障害の重症度を把握し、治療の適応があるかどうかを見極めることが重要となる。

知識の共有に関する問題は、患者がまったく説明なしに聞き手が知らない概念を持ち出したり、今話している話題と新しい情報を関係づけることができなかったりすることがどのぐらいあるかを観察することで評価できる。次に挙げる患者（P）と臨床家（C）の会話に注目してほしい。臨床家が患者の言いたいことを探るのに四苦八苦しているのが伝わってくるであろう。

C：「つまり、火曜日に退院したいということですね？」
P：「マルタと同じですよ。彼女に言ったんですよ、そしたら彼女はそれはそれでいいんじゃないって。でも僕、知ってたっけ？ ジェームズ医師とは全然違うんですよ。」
C：「マルタ？ マルタって誰ですか？」
P：「マルタはいつだって物事の悪い面ばかりを見るんだ。ジェームズ医師は、何て言うか楽観的なんですよ。北のほうに住んでいたときのもう一人の姉さんと一緒でね。でも知らないでしょう。」
C：「知らないですね。ところでジェームズ医師って誰ですか？ あなたの主治医？」
P：「え？ 違いますよ。主治医じゃないですよ、もちろん。僕の兄弟ですよ。」
C：「そうなんですか。」

この短い会話の中で、話し手は臨床家がまったく知らない二人の人間と一つの出来事について語っている。患者は一つの出来事（「北のほう」での出来事）については相手が知識をもたないことは理解できているが、名前を挙げた二人の人間については相手が知らないことに気づいていない。自分の感情に圧倒されてしまったり、疲れ果てたり落ち込んだりして、聞き手のことを考えないで話してしまうことは誰にでもある。精神的なショックを受けた後や病気のとき、高齢であればなおのこと、あるいは聞き手のために関連がわかるようにするだけのエネルギーが枯渇してしまっているような場合でも、どこまでが共有されている知識なのかがわからなくなることが多い。残念ながら、こうした行動のどこからを異常と捉えるかについて、絶対的な数値や基準はない。相手が知らないことに関して説明を怠ることが頻繁にあるか、それを修正しようとする努力をするか、あるいはするだけの力があるのか（特に聞き手が要求した場合）をよく観察して、問題の程度を判断する必要がある。

話題の維持に問題のある患者は、会話が進んでいっているのにもとの話題に固執するか、あるいはいきなり新しい話題に移ってしまうかのどちらかである。ときには、相手がはっきりと言葉で次の話題に進むよう伝えていても、前の話題に固執したりすることがある。あるいは、すでに終わった話題であることを断らずに前の話題に戻ってしまったり、前置きもなくいきなり新しい話題に移ってしまったりすることもある。中には、頭に思い浮かぶ連想をコントロールできていないかのように、意識が朦朧とした状態に似て、話題から外れてフラフラと言葉を

さまよわせてしまう場合もみられる。第6章で述べた患者の、自分の心が「まるで掃除機のようにありとあらゆる考えを吸い込んで、それを一気に吐き出そうとしているかのようにみえる。」といった感想を思い出す。おそらく、互いに関連し合っている考えに対して抑制が効かなくなっている状態を表現しているのであろう。

役割交替には、会話相手が話したがっているとか、話し終えたということを示唆する合図を読み取る力も含まれる。こうした合図は、表情やアイコンタクト、ジェスチャーで示されるが、イライラしていること、退屈な気持ち、話したいという意欲を伝えようとするものである。患者がこうした合図に注意を払っているかどうかを見ることが大切である。たとえば、聞き手とアイコンタクトをとろうとしなかったり、下を向いたり右を向いたりしていたら、こうした視覚的な合図を受け取ることができない。このように会話のやり取りは、書き取った内容を読んだり、録音内容を聞いたりするだけではなく、実際に目で見て観察することも大切なのである。長い沈黙をとったり、声の高さや大きさを落とす、あるいは再びアイコンタクトをとるなどの行為は、自分の話はそろそろ終わりだよという合図ともなる。患者が注意を払っていなければ、こうした合図を見逃してしまう。自分の話す順番が終わった会話相手は、患者に話を始めるよう促さなければならないかもしれない。そうなると、患者は会話に参加していない（これはおそらくその通りであるが）という印象をもち、会話相手は一人で話しているという感じがするだろう。

付録10に記載した語用論的側面の評価尺度は、今述べてきたような障害の存在や、その程度を測るのに役立つ。会話を観察する時間は10分から15分である。評価目的であれば、患者と臨床家との会話でよく、初回面接だけで、最初の語用論的分析には十分な情報を得ることができる。その後、治療となったら、初期評価時の障害をより詳しく見るために、患者と身近な人や面識のない人との会話を分析してみてもよいかもしれない。

無視の評価

無視の掘り下げ検査は、様々な場面での基準となる能力を知るのに役立つが、最も重要なのは、問題の重症度を推定できるということである。検査の目的はリハビリテーションチームの職種によって異なる。たとえばSTなど、無視が認知やコミュニケーション能力に及ぼす影響について知りたいと思うスタッフにとっては、無視の有無だけでなく、どの程度無視があるのか、どのぐらいの影響を及ぼしているのかを知ることが目的となる。具体的には、注意全般、注意力を生み出す源、とりわけ覚醒レベル、そして認知機能などへの影響にも目を向けながら、空間的注意について評価をすることである。患者の日常生活動作の自立に直接的に働きかける作業療法士や理学療法士にとっては、どの動作（例：整容、食事、歩行、料理、セルフケア）で患者が左側の情報を見逃してしまうかを見極めることが目的となる。STは、認知面ひいてはコミュニケーション能力への影響を推測するために、無視の重症度について知っておく必要がある。

重症度は、無視が起きている領域の数、およびそれぞれの領域で起きている無視の程度から測る。無視は一つの課題のみに認められることもあれば、複数の課題でみられることもある。一つの参照枠の中で起きて他では認められないこともあるし、観察者を中心としてみたときと環境を中心にしてみたときの両方で認められることもある。複数の課題を行うことで重症度をより測りやすくなる。無視はまた、モダリティを超えて起きることがある。視覚や運動能力に加えて嗅覚や聴覚でも起きることがある。しか

し、嗅覚や聴覚の無視を探れば(消去検査以外の方法を使うことになる)、無視が及んでいる広さを知ることにはなるが、通常はここまでの検査は行わない。まず検査の組み立てが難しく、時間がかかるうえ、臨床上特に必要とは捉えられてはいないからである。

紙と鉛筆による検査で、もし線分二等分課題においてのみ、そして短い線ではなく長い線のみに無視が現れていたり、また、20cmの線で中心から2～3cmずれているだけであれば、患者の無視の程度は軽度である。これに加えて、他の机上テスト、たとえば線分抹消課題で、平易なものと複雑なものの両方で左側の刺激をほとんど見逃している場合は、無視はより広範に及んでおり、重症度は高いと考えられる。現在の知見からすれば、無視が平易課題と複雑課題の両方に認められ、複数の課題や参照枠でみられた場合、一つの参照枠における一種類の複雑課題で認められた場合よりも、無視の程度は重度であることが示唆される。ときに、紙と鉛筆による検査では無視が出なくても、コンピュータ上の視覚性注意検査で無視が発見される場合がある。こうした「無症状の」のより検知し難い無視を、紙と鉛筆による検査で発見される無視よりも重いと考えるのか、軽いと捉えるのかについては、まだわかっていないのが現状である。このような場合は、検査基準(つまり、刺激の密度に対して見逃した目標物の数)に基づいて重症度を判断すべきであろう。

市販されている無視検査

数種類の無視検査が市販されている。最もよく知られているのは、**付録11**に概要を示したが、言語性・非言語性抹消検査(Weintraub & Mesulam 1985)、行動性無視検査(Wilson, Cockburn & Halligan 1987)、および視野注意検査(Coolspring Software)である。視野注意検査は、コンピュータを使って刺激呈示および評価をするものである。言語性・非言語性抹消検査は、難易度や空間配置が異なる標準化された抹消検査がセットになっているものである。行動性無視検査は無視検査としてはほとんどの要素を備えたもので、紙と鉛筆による検査のみならず、メニュー課題などの機能的な検査を含んでいる。この検査の中の紙と鉛筆による検査に含まれる星印抹消検査は、無視に最も鋭敏な検査であるといわれている(Halligan, Marshall & Wade 1989)。

インフォーマルな無視検査
● **線分二等分**

この課題については初回スクリーニングの節で詳しく説明している(第2章も参照のこと)。これは身体の中心を軸として線の中心を推測できるかどうかをみる無視の検査として、定期的に繰り返し行うことができるものである。線分二等分課題を行うときに患者が動かないようにし(つまり、手動的な方向性運動低下を避ける)、また空間的な境界に対する自分の**知覚**に集中できるようにするためには、線のはるか右に色鉛筆を示し、それを線に沿って左方向に動かし、患者が中心に達したと判断したところで「ストップ」と言ってもらうようにするとよい。

● **抹　消**

単純な抹消課題(**図2-1**)についてはすでに説明した。掘り下げ検査は、視覚的注意や動的な探索(眼球および手)に加えて、選択的注意にも負荷がかかる様々な難易度で行われる。難易度は、間隔の広さや、目標物のタイプ、紙面全体の対象刺激と背景刺激の配置のパターンによって変わる。その違いを**表8-5**および以下に示す。

　a．**平易な抹消課題**：刺激の間隔が広く、刺激のタイプは一つだけで、秩序正しいパターンをなしている。

　b．**難しい抹消課題**：刺激の間隔が狭く、刺激は二つ以上の特徴を兼ね備え、パ

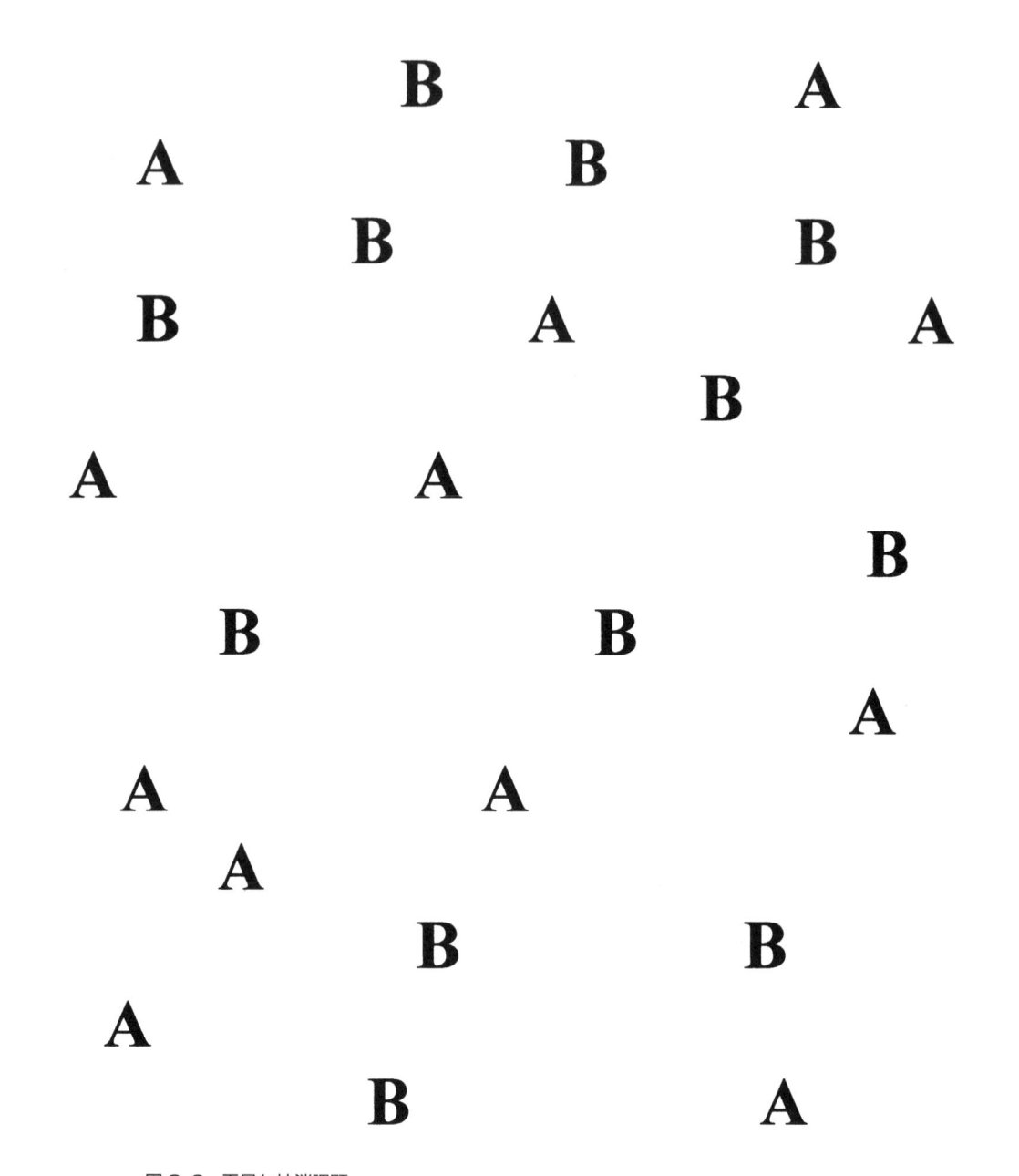

図8-6 平易な抹消課題
刺激間のスペースが広く、単一の特徴をもって、ランダムに配置されている。患者はAの文字すべてに印をつける(抹消する)よう求められる。対象刺激と背景刺激は形が違うだけである。

ターンはランダムになっている。検査にあたってはどの特徴を変化させてもよい。刺激の間隔が広く、単一タイプでランダムなパターンの課題を図8-6に示す。対象刺激と背景刺激は形が違うだけである。図8-7は二つの特徴、大きさと形が違う対象刺激および

表 8-5 抹消課題の難易度に影響する変数

	難易度を下げる	難易度を上げる
密　度	刺激と刺激の間を広くする	刺激と刺激の間を狭くする
対象刺激と背景刺激の配置	まっすぐに並べる	ランダムに配置する
対象刺激と背景刺激の種類	対象刺激と背景刺激をそれぞれ異なる次元から選ぶ	対象刺激と背景刺激を同一の次元から選ぶ
対象刺激と背景刺激の特徴	対象刺激と背景刺激の特徴が一つだけ異なる(例：形か色、色か大きさ、など)	対象刺激と背景刺激の特徴が二つ以上異なる(例：形と色、あるいは形・色・大きさ)

表 8-6　左無視における単語の読字の誤り

誤りのタイプ	例
置換(最も多い誤りのパターン)	darn を barn、sable を table と読む
省略(非常に多い)	videotape を tape、hotdog を dog と読む
付加(少ない)	lock を clock、glasses を sunglasses と読む

背景刺激が密に、しかもランダムなパターンで散らばっている。患者は対象刺激(小さな A)を探し、背景刺激(大きな A と大小の B)を排除するために選択的注意を用いなければならない。同じ程度の難易度の課題としては図 8-8 に挙げたものがある。こちらはそれほど密集してはいないが、対象刺激(Q)と背景刺激(O)の形が非常に似ている。選択的注意を動員することで、患者の無視の状態は悪化し、課題を行うのに時間がかかるだろう。難易度は、対象刺激と背景刺激の次元(たとえば、文字と数字など)を別のものにすることによっても変えられる。文字と数字との組み合わせは、同じ次元(たとえば、形が同じで大きさが違う、あるいは複数の種類の数字など)の組み合わせよりも簡単である。表 8-5 には抹消課題の難易度を変える変数を示した。抹消課題は通常、時間制限なしに行われるが、時間制限を設けることはできる。採点には見落とした数の左右比を用いる。また、見落とし数の合計も記録しておく。NBD 成人であっても、高齢になると中心線から左右どちら側にも見落としが出ることは珍しくない。しかし、両側の刺激の大部分を見落としている場合は、全般的な視覚的注意の低下が疑われる。このように、総合点(見落とした対象刺激の合計)は、全般的な視覚的注意に関する情報を与えてくれ、左右比は特に無視に関する情報を提供してくれるのである。

● 描　画

描画については初回スクリーニングの節で説明してある。

● 読　字

読字は、単語、文、および文章を用いて評価するが、患者には印刷したものを音読してもらうようにする。読字課題はいずれも、患者の正中線上に呈示すべきである。

単語——単語は長さを変えられる。一般的に、文字の間隔が広いほど、また単語の長さが長いほど、患者は左半分を無視する傾向にある。誤りのタイプを表 8-6 に示した。無視のない患者でも、視野狭窄がありそれを補完する術を身につけていない場合は、左側の文字を見落とすことが多い。無視のある患者に一番よくみられる誤りのタイプは、置換である(たとえ

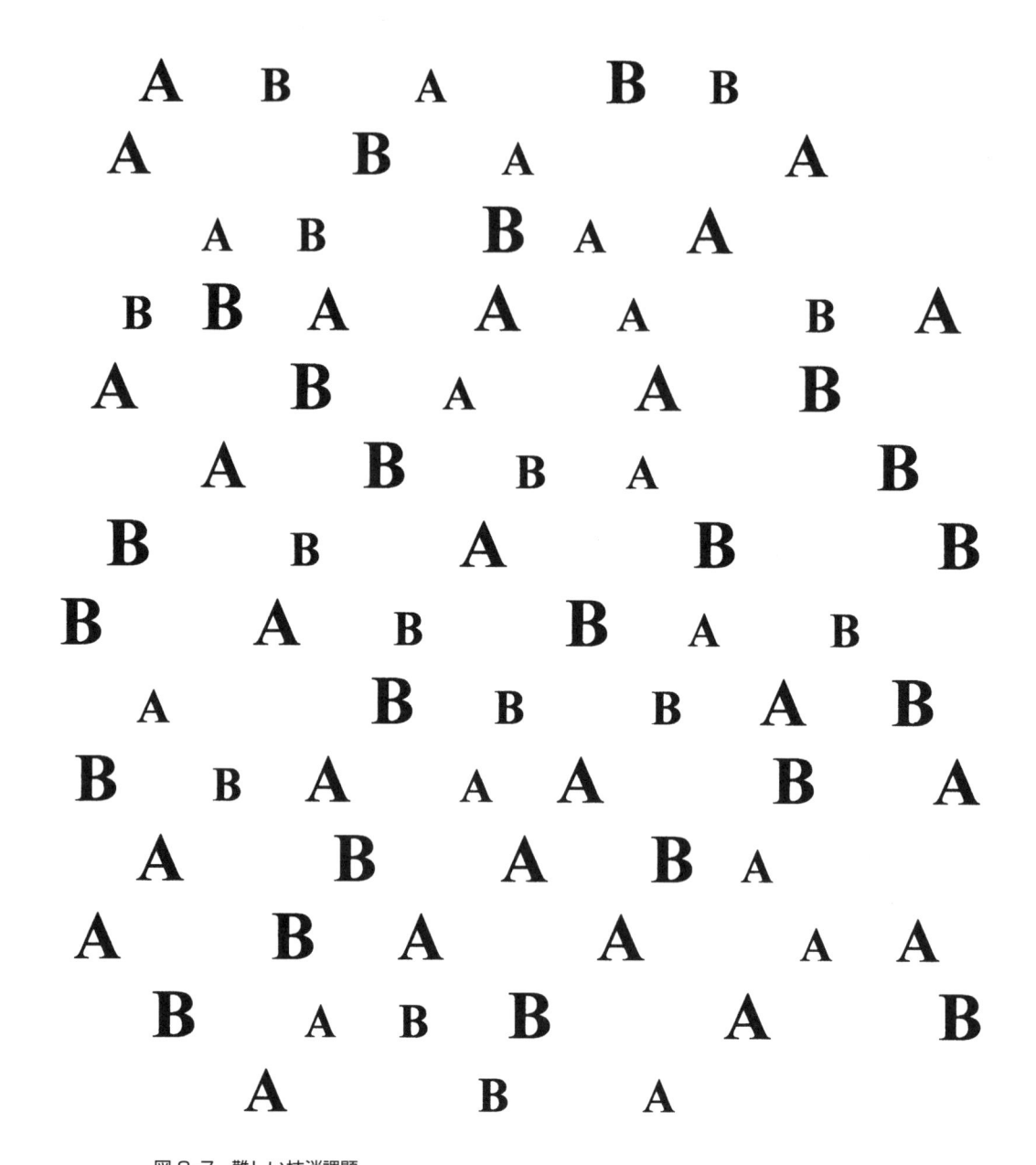

図 8-7 難しい抹消課題
刺激間のスペースが狭く、二つの特徴をもち、ランダムに配置されている。患者は小さなAの文字すべてに印をつける(抹消する)よう求められる。対象刺激と背景刺激は形と大きさが異なる。

ば、「induction」という語を「reduction」と読んでしまう)。これはおそらく、左側の文字に気がつかないまま処理しているためであると考えられる。

文──概して文は単語よりも難しい。無視のある成人患者は、文頭まですばやく眼球を動かさず、最も右側にある単語から始めて、自分なりに意味が通る文になるまで少しずつ左側に視

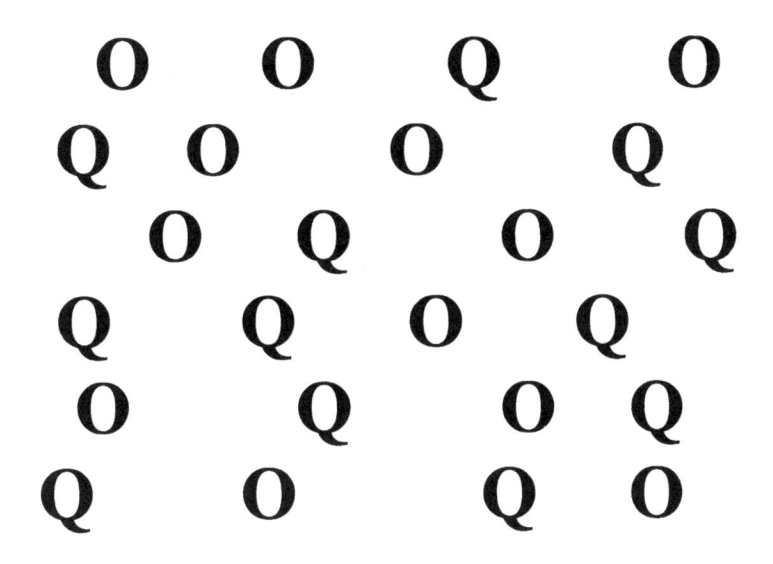

図 8-8 難しい抹消課題
対象刺激と背景刺激の間のスペースが広いが、形が非常に似ている。

線を戻していく傾向がある。つまり、患者は意味のある句をなすのに十分な単語のところまでしか左方向に視線を動かさないのである。単語をランダムに並べただけの文の読みは、早々にお手上げ状態になるために成績は悪い。文中に句を埋め込むことで、難易度を変えることができる。たとえば、患者は意味をなす句が現れると左方向に視線を移すことを止めてしまうので、「少年とイヌが私たちの前を歩いて行った」という文を「イヌが私たちの前を歩いて行った」と読んでしまう可能性がある。

テキストの読み——先に述べたように、列の右端から左端に大きく視線を移すことはせず、わずかに視線を左方向に戻すだけで、たいていは意味のある句となるところでやめてしまう。その句がテキスト全体の中で意味をなすかどうかなどおかまいなしである。他の多くのケースと同様、無視のある患者は、全体像を見ずに目の前のことにだけ注意を集中させてしまう。無視のある患者のテキストの読みの一例については、第2章で紹介している。

無視に感度の高い読字課題が Caplan(1985)によって開発されている。Caplan は、患者が手がかりとして身体的な基準点を使えないように左側の余白を変化させることを提唱した。この課題の一例を**付録 12** に示す。Caplan(1985)によると、この課題は、通常の余白をもつ読字課題では検出できない軽度の無視をも検出することができるという。

書字——文の模写や短い文章を作文してもらう、あるいは一連の単語を垂直、水平に書いてもらうという課題である。第2章で述べたように、**余白の使い方、書いた文字列の傾斜、字画の保続や省略、句読点の省略**の他、**t の横の線、i の上の点のつけ忘れ**を観察する。無視のある患者は、右上の角から書き始め、文を完結させるだけのスペースがないために、最初に書いた数個の単語の下に垂直方向に単語を書き続けていくことが多い。**図 2-6** に例を示す。

パン焼きトレイ課題(Tham & Tegner 1996)——この課題は、16個の立方体をボードの上に並べていくというものである。ボードの大き

さは75cm×100cmで縁幅は3.5cmである。「オーブンのトレイの上のパン」のように立方体をできるだけ均等に並べていかなければならない。時間制限はなく、採点は右と左で並べた数の比較を基準とする。一つの立方体につき点が加算され、中心線にかかっている立方体は0.5点となる。Thamらによると、この課題の利点は、決まった解決法がないことと、以前行った結果を記憶しておく術がないことだという。この課題は全体的な注意と局所的な注意とを交互に使う。抹消課題で問題となりがちな知覚も関係せず、また別個に評価対象とすべき選択的注意も要求されない。実施手順や採点方法も簡単で、他の課題では検知しにくい無視(たとえば潜在的な、つまり「無症状の」無視)にも感度が高いということである。

注意障害の評価

市販されている注意検査

コンピュータによる検査法を含め、数種類のフォーマルな検査を付録13に挙げた。①日常生活注意検査(Robertson, Ward, Ridgeway & Nimmo-Smith 1994)、②ストループ課題(Stroop 1935)、③トレイルメイキング検査(Reitan 1958；Reitan & Wolfson 1985)、④コンピュータによる検査である。この他、認知機能を調べる検査バッテリーの中にも、注意障害を測る課題を含んでいるものがある。

インフォーマルな注意検査

以下に記すインフォーマルな注意検査は、評価の対象となる注意の種類ごとにまとめてある。しかしながら、気をつけなければならないのは、たとえ特定の注意を測る課題であっても、純粋にその種類だけを測ることは不可能に近いということである。また、患者はすでに神経心理士による評価を受けている可能性があるので、その場合STはそうした評価結果を手に入れておくべきである。

● 覚　醒

心拍数などの自律神経機能を測定せずに覚醒水準を定量的に測ることは困難である。しかし、健常者のデータがあらかじめ入力されてあるコンピュータ化された反応課題を用いることで、おおまかな覚醒水準や注意の持続、ヴィジランスについてある程度の情報を得ることができる。一般的に、臨床場面での観察からも、他の患者と比べて覚醒の低い人を見分けることは可能である。数分間と集中できなかったり、反応が非常に遅かったり、常に促しが必要だったり、感情が平板だったりするからだ。覚醒が大きく低下していなければもう少し長く注意を持続させることはできるかもしれないが、それでも頻繁に促しは必要である。脳に損傷を受けた患者すべてにいえることであるが、評価の際には反応の速さのレベルを記しておくことが大切である。

● ヴィジランスおよび注意の持続

ヴィジランスおよび注意の持続を測るには、一定時間にわたって集中力を要求する課題が最も適している。第3章で説明した反応時間課題は、ヴィジランスの持続能力を測るのに優れている。時間とともに反応が悪くなっていくようであれば、注意の持続が障害されていると考えられる。一連の言葉(数字や文字、単語など)を検者が発し、指定された言葉が聞こえるたびに患者が合図をするという課題も、ヴィジランスや注意の持続を測ることができる。ヴィジランスの検査としては、他に聴覚的連続加算課題(Paced Auditory Serial Addition Task：PASAT)(Gronwall 1977)がある。これは、検者が数を言っていき、聞こえた数を一つ前に聞いた数に加えるというものである。Gronwallの文献に標準データが載っている。この課題は軽度の注意障害患者に有効である。

● 選択的注意

色と大きさなど二つ以上の特徴を取り入れた

抹消課題は、無視の検査としてだけではなく選択的注意の検査としても用いられる。対象刺激（たとえば、意味のない形）と背景刺激の形が非常によく似たマッチング課題も適している。また、第3章や付録13に記したストループ課題のようなものは、ヴィジランスだけではなく選択的注意の評価にも有用である。

●容量（二重課題）

一度に二つのことを実施するよう指示することで、注意の容量を測ることができる。たとえば、言語流暢性課題で、知っている動物の名前を挙げながら色や形などによって物体を分類する課題や、対象刺激（たとえば、紙面上に書かれた複数の線など）を抹消しながらランダムに数字を言っていく課題、色や形で小銭やカードを分類しながら数を数える課題などである。

●注意の切り替え

注意の切り替えは、対象刺激が変化する課題における反応の正確さをみることで測ることができる。たとえば、抹消課題で、患者が対象刺激である特定の形や文字、あるいは数を探しているときに、対象刺激を変えて異なる形を抹消するよう指示するなどである。刺激がランダムに配置されているときよりも順序よく並んでいるときのほうが、この課題は有効である。患者は左側（列に沿って）に注意を向けなければならないからである。

プロソディ障害の評価

プロソディの理解

発話においてプロソディが担う役割は大きく、そのため、プロソディ理解の障害は談話理解の障害の要因ともなりうる。この障害は、患者自身がほとんど気にしておらず、また会話相手にもわかりにくいために、検査をしなければ検出できない。産生と理解はそれぞれ別個のものであるため、たとえ産生においてプロソディは正常であると考えられる患者であっても、プロソディ理解の検査を実施することが大切である。付録5に挙げた市販されているRHDに関する検査の中には、プロソディ理解を測る課題は含まれていない。したがって、臨床家は自分で検査を考案する必要がある。以下に述べる課題は、文脈の意味とは関係なくプロソディの弁別能力を測るために作られたものである。いずれの場合にも、刺激となる文は3～5語文と短く設定する。無視の影響を最小限に抑えるために、文や単語の選択肢が書かれたプリントは患者の右側に呈示する。多選択肢形式の質問の場合には、選択肢は縦に配置する。印刷された文や選択肢は、視覚的な理解や知覚に問題がないことを確認するために、検査の前に患者に読み上げてもらう。検者が作った刺激文は課題全体にわたって用いる。採点は印象で判断する。音響分析はこのレベルでは必要ない。しかし、機器を用いた評価は視覚的に結果を表示し、またそれを数値化できるため、後々患者にフィードバックするときや改善度を測るときには有用である。付録14に以下に述べる課題の概要を以下に示す。

1）文中の情動的プロソディの同定

情動的プロソディの理解を測る簡単な方法は、読み上げられた文の情動的な調子を患者に同定してもらうことである。文の内容は情動的に中立的なものでなければならない（たとえば、「その男性は背が高い。」「少女は家に帰ってきた。」）。課題文は事前にいくつかの情感を込めて読み上げ、録音しておく。情動の種類としては、**怒り、喜び、そして悲しみか無関心**が適切である。**悲しみと無関心**はどちらも平板なイントネーションとなるため、両方を課題に入れるのは避けたほうがよい。同様に、**驚きと喜び**も、大袈裟なプロソディと高いピッチという同じような表現パターンをとるため区別が難しくなる。選択肢として呈示する感情は縦に並べて配置し、それをプリントした紙は患者の目の前に呈示する。10種類の文をそれぞれいくつ

かの感情で読む。通常では合計で30～40文がサンプル数となる。たとえサンプル数が少なくても、それぞれの情動は数回呈示することが望ましい。最終的な録音サンプルを作る前に、事前に仮録音し、できれば患者と同じ年代のNBD成人に聞いてもらうべきである。もし臨床家がこうしたサンプルを作ることに向いていないと感じる場合は、地域の劇団や演劇部の学生が快く引き受けてくれるに違いない。採点はプラス－マイナス方式で行う。

2）強調アクセントの同定：複合名詞か名詞句か

刺激は強勢の位置を変えて作る（たとえば、ホワイトハウス（Whitehouse）と白い家（white house）、ホットドッグ（hotdog）と興奮しているイヌ（hot dog）など）。患者は単語や句を聞いて、それが呈示された二つの単語あるいは句のうちのどちらであるかを選択する。

3）強調アクセントの同定：文

検者は文を読み上げ、患者はそれを聞いて印刷された文、たとえば「エラはジョーが好き。」（Ella loves Joe.）という文の中から強勢が置かれている単語を同定する（つまり、エラに強勢が置かれているのか、好きという動詞か、それともジョーに置かれているのか）。

4）文型を弁別する

文を聞いて、平叙文か疑問文かを見分ける。刺激となる文はどちらの場合も同じものを使う。「ジョーはオフィスにいる。」（Joe is in his office.）などは、「ジョーはオフィスにいる？」（Joe is in his office?）と語順を変えずに疑問文にできるため、刺激文としては好ましい。

プロソディの産生

録音した患者の会話や音読を注意深く聞くことで、患者のプロソディ産生能力について大まかな判断を下すことができる。主観的な評価にはなるが、患者が連続した発話の中で、休止、発話長、高さ、強さの変化を効果的に組み合わせて用いているかを判断することはできるはずである。無論、運動障害性構音障害（dysarthria）や疲労の影響を考慮に入れることは必要になる。付録5に挙げた市販されている検査の中には、プロソディの産生課題が含まれている。プロソディの産生の問題が疑われた場合は、そうした検査や以下に述べる検査のいくつかを実施してみるとよい。

1）文中の情動的プロソディの産生

検者が情感を込めて発話する文を患者が真似るという課題である。さらに自発的な産生を求めるのであれば、印刷された文を、指示した情動で音読してもらうようにする。プロソディの理解課題で用いられている中立的な文を課題として用いることができる。患者の発話は録音しておく。採点は検者の聴覚印象で行うか、数人に聞いてもらい判断する。

2）文中の強調アクセントの産生

これは強調アクセントの理解課題の逆である。検者が患者の発話を聞いて、強勢が置かれている単語を同定する。刺激文は印刷物で示し、どの単語に強勢を置くかは患者に任される。RHD患者は声を大きくすることで強勢を表すことが多いので、どのように強勢が産生されたのかを採点の際に記しておくようにする。

3）文型を弁別する

文型の理解課題では、患者は文を聞いて平叙文か、疑問文かを判断するが、この課題はその逆で、患者が発した文を聞いて、検者が文型を判断する。刺激文は理解課題と同じものを用いる。また、疑問文に対する患者のプロソディ操作能力を測るために、刺激文には「行きたいですか？（Do you want to go?）」など明らかに疑問文とわかる文を含めることもできる。

感情的コミュニケーションの評価

第7章に書いたように、RHDは感情的あるいは情動的なコミュニケーションにマイナスの

影響を与える可能性がある。情動表現がはっきりしなかったり、あるいは表情、ボディーランゲージ、言葉で表現される情動的な内容の理解に困難を示したりすることがある。こうした障害の評価に関して以下に述べる。

非言語的な情動表現の産生

表情やジェスチャーの評価は、以下の理由で大変困難である——①非言語的表現の変化を量的に測ることが難しい、②NBD成人の間でも幅がある、③検査がやっかいである。RHD患者、特に覚醒が低い患者において重要な障害ではあるが、非言語的な情動表現の低下を(わざわざ検査を実施して)測ることはそれほど必要なことではない。もし観察により表情やジェスチャー表現が減少していると感じられたら、それをそのまま全体的な評価の中に記しておき、数値的なことに関係なく後で家族と話し合えばよい。もしどうしても検査をしなければならないときは、非言語的な情動コミュニケーションに関する文献(たとえば、Blonder et al 1991；Borod et al 1990；Buck & Duffy 1980)に含まれている課題を応用すればよい。実験的な研究としてよく行われているのは、患者に情動的な内容の情景を見せたり、情動的な話題について会話をしているときの患者の様子を録画したりすることである。こうした観察にはビデオ機材が必要であるし、訓練を受けた判定者が非言語的表現の評価をしたり、患者の表情から情景スライドや会話の話題に含まれている情動の種類を推測することが必要である。また、表情を観察するときには、片側の表情筋の麻痺の影響も考慮に入れる必要がある。

非言語的な情動表現の理解

非言語的な情動表現の理解障害は、観察が困難であるがゆえに、評価することが重要である。**付録15**に挙げた市販されている検査法の中には、この非言語的な情動の理解を測るものがある。しかしながら、検査法は少ないため、自分で情動の弁別や認識を測定するために、次のような課題を工夫してみるのもよいだろう。

　a．表情の弁別
　　目的：情動表現を弁別する(同じか/違うか)
　　刺激：情動的な表情を写した2枚一組の写真または絵(例：喜び、悲しみ、怒り)
　　課題：(1) 二つの写真または絵が同じ表情か異なるかを答える
　　　　　(2) 同じ表情をしている写真をまとめる
　　採点：プラス／マイナス
　b．表情の同定
　　目的：情動表現を同定する
　　刺激：様々な表情を写した写真
　　課題：写真の表情がどのような情動を表しているかを答える
　　採点：プラス／マイナス

表情以外にも情動表現を伴った文脈的要素やジェスチャーが含まれた状況絵を課題として用いてもよい。たとえば、RHD患者は、戦場で同士の肩にもたれて泣いている兵士の姿を撮った写真を見たとき、泣いている兵士あるいは慰められている兵士ではなく、疲れている兵士と答えることが多い。

言語的な情動表現の理解

言語的に表現される情動の理解の評価には、情動的な内容を含んだ文や文章の読解または聴取課題が用いられる。患者は、文章中の主役の情動状態を答える、または物語によって伝えられる情動に関する質問に答える、あるいは物語全体の雰囲気や状況を推測するよう求められる。質問はイエス・ノー方式や多選択方式とする。

言語的な情動表現の理解を測るためだけに開発された課題がないため、臨床家は自分で工夫

しなければならない。情動的な刺激は中立的な内容の物語よりも理解が難しい。というのも、情動的な内容は文脈から**間接的**に伝わってくることが多く、推測が難しいからである（たとえば、「彼はその建物から去って行った。陽が差しているのにも気づかず、肩を落として、足取り鈍く。」という表現は、「彼はがっかりして、その建物を去った。」という表現よりも感情を捉えにくい）。

言語的な情動表現の産生

言語的な情動表現のほとんどは、プロソディの変化で伝えられる。しかし、選択する言葉によっても情動を伝えることができる。RHD患者はNBD被験者に比べて、情動を含んだ言葉に対して具体的な経験を想起することが少ない（Cimino et al 1991）。RHD患者の自発的な言語的情動表現に関する研究も、数は少ないが存在する。そのほとんどは、中立的および情動的な内容の情景や物語の説明である。プロソディや情動表現の理解能力と切り離して、純粋に言語的な情動表現の能力だけを測ることは難しい。自分が経験した情動的な状態について説明を求めることもできるが、情動的な単語の数や強調表現の聴覚印象などに関する基準はない。言語的な情動表現は、プロソディ産生能力を測ることと、表情やジェスチャー、ボディーランゲージの観察から判断するのが一番よい方法であろう。

予　後

RHDによるコミュニケーション障害の重症度をどのように測定するかについてはほとんどわかっていないため、市販されている検査も含めて予後予測の指標を示してくれるものは現段階では存在しない。失語症の文献にあるような、年齢や教育歴、既往歴、発症からの期間などの変数は、RHD患者の予後予測にも役立つ。他の脳損傷者同様、予後は、病巣の大きさや場所、合併症、神経疾患の既往、発症からの期間、意欲や病前の性格などをもとに予測することができるであろう。臨床家はその経験から、障害の重症度と治癒の可能性を主観的に判断することができるはずである。重度の注意障害がある場合は、予後は不良であるとはいえるだろう。経験や限られたデータから、重度の無視、特に病態失認を伴う場合もやはり予後は不良といえる（Pizzamiglio et al 1992）。注意障害に加え、無視を伴う患者は洞察力も乏しい場合が多く、これもまた予後が不良である可能性が高い。研究が進むに従って、予後の新しい指標が確立されてくるであろう。現段階では、脳損傷患者全体そしてRHD患者の経験をもとに、自分なりに最もよいとされる判断を下していくしかない。

まとめ

1. 評価には、**初回スクリーニングと掘り下げ検査がある。面接、状況絵の説明、そして一連の無視の検査からなる初回スクリーニングによって、掘り下げ検査を必要とするほどのコミュニケーション障害があるかどうかを判断することができる。**面接と状況絵の説明から、患者の語用論的能力や社会的スキル、談話能力、表情やジェスチャーの豊かさ、プロソディの変化、推論能力、意欲、覚醒レベル、注意を持続する力を知ることができる。無視の検査を行うことで、視覚的注意や無視の有無を評価できる。

2. **掘り下げ検査は、さらに精査が必要な障害の種類を特定するのに役立つ。**評価方法は初回スクリーニングの結果に基づいて選択する。対象とする障害の種類は、①談話の

理解と産生、②無視、③注意、④プロソディの産生と理解、⑤情動の表現と理解、である。臨床家は自らの判断により、市販されている検査やインフォーマルな検査から適当と考えられるものを選択する。
3. 掘り下げ検査によって得た個々の障害についての情報は、①患者やその家族にも伝え、②治療に関する判断を助けるために他のリハビリテーションスタッフとも分かち合い、③治療方法を決定するのに役立てるようにする。
4. いずれの検査や課題も、障害の性質をなす根本的な理論に基づくものではないため、評価結果に基づいて治療方針を決定する場合でも、障害の根本原因を自分なりに考え、その理論に従う必要がある。

付録 1

「クッキー泥棒」の絵における字義通りの概念と場面解釈的な概念の Myers 式採点方法

【字義通りの概念】

二　人	クッキー	水
子どもたち	高い戸棚	あふれている
幼　い	食器棚	床の上に
男の子(子ども)	ドアが開いたままで	汚れた食器が残っている
女の子(子ども)	口に指を当てている	背伸びしている
女　性	彼女の後ろにいる子どもたち	芝　生
腰掛け(踏み台)	流　し	歩　道
三つ足の	食　器	隣の家
床の上	蛇口が開いている	男の子が
水たまり	窓	

【場面解釈的な概念】

兄	食器を洗っている	クッキーの缶
妹	足が濡れている	クッキーをせがんでいる
取っている(盗んでいる)	台所で	「シーッ」と言っている
妹のために	落ちそうだ	助けようとしている(していない)
妹に手渡している	ぐらぐらしている(バランスを崩している)	乾かしている(拭いている)
笑っている	怪我をする	必死で
母　親	彼のために	無視している(他のことを考えている)
危うい事態だという説明		

【字義通りの概念と場面解釈的な概念の点数化】

同じ概念が 2 回出てきた場合は一つと捉える

表出された概念の総数　　　　　　_____

字義通りの概念の数　　　　　　　_____

場面解釈的な概念の数　　　　　　_____

場面解釈的な概念の割合　　　　　_____

(場面解釈的な概念／表出概念の総数)

(Myers (1979), Profiles of Communication Deficits in Patients with Right Cerebral Hemisphere Lesions, In：R. H. Brookshire(ed), Clinical Aphasiology：Conference Proceedings, BRK Publishers, Minneapolis, MN, pp. 38-46. より許可を得て掲載)

付録2
「クッキー泥棒」の絵の概念リスト

1. 女性(母親)が食器を洗っている。
2. 流し(水)があふれている(こぼれている)。
3. 男の子が踏み台に上っている。
4. 男の子(子ども)がクッキーを取ろう(盗もう)としている(クッキー缶の中に手をつっこんでいる)。
5. 踏み台が傾いている(男の子が落ちそうになっている)。
6. 女の子がクッキーを受け取ろうとしている(男の子が女の子にクッキーを手渡している)。もしくは、女の子の考えられそうな行動か女の子のいる場所。
7. 女性(母親)が気づいていない(注意を払っていない)。

採点方法:それぞれの概念に触れているか、正確か、完全かについて評価する。

AC:正確かつ完全(Accurate and Complete)
AI:正確だが不完全(Accurate but Incomplete)
IN:不正確(Inaccurate)
AB:欠如(Absent)

注:採点方法の詳細については文献を参照のこと。
(Nicholas & Brookshire(1995), Presence, Completeness, and Accuracy of Main Concepts in the Connected Speech of Non-Brain-Damaged Adults with Aphasia, Journal of Speech and Hearing Research 38:145-156. Copyright 1995 by the American Speech-Language-Hearing Association. より許可を得て掲載)

付録3

Myers式状況絵模写による無視の採点方法

対象物の左側

_____ モミの木(0-4)
_____ 柵(0-9)
_____ 右側の窓(0-5)
_____ 左側の窓(0-5)
_____ ドア(0-2)
_____ 家(0-4)
_____ 生い茂った木(0-4)
_____ 合計点数(0-33)

対象物の右側

_____ モミの木(0-4)
_____ 柵(0-9)
_____ 右側の窓(0-5)
_____ 左側の窓(0-5)
_____ ドア(0-2)
_____ 家(0-4)
_____ 生い茂った木(0-4)
_____ 合計点数(0-33)

左側の対象物の数

_____ モミの木(2)
_____ 柵(2)
_____ 合計点数(0-4)

右側の対象物の数

_____ 生い茂った木(2)
_____ 家(2)
_____ 合計点数(0-4)

総得点

_____ 左(0-37)   _____ 右(0-37)

左右比：左/右 _____

付録4

Myers式状況絵模写の得点—図8-1の採点例—

対象物の左側

- __2__ モミの木(0-4)
- __0__ 柵(0-9)
- __4__ 右側の窓(0-5)
- __5__ 左側の窓(0-5)
- __1__ ドア(0-2)
- __1__ 家(0-4)
- __1__ 生い茂った木(0-4)
- __14__ 合計点数(0-33)

対象物の右側

- __3__ モミの木(0-4)
- __0__ 柵(0-9)
- __4__ 右側の窓(0-5)
- __5__ 左側の窓(0-5)
- __2__ ドア(0-2)
- __2__ 家(0-4)
- __4__ 生い茂った木(0-4)
- __20__ 合計点数(0-33)

左側の対象物の数

- __2__ モミの木(2)
- __0__ 柵(2)
- __2__ 合計点数(0-4)

右側の対象物の数

- __2__ 生い茂った木(2)
- __2__ 家(2)
- __4__ 合計点数(0-4)

総得点

- __16__ 左(0-37)
- __24__ 右(0-37)

左右比：左/右　__16/24__

付録5

市販されているRHDコミュニケーション障害に関する検査

右半球損傷簡易検査(Mini Inventory of Right Brain Injury：MIRBI)
Pimental PA & Kinsbury NA(1989)
RHD被験者とNBD被験者を鑑別するスクリーニングテストとして開発された。
課題：
1. スキャニングおよび追視
2. 身体認知(手指の同定)、立体感覚認識、二点弁別
3. 音読
4. 書字：自発書字および写字
5. 情動的なプロソディ産生
6. 言語的な不合理さ、不一致、比喩的な表現、類似点の説明
7. ユーモアの理解
8. 平板な感情のスクリーニング
9. 行動全般および「精神的な統制」：衝動性、転導性、アイコンタクト

▶ RHD被験者およびNBD被験者それぞれ30名を対象に検査を行い標準化された。
▶ 販売元：Pro-Ed / 8700 Shoal Creek Boulevard, Austin, TX 78758-6897

シカゴリハビリテーション研究所版右半球機能障害検査：第2版(The Rehabilitation Institute of Chicago(RICE) Clinical Management of Right Brain Dysfunction：2nd Edition)
Halper A, Cherney LR & Burns MS(1996)
課題：
1. 行動観察：観察、会話、面接
2. スキャニングおよび追視：配列された文字や単語を抹消する
3. 語用論的評価尺度：
   ▶ 非言語面：プロソディ、表情、ジェスチャー、アイコンタクト
   ▶ 言語面：会話の開始、役割交替、話題の維持、参照能力
   ▶ 談話：完全性(アリゾナ認知症のためのコミュニケーション障害検査[1991](Bayles K & Tomoeda CK, Tucson, AZ, Canyonlands Publishing, Inc)の物語即時再生検査を基準とする)
4. 書字分析：写字および自発書字
   省略の有無、保続、文字や行の体裁、無視の有無などを含む技巧や手順をもとに採点
5. 比喩的表現：諺の理解―諺を理解する力―
   3点満点で採点：正確／文字通りの意味にとった個人的な解釈を示す／諺を復唱するあるいは反応なし

▶ RHD被験者40名およびNBD被験者36名を対象に検査を行い標準化された。
▶ 販売元：Aspen Publications / P. O. Box 6018, Gaithersburg, MD 20877

右半球言語能力検査(Right Hemisphere Language Battery(RHLB)：2nd Edition)
Bryan KL(1995)

課題：
1. 比喩的表現と絵カードのマッチング：検者が口頭で話した比喩的表現に対して患者が四つの絵カードから適切なものを選択する
2. 文中の比喩的表現理解の課題：ある文に挿入された比喩的表現に等しい意味のものを三つの文の中から選択する
3. 隠喩の理解：文字で呈示された文章中の隠喩的表現の理解度を評価する
4. ユーモアの理解：冗談の落ちを四つの絵カードから選択する
5. 語彙理解：目標語を五つの絵カードから選択する
6. プロソディ：強調アクセントを産生する
7. 談話産生：各4点満点で15項目を評価する

▶ NBD被験者30名、RHD被験者40名、および失語症被験者40名を対象に検査を行い、標準化された。
▶ 販売元：Whurr Publishers, Ltd. ／ 19 b Compton Terrace, London N1 2 UN, England

バーンズコミュニケーション・認知機能簡易検査(The Burns Brief Inventory of Communication and Cognition)
Burns M(1997)

課題：
1. スキャニングおよび追視
    - ▶ 機能的スキャニングおよび追視
    - ▶ 単語のスキャニングおよび追視
2. 視空間認知能力
    - ▶ 機能的な空間的注意の配分
    - ▶ 空間的注意の配分
    - ▶ 身近な人の顔の認知
    - ▶ ゲシュタルト知覚
    - ▶ 視空間構成(時計)
    - ▶ 書字の視空間構成能力
3. プロソディ
    - ▶ プロソディと抽象表現
    - ▶ 自発的に表現されるプロソディ
    - ▶ プロソディの理解
4. 推測
5. 比喩的表現

▶ RHD患者に対して標準化された。
▶ 販売元：Psychological Corporation ／ 555 Academic Court, San Antonio, Texas 78204 1-800-211-8378

付録6

RHD 患者の物語の理解度を調べる課題のサンプル

刺激呈示：以下に示すような物語文を検者が読むかあるいは患者に読んでもらう。質問事項は別紙に示すこと。

サンプル文：
ピーターはうきうきとして待っていた。しかし、どこか落ち着かず不安な面もあった。周りの人間と同じく、彼もまた時計に目をやって時間を確認しようとした。しかし、それはその場に不似合いな気もした。彼は兄のジェームズのほうを向き、助けを求めた。彼の視界の外では、リラが鏡をじっと見ながら、ヴェールを直し、サテンのドレスのしわを伸ばしていた。鏡に映った自分の姿を見て、リラはつい先ほど流した涙の跡が化粧によって完璧にカバーされたことを確認した。時間が迫っていることはわかっていた。しかし、リラは動けなかった。かすかに聞こえるオルガンの音を耳にしながら、彼女は1時間足らず前に聞いたピーターの不貞の噂のことを考えていた。わずかに震えながら、リラは鏡を背にし、入り口に通じる狭い廊下へと歩いていった。ゆっくりとためらいながら、父親へと近づいていった。父親は、彼女が心の中で抑えようとしている問いを表情に表しているかのようであった。

言外の意味の理解を調べる質問

1. ピーターが待っていたのは誰ですか？
   a．リラ
   b．ジェームズ
   c．牧師
   d．友人
2. リラは何をしようとしていましたか？
   a．ダンスへ行く
   b．駅でピーターと待ち合わせる
   c．ピーターと結婚する
   d．父親と外出する
3. リラは何を考えていましたか？
   a．ドレスがきちんとしているかどうか確認していた
   b．結婚を恐れていた
   c．時間を忘れていた
   d．入り口がどこかわからなかった

付録 7
情報内容の分析

叙述、物語、および手続き的談話の分析を行う。

内容のある情報単位
　関連した、冗長でない、正確な情報
1. 基本情報：
   - 関係のある情報
   - 主題との一貫性がある
   - 各課題に対してあらかじめ選んでおく
2. 詳細情報：
   - その他の関連情報
   - あらかじめ決められたものよりもさらに膨らませた内容

重要な内容をもたない情報単位
　意味のある情報をもたない
1. 非関連情報：話題には関係があるが以下のように課題の要求からは外れてしまう
   - 課題に関係のない項目の叙述
   - 解釈や判断
   - 個人的なコメントや課題に対するコメント
2. 冗長性：
   - 新たな情報が加わっていない
   - 以前の情報を形を変えて繰り返しているのみ
3. 話題からの逸脱：
   - 話題や課題からそれてしまう
4. 不正確さ：刺激や課題の流れの中での正確さを要求される
   - 対象物や刺激画に合っていない
   - もとの物語には含まれていない
   - あるいは要求されているやり方から外れている

効率：基本情報の単位数を全発話単語数で割り、100をかける。

(Cherney & Canter (1993)：Informational Content in the Discourse of Patients with Alzheimer's Disease and Patients with Right Hemisphere Damage. Clinical Aphasiology 21：123-134. Copyright C 1993 Pro-Ed より許可を得て掲載)

付録8

図6-1、図6-3、図6-3、図8-4、図8-5について、
NBDおよびRHD成人被験者が産生した概念

図6-1：
1. 待合室（病院、診察室）(76%・27%)
2. 男性の頭に巻かれた包帯(59%・36%)
3. 少年がおびえている（不安気、緊張している、心配している）(48%・14%)
4. 待っている(41%・32%)
5. ベンチに座っている（ソファ、座席）(3%・23%)

図6-2：
1. 感謝祭(96%・73%)
2. 七面鳥(93%・68%)
3. お母さん（おばあちゃん）(73%・56%)
4. お父さん（おじいちゃん）(48%・32%)
5. 七面鳥を出している（運んできた）(55%・31%)
6. みんな喜んでいる（笑っている、楽しい時間を過ごしている）(38%・14%)

図6-3：
1. 少年（青年、男の子）(73%・56%)
2. カレッジへ行く（大学、学校）(76%・32%)
3. 犬が悲しそう（彼にもたれかかっている、別れを告げている／少年がいなくなって寂しがっている／彼に行ってほしくないと思っている）(80%・4.5%)
4. 犬――境遇や感情との関連を述べずに(7%・69%)
5. お父さん（おじいちゃん）(55%・32%)
6. 列車を待っている（バス／駅で）(41%・0%)
7. お父さん（おじいちゃん）が悲しそう（不安気／落ち込んでいる）(31%・0%)
8. 自動車の踏み板に座っている(24%・32%)

図8-4：
1. 家族で教会に行く（行くところだ）(83%・59%)
2. お父さん（男の人）が新聞を読んでいる(86%・73%)
3. 家族（母親と子どもたち）(66%・68%)
4. お父さん（旦那さん）(69%・50%)
5. お父さんが着替えていない（パジャマを着ている）(41%・9%)
6. お父さんはバツが悪そう（隠れている、前にずり落ちている、うずくまっている）(38%・9%)
7. 家族は彼を無視している(21%・0%)

図8-5：
1. 少女（若い女の子、子ども）(59%・45%)
2. （誇らしげに）鏡に自分の姿を映している（自分の身なりを確認している）(66%・36%)
3. 化粧をしている（身なりを整えている／髪を整えている）(62%・23%)
4. 女性（映画女優）の写真を膝に置いている(55%・18%)
5. 写真の女性を真似ようとしている（写真と同じように見えるかどうか考えている）（大きくなったら写真の女性のようになるだろうかと思いを巡らせている）(59%・23%)
6. 人形を持っている（人形を脇に置いている）(70%・5%)
7. 大人びて見えるように頑張っている（見せたいと思っている／振る舞っている）(31%・9%)

注：それぞれの概念のところに記した数字は、先に示してあるのがNBD被験者、後に示してあるのがRHD被験者が産生した割合である(Myers & Brookshire 1992)。

付録 9
自由回答形式の質問に対する NBD 被験者と RHD 被験者の回答例

質問：銃規制法を強化すべきだと考えますか？

NBD 被験者：はい、すべきだと思います。殺人事件の報道が増えてきていますよね。それは誰にでもすぐに銃が手に入ってしまうからではないのかという考えがぬぐえないんですよ。店に入って免許をもらうだけ。恐ろしいですよ。殺人のほとんど、あるいはその多くが家庭内暴力によるものだそうです。銃が身近になかったら、使えないですからね。ただ麻薬常習者や麻薬ディーラーってのがいる。だから護身用に家に銃は置いておかなきゃいけない。だけど、それはあくまでも銃をすぐに手に入れられるそうした輩から身を護るためだけに置いているんですよ。

RHD 被験者：銃規制法。そうですね、そうした物全部。銃がたくさん出回ってますからね。銃を使う——まあ僕も狩りに使いますね。さて、もし銃がなかったら悲しむハンターたちはたくさんいますね。僕らはよく秋に狩りをしましてね。だいたいカモなんですが。ときには鹿も獲ったかな。ときどきは獲りましたね。でも座って話していることが多かったな。わかるでしょう。僕はわかんないな。一度僕らがキャンプを張っているところにうろうろと何者かがやってきましてね。それがなんとお腹を空かせた熊だったんですよ。僕らの食料を求めてやってきたんですよ。木の上に置いてありましてね。賢いやつはそこに置いておくんですよ。でもそのときばかりは、その方法は賢くなかったと思いましたよ。だって熊があまりにもお腹が空きすぎてたら僕らを食べちゃうかもしれないでしょ。でも熊は去っていって、そこでこの話は終わりなんですけどね。銃も持っていたけど、熊を撃つことはありませんでしたね。でも銃があってよかったと思ってますよ。そうでしょ。

付録10
語用論的側面の評価尺度

語用論的側面の評価手順
Prutting CA & Kirchner DM(1987):A Clinical Appraisal of the Pragmatic Aspects of Language (臨床場面における語用論的側面の評価). Journal of Speech and Hearing Disorders 52:105-119.

対象項目:
1. 言語的側面
   - 発話行為(2項目)
   - 話題(4項目)
   - 役割交替(9項目)
   - 語彙選択:発話行為中の使用
     具体性/正確さ
     一貫性
   - 文体(コミュニケーションスタイルの変化)
2. 外言語的側面
   - 明瞭度およびプロソディ(5項目)
   - 非言語的側面
   - 動作およびプロクセミックス(他者との対人距離)(7項目)

コミュニケーションの適切さのプロフィール
Penn C(1988):The Profiling of Syntax and Pragmatics in Aphasia(失語症における統語論と語用論的側面のプロフィール). Clinical Linguistics and Phonetics 2:179-208.

対象項目:
1. 対話者への反応(6項目)
2. 意味的内容の操作(7項目)
3. 一貫性(8項目)
4. 流暢性(8項目)
5. 社会言語学的感受性(10項目)
6. 非言語的コミュニケーション
7. 音声面(プロソディ/5項目)
8. 非言語的側面(6項目)

談話能力のプロフィール

Terrell B & Ripich D(1989)：Discourse Competence as a Variable in Intervention(介入の変数としての談話能力). Seminars in Speech and Language：Aphasia and Pragmatics 10：282-297.

対象項目：
1. 物語談話：概要、状況、エピソード
2. 手続き的談話：(トーストとジャムの準備)
    - 基本的なステップ
    - 目標のステップ：ジャムを塗る
    - 選択的ステップ
3. 総合的談話評価
    - 外言語的行動(プロソディ)
    - 非言語的行動(アイコンタクト、ジェスチャー)
    - 一貫性(代名詞・冠詞・省略の使用)
4. 自発話
    - 役割交替のスキル、話題のスキル、会話の修復、発話行為

付録 11

市販されている無視検査

言語性・非言語性抹消検査(Verbal and Nonverbal Cancellation Test)
Weintraub & Mesulamm (1985)
- 標準化された抹消検査のセット
- 構造化・非構造化された、言語的および非言語的な刺激
- 販売元：F. A. Davis, Philadelphia
  404-420 N. 2nd Street / Philadelphia, PA 19123

行動性無視検査(The Behavioral Inattention Test)
Wilson, Cockburn & Halligan (1987)
- 種々の抽象的および機能的な検査
- 標準化されている
- 課題：

抹消課題	電話のダイアル操作
図および形態模写	メニューの音読
線分二等分	コインの分類
描画試験	書字：写字
写真課題	地図課題
カード分類	

- 販売元：Northern Speech Services, Inc.
  117 North Elm Street, PO Box 1247 / Gaylord, MI 49735

視野注意検査(Test of Visual Field Attention)
CoolSpring Software
- コンピュータによる呈示および分類
- 視覚刺激に対してマウスをクリックする。視覚刺激は4分割された画面のいずれかにランダムに呈示される。
- 全体的および分割画面ごとの反応潜時
- 販売元：CoolSpring Software
  4 Moon Maiden Cour t / Walkersville, MD 21793

付録 12
不規則な余白をもつ読字課題の例

　アメリカを襲った暴風雨の中で最大のものは 1938 年のハリケーンである。
このハリケーンは 9 月 21 日に海岸線を襲来。かつて見たことのないほどの被害を
　もたらした。今日のような先進技術を駆使した計器類をもたなかった
　　　気象庁はそのハリケーンの強さや経路を正確に予測することができず、
ハリケーンは警告なくいきなり訪れた。それまでのハリケーンよりも大型だっただけ
　　ではなく、内陸の湿った気候によってハリケーンを内陸へと導く結果と
　なってしまった。ロングアイランド州ウェストハンプトンにある 179 の家屋のうち 153 が倒壊
　　した。またこのハリケーンはコネチカット州およびロードアイランド州をも直撃。100 フィート
　　　の高さの津波がプロビデンスの市庁舎に押し寄せ、街の中心部は 13 フィートの高さの水に
　　　　浸水した。塩気を帯びた海の飛沫は、はるかバーモント州の窓にまで付着していた。
　このすさまじい暴風雨によって、少なくとも 700 人が死亡、6 万 3000 世帯が樹木や工場、
　　　その他の建物と共に倒壊した。

採点方法：省略された単語数を数える。

（P. S. Myers による文章）

付録13

市販されている注意障害検査

日常生活注意検査(Test of Everyday Attention)
Robertson, Ward, Ridgeway & Nimmo-Smith
Thames Valley Test Company(1994)
◗ 注意の選択、持続、切り替えを評価する
◗ 標準化されている
課題：
1. 地図検索
    a．制限時間内に地図上の記号を見つける
    b．選択的注意
    c．ストループ課題と同等の負荷
2. エレベーター・カウンティング
    a．音の数でエレベーターが止まっている階を答える
    b．注意の持続
3. 妨害刺激を加えたエレベーター・カウンティング
    a．高い音は数えず、低い音のみ数える
    b．選択的注意および注意の持続
4. 視覚呈示によるエレベーター・カウンティング
    a．視覚的に呈示された階数に従って、数を数え上げたり、逆から数えたりする
    b．注意の切り替え(柔軟性)
    c．ウィスコンシンカード分類検査と同等の負荷
5. 聴覚呈示によるエレベーター・カウンティング
    a．下位検査4と同じ課題を聴覚呈示により行う
    b．柔軟性
6. 電話帳検索
    a．模擬電話帳に書かれている名前を見ながら、必要な符号を探す
    b．選択的注意
7. 電話帳検索：二重課題
    a．音を数えながら、電話帳を検索する
    b．注意の配分
8. 宝くじ
    a．下二桁が「55」の当たりくじを聞き分ける
    b．注意の持続
    c．エレベーターカウンティングと同等の負荷
◗ 販売元：Northern Speech Services
    117 North Elm Street / P.O. Box 1247/Gayload, MI 49735

ストループ課題(Stroop Task)
Stroop(1935)
- 選択的注意およびヴィジランスの評価
- 原典：Stroop JR(1935)：Studies of Interference in Serial Verbal Reactions. Journal of Experimental Psychology 18：643-662.

ストループ神経心理学的スクリーニング検査(The Stroop Neuropsychological Screening Test：SNST)
Trennerry, Crosson, DeBoe & Leber
課題：(1)色課題：112項目
　　　(2)色-単語課題：112項目
- 時間：5分
- 79歳までで標準化
- 販売元：Psychological Assessment Resources, Inc.
　　　　　Box 998 / Odessa, FL 33556

トレイルメイキング検査(Trail Making Test)
Reitan(1958)；Reitan & Wolfson(1985)
Halstead-Reitan 神経心理学的検査バッテリー(Halstead-Reitan Neuropsychological Test Battery)の一部
- 注意の切り替え
- 販売元：Neuropsychology Press
　　　　　Tucson, AZ

コンピュータによる注意の検査

聴覚的反応刺激弁別検査（Auditory Reaction Stimulus Discrimination）
視覚的反応刺激弁別検査（Visual Reaction Stimulus Discrimination）
▶ どちらの検査も選択的注意および反応の抑制を測る
▶ 販売元：Psychological Software Services

CALCAP コンピュータ反応時間（CALCAP Computerized Reaction Time）
Satz & Miler
▶ MS-DOS あるいは互換性のあるパソコンを用いて反応時間を評価する
▶ 視覚スキャニング、弁別能力、注意の配分に関する、単純反応時間および選択対象への反応時間の速度および正確さを評価する
▶ 600 名の被験者を対象に標準化
▶ 販売元：Norland Software
　　　　P. O. Box 84499 / Los Angeles, CA 90073-0499

Conners 版連続刺激反応検査コンピュータプログラム（Conners' Continuous Performance Test Computer Program）
Conners
▶ 画面上に呈示される文字に対する反応時間
▶ 図表の形で大量のデータを呈示する
▶ 販売元：Psychological Corporation
　　　　555 Academic Court / San Antonio, Texas 78204
　　　　1-800-211-8378

聴覚的注意力検査（Paced Auditory Serial Attention Test：PASAT）
▶ PASAT のコンピュータ版（Gronwall 1977）
▶ 反応時間、注意の焦点化、ヴィジランスを検査する
▶ 図表の形でデータを呈示
▶ 速度や検査時間を変更できる
▶ 販売元：Psychological Corporation
　　　　555 Academic Court / San Antonio, Texas 78204
　　　　1-800-211-8378

REACT（Reaction Time Program）
▶ コンピュータによる反応時間測定課題
▶ 販売元：Life Science Associates

連続刺激反応検査(Vigil Continuous Performance Test)(PCソフト)
- 6歳から65歳までで標準化
- 短時間：8分
- 連続刺激反応検査のパソコン版
- ヴィジランスおよび注意の持続
- コンピュータによる刺激呈示と採点
- タイミング、刺激の複雑さ、明瞭性を変えることができる
- 標準化：6歳から90歳まで
- 販売元：Psychological Corporation
　　　　　555 Academic Court / San Antonio, Texas 78204
　　　　　1-800-211-8378

付録14
インフォーマルなプロソディ検査

理解に関して
1. 文中の情動的プロソディの同定
   a．課題：検者が発するプロソディの異なる文を聞いて、どの情動が表現されているかを答える。
   b．刺激：3〜5語文で、内容は中立的なものとし、情感を込めて読み上げられる（例：嬉しい、悲しい、怒っていることを示すプロソディ）。
   c．反応：音声で呈示される文がどの情動を表しているかを三つの選択肢の中から選ぶ。
   d．採点：プラス−マイナス方式で行う。
2. 強調アクセントの同定：複合名詞か名詞句か
   a．課題：強勢をもとに複合名詞か名詞句かを弁別する。
   b．刺激：検者が名詞または名詞句を読み上げる。
   c．反応：印刷された二つの選択肢から選ぶ。
   d．採点：プラス−マイナス方式で行う。
3. 強調アクセントの同定：文
   a．課題：文を聞いてどの単語に強勢が置かれているかを同定する。
   b．刺激：簡単な3〜5語文を検者が大きな声で読み上げる。
   c．反応：印刷された刺激文の中から強勢が置かれたと思われる語を選ぶ。
   d．採点：プラス−マイナス方式で行う。
4. 文型の弁別：疑問文か平叙文か
   a．課題：文型を同定するためにプロソディを用いる。
   b．刺激：3〜4語からなる一文を疑問文と平叙文両方のプロソディで検者が読み上げる。
   c．反応：印刷された選択肢の中から、疑問文だったか平叙文だったかを選ぶ。
   d．採点：プラス−マイナス方式で行う。

産生に関して
1. 文中の情動的プロソディの模倣
   a．課題：検者が発する文の情動曲線を模倣する能力を測る。
   b．刺激：内容的に中立な文について、検者が、喜び、悲しみ、怒りという情動的なプロソディを加えて読み上げる。
   c．反応：文を復唱して情動的な調子を模倣できるかどうかをみる（録音すること）
   d．採点（その1）：聴覚印象による判断；4段階で評価する。

正常	やや弱い	弱い	非常に弱い
4	3	2	1

   e．採点（その2）：患者の発話を聞き、数人の評価者が情動を同定する。

2. 文中の強調アクセントの産生
    a．課題：強調アクセントを産生できるかどうかをみる。
    b．刺激：簡単な3〜5語文が印刷されたものを示す。
    c．反応：患者は文中の1語を強勢を加えて読み、検者がどの語に強勢が置かれているかを判断する。
    d．採点：プラス－マイナス方式で行う。また、患者が強勢を加える際のプロソディの特徴をメモしておく。
3. 疑問文か平叙文かの弁別
    a．課題：プロソディを用いてイントネーションの違いを表現する。
    b．刺激：簡単な3〜5語文が印刷されたものを示す。
    c．反応：患者は平叙文を、平叙文としてあるいは疑問文として読み上げ、検者はどちらの文型で患者が読んだかを判断する。
    d．採点：プラス－マイナス方式で行う。

付録 15

市販されている非言語的な情動理解の検査

非言語的感受性検査(Profile of Nonverbal Sensitivity：PONS)

Rosenthal, Hall, DiMatteo, Rogers & Archer(1979)

非言語的コミュニケーションに対する感受性を調べる(PONS 検査)。

1. 刺激：相互関連性のない一つにつき2秒間の情動を表現したコマ220枚からなる映像
2. 変数：
   a．画像：顔の表情、身体の動き、顔と身体
   b．情動：ポジティブとネガティブ、および支配的なものと従順なものの組み合わせ
   c．呈示媒体：ビデオのみ、音声のみ(内容がわからないようフィルターをかけたもの)、ビデオと音声の組み合わせ
3. 課題：呈示された刺激がどちらの情動を表しているかを判断する
   ▶ 数千名の被験者を対象に標準化
   ▶ 販売元：Johns Hopkins University Press / Baltimore, MD

フロリダ感情検査(Florida Affect Battery)

Blonder, Bowers & Heilman

表情に関する下位検査およびプロソディ理解と弁別に関する下位検査を含む。

【表情】
▶ 刺激：五つの感情(喜び、悲しみ、怒り、恐怖、無感情)を表したモデルの表情
▶ 課題：
1. 顔の同定：同じか違うかを判断する。
2. 表情の同定：同じか違うかを判断する。
3. 顔に表れている情動を答える：一番適当と思われる情動を五つの選択肢の中から選ぶ。
4. 情動を表している顔を選ぶ：検者が呈示する情動を最もよく表していると思われる顔を選ぶ。
5. 表情のマッチング：一つの表情と同じものを五つの表情の中から選ぶ。

【プロソディ処理】
1. 無感情のプロソディの弁別：疑問文か平叙文かを弁別する。
2. 情動的プロソディの弁別：同じか違うかを判断する。
3. プロソディが表している情動を答える：文のプロソディを聞き、文字で呈示された情動から適切と思われるものを選択する。
4. 情動的プロソディと表情のマッチング：情動的プロソディをもつ文を聞き、三つの写真の表情の中から一番適切なものを選ぶ。
5. 表情とプロソディのマッチング：呈示された表情を最も適切に表現していると思われるものを、録音された三つの文の中から選ぶ。

▶ 販売元：Dawn Bowers, Ph. D. / Department of Neurology, University of Florida

この検査の詳細については Blonder ら(1991)を参照されたい。

TREATMENT

9

治　療

本章の概要

- 治療アプローチ
    - 課題指向型の治療
    - 過程指向型の治療
        - 代償法
        - 促通法
    - まとめ
- 注意障害の治療
    - 覚醒とヴィジランスの課題
    - 注意の持続の課題
    - 選択的注意の課題
    - 注意の配分の課題
- 無視の治療
    - 無視の代償方略
        - 言語的な手がかり
        - 視覚的および触覚的な手がかり
        - アンカー刺激
        - 環境の再調整
    - 無視の回復の促通
        - 医学的治療
        - 行動療法
- プロソディ障害の治療
    - 代償方略
        - プロソディについて患者と家族に説明する
        - 患者が代償することを援助する
    - 機能回復の促進
        - 情動的プロソディの産生
        - 強調アクセントの産生
- 感情的コミュニケーション障害の治療
    - 非言語的な感情的コミュニケーション
        - 非言語的な情動表現の理解
        - 非言語的な情動表現の産生
    - 言語的な感情的コミュニケーション
- 談話の障害の治療
    - 物語と会話
        - 推論の生成の課題
        - 情報の内容を増やす
        - 代替的な意味のマネージメント
        - 活性化課題
        - 抑制課題
    - 社会的断絶の障害の治療
- まとめ

　右半球損傷(RHD)に関連した認知・コミュニケーション障害の治療は、比較的最近になって始まったもので、ある治療に対する効果を証明するようなデータも少ない。これはあまり望ましい状態ではない。治療に関する研究は、臨床家が有効な方略を知るためだけでなく、根底にある障害を理論づけるためにも必要である。本章で紹介する治療技術に関する考え方や提案は、神経学的基盤をもつ後天的なコミュニケーション障害全般の治療法として受け入れられている原則を反映している。また、①RHD患者との臨床経験の積み重ね、②RHDに関する文献に提案されている治療、さらに③RHDによる認知・コミュニケーション障害についての研究から論理的に導き出される治療の考え方や、可能な場合にはそうした障害のもととなっているメカニズムに関する理論から導き出される治療の考え方を表してもいる。治療アプローチは障害の性質や重症度のみではなく、発症からの経過月数、神経学的障害やその他の健康上の問

題の有無、性格、患者の目標や生活スタイル、病前の認知能力によっても異なることを理解していなくてはならない。

治療アプローチ

脳損傷患者のコミュニケーション能力を改善するために、病巣がどちらの半球にあるかにかかわらず、**課題指向型**と**過程指向型**の2種類の主要な治療アプローチが用いられている（**表9-1**）。どちらのアプローチも能力障害（disability）や社会的不利（handicap）を軽減しようとするものであるが、異なる方法をとる。

課題指向型アプローチは、患者がある特定の活動をうまく行えるように援助することを目的としている。このアプローチは特定の能力障害に対して働きかける。ある課題を通して患者を訓練する間には様々な認知過程に対して働きかけることにはなるが、一般的には根底にある認知過程よりも、むしろ症状に焦点を合わせる。課題指向型の治療は、患者の日常生活におけるある特定の機能（たとえば、助けを求めて緊急の番号に電話をかける）を改善させようとするので、「機能的」と呼ばれることが多い。

過程指向型アプローチは、**能力障害**（disability）よりも**機能障害**（impairment）に対して働きかけ、症状よりもその症状のもとになっていると仮定した原因に焦点を合わせる。そうすることで、能力障害を起こしている機能障害を軽減しようとするものである。過程指向型の方略は、一般的にはいくつかの機能に間接的かつ同時に働きかける。理論上は、課題指向型の方法に比べ、過程指向型のほうが般化の可能性が高い。

臨床家は脳損傷による言語障害をもつ患者の治療にあたって、課題指向型と過程指向型の方略を組み合わせるのが一般的である。RHD患者に対するこれら2種類のアプローチの適用について、以下に簡略に述べることにする。

課題指向型の治療

課題指向型の治療はある課題をうまくこなせるように計画されるので、本質的にその患者に対して高度に個別化されている。この治療法は、たいていはその活動を成し遂げるための新たな方略を教えることにより、特定の仕事の技術やセルフケアの一部や社会的交流を再訓練する。例としては、小切手の収支を合わせたり、メニューを読んだり、電話帳で番号を調べたり、仕事のための書類を準備したり、電卓やコピー機を使うといった課題がある。このような課題は、代償によって患者の差し迫った要求を

表9-1 脳損傷による後天的なコミュニケーション障害に対する治療アプローチ

アプローチ	利点と欠点
課題指向型 ▶ 即時の機能的な改善のために特定の課題を教える	利点：患者の差し迫った要求に働きかける 　　　患者や他者に理論的根拠が理解されやすい 欠点：原因ではなく症状に働きかけるので、他の能力への般化が起こりにくいことが多い
過程指向型 ▶ 障害された認知過程の代償として保たれた認知過程を利用する ▶ 障害された認知過程の回復を促す	利点：症状ではなく原因に働きかけるので、般化の可能性が高い 欠点：日常的な活動に即時に適用可能であるようにみえない

満たすために計画され、リハビリテーションスタッフのチームの協力を通して「訓練」されることが多い。たとえば、理学療法士と作業療法士と言語聴覚士が協力して、車椅子に移乗するためには認知的あるいは身体的に何が必要かを分析し、車椅子から車椅子への移乗を行うための手引きを書いてRHD患者がそれを利用できるようにするといったことが挙げられる。この取り組みによって、患者がその手引きを見つけられないとき（よく起こるのだが）以外は、自立度を高めることに成功した。

うまくいった場合、この「機能的」な治療法にはいくつかの利点がある。患者のQOL（生活の質）を即時に高めることや、患者の家族や他のスタッフに説明しやすいこと、機能的な回復に関心をもつ賠償に関わる機関などにも十分な根拠を示しやすいことなどである。欠点は、根底にある認知過程ではなく症状に対する治療を行うため、その効果が他の課題に般化することはほとんどないということである。結局、全体としては限られた改善にとどまり、リハビリテーション資源が有効に活用されない結果となる可能性もある。たとえば上記のケースでは、車椅子への移乗は初め25の段階に分けられ、後に15に減らされた。患者が手引きに従ってそのプログラムを成功させるようになるまでに何度も長時間の練習を繰り返した。この患者の車椅子への移乗の問題は、ほとんどが無視によるものの可能性が高かった。その例としては、左のブレーキをかけ忘れたり、バランスをとろうとしたときに左手を使えなかったりということがあった。手引きを習得することはなかったので、それに頼り切っていた。無視があったため、すぐに見えるところ（つまり、右の半側空間）に手引きがない場合には、探し出すことがなかなかできなかった。症状（移乗がうまくできない）ではなく、能力障害の原因となっている無視に働きかけることで治療はさらなる成功を収めたかもしれないし、無視が軽減すること

で他の「機能的な」活動の改善につながったかもしれない。機能的な課題は表面的な効果は大きいが、常に最良の結果をもたらすとは限らない。**機能的な課題を治療に取り入れることは必要であるが、患者全般に対してそれだけが治療の焦点となってはならない。**

過程指向型の治療

過程指向型の治療は、観察された能力障害の根底にある認知過程とメカニズムに対して働きかけるものである。そのため、障害された認知過程の性質に対する理論や仮説がなければならない。この治療の方法には、患者が機能障害を**代償するための援助**と、**機能の回復の促通（つまり、機能障害の軽減）のための援助**とがある。

代償法

過程指向型の代償法は、障害された認知過程を残存する認知過程によって克服して障害に対処する方法を提供する。代償法を利用する理由としては、一般的に、①能力障害の根底にある認知過程が明らかでない、②根底にある認知過程は特定できたが、患者にその回復が見込めない、③根底にある認知過程が複雑すぎてその患者に対して働きかけるのが難しい、などがある。

課題指向型の治療で提供される代償手段とは違って、過程指向型の治療における代償は、ある特定の状況下のある特定の課題に的を絞ったものではない。むしろ、様々な**技能にわたって**障害されている認知過程を代償するためのものである。たとえば全体構造を作り出すことの障害は、第6章で述べた談話の障害の多くの基盤となっている。自動的に統合できないという問題は、全体構造と推論の生成全般の低下の根底にある認知過程の一つとして考えられる。過程指向型の代償法には、保たれた言語的な能力と

順序立てる能力を利用して、自動的な統合に関する問題を回避する(たとえば、状況絵の重要な点を挙げて、言語的にそれらの間の可能な関係を考える)という新しい方略を使う訓練などが含まれるだろう。障害された認知過程に対する代償は、統合と推論の生成を必要とする他の談話の場へと般化する可能性がある。

促通法

代償法とは対照的に、促通法は障害された認知過程の**回復**の促通を図る。たとえば、選択的注意が推論の能力の障害に大きく影響していると考えた場合には、その回復を促通するために選択的注意に直接的に働きかけることになる。あるいは統合の能力を改善するために、非言語的な模様やパズルを利用することもできる。

回復の促通は、一般的に、繰り返される刺激が回復につながるという期待のもとに、障害されてはいるが失われてはいない認知過程に系統的かつ統制された刺激を与えるというプログラムで行われる。促通法はときに、失語症者の障害された言語的認知過程の回復を促す方法を考え出した Hildred Schuell (Schuell, Jenkins & Jimnez-Pabn 1964)にならって「刺激法」と呼ばれる(失語症に対する刺激法に関する論評は Duffy 1994 を参照のこと)。**表 9-2** にまとめたが、この方法の一般的な特徴は、多くの臨床家にとって馴染み深いものである。**刺激**とは刺激法では重要な意味をもつ語で、ある認知過程が刺激されればされるほど回復の可能性が高いという仮説に基づいている。しかし認知過程における刺激は、それぞれが反応を引き出すために適切なレベルで行われなければならない。ほとんど常に成功するような反応の機会が患者に与えられなければならない。そのため誤反応の割合は低く抑えられる。反応は反復練習によって引き出され、その適切さに関するフィードバックが与えられるが、誤りの性質を説明することはしない。臨床家は誤りを正すのではなく、正確な反応を引き出すための手がかりを与えるようにする。手がかりは首尾一貫性があり、最も情報が少ないものから最も多いものへと段階的に構成されていなければならない。段階的に手がかりを与えることは促通法だけでなく、課題指向型と過程指向型の代償法でも行われる。常に手がかりが利用されるわけではない。たとえば、油断なく働かせるような注意(vigilant attention)を利用する機会を与えることに焦点を絞り、フィードバックが課題の最後にだけ与えられるような、コンピュータによる反応時間プログラムを利用して、ヴィジランスの障害を治療することもある。

まとめ

課題指向型と過程指向型の治療を区別することはできるが、両者が一つになるような場面も多い。たとえばあるケースでは、患者のプロソディ産生の問題がピッチの知覚の障害によるものであると考えられたのだが、ピッチの知覚の治療は効果がなかった。そのため、自分の感情の状態(たとえば、「とても嬉しい」や「うんざりする」)をプロソディ曲線ではなく語を使って表すことで、障害された根底にある認知過程(つまりピッチの知覚)と障害された能力(プロソディ)を代償するように訓練を行った。家族も自分たちの気持ちを伝えるために同じ方法を

表 9-2　機能回復を促通するための Schuell の刺激法の特徴

1. それぞれの刺激の特徴をうまく利用して、患者が最大限に反応できるようにする。
2. 集中的な系統立った刺激を通して反応を引き出す。
3. 反応を引き出すときに強要しない。
4. 誤反応の割合が 20% を超えないようにする。
5. フィードバックを与える際には長い説明を避ける。

使うように助言を受けた。この治療は患者の機能的なコミュニケーションに直接働きかけ、即時の改善につながった可能性があるので、課題指向型の課題と考えられる。またこれは障害された認知過程を特定し、治療を試み、そして問題を解決しているので、過程指向型とも考えられるのである。

現在、「機能的」という用語は直接的ですぐに使え、容易に効果を観察できる治療課題(つまり、課題指向型)を指すようになっている。治療を「機能的」にしようというプレッシャーに立ち向かっている臨床家は、適切な課題は**すべて**、患者が実生活で機能する能力を改善させることを目的にしているという意味で**機能的**であるということを覚えておくべある。過程指向型の方法は根底にあるメカニズムに働きかけるので、機能的な能力を課題指向型ほど直接的に治療するものではないし、すぐに効果があるようにはみえないかもしれない。しかし臨床家は、コミュニケーションの基盤となっている**認知過程**と、それらの**認知過程**がどのように分析でき、またそれらの**認知過程**がどのように処理されているのかを理解することの重要性を忘れてはならない。同時に、課題指向型であっても過程指向型であっても、ある治療法の価値はその機能的な真価によって決まるということも臨床家は心に留めておくべきである。最終的にはどのような治療プログラムによる改善であっても、患者の日常生活にとって重要な認知・コミュニケーション能力の改善として解釈されなければならない。

本章の残りでは、RHDによるコミュニケーション障害に対する過程指向型の課題をいくつか**選**んで紹介する。よって、すべてを網羅しているわけではない。こうした代表的な課題の大部分が、第2章から第7章で述べた、障害された認知過程に関する理論を反映したものである。課題指向型の課題は、それぞれの患者と状況に対して固有のものと考えられるため、これ以上は触れないことにする。必要に応じて、第8章で紹介した課題や評価法を参照できるようにした。この他のRHD患者の治療課題は、Halperら(1996)とTompkins(1995)、認知と注意の障害の治療のためのワークブックやプログラム(たとえば、Helm-Estabrooks 1995やSohlberg & Mateer 1986を参照)などで紹介されている。本章で紹介している治療方法が臨床家のよい刺激となり、自分たちの患者が抱えるコミュニケーション障害の根底にある認知過程を理解し、それに基づいた課題を考え出すことにつながることを期待する。

注意障害の治療

第3章で述べたように、注意は以下のように考えられている——①認知機能の基礎となり、②ある程度右半球に側性化し、③RHDに関連する談話の障害の多くを説明できる根本的なメカニズムである。RHD患者は、覚醒レベル、ヴィジランス、注意の持続、選択的注意などが低下する可能性がある。障害がみられる場合、これらの問題はコミュニケーション能力のほぼすべての側面、会話の込み入った内容についていくことから、推論を導き出したり修正したりすること、曖昧な表現を解釈することにまで影響を与える。そのため、注意障害を直接治療することは認知・コミュニケーション能力の改善を間接的に促通する一つの方法とも考えられる。つまり、注意は認知過程であり、コミュニケーションは技能なのである。

注意の課題の多くは、複数の注意の機能に関係する。たとえば、すべての注意の課題に覚醒システムが関わっており、注意の持続が必要とされる。選択的注意の課題のほとんどはヴィジランスにも負荷がかかる。**表9-3**に注意障害に働きかけるための課題をいくつか示した。それぞれの課題が主に目的としている注意の機能

表9-3 注意障害を治療するための課題の例

課題	目標とする注意の過程
単純な反応時間課題	覚醒と注意の持続
複雑な反応時間課題	覚醒、ヴィジランス、注意の持続
連続課題：連続する妨害刺激に含まれる目標刺激に反応する	選択的注意、ヴィジランス
視覚的マッチング課題	選択的注意
ストループ型の課題	ヴィジランス、選択的注意
抹消課題	選択的注意、ヴィジランス
抹消課題あるいは連続課題の中で反応を転換させる	選択的注意、柔軟性、ヴィジランス
二重課題	注意の持続、柔軟性
（a）同時に二つの課題を行う	
（b）一つの課題で複数のタイプの情報に注意を払う	

が挙げられているが、どの課題もある程度の覚醒レベルやヴィジランス、注意の持続が必要とされることを前提としている。

　数は少ないが、成人の脳外傷者の注意を改善するための訓練教材が市販されている。たとえば、注意過程トレーニング（Attention Process Training：APT）（Sohlberg & Mateer 1986）は、系統的で階層的な注意の訓練プログラムで、成人の頭部外傷例によく用いられているが、限局性のRHDをもつ患者にも利用できる。APTは、視覚と聴覚のモダリティにおける注意の持続、選択的注意、および注意の配分に対して働きかける。さらに、反応時間のフォーマットを利用してヴィジランスと定位を訓練するコンピュータプログラムもいくつか市販されている（第8章の**付録13**を参照）。

　ここで紹介している注意の課題は機能の回復を促通するためのもので、前述した刺激法の原則を利用して行うべきものである。注意障害の治療、特に散在性の脳損傷患者に比して限局性の脳損傷患者の治療については、まだ初期の段階にあることを頭に入れておくことが重要である。RHD患者に対するそうした治療法の有効性についてはデータがない。頭部外傷患者に対して行った注意の訓練の結果については少数ながら研究があるが（Ponsford & Kinsella 1988；Sohlberg & Mateer 1987；Wood 1987）、結果

は一致しておらず、そのような訓練の般化についてはさらに調べる必要がある。しかしWhyteが指摘しているように、「いくつかの課題で**何人かの**患者に**何らかの**効果をもたらすような治療はたくさんある」（Whyte 1992, p.1102）。臨床家は、個々の患者の評価に基づき、どの患者に注意の訓練の効果があり、どの課題がその患者のニーズに最も適しているかを判断しなければならない。

覚醒とヴィジランスの課題

　RHD患者の多く、特に無視のあるケースは覚醒レベルが低下している。つまり、健常者に比べ、注意力に欠け、反応が鈍く、適切な覚醒レベルに達していない。ヴィジランスも低いため、反応するための筋緊張を維持することが困難である。覚醒（すなわち、反応するための無意識の準備）とヴィジランス（すなわち、反応するための意識的な準備）を改善する行動療法（薬物療法に対するものとして）は、一般的には反応時間（reaction time：RT）課題という形式をとる。RT課題では、患者は目標刺激が現れたら、できるだけすばやく反応することが求められる。刺激は聴覚的あるいは視覚的に与えられ、反応には通常は手を使う（コンピュータのキーボードのスペースバーを押すなど）。この

ような課題はコンピュータで提示されることが一般的で、刺激の提示をコントロールし、反応時間を記録する(第8章の**付録13**を参照)。RTのコンピュータプログラムの多くは、課題の継続時間と刺激間の時間が調節できるようになっているので、それぞれの患者のニーズや目標に合わせて刺激の提示の仕方を変えることが可能である。たとえば刺激間の時間を変化させると、患者は次の刺激までどのぐらいの時間があるか予測できないので、ヴィジランスに負荷をかけることになる。

RT課題は、刺激を操作して、患者が適切なレベルか、その少し上のレベルで反応するために最良の機会を与えるようにしているという点で、刺激法と矛盾しない。継続的な訓練は覚醒レベルとヴィジランスに対する刺激となり、その回復を促通すると考えられている。認知過程の改善に付随してコミュニケーション過程の改善が同時に起こるということが、重要な仮説である。RTのコンピュータプログラムの利点の一つは、一度その課題のやり方が理解できれば患者は一人で取り組むことができるので、臨床家はコミュニケーションの他の側面に働きかける余裕ができることである。

注意の持続の課題

RHD患者はまた、注意を持続させることにも問題があるかもしれない。このことは、認知的な集中力を適切なレベルで必要な時間持続させることや、長時間にわたってコミュニケーションの場に参加することに支障を来す可能性がある。RTのコンピュータプログラムはその性質上、注意の持続に負荷をかける。第3章で述べたように、RHD患者の成績は、LHD患者のように時間とともに上がるのではなく、むしろ下がる傾向がある。臨床家は患者の成績を考慮しながら、RT課題の継続時間を調節することができる。刺激間の時間も、課題の難易度を調節するために操作できる。たとえば、RHD患者の注意はそれやすいので、注意の持続に問題がある場合には、刺激間の時間が長くなると成績が低下する可能性がある。

最小限の認知能力を必要とする状況では、注意の持続を促す課題はコンピュータを利用しなくても設定できる。そのような課題として、①単純なイエス・ノーで答えられる質問を続けるもの、②簡単な足し算を続けるもの、③ある一つの特徴(色や形)で一連の色のついた幾何学図形を分類するもの、などがある。このような課題では認知的な要求が低いため、単純に一定の時間にわたって注意を持続する能力のみに治療の焦点を当てることができる。

選択的注意の課題

選択的注意の障害は、視覚的あるいは聴覚的な課題を用いて治療することができる。患者は目標刺激とそれ以外の刺激が連続しているところから、目標とする刺激を選ばなければならない(つまり、目標刺激に反応するときに妨害刺激を排除する)。聴覚的な課題には、口頭で提示される数字を聞いて目標の数字が現れたときに指で何かを叩いて反応する形式や、臨床家が音読する単語の中から目標の単語を選択する形式もある。他の刺激の中に埋め込まれた目標刺激を探すよう求められる視覚的なマッチング課題あるいは抹消課題を利用することもできる。難易度のレベルは、目標刺激に対する妨害刺激の数や類似性を変えることで操作できる(第8章を参照)。

無視が視覚的な選択的注意の課題の妨げとなりうることを忘れてはならない。そのため、反応の選択肢は患者の右の半側空間に置くべきであるし、可能であれば(たとえば、マッチング課題では)、縦に並べるべきである。しかし、どちらの半側空間に刺激を置いても、ある一つの刺激の左側の情報が無視される可能性がある

ので(第2章ならびに図2-9を参照)、このような操作を行っても無視の影響を完全に回避することはできない。臨床家は、無視が患者の反応パターン(たとえば、反応のすべてあるいはほとんどが右側の刺激である)に影響しているかどうかを判断するために、結果を注意深く解釈しなければならない。

ストループ課題(第3章ならびに第8章の付録13を参照)も、選択的注意の障害に働きかける方法の一つである。患者は習慣的な反応(たとえば、読む)を抑制し、求められている反応(たとえば、インクの色を言う)をしなければならない。ストループ型の他の課題としては、大きい活字と小さい活字で印刷された単語の列を使って、単語を読むこととそのサイズを言うことを切り替える課題などがある(Tompkins 1995)。

課題の途中で反応を変えるよう求められる注意の転換課題は、抑制や選択的注意、認知的な柔軟性を改善させるために利用できるだろう。たとえば、①抹消課題で途中から目標を形から色に変更する、②ポインティング課題で目標を形から色または大きさに変更する、③一連の数字による課題で目標の数字を途中で変更する、④ストループ型の課題で目標とする反応を途中で変更する、などがある。Halperら(1996)は、目標を文字列の中の大文字から小文字へ変更するものや、母音から子音に変えるもの、また目標を単語の列の中で音素的特性から意味的特性、さらに視覚的特性へと変えるといった、数多くの注意の転換課題を提案している。

注意の配分の課題

二つの課題の間で注意を配分するように患者に要求することも、注意の治療方法の一つである。こうした「二重課題」には、患者に次のようなことを要求するものがある──①抹消課題を行いながら声を出して数を数える、②硬貨を分類しながら聴覚的な刺激が提示されたときに足で音を立てる、③点を結びながらアルファベットを言う。最終的には、抹消課題で与えられた文字と数字を見つけるというように、一つの課題で複数のタイプの情報に注意を向けるように患者に要求することもできる。

無視の治療

本書の中心となっているテーマは、無視の存在が認知とコミュニケーションの能力に負の影響を与えかねないということである。それは無視が広範な注意の障害の一端をなしているようにみえるからである(第2章と第6章を参照)。無視の存在は空間的および非空間的な注意の焦点を狭め、選択的注意に干渉する。コミュニケーションにおいて重要な言語的情報に対する感受性を鈍くする可能性もある。周囲の状況を読み取る機能の障害として、無視は、コミュニケーションの情動的な側面、語用論的な側面、社会的な側面にとって重要な非言語的情報に対する感受性も鈍くする。注意の容量が減少するため、推論の生成や修正のような複雑な活動にも干渉するだろう。視覚的な素材と同様に、抽象的な言語素材の統合にも影響があるようである。第6章で述べたように、重度の無視を呈するRHD患者は、無視が軽度の患者や無視のない患者と比較して、状況絵や物語に対する概念や推論、全体構造の生成といった様々な談話課題において、困難を示す可能性がある。

無視の治療の最も一般的な方法は、空間探索における無視の影響を軽減するための代償方略である。あまり一般的ではないがより効果的なのは、外的な手がかりや装置なしに左方向への探索を刺激する課題である。

無視の代償方略

無視を回避するための代償方略には、左を見るようにするための言語的、視覚的、触覚的な手がかり（表9-4）や、環境の再調整がある。代償を目的とした聴覚的、視覚的、触覚的な手がかりは、ある状況では役に立つかもしれないが、自立に結びつくことはほとんどない。

言語的な手がかり

どのようなタイプの読字課題や左方向への探索課題であっても、左を見るようにという言語的な手がかりを与えることができる。たとえば臨床家は、患者が行の終わりまでいくたびに次の行の最も左の端まで探すことを忘れないように、「左のほうを見てください」と指示することができる。左を見るようにという言語的な手がかりは、与えられている限りは有効である。患者は「左を見ることを忘れてはいけない」と確信をもって言うことができても、一般的にはこのような手がかりを内的なものにすることはできない。つまり、頭では理解できていても、その理解を反映するような自立した行動に移すことはほとんどないのである。

視覚的および触覚的な手がかり

左に注意が向くように、色のついた線やマジックテープのような目立った印を、書類の左端や、夕食のお盆や皿の左側に置くことができる。患者が読んだり食事したりというような活動を始める前やその最中に、そうした手がかりを目で、あるいは手で探すように訓練するのである。しかし、無視のある患者は自分から左側の空間を探すことはほとんどしないので、どんなに目立った印であっても、一人で左側にある手がかりを探したり見つけたりすることはできないかもしれない。つまり、まず彼らの注意が左へ向けられることが必要なのである。

アンカー刺激

アンカー刺激は、行の右端と左端や、抹消する項目が書かれている領域の縁、あるいは二等分する線の右端と左端に文字や数字の形で印字される。アンカー刺激を見つけることによって次の課題で注意が左へ向くという期待の下に、患者は次の課題へと進む前に定期的にアンカー刺激となる文字や数字を読むように指示される。

環境の再調整
● 右側への配置

この代償方略は、日常活動において患者にある程度の自立性を維持あるいは獲得させるために用いられる。電話や水差し、呼び出しボタンなどの大切な物を、右の半側空間に配置する。患者を訪れる人は会話をするとき、患者の右側に立つことが勧められる。こうした方法は、発症後間もない時期、患者が治療を受けたり、手

表9-4 無視を呈するRHD患者の代償方略

方　　略	例
左を見るための言語的な手がかり	治療課題を行っている間や日常の活動中に患者は左を見るように言われる。
注意を左へ向けるための視覚的あるいは触覚的な目立つ手がかり	書類や日常生活で使われる物の左端に赤い線やマジックテープをつける。
環境の再調整	セルフケアや自立のために重要な物を患者の右側に置く。会話の相手は患者の右側に立つように勧められる。

がかりに反応する構えが整う前の時期に有効であるかもしれない。

●左側への配置

この方法は代償方略というよりは促通のための技法であるが、ここに含めたのは、これも環境の再調整を必要とするからである。患者が左へ注意を向けるように治療を始めてから、大事な物は左側へ置き、コミュニケーションの相手は患者の左側に立つようにする。左側を探す必要が増すほど障害された方向性注意のネットワークが刺激されるという仮説の下に、治療効果を日常生活に般化させるためである。

無視の回復の促通

無視の回復を促通する方法には、医学的治療と行動療法とがある。医学的治療とは、無視を改善するために試みられたいくつかの非行動的な介入を意味する。行動療法は、探索やスキャニング課題を通して、**外的な合図や手がかりなしに左方向へ注意を向けるように刺激すること**が中心となる。今日まで、行動療法の効果を報告している文献は非常に少ない。報告されている探索課題の結果は期待のもてるものであるが、訓練のタイプや患者のタイプ（たとえば、病巣の位置やその特徴、無視のタイプや重症度）にほとんど一貫性がないため不完全である。DillerとWeinbergらは、系統的な手がかりと代償課題を用いたプログラムで、ある程度の無視の改善を示した患者がいたことを報告している（Diller & Weinberg 1977；Weinberg et al 1976, 1979）。Robertsonら（1989）は、コンピュータを使った探索とスキャニング課題はほとんど効果がなかったことを明らかにしているが、Pizzamiglioら（1993）は、コンピュータを用いた視覚的なスキャニング課題を含む様々な行動療法を用いたプログラムを行った結果、左方向への探索と機能的な行動における左方向への注意が改善しただけでなく、障害に対する意識が高まり、患者の気分やリハビリテーションへの意欲が改善されたことを報告している。行動療法の無視に対する効果と、そのような訓練の他の課題への般化に関しては、さらに研究が必要である。患者の無視の症状のタイプや重症度によって、効果のある訓練のタイプにも違いが出ると考えられる。

医学的治療

●薬物療法

ドーパミン受容体作動薬であるアポモルヒネが、動物では無視の改善をもたらすという報告がある（Corwin et al 1986；Marshall & Gotthelf 1979）。ドーパミン作動薬療法によって、人間の無視も、完全になくなるわけではないが軽減されるということが発見されている。Fleetら（1987）は、慢性的な無視症状を呈する2症例に対するブロモクリプチンの投与で無視の検査成績が改善したことを報告している。Fleetらは、慢性期ならびにより急性期の患者に対する薬物療法の効果のさらなる研究の必要性を提唱している。

●前庭刺激

右耳にぬるま湯を注入するか、より一般的には左耳に冷たい水を注入することによって前庭機構を刺激する方法は、ときに熱刺激（caloric stimulation）とも呼ばれるが、様々な無視症状の**一時的な軽減**をもたらすことが報告されている。軽減された症状としては、①身体無視（personal neglect）、②身体外無視（extrapersonal neglect）（例：紙と鉛筆を用いる課題における視覚的無視）、③病態失認、④身体精神病性妄想（somatophrenic delusions）、⑤半側の感覚脱失を思わせる状態の無視、などがある（Cappa, Sterzi, Vallar & Bisiach 1987；Rode et al 1992；Rubens 1985；Vallar, Bottini, Rusconi & Sterzi 1993；Vallar, Sterzi, Bottini, Cappa & Rusconi 1990）。

前庭刺激が無視の改善にどのように作用する

かはわかっていない（理論的な論評に関してはVallar et al 1993を参照のこと）。眼振を誘発するため、左への眼の動きが左の視覚刺激に対する気づき（awareness）を高めることが理由とも考えられるが、目隠しをされている状態の患者でも触覚無視が改善することが報告されている（Vallar et al 1993）。あるいは、前庭機構の皮質への投射はほとんどが対側性のため、右半球の全般的な活性化を促すという可能性もある。しかし、右耳にぬるま湯を注入することで無視が軽減し、左耳にぬるま湯を注入すると無視の症状が増悪することがあるという報告もみられる。その他の説明としては、両側性の神経処理のバランスをもとに戻すことで、自己中心的な空間と外界の空間の内的な表象を変化させるという考えもある。前庭の求心性入力を含む両側性の神経処理はそうした表象に関連している。前庭刺激は無視のメカニズムに関する様々な理論を探求するために利用されており、また、無視の症状を一時的に軽減する方法として知られていることからここで紹介した。しかし、効果が持続しないため、治療としては勧められない。

行動療法

無視の改善を促通するための行動療法には、左方向へ向くことを増やし、理論的には右半球をより活性化させるという技法と課題がある。左上下肢の刺激（後述）を他の行動学的刺激法の前に与えてもよいだろう。探索課題は左方向へ自発的に注意を向けさせることになる。課題の中には、注意の移動を随意的に左へコントロールさせることに重点を置いているものや、自動的に注意を左へ向けさせようとするものがある。課題はすべて、外的な手がかりなしに、自立した注意の動きを促進させようとするものである。

● **左上下肢の刺激**

数多くの研究によって、**左半側空間における**左手の随意的な運動や使用によって無視が軽減されるRHD患者がいることが報告されている（Halligan & Marshall 1989；Joanette, Brouchon, Gauthier & Samson 1986；Robertson & North 1992, 1993）。左足の運動によってもこの効果がみられる可能性がある。左手の受動的な運動や右半側空間における左手の運動には、ほとんど効果がみられない（Robertson & North 1993）。左半側空間における左上下肢の能動的な運動の効果については、右半球の注意の活性化の増加、視覚的な手がかりの影響、運動性無視の場合には運動的な手がかりの影響など、様々な理由が考えられている（Halligan et al 1991；Robertson & North 1992）。左上下肢の運動は右半球の感覚運動経路を刺激し、その結果、運動と注意を活性化させ、半球をその後の活動に向けて準備させるのかもしれない。左の手指によるタッピングのような左半身の運動が、視覚的、運動感覚的な手がかりとなって、左側からの入力に対する気づき（awareness）と知覚を強めるケースもある。他の例では、左の上下肢を左の半側空間内で使ったり、左の半側空間の端に向けて使ったりすることで右半球の運動プログラムを刺激し、運動として反応する準備をさせている可能性もある。どの例でも、患者が自分の左上下肢を右ではなく左の半側空間で動かしたときに最も高い効果が得られる。しかし、無視の検査では成績が向上するが、左上下肢の運動の効果による改善がどの程度続くものなのか、また患者が左利きになるということ以外に日常生活にどのように影響が現れるのかについては、明らかではない。無視の改善の基盤となっているのが右半球の活性化であれば、無視の課題を行う前に左上下肢の運動を利用することは重要なことだろう。たとえば、読字や抹消課題の前に、患者に左手で左の端をなぞらせたり、左腕の上げ下ろしを行わせたり、右手でスキャニング課題をしながら左足で床を踏みならしたりするように促してもよい。この

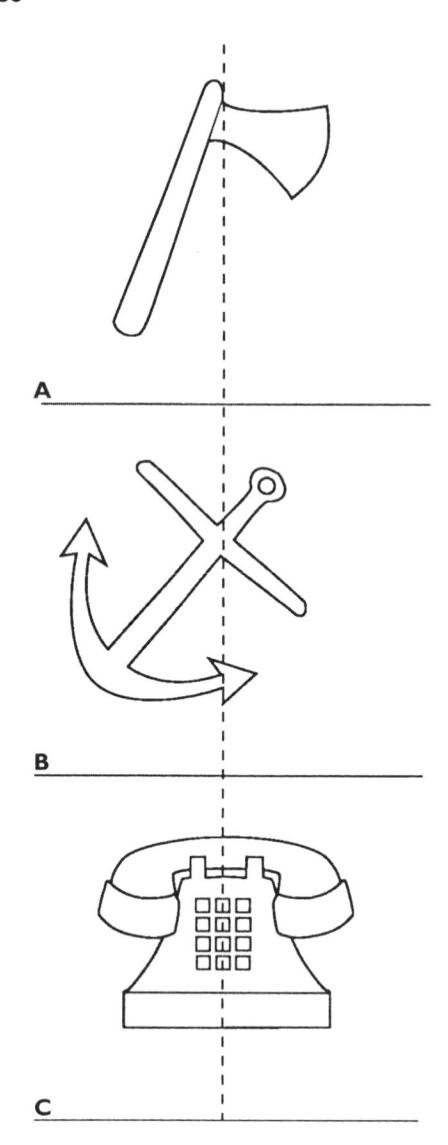

図 9-1　Aの斧とBの錨は、中央の線から右側の情報の曖昧さをはっきりさせるために左側の探索を促す刺激の例である。Cの電話は、中央の線の右側に同定するための十分な情報がある。

技法は知覚的な無視のある患者だけでなく、運動性無視のある患者にも有効であろう。もちろん、片麻痺のある患者には、それが片麻痺を装った無視(第2章を参照)と疑われない限り、適当ではない。

● 左方向の探索課題Ⅰ：無意識の知覚を刺激する

　これから述べる課題のもとになっている理論は、左にある情報への**無意識の知覚**を高めるように刺激の特徴を操作することによって、注意はより自動的に左へ向けられるというものである。その結果、注意を左へ向け定位することが刺激される。無意識の知覚は、無視を呈する患者がそうしているという意識なしに左側の情報を処理する現象である(第2章を参照)。

　a. 有意味な刺激
1. **課題**：文や単語を読む、物品を同定する。
2. **方法**：観察者中心の座標に対して、無視をする空間と無視をしない空間にまたがっている物品の名称を言う、または文や単語を読む。
3. **刺激の特徴と操作**：有意味性は、自動的あるいは不随意的に左へ注意を向けさせるために操作可能な変数である(Brunn & Farah 1991；Kartsounis & Warrington 1989；Sieroff et al 1988)。有意味な刺激の例としては、単語(文字の羅列に対して)や実在の物品(無意味な形態に対して)などがある。効果を得るためには、各刺激の曖昧な意味をはっきりさせるための手がかりが左側だけにあるようにする。そうすることで、刺激の意味をはっきりさせるために注意が左へ向けられる。**図 9-1**と**図 9-2**は左側に手がかりのある刺激の例である。**図 9-1**ではAとBが左へ注意を向けさせやすい。斧は刃だけでは何であるかわからない。左側にある柄が意味を与えている。同様にBの錨も、中央の線より左を見ないと何であるかははっきりしない。しかし、Cの電話は左右対称なので、中央の線の右側に十分な情報があって何であるかがわかる。**図 9-2**の最初の文は中央より右にあ

(a) Our hats were off to them

(b) She found that Tom was nice.

school

steamship

図9-2 左側の探索を促す言語的な刺激の例
文(a)の中央から右側にある単語と "school" の中央から右側にある文字列は意味をなさないので、左側への注意を喚起する。文(b)の中央から右側にある単語と "steamship" の中央から右側にある文字列は意味をもっているので、左側へのさらなる探索を促すことはない。

る三つの単語が句や文として意味をなさないので、左方向への探索が必要となる。2番目の文は中央より右にある単語が意味のある文となっているので、左へのスキャニングは "Tom" のところで止まってしまうだろう。同様に "school" の "ool" はそれだけでは意味がないが、"steamship" のような複合語は中央から右の文字が単語になっているので、左を探索させることにはなりにくい。手がかりの位置や刺激の全体としての有意味性を操作することで、**内的に起こる左方向**

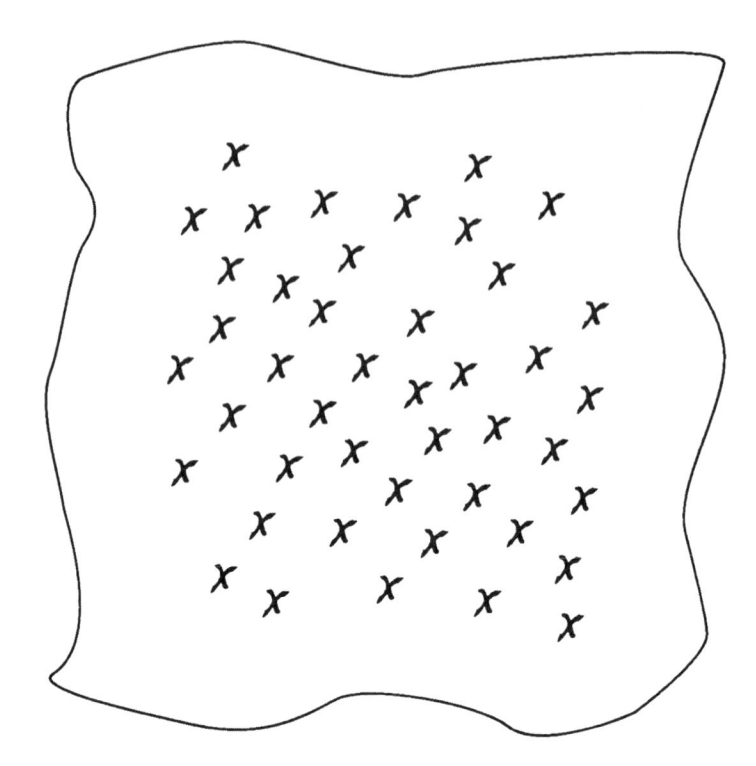

図 9-3　枠に囲まれた抹消課題の例
患者は枠を対象そのものとして捉え、外的な手がかりが少なくてもより左に注意を向けやすい。

への注意の移動を促すことが可能である。

b. **隣接する刺激**
1. **課題**：印刷された刺激を同定する、あるいは数える。
2. **方法**：中央の線の左や右に様々な距離をおいて提示された物品を同定する。
3. **刺激の特徴と操作**：隣接する刺激は、離れて置かれた刺激より左へ注意を向けさせる可能性が高い（Farah et al 1993；Kartsounis & Warrington 1989）。ここでの仮説は、無視のある患者は提示される対象のタイプにかかわらず、その概念に対してある程度の感受性をもっているというものである。たとえば、探索課題である枠の中に刺激がある場合、枠がない場合と比べて左側の刺激に注意が向きやすい。枠に囲まれた個々の物体を一つの対象あるいは全体として知覚しているからである（Farah et al 1993）（図 9-3）。また、別個に離れている刺激に比べて隣接した刺激のほうにより左へ注意を向けさせる傾向があるのは、患者が隣接あるいは重なり合った図形を一つの対象として見て、その全体像に注意を向けている可能性があるからである。このタイプの課題では、患者は並んでいる対象を指さすか、数えなければならない。各刺激間の物理的な関係は、難易度によって階層的に配列され、重なっている刺激から始めて隣接している刺激へ、さらに間隔の空いている刺激へ、最終的にはその距離を伸ばした刺激へと変化させることができる（図 9-4）。

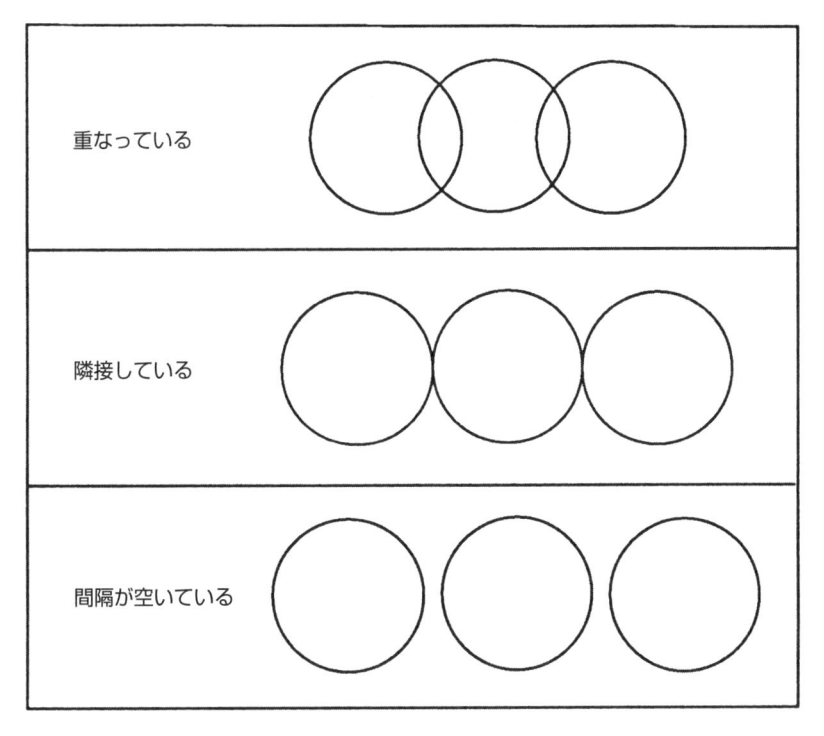

図9-4 左側の探索を改善させるための刺激の例
患者は円を数えるか、指さす必要がある。刺激は階層的になっており、重なっているものから隣接しているもの、間隔の空いているものへと難易度が増す。

c. 相互作用のある刺激
1. 課題：二つか三つの対象物を含む単純な情景を説明する。
2. 方法：単純な情景の左と右にある対象物を説明する。
3. 刺激の特徴と操作：抽象的あるいは物理的に相互作用をもつ刺激も、左方向の探索を促す。相互作用をもつ絵による刺激の例としては、①右側の人物が左側の人物に話しかけている、②中央線の左と右に一人ずついる二人の人物が手をつないでいる、③右側の人物が左側の人物に何かを渡している、といった状況がある。つまり、右側の登場人物が左側の登場人物に何かをしているという単純な情景であれば、相互作用のある刺激といえる。たとえば、木に登っている男の子が左に伸びた枝にいるネコをつかまえようとしている絵では、手を伸ばすという動作が伸ばされる対象があることを示している。男の子の行動が左側での出来事や対象物を予想させるので、ある程度自動的に注意を左へ向けることが促される。もし男の子の手がネコに触れていれば、その情景の二人の登場人物が隣接する（つまり、一つとして捉えられる）ので、触っていない場合に比べてネコに注意が向けられる可能性はさらに高まる。

● 左方向の探索課題Ⅱ：注意の自動的な左方向への動きを促す

a. 紙と鉛筆を用いた抹消課題
1. 課題：目標とそれ以外の刺激が書かれているところから目標刺激を抹消する（線で消す）。

2. **方法**：第8章で説明した通りに行う。
3. **刺激の特徴と操作**：左方向へ注意を向けさせ、注意の焦点を広げるために抹消課題の刺激を操作する方法はいろいろある。臨床家は、患者がほとんど失敗しないような抹消課題から始め、左方向への注意に関係する認知過程が繰り返し刺激されるように、徐々に課題の難易度を上げていかなければならない。第8章で述べたように、刺激の密度が低いほど、また刺激の物理的・抽象的な特徴の違いが大きいほど、患者が左側の刺激へ注意を向ける可能性が高い。刺激を操作する方法には他に、内側の構造と外側の枠の存在がある。患者は刺激が横方向に並べられているほうが、ランダムに散らばっているよりも、左右どちらの半側空間の誤りも少ない傾向がある（Weintraub & Mesulam 1988）。外枠は患者にその枠組みの中の領域を一つの対象として処理するように促すため、左方向への注意の動きを増す可能性がある（**図 9-4** を参照）。最終的には、患者に目標刺激を線で抹消させるのではなく、消しゴムで消させることによって右側から刺激をなくしていくことも、左方向へ注意を向ける助けになる。さらに、左半側空間の配列の密度を右よりも高くすることによって、目標刺激とその他の刺激の左右のバランスを変えることもできる。

b. **コンピュータを利用したスキャニング課題**

1. **課題**：画面に現れる目標刺激を見つける。
2. **方法**：これらの課題は、目標とする新たな刺激がコンピュータの画面に現れるたびに患者に反応（たとえば、キーボードのスペースバーを押す）を求めるものである。課題の難易度を変えるために、4分割されたそれぞれの領域の中でも、その領域間でも、刺激が現れる場所を調節できる。次の刺激が現れるまでの時間も同様に調節可能である。ここでは、反応の正確さと速度が記録される。正確さに対するフィードバックは即時に行われなければならない。手がかりは警告刺激（たとえば、次の刺激がすぐに現れることを知らせる音）として与え、徐々になくしていくことができる。このタイプの課題の変形である Starry Night（Rizzo & Robin 1990, 1996）という課題は、刺激が消えたとき（現れたときではなく）に反応を求めるものである。領域内の刺激の数や消える目標刺激の位置は、系統的にコントロールすることが可能である。

● **左方向の探索課題Ⅲ：注意の自発的な移動を促す**

以下に述べる課題は、探索する場所への**自発的な**コントロールを促すことによって、左方向への探索と注意の焦点の広がりを促進しようとするものである。これらの探索課題において、患者は、①左方向の探索のために自発的な注意を向けることができ、②外的なフィードバックなしに自分の反応成績を簡単に確認することができる。

a. **Mackisack-Myers 領域性課題**（Myers 1997；Myers & Mackisack 1990；またプログラムの詳細については Halper et al 1996 を参照）

1. **課題**：4分割された板に置かれた立方体を指定された数だけ探す。
2. **方法**：
   (a) **用具**：溝で4分割された 20×33 cm の平らな板。この上に色を塗った立方体を置く。立方体の大きさはだいたい 2.5 cm 程度。
   (b) **課題**：臨床家は、患者に見えないように、板のいろいろな位置に決めた数だ

けの立方体を置いて患者に探させる。患者は立方体をいくつ見つけなければならないかを知らされる。患者にとって見つけるのが容易な右上4分の1のスペースに立方体を一つ置くことから始め、立方体の数を増やし、いろいろな位置に置くことでより困難な課題となる。目的は単純に、指定された数の立方体を見つけることである。立方体を置く位置は四つの領域の中で系統的に変えることができ、左下が最も難しい位置となる。左に置くほど見つけるのが難しくなる。目標と違う色の立方体を混ぜる（たとえば、青い立方体五つとオレンジ色の立方体五つが置かれた中から青い立方体を見つける）ことで選択的注意の要素を導入し、より難しい課題にすることができる。

このタイプの課題の利点は、課題ができているか・できていないかを、患者が自分で確認できることである。もし三つの立方体を探すように言われたのに二つしか見つからなければ、そう言われなくてももう一つ探さなければならないことがわかる。もしまだ見つけていない立方体が左側にあれば患者は**自発的に**注意を左へ向けることになり、外的な手がかりなしに左方向への探索が促進される。触覚の要素も立方体の数を覚えておくのに役立つ。ついでながら、この課題は、状況絵の解釈のような左方向へ注意を向ける必要のある談話課題を行う前のよいウォームアップになりうる。この課題やこれに似た課題は、横方向に限らずより広い空間への内的に生じる自発的な注意の移動を刺激することで、自動的な左への注意の改善を促進する可能性がある。他の探索課題と同様に、ここで仮定しているのは、注意の移動が意識的・自発的であっても自動的であっても、左へ注意が向けられるほど障害された方向性注意のネットワークが刺激されるということである。

b. 右左転換課題
1. **課題**：右の刺激一つに対し、左の刺激一つを見つける（指さす、読む）。
2. **方法**：左と右にターゲットを含む刺激を適当に、あるいは決められた順番に配置する。たとえば、2列の単語の音読課題では、その一つをページの右に、もう一つを左に配置する。右側の単語を読むたびに左側の単語を読まなければならない。他にはページの中央の空白を挟んで右と左にある目標物や数字、文字などを指さしたり抹消したりする課題や、並べられた刺激の右側と左側から目標物を選び取る課題などがある。こうしたあらかじめプログラムされた右から左への注意の移動は、自発的な左への注意の移動のコントロールを促し、注意を左へ向けるための刺激となる。
3. **刺激の操作**：刺激は、選択的注意に負荷を与えないように一貫したものでなければならない（つまり、すべて数字か、単語か、文字か、物体で構成されている）。

● **読字と書字**

左方向への探索を求める課題の多くは、患者が読むときにページ全体をざっと見渡したり、書くときに余白を適切に使ったりすることを間接的に助けることになると考えられている。さらに、第8章で紹介した左の余白が不規則になっている文章の読字課題（第8章の**付録12**を参照）を少し変えて、左の境界への油断のない注意（vigilant attention）を高める方法として用い、読字に軽度の無視を呈する患者に使うことも可能である。

書字の改善のためには、方眼紙を使って練習してもよい。文字を一つの枡目に書かなければならないため、間隔を保つことや上向きに傾斜しないようにすること、余白を適切に使うことの助けとなる。

プロソディ障害の治療

患者が、運動障害性構音障害（dysarthria）が原因ではないプロソディの産生や理解の障害を示している場合、最も有効かつ直接的な介入方法は、患者と家族に対するカウンセリングである。この代償方法は、より直接的な治療法をとるかどうかにかかわらず推奨される。第5章で述べたように、RHDによって二次的に生じるプロソディ障害の本質はあまりよくわかっていない。プロソディ機能の改善を促進する方法の効果や、いつ誰に対してそうした方法が最も有効かについては、今のところ報告がない。以下の課題は、第5章で紹介した私たちのこの障害に対する理解と、第8章で紹介した評価課題に基づいたものである。

代償方略

代償方略には、①プロソディとその障害の特徴について説明すること、②代償方法を訓練する機会を与えること、などがある。

プロソディについて患者と家族に説明する

専門用語を使わなくても、臨床家は、喜怒哀楽や態度を表すために用いる全体的な声の調子として、プロソディを定義することができる。喜怒哀楽や態度の違いがはっきり区別できるような例を利用して、声の調子の変化を示す。プロソディの産生の障害があって全般的に感情の起伏が乏しい患者の場合、家族はたいてい問題に気づいており、患者の声は「疲れている」ようにあるいは「単調」に聞こえるという。理由を明らかにすることは、特に患者の声の調子が気分や関心や態度を正確に反映していない可能性があることを理解するために大切である。

患者が代償することを援助する

RHD患者は、自分自身では以前と違う話し方をしていることに気づいているかもしれないし、気づいていないかもしれない。障害が軽度の患者は、自分の話し方とは違っているような漠然とした感じをもっているので、説明されれば問題に対応することができる。説明することと実際に例を示すこと以外で産生の障害に対する代償方法の中心となるのは、コミュニケーションの相手に対して自分の情動状態を言葉で言うよう患者に促すことである。これは特に他の認知・コミュニケーション障害が軽度な患者に有効であるが、その理由として、この方法が効果を現すためには、①自分の情動状態に対する自覚をもっていること、②コミュニケーション相手のニーズに対して敏感であること、が必要だからである。つまり、覚醒レベルが全般的に低い患者はコミュニケーション場面の状況に敏感ではなく、あるときにどのように感じたかをはっきりさせたり、説明したりする気力をもつこともできない確率が高い。

患者のプロソディ理解障害を代償するために、家族に対し、自分の気分や態度を会話の中ではっきり言うようにと助言することができる。患者には、こうした家族からの手がかりに気をつけること、また顔の表情などの他の手がかりも使ってコミュニケーション相手の意図や態度を理解するように助言できる。写真を使って顔の表情から喜怒哀楽を読み取る訓練もあるが、初めに目線が合いにくい患者かどうかを判断することが重要である。非言語的な情動表現を認識することは、患者が日常生活で必要としていなければほとんど価値のないものである。

プロソディ理解障害を回避する別の方法として、単語そのものがもつ情動的な内容に対する感受性を高めることがある。たとえば、患者が、「サリーの大好きなイヌが突然病気になった。」とか、「今日はやることがありすぎてどうやったら全部できるかわからない。」といった

ような単純な文の主人公の情動的な状態を理解できているかどうかを確かめる。ここでも、言語やジェスチャー、顔の表情といった手がかりを使ってプロソディ理解障害を代償するには、こうした手がかりを有効に利用するための注意や認知の機能に加え、論理的に考える能力が保たれていることが前提となる。プロソディ障害のみを呈する患者や、認知面の問題が非常に軽度な患者にとって適切な方法であることは確かである。

機能回復の促進

機能回復を促すために、臨床家は、プロソディの産生と理解の障害の評価に用いた方法を改変・発展させることができる。プロソディの特定の側面、特にピッチの変動は、理解と産生の両方の問題を起こす可能性がある。ピッチの知覚に対する簡単な課題としては、患者に音程や母音をテープで聞かせて弁別させる練習などがある。ピッチの産生練習では、患者に臨床家が発する母音の高さを模倣させる。音量や長さについても同様の練習が行える。一部の患者にとっては、一つの母音のプロソディ特性を模倣するほうがずっと難しい。その場合、単語のほうが馴染みがあり、よい刺激となるだろう。こうした練習は**表9-5**から選んだ課題とともに行ってもよい。それぞれの課題については第8章で説明してある。系統的に手がかりを与えることや課題の難易度を変えることで改変することができる。

課題を改変する方法の一つは、プロソディの変化がわかりやすくなるように文脈をつけ加えることである。文脈をつけ加えることで、①より自発的な産生が可能となり、②プロソディが文脈に即して出てくるために産生の不自然さが減り、また、③推論の能力に負荷をかけることができる。場面に合ったプロソディを産生することは、中立的な文においてプロソディの産生を求められるよりも容易であろう。一方で、患者が推論の障害をもつ場合、文脈の解釈という要素が付加されたことで課題がより困難になる。難易度を上げ、プロソディ産生の自発性を高めるように修正を加えた二つの課題を以下に紹介する。

情動的プロソディの産生

プロソディ産生に対する文脈の影響を評価するにあたっては、TompkinsとFlowers(1985)の課題を改変して使うことができる。用いるべき情動を特定されるのではなく、患者は自発的に文脈に合ったプロソディを表出しなければならない。臨床家は3文からなる物語を読む。最後は登場人物のうちの一人の台詞で終わっていて、それを患者が声に出して読む。この課題では、臨床家は同じ刺激を用いて、たとえば次のようないくつかの異なる物語を用意する。

最初の文:
　ケビンを突然訪ねてきた人がいた。
2番目の文の選択肢:
　それは、(a) 母親だった。
　　　　 (b) ずっと会っていない恋人だった。
　　　　 (c) 女性の警察官だった。
3番目の文の選択肢:
　彼女は言った、(a)「どうして電話しなかったの?」

表9-5 プロソディの理解と産生の課題
（詳細は第8章を参照）

理解の課題
1. 文中の情動的なプロソディの同定
2. 強調アクセントの同定:複合語と名詞句
3. 強調アクセントの同定:文
4. 文の種類の弁別:平叙文と疑問文

産生の課題
1. 文中の情動的なプロソディの産生
2. 強調アクセントの産生:複合語と名詞句
3. 強調アクセントの産生:文

(b)「会いたかったわ。」
(c)「逮捕します。」

最後の台詞：
ケビンは答えた、「ここをどうやって見つけた？」
（前の三つの文に沿ったプロソディと情感をつけて読む。例：[a]いらだち、[b]興奮、[c]不安）

強調アクセントの産生

目標となる文を、患者に提示した短い文章の中に組み込んでおく。臨床家はその文章を音読し、強調アクセントが刺激されるように、重要な文や句に関する質問をする。以下に例を示す。

ジョーが会議に遅れていたので、ジャッキーはあちこち探した。図書館や、アーニーのオフィス、自動販売機の所も調べた。彼女は最後になってやっと、当然ジョーは彼自身のオフィスにいるだろうと気がついた。

「ジョーは彼自身のオフィスにいる」という目標の句に関して、臨床家は、①「アーニーはジョーのオフィスにいましたか？」と聞き、「いいえ、ジョーが彼のオフィスにいました。」と答えさせる、②「ジョーは図書館にいましたか？」と聞き、「いいえ、ジョーは自分のオフィスにいました。」と答えさせる、あるいは、③「ジョーはアーニーのオフィスにいましたか？」と聞いて、「いいえ、ジョーは自分のオフィスにいました。」と答えさせることなどができる。

手がかり：もし患者が適切なアクセントを表出できなければ、臨床家はアクセントパターンを聞かせ、模倣させる。模倣ができなければ、どのようにして音節を延ばすか、どのようにしてピッチや音量を上げるかについてさらに教示する。患者がピッチ、音量、単一の母音の長さなどの変化を模倣する練習も導入できる。

感情的コミュニケーション障害の治療

非言語的な感情的コミュニケーション

非言語的な情動表現の理解

第8章で紹介したような状況絵や顔写真の情動表現の同定と弁別の課題は、治療課題の難易度を変化させるために改変することができる。たとえば、情動的な状況を表した情景は、どの程度文脈に馴染みがあるか、どのぐらい顔の表情がはっきりしているかによって解釈の難易度が変わる。図6-2に示された情動の解釈が容易なのは、感謝祭というものが慣れ親しんだ情動を引き起こし、なおかつ図の中の人々が微笑んでいるからである。感謝祭という概念がなくても、テーブルの周りに集まった楽しそうな人々という概念はつかみやすい。一方、図8-4に示された情動は、その状況が初めて見るもので、女の子の表情も微妙なため、より解釈するのが難しい。彼女の表情を読み取るためには、周りの状況を参照しなければならない。

非言語的な情動表現の産生

第8章で述べたように、表情やジェスチャーによる表現の乏しさは観察しやすいが、その程度を測ることはそう簡単ではない。患者とその家族が問題に気づくように助言することはできるが、回復を目指した治療は難しい。最良の症状管理の方法は、その障害の経過を観察することであろう。情動や態度（例：興味や疑念など）を指示によって表出するように訓練する治療課題は、症状に対しては働きかけるが、根底にある原因には働きかけない。覚醒レベルの低い患者は活動性が大幅に落ちている可能性が高く、またそれに気づいている可能性は非常に低いので、治療は勧められない。活動性の欠如は、覚醒レベルの低下と全般的な反応の乏しさにつながっている可能性が高い。

認知障害が軽度の患者は、非言語的に情動を伝える能力を高めるようとする意識と興味をもっているだろう。このような患者では、活動性の低下に伴って、声の変化が乏しくなっていることもある。プロソディの産生を改善することは、そうした患者の非言語的な情動表現の乏しさを代償するのに役立つだろう。

　気分や態度を示すためのジェスチャーや顔の表情の乏しさは、心の理論の障害に付随して起こることもある。その場合、談話課題に焦点を絞った治療では、患者が登場人物の信念や態度、動機、期待、情動的な状態などを理解する能力の改善を目指すことが望ましい。

言語的な感情的コミュニケーション

　言語的に伝えられる情動の表出や理解の問題の多くは、前に述べたプロソディの障害か、これから述べる談話の障害と関連する。

談話の障害の治療

　談話の障害の治療では、談話にとって重要な二つの領域に焦点が絞られる。第一に、物語と会話の問題への対処である。第二に、それほど明らかではないかもしれないが、**社会的断絶と呼ばれるような問題への対処である。社会的断絶という用語は、コミュニケーションによって達成される社交上の意図に対する意識の低下と、自分自身を周りの人々や出来事、物と結びつけている絆に対する意識の低下のことを指す**。先に述べたように、RHD患者は他人行儀であったり、よそよそしい感じがしたり、自分自身のことだけに関心があるように見受けられることがある。コミュニケーションにおけるやり取りに積極的に加わらなかったり、会話の慣習にあまり従わなかったり、コミュニケーションの文脈に気づきにくかったり、聞き手のニーズを理解することに困難を示したりすることもあるかもしれない。第6章でも、他者の信念や知識、動機、意図を推し量る能力が低下する、心の理論の障害について説明した。第7章では、患者が以前には馴染みのあった物や場所や人との関係に関する感覚を失うほどに関係性が断たれうる誤認症候群の最重度の例を紹介した。自分と自分を取り巻く世界の絆を表していた、感情を伴う記憶を呼び出すことができなくなっているのだろう。そこまではいかないにしても、社会的断絶は、私たちが会話やそれ以外のコミュニケーション行動を通じてそれぞれに関係を築いたり強めたりするためのメカニズムの妨害になるものである。

　物語レベルの談話の障害と社会的断絶による障害には、明らかな相互作用がある。どちらの障害においても認知的、感情的な力が働き、減弱した注意力が談話の障害と社会的断絶による障害の両方の根底にある。しかし、この二つは、治療の達成目標という枠組みでは区別できる。物語と談話の障害の治療は、特に以下の点に働きかける――①推論能力の低下、②情報量のレベルの低下、③代替的な意味を理解したり、意味の修正をしたりする能力の低下。社会的断絶の治療が働きかけるのは以下の点である――①聞き手のニーズに対する意識の低下、②コミュニケーションにおける社会的慣習の使用の低下、③心の理論の障害。

物語と会話

推論の生成の課題

　第6章で述べたように、推論の生成の障害は、談話の理解と産生に重大な影響を与える可能性がある。推論の問題には、全体構造を作り出すことや主題を推論することの難しさ、首尾一貫した照合によって隔たりを埋めることの問題、登場人物それぞれに対して推論を行うことの困難さなどがある。推論の生成を直接的に治

表9-6 全体構造と他の推論の生成課題

課　題	目　的
絵や物語の解釈	正確な推論の産生の強化
誘導による推論の生成	推論の生成に関する代償方略の訓練
絵の題名づけ／話の見出しづけ	統合と全体構造の能力の強化
物語の継続	統合と全体構造の能力の強化
各場面の推論	各場面の推論の理解の強化

療するのに加えて、根底にあると考えられている統合や選択的注意などの認知過程を刺激する課題を行うことも適切であろう。課題のリストを表9-6に示す。

● 全体構造と他の推論の課題

1. 絵や物語の解釈

   a．目的：刺激によって全体構造の生成（中心的な、主題の推論）を強化する。

   b．方法：物語や状況絵を見せて、患者に説明または要約させる。刺激は、患者が適切に反応できるレベルか、それより少し上のレベルでなければならない。

   c．状況絵の刺激の操作：

   (1)視覚的要件：白黒の写真は避けたほうがよく、代わりに白黒か色のついた線画やカラー写真を用いる。右半球が白黒写真に含まれる濃淡や影の部分の空間的な低周波数の情報の処理により優れているのに対し、左半球が線画の鮮明なコントラストに見られるような、より高いスペクトラル周波数の処理に優れているということが証明されている(Sargent 1987)。RHDは空間的な低周波数の情報の処理に障害を与える可能性がある(Spinnler, Guariglia, Massironi, Pizzamiglion & Zoccolotti 1990)。したがって、線画やカラー写真を用いることによって、視覚的な処理の初期段階の問題を避けることができる(なお、本書で紹介しているNorman Rockwellの状況絵は白黒で印刷されているが、原画はカラーであることに注意されたい)。

   (2)難易度のレベル：第6章で述べたように、推論のレベルは、刺激を段階づける際に最も重要な要件となる。視覚的に単純な絵であっても、視覚的に複雑な絵と同じぐらい解釈が困難なものもある。同様に、視覚的に複雑な状況であっても、そこにあるものが馴染み深いもので推論しやすければ、視覚的な要素が多くても解釈は容易になる。視覚的な情報が多いほうが、冗長性が高く、より解釈しやすいかもしれない。少年がベッドで本を読んでいる図9-5には物がたくさんあるが、主題は容易に解釈できる。推論をより多く必要とする例は図9-6である。図9-6Aのウマに鞍を置くという単純で見慣れた動作のほうが、図9-6Bに描かれた出来事より多少解釈がしやすい。たとえば、図9-6Bでウマが単に寝ているのではないと理解するためには、カウボーイが体で表現していること(つまり、ひざ

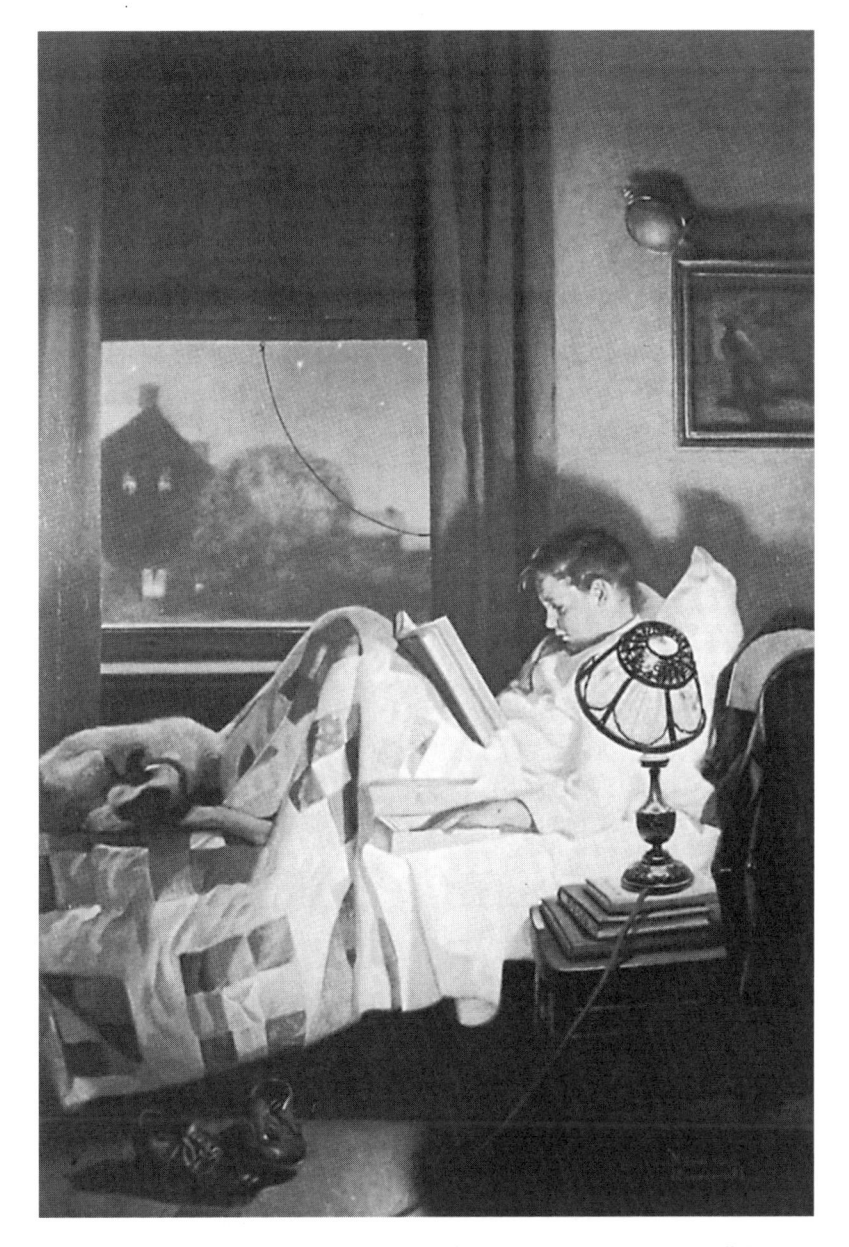

図9-5　少年がベッドで本を読んでいる様子を描いた Norman Rockwell の作品
(Edison Mazda：Lamp Advertisement, 1920. Printed by permission of the Norman Rockwell Family Agency / Copyright ©1920 the Norman Rockwell Family Entities)

まずいていることや帽子の持ち方)と、これまでの経験や情動に関する知識とを関連づけることが必要となる。また別のやや難しい推論として図9-7がある。ここでは、起こっている出来事の間の物理的距離が非常に離れている。より微妙な情動的な内容は、図6-3のような例にみられる。この絵ではイヌの情動も重要である

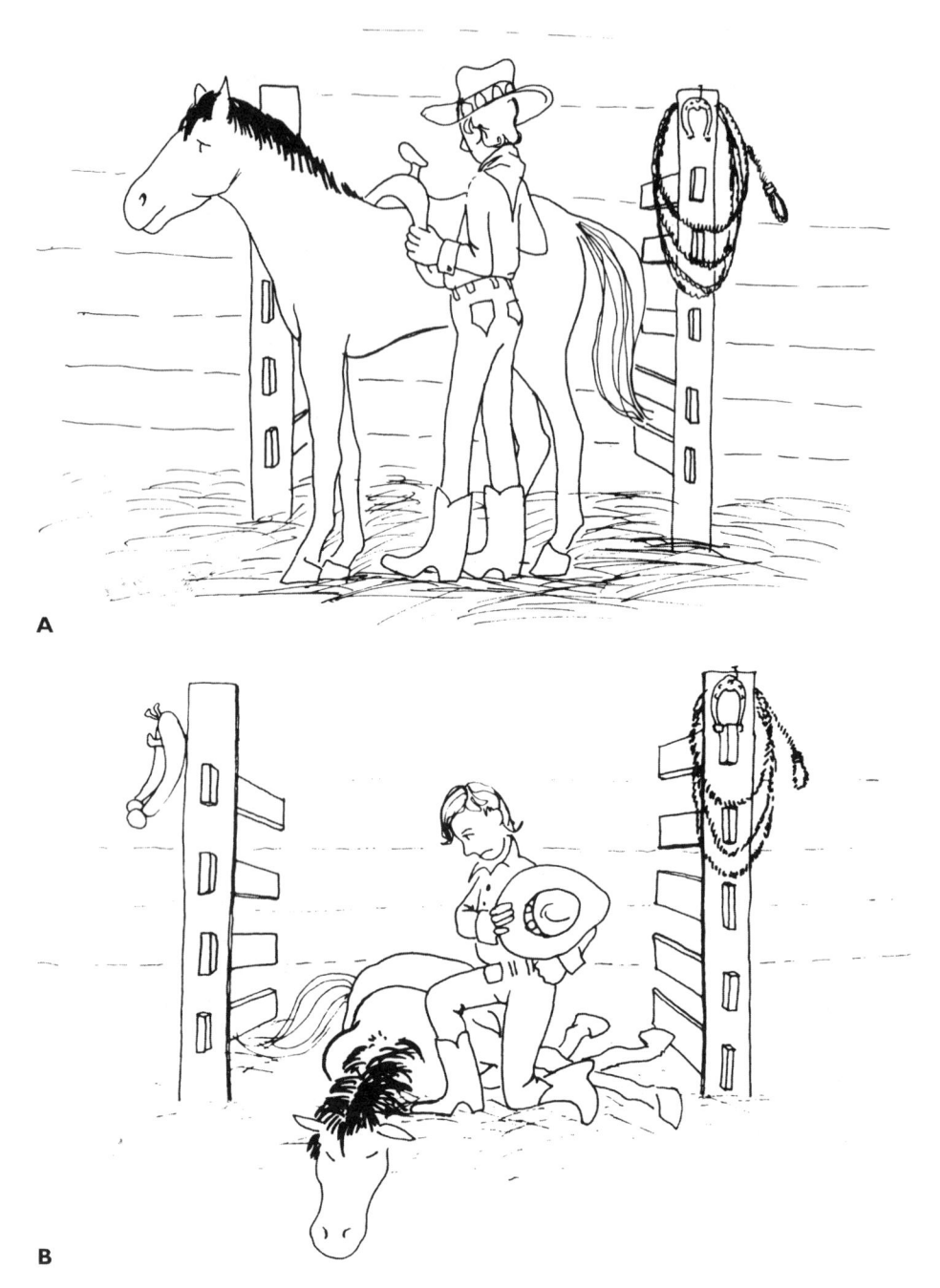

図9-6 簡単な推論しか必要としないウマのブラッキーに鞍をかけている情景(A)と、やや難しい推論を必要とするブラッキーの死の情景(B)。

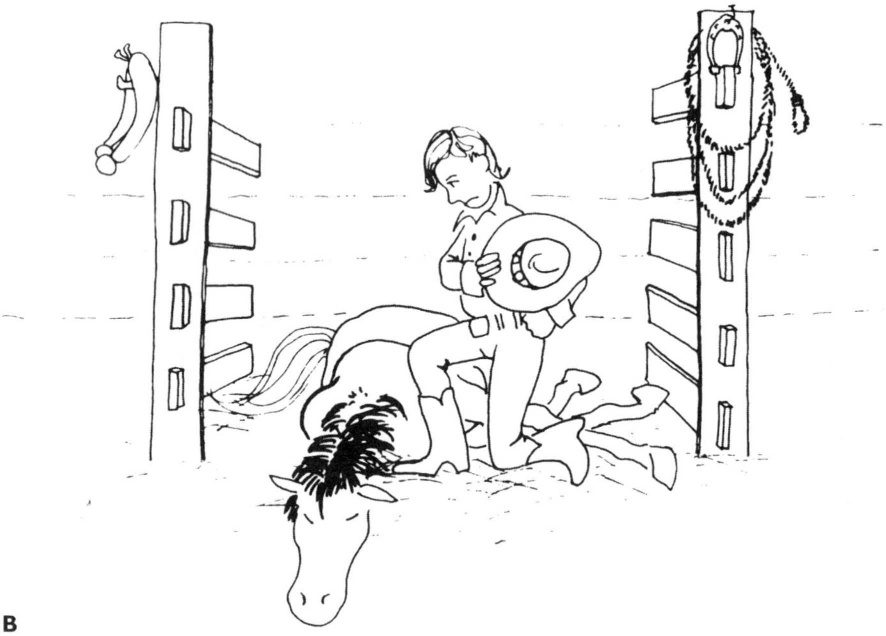

が、それは体による表現のみから読み取らなければならない。刺激となる物語と状況絵の難易度のレベルを変えることで、推論に関わる機能が刺激され、それが回復の促進につながると考えられる。
(3)**手がかり**：手がかりは"wh"で始まる質問(たとえば、**図9-6B**で

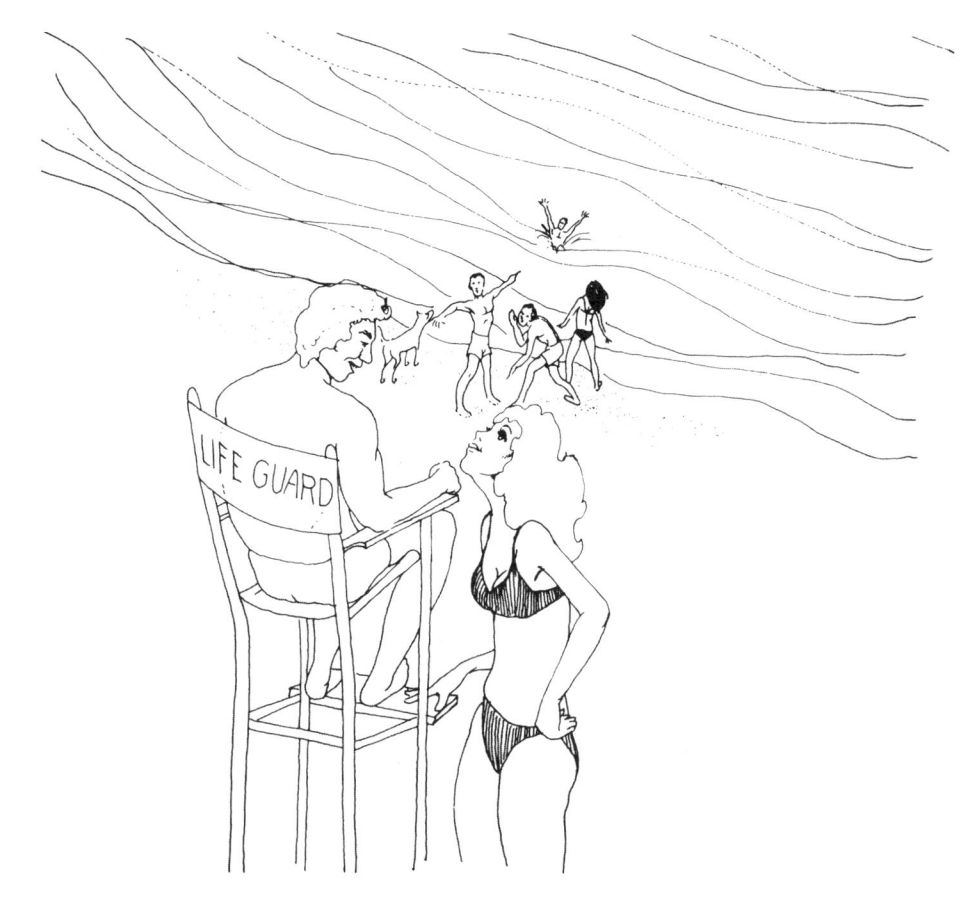

図9-7 情動的な内容の解釈を必要とする情景

　　は、カウボーイは何をしていますか？／なぜひざまずいているのですか？／何を手に持っていますか？／なぜウマは地面に横になっているのですか？）、助言を与えることや手本を見せることまで様々である。
　d．採点方法：反応について、もっともらしさや正確さ、完全さなど、様々な側面に対して評価できる。
2. 誘導による推論の生成：推論の障害に対する代償方略
　a．目的：かつては無意識に行っていた分析的アプローチに働きかけることで、推論の生成を再訓練する。
　b．方法：患者は難しい推論に対し段階的な誘導を受ける。
　c．刺激：状況絵／物語
　　例1：図9-6B
　　(1) **描かれている要素を確認する**（カウボーイ、ウマ、馬屋、帽子、ロープ）。
　　(2) **重要な要素を特定する**（カウボーイ、ウマ、帽子）。
　　(3) **互いに関係のある要素を指さす**（カウボーイ、ウマ、帽子）
　　(4) **関係を説明する**（例：「カウボーイはウマのことを心配している」、「そのウマはカウボーイのものだ」、「カウボーイはウマを立たせ

たい」、「ウマが死んだのでカウボーイは悲しい」など)。
この例では、絵の中のほとんどすべてのものが重要である。次の例2のように重要でない情報や関係のない情報を加えることで選択的注意に対する負荷が高くなる。

例2：図6-5「クッキー泥棒」
(1) **描かれている要素**(母親、流し、水、カーテン、食器棚など)。
(2) **重要な要素**(母親、水、男の子、女の子、腰掛け、クッキー缶)
(3) **互いに関係のある要素**(母親、水、男の子、女の子、腰掛け、クッキー缶)
(4) **関係**(例：女の人は母親なので子どもたちと関係がある／女の人は水たまりに立っているのに注意を払っていないので、女の人と水は関係がある／子どもたちは水を見れば母親が注意を払っていないことがわかるので、子どもたちと水は関係がある、など)

d．**採点方法**：段階ごとの反応を正確さと完全さに照らしてプラス・マイナスで評価できる。

3. **絵の題名づけ／物語の見出しづけ**
   a．**目的**：全体構造の生成と情報の統合を強化する。
   b．**課題**：患者は短いニュースの題名や状況絵の題名を考えなければならない。課題の1と2で利用した、刺激の操作、手がかりの出し方、臨床家の助言、評価、代償方法がこの課題でも利用できる。
   c．**刺激の操作**：ニュースや状況絵は、その内容がどの程度はっきりしているか、明白か、馴染みがあるかによって、変化を出すことができる。

4. **物語の継続**
   a．**目的**：全体構造の生成を強化する。
   b．**課題**：物語の文脈をもとに、患者に物語の結末を作らせるか、選択肢を用意して選ばせる。選択肢を考えるときは、適切さ、もっともらしさ、関連性を変えることができる。自発的な話の継続も、こうした側面に関して評価できる。
   例：
   > ジャスティンは病院の中を救急救命室へ向かって急いでいた。息子のロブが事故に遭ったが、どのような状態かわからなかったのだ。そこに着いたときに夫が待っていたので、すぐにこう聞いた――「_____？」。

   選択肢：
   「ロブはどうなの？」
   　適切、関連あり、もっともらしい
   「あなたはどう？」
   　関連あり、もっともらしい
   「今日はどんな日だった？」
   　関連あり、不適切
   「食堂はどこ？」
   　関連なし、不適切、ありそうにない

5. **登場人物に対する推論の理解**
   a．**目的**：全体構造につながる登場人物に対する推論の理解を改善する。
   b．**課題**：簡単な物語を読んで、その物語の明示的な情報と暗示的な情報に関する質問に答える。
   c．**刺激の例**：第8章の**付録6**を参照のこと。難易度のレベルは、先に述べた全体構造の課題に適用したような要因を利用して操作できる。
   d．**採点方法**：質問に対してプラス・マイナスで行う。

● **統合の課題**
統合は、推論の生成に関わると考えられてい

表 9-7 統合の課題

課題	主な目的
文や絵の配列	統合と全体構造の能力の強化
パズルや物体の配列	統合能力の強化
ばらばらにされた物体の同定	統合能力の強化と主要な特徴の認知の改善
共通点の認識	関係の認識と統合の能力の強化

る機能の一つである（第6章を参照）。以下の課題は、推論の能力に間接的に働きかける手段として、統合の過程に直接働きかける。統合の課題のリストを表9-7に示す。

1. 文や絵の配列
   a．目的：統合の能力を改善し、推論の生成を間接的に強化する。
   b．課題：いくつかの文あるいは絵を意味のある順番に並べ替え、一つの物語になるように、または何かを示す情報となるようにする。成績は、それぞれの構成要素の理解とその組み合わせの中の他の要素との関係の理解の正確さにかかっている。
   c．刺激の操作：絵や文の数が多いほど課題は難しくなる。絵や言葉による物語は、時系列（赤ちゃんが成長する）に並べる課題や、より難しい課題として導入-展開-終結という順番にもできる。
   d．採点方法：不正確な配列の不正確さの度合いは様々である。正確さのレベルを計る一つの方法は、目標の位置からどのぐらい順番として離れているかによって項目を評価することである。付録1の評価法は、こうした一側面における正確さの度合いを計るもので、まったくでたらめな配列に対処するときに役立つ。

2. パズルや物体の配列
   a．目的：統合の能力を改善し、推論の生成を間接的に強化する。
   b．課題：抽象的なモデルあるいは形に合わせて、パズルのピースを配列する。
   c．刺激の操作：ピースの数や模様の複雑さによってパズルの難易度を変えられる。
   注：作業療法士がすでにこのような課題を行っている可能性がある。その場合は同じ課題を行う必要はない。

3. ばらばらにされた物体の同定
   a．目的：統合の能力を改善し、推論の生成を間接的に強化する。
   b．方法：患者に細かく切った図柄が何であるかを同定させる（Hooper Visual Organization Test 1983を改変）。
   c．刺激：単純な物体の線画をパズルのようにいくつかに切って紙にばらばらに貼ったもの（図9-8を参照）。
   d．採点方法：プラス・マイナスで行う。

4. 共通点の認識
   a．目的：統合の能力を改善し、推論の生成を間接的に強化する。
   b．課題：刺激を主題によって並べる。第6章で紹介したMyersとBrookshire（1995）ならびにMyersら（1985）を参照のこと。
   (1)カテゴリーの生成：物、動作絵、単語、状況絵といった刺激のセットをカテゴリーに分ける。カテゴ

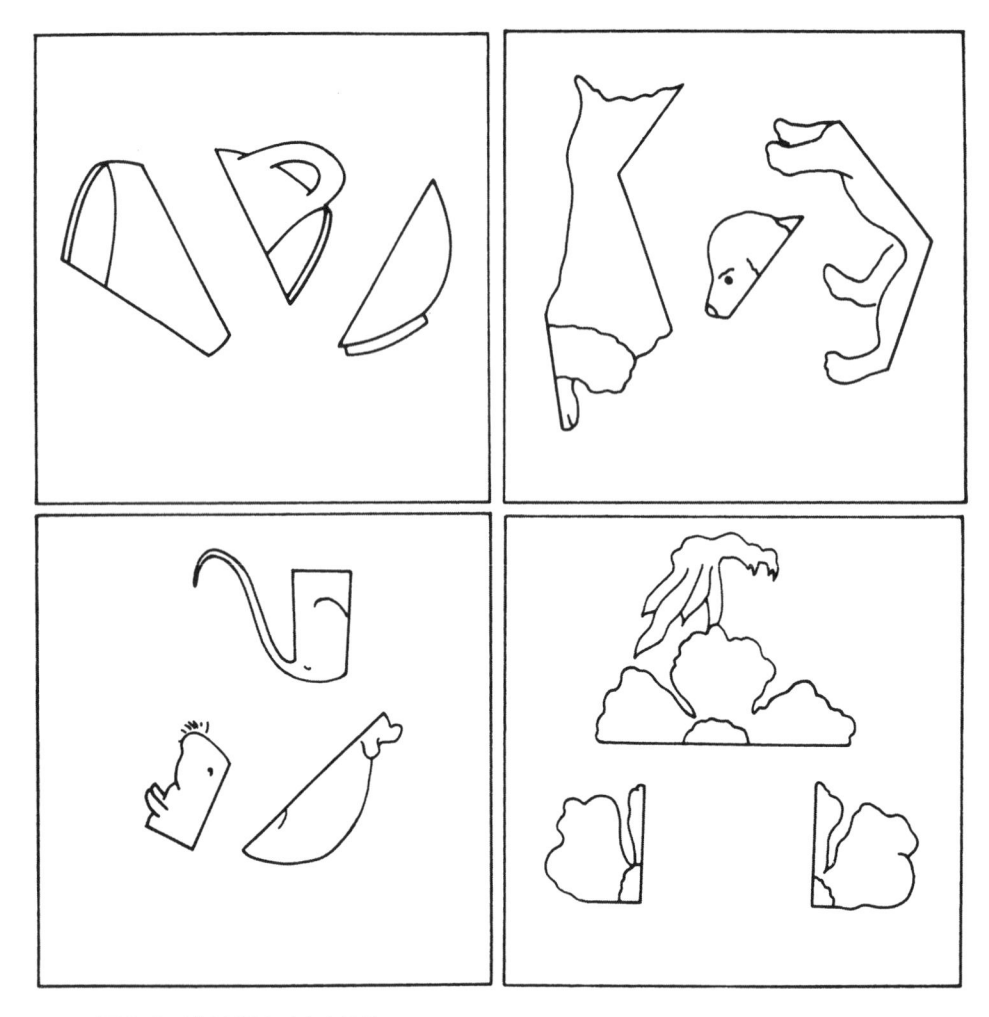

図9-8　ばらばらにされた物体
(Hooper Visual Organization Testより。copyright ©1957 by H.Elston Hooper. Western Psychological Services, 12031 Wilshire Boulevard, Los Angeles, California 90025, USA. の許可を得て掲載。本図の全部または一部を原著出版社の許可なく他の目的で使用することは禁じられています。)

リーは、色や機能、主題など様々である。患者は自分でカテゴリーを考え出さなくてはならない。
(2) 共通点の認識：患者は刺激をグループ分けすることと、カテゴリーやグループの名前を言うことで、共通点を認識していることを示す。
c．**刺激の操作**：カテゴリーの明白さや共通点の数を操作することで、課題の難易度を増すことができる。カテゴリーが曖昧で、抽象的で馴染みが少ないほど、それを認識したりグループ分けしたりするのが難しくなる。一般的に物品は、動作絵やより複雑な情景などと比較してグループ分けがしやすい。動作や情景には推論がより必要になるからである。情

動的な内容を加えることで推論の難しさを増すことができる。患者の成績のレベルによって刺激の数は変わってくる(たとえば、四つの項目を二つずつの2グループに分けるものから九つの項目を三つずつの3グループに分けるものまで)。

情報の内容を増やす

全体構造の生成と統合の能力を改善することは、談話における情報の内容を増やすことにつながる。情報の内容のレベルを上げるための他の方法には、産生する概念の数や適切性、明確さなどに働きかける課題がある。代表的な課題を以下に紹介するが、ほとんどがその手続きの中に教育的(didactic)な方法を取り入れており、患者に自分の誤りに気づくよう指導する。こうした課題を考えるときには、患者の教育レベルやおおよその病前の能力を考慮しなければならない。

ビデオやテープを使って記録したものよりも書面に書き起こしたもののほうが、患者と復習するのに適している。そのいくつかの理由として、①書面であれば記憶に負荷がかからない、②書面のほうが患者が何を言ったかに関して言い争いになりにくい、③書面は患者が見ているところで丸をつけるなどの方法で誤りに印をつけて評価することができる、などがある。情報の内容を増やすための課題のリストを表9-8に示す。

1. 自由回答形式の質問Ⅰ：情報の内容を増やす

a. **目的**：教育的な訓練を通して情報の内容を増やす。

b. **課題**：意見を述べてそれを支持するように求める自由回答形式の質問により、短い話(1分以内)をさせる(第8章を参照)。反応をテープに録音して書き起こし、患者と一緒に見直すことで、構造や完全さ、効率性、適切さなど、評価の対象となる側面についての意識を高める(第8章を参照)。

手順：

(1) 臨床家が注目する一つの側面を選ぶ(例：完全さ)。
(2) 選んだ側面に関して臨床家と患者で書き起こしたものを見直し、評価する。
(3) 臨床家と患者で反応を改善する方法について話し合う。
(4) 患者は、評価の対象となった側面に注意しながらもう一度同じ質問に答えるか、他の質問に答える。

これは意識を高めるための教育的な方法である。後で患者は自分の発話を書き起こしたものを評価することもできるし、他の側面についても患者の改善に伴って導入することができる。

c. **刺激の操作**：質問は、反応を引き出すために、患者にとって十分興味の

表9-8 情報の内容を増やす課題

課　　題	目　　的
自由回答式の質問Ⅰ	教育的な訓練を通して情報の内容を増やす
自由回答式の質問Ⅱ	産生の効率性を高める
情報の内容の側面の認識	情報の内容の側面に対する意識を高める
概念の生成	話の中の概念の数と正確さを高める
代名詞の指示課題	指示するもののない代名詞を減らし明確さを高める

あるものでなければならない。
    d．採点方法：①誤りの数と②患者が気づいた誤りの数の割合をみる。
2. 自由回答形式の質問Ⅱ：効率性を高める
    a．目的：談話の効率性を高める。
    b．課題：短い話(1分程度)をさせ、効率性に関して評価する。上記Ⅰの課題と本質的に同じであるが、評価システムは効率性に特に重点を置いている(第8章の**付録7**を参照)。
    c．刺激の操作：質問は、反応を引き出すために、十分に興味のもてるものでなければならない。
    d．採点方法：反応については、情報の重要さ、詳しさ、関連のなさ、冗長さ、話題からのずれについて評価される(第8章の**付録7**を参照)。
3. 情報の内容の側面を認識する
    a．目的：情報の内容のレベルに影響する側面に対する意識を高める。
    b．課題：患者は、ある話題に関する一段落程度の長さの意見を読む。そこには、適切さ、完全性、効率性、あるいは関連性などの側面の誤りが含まれている。患者の課題は、指定されたタイプの誤りを見つけることである。誤りのタイプは、患者が示す誤りのタイプと同じものにする。これは、病識に欠け、自分の誤りに気づきにくい患者、あるいは評価する側面を理解することが難しい患者にとってよい訓練である。
    c．採点方法：見つけた誤りの割合をみる。
4. 概念の生成
    a．目的：情報単位の数と正確さに注目させることで情報の内容を増やす。
    b．課題：全体構造の課題で使用したような物語や絵を提示し、患者に説明させる。難易度のレベルは刺激に含まれる側面によってコントロールできる。
    c．刺激の操作：刺激は、患者の能力のレベルか、それより少し上のレベルでなければならない(刺激のレベルに関しては、全体構造と他の推論の課題の最初の項の刺激の操作を参照)。それぞれの刺激に含まれる概念の数は、提示の前に臨床家や他の評価者が決めておかなければならない。
    d．採点方法：正しい概念を数える(概念の数え方は、Nicholas & Brookshire 1995を参照)。
    e．手がかり：手がかりは"wh"で始まる質問から見本を示すことまで、多岐にわたって段階づけることができる。
5. 明確さを高める：代名詞の指示課題
    a．目的：指示するもののない代名詞を減らすことで明確さを高める。
    b．課題：過去の出来事について患者に個人的な話をさせ、書き起こしたものを見て、指示するもののない代名詞がないかを確認する。訓練は「自由回答形式の質問Ⅰ：情報の内容を増やす」の課題で述べたように進める。
    c．採点方法：①指示するもののない代名詞の数と、②患者が見つけた指示するもののない代名詞の数をみる。

代替的な意味のマネージメント

談話では新しい情報が途切れることなく入ってくるので、それに対応するために最初の解釈を調整し、代替的な意味を生成しなくてはならないことが多い。第6章で述べたように、

RHD患者は、間接的な要求や隠喩的・比喩的な言語、または、ある条件では曖昧となる情報などに応じて推論を修正したり、代替的な意味を理解したりすることが困難であるのかもしれない。RHD患者のこうした面における障害の一因としては、状況の文脈に対する感受性が低くなっている可能性が考えられる。意図された意味を理解するために文脈上の特性を適切に処理することは、覚醒レベル、選択的注意、推論の生成を改善するための課題で解決が図られている。右半球のある種の認知と言語のメカニズムの障害は、代替的な意味を生成することの障害を説明すると考えられている（第5章と第6章を参照）。第6章では、右半球が代替的な意味の**活性化**か**抑制**のどちらかを妨害するという仮説を検証した（Beeman 1993；Tompkins & Baumgaertner 1998；Tompkins et al 1996, 1997）。

　一見したところでは、代替的な意味の障害の治療として、患者に比喩的な言語の使用や意味の解釈を求める課題を行うことが適切にみえるかもしれない。しかし臨床的な経験から言うと、患者は会話において比喩的な言語に問題を示すことはほとんどない。**図6-7**の実験課題でライオンがいる絵を指さす人でも、個人的に関係のある出来事であれば"lion's share"（ライオンの取り分：一番いい分け前、不当に大きな分け前）という慣用句を理解することができる可能性はある。間接的な要求も、日常的な談話ではそのほとんどが患者にとって問題にはならない。例外は「暗示」（たとえば、「暑くて喉が渇いた」という発言を水の要求と解釈すること）のように、非常に曖昧な間接的要求である。第6章で説明したように、馴染みのある一般的な間接的要求の形式（例：「窓を開けられますか？」）の解釈に比べて、暗示の解釈には、発話者の意図に対するより高いレベルの推論や、発話者に関するより詳しい知識、文脈・状況に対するより高い意識が必要となる。この意味

表9-9　代替的な意味のマネージメントを改善させる課題

活性化課題
目的：代替的な意味の活性化を促す
1. 言葉の連合
2. 同綴異義語
3. 曖昧さの解決
4. 推論の修正

抑制課題
目的：不適切な代替的な意味の抑制に対する気づき（awareness）と意識的な統制力を改善する
1. 同綴異義語
2. 意味的関連
3. 文の解釈Ⅰ
4. 文の解釈Ⅱ：文脈を与える
5. 文の解釈Ⅲ：選択肢を説明する
6. 文の解釈Ⅳ：誘導によって文を解釈させる

で、暗喩の理解は、ひとまとまりの単語から代替的な意味を選ぶのと同様、心の理論を利用する能力にかかっている。治療において、一般的な間接的要求と比喩的言語の理解と産生に直接的に働きかけることは、機能的なコミュニケーションにとってはあまり効果がないかもしれない。

　曖昧さを解決し、新しい情報に合わせるために古い情報を修正することのほうが、臨床的には意味のある課題である。右半球に固有の代替的な意味を取り扱う能力のことを考えると、右半球の損傷がこうした認知処理過程の妨げになる可能性があることが示唆される。抑制障害と活性化障害の議論は比較的新しく、臨床的に決断を下すためには証拠が少なすぎる。活性化障害と抑制障害両方の課題を以下に紹介する。**表9-9**にこの節で紹介する課題をまとめる。習慣的な反応を抑制する他の課題（例：ストループタイプの課題）は、代替的な反応を抑制するメカニズムを刺激し、談話における望ましくない反応や無関連の反応の抑制を間接的に改善させる可能性がある。

活性化課題

1. 言葉の連合
    a．目的：代替的な意味の活性化を促す。
    b．課題：患者に三つの単語の中から同じグループに入る二つを選ぶように求める。
        例：次の三つの中から一緒にできる二つの単語を選ぶ――サケ(salmon)・サメ(shark)・トランプ(card)。
        可能なグループ分けは、「サケ／サメ」(上位カテゴリーによる連合)と「トランプ／サメ〔訳注：すご腕、詐欺師などという意味もある〕」(隠喩的連合)の二つがある。「サケ／トランプ」の組み合わせは正しくない。
    c．刺激の操作：刺激は連合の親密度と明示性によって操作できる。連合の例として次のようなものがある。
        上位カテゴリー(タラ(cod)／オヒョウ(halibut))
        反意語の対比(開ける(open)／閉める(shut))
        一般的連合(銀行(bank)／お金(money))
        一般的ではない連合(川岸(bank)／川(river))
        隠喩的連合(暖かい(warm)／情愛のある(loving))

2. 同綴異義語
    a．目的：代替的な意味の活性化を促す。
    b．課題：患者に一般的な同綴異義語の意味を二つ言うように求める。
    c．刺激の例：bank(銀行・川岸)、spade(スペード・踏み鍬)、watch(時計・見張り)、club(ゴルフクラブ・同好会)、bat(バット・こうもり)、fan(扇風機・ファン)、といったものがある。

3. 語彙的な曖昧さの解決
    a．目的：代替的な意味の活性化を促す。
    b．課題：患者に曖昧な言葉の意味を二つ言うように求める。
    c．刺激の例：二重の意味をもつ見出しや本の題名などがある。
        注：視覚的な曖昧さも刺激として利用できる(例：図6-4の写真A)。

4. 推論の修正(Brownell et al 1986を参照)
    a．目的：代替的な意味の生成を促す。
    b．課題：患者は二つの文からなる話について、結果を述べるか、質問の答えを選択肢から選ぶ。最初の文で述べられる前提は誤解を招きやすいものになっている。最初の文と2番目の文の間を少し空けると課題が難しくなる。
    c．刺激の例：
        エラは鞄をつかむと門のほうへ急いだ。
        そこに着くと鍵を取り出して開けた。
    d．採点方法：話の解釈の正確さをみるか、または選択肢式の問題(事実と推論)でプラス・マイナスをつける。

抑制課題

1. 同綴異義語
    a．目的：代替的な意味の抑制をすばやい反応を要求することで刺激する。
    b．課題：患者に同綴異義語の意味をできるだけすばやく一つ言うように求める。課題はより一般的ではない意味を言ってもらうことで難しくできる。すばやい反応は二つ目の意味の

自動的な抑制を示唆し、ゆっくりした反応は努力的な抑制を示唆するという仮説に基づいて考えると、反応の速度は付加的な意味を抑制する患者の能力について何かを示唆していると考えられる。患者は自分自身を制御しなければならない。
- c．刺激：活性化課題の同綴異義語を参照のこと。
- d．採点方法：反応時間をみる(ストップウォッチで計る)。

2. 意味的関連
- a．目的：文中の単語の代替的な意味概念の抑制を刺激し、代替的な意味に対する意識と統制力を高める。
- b．課題：患者に印刷された文を提示する。文の最後の単語は複数の意味をもつようにする。文に続いていくつかの単語を提示するが、それらは最後の単語に関連し、関連の強さはそれぞれ異なる。患者は最も関連性の高い単語をできるだけすばやく選択する。後で関連性の低い単語の不適切さについて話し合うこともできる。
- c．刺激の例：
  マリリンが振るところだったのは彼女のクラブだ。
  単語の選択肢：
  　　ゴルフ(関連性が高い)
  　　バット(関連あり)
  　　トランプ(かなり離れた関連)
  　　オール(関連なし)
  注：関連のある単語とない単語を提示する順番は変化させる。

3. 文の解釈 I
- a．目的：代替的な文の意味の抑制を刺激する。
- b．課題：臨床家が二つ以上の解釈が可能な文を音読する。その二つの解釈が物語の続きとして文の下に印刷されていて、患者はそのうちの一つにできるだけすばやく反応するように求められる(抑制課題の1と2を参照)。
- c．刺激の例：
  ブレンダは bank(銀行／川岸)まで歩いた。
  質問：彼女はどこへ向かっていましたか？
  解釈：
  　(a)馴染みがある：お金を預けに行っていた。
  　(b)あまり馴染みがない：川のそばを歩いていた。
  　注：馴染みがある解釈とあまり馴染みがない解釈の提示の順序は変える必要がある。
- d．採点方法：反応時間をみる(ストップウォッチで計る)。

4. 文の解釈 II：文脈を与える
- a．目的：代替的な意味に対する気づき(awareness)と意識的な統制力を高め、代替的な意味の抑制の問題の代償を援助する。
- b．課題：上記の文の解釈 I の課題を以下の点を加えて延長するものである。患者が選択肢を選んだ後、患者と臨床家で選択肢について話し合い、患者が適切な文脈を考え出すのである。文の解釈 I の二つの意味に対する文脈の例としては次のようなものがある——①馴染みがある：**ブレンダは現金を全部持っているのが心配だったので銀行まで歩いていった**、②あまり馴染みがない：**ブレンダは川のそばを歩いた後で涼みたかったので銀行まで歩いていった**。

5. 文の解釈Ⅲ：選択肢を説明する
   a．目的：代替的な文の意味の意識的な抑制を刺激する。
   b．課題：
      段階1：臨床家は二つの文を音読し、患者に選択肢の中から適切な解釈を選ぶように求める。必要であれば答えに対するフィードバックを与える。
      段階2：患者は他の選択肢の不適切さを説明する。この段階は、活性化される可能性のあった不適切な選択肢に対する意識と統制力を促進するためのものである。
   c．刺激：
      例：エリは釣りに行く準備ができていた。道具を出してbank（銀行／川岸）へ歩いていった。
      選択肢：エリは小切手を現金にすることにした（関連あり、しかし不適切）
      　　　　エリは川まで歩いていった（関連あり、適切）
      　　　　エリは映画を見に行った（関連なし）
   d．採点方法：段階1と段階2の反応の正確さをみる。

6. 文の解釈Ⅳ：誘導によって文を解釈させる(Tompkins & Baumgaertner 1998)
   a．目的：代替的な文の意味の意識的な抑制を刺激する。
   b．課題：
      段階1：臨床家は複数の意味をもつ文を音読する。
      段階2：患者は文の中で起こっていることを説明するように求められる。
      段階3：臨床家は他の代替的な解釈を提案する。
      段階4：臨床家はもう一度、患者が述べたものとは異なる解釈を奨励するような文脈的手がかりとともに文を提示する。
      段階5：患者は、段階4で与えられた手がかりを参考にして、最初の解釈が適切であったかどうかを判断するように求められる。この後に続けて他の選択肢の適切さについて話し合うのは、不適切な意味に対する気づき（awareness）と意識的な統制力を強めるためである。
   c．刺激：
      例：ルイーズはかつて自分の家だった瓦礫を信じられない思いで見つめていた。
      可能な解釈：
      　彼女の家は火事で焼けてしまった。
      　彼女の家は竜巻で壊された。
      　彼女は戦争地帯に住んでいる。
      　彼女の甥がパーティーを開いた。
      臨床家がある解釈を奨励するために与える文脈の例：
      (a)ルイーズは煙と火から逃れられて運がよかった。
      (b)ルイーズはものすごい風の音がやんだ後に地下室から出てきた。
      (c)ルイーズは軍隊が通ったときに近くの町に行っていて運がよかった。
      (d)ルイーズは甥の大学の友人が彼女の家でチームの勝利を祝うことを自分が認めてしまったのが

信じられなかった。

社会的断絶の障害の治療

RHD患者の談話能力に影響を与える社会的断絶の症状には、聞き手のニーズに対する意識の低下や、コミュニケーションのやり取りにおける社会的な慣習の使用の減少、心の理論の障害などが含まれる。こうした症状の根底にある認知的かつ情動的なメカニズムについては明らかではないが、皮質・辺縁系の離断の結果起こる感情的な基盤をもっている可能性がある。治療は認知的な根拠によって行うため、根底にある原因には働きかけていないかもしれない。

社会的断絶の障害が、少なくとも伝統的な方法では治療できないケースもある。たとえば、患者に適切なときに目線を合わせたりうなずいたりすることを訓練することはできる。しかし、問題の原因がコミュニケーションの一員として活発に参加しようとする感情的な動機づけの低下であれば、このような表面的な変化は、実際のコミュニケーション態度を変えたり、コミュニケーションにおけるやり取りへの参加を増やしたりはしない。一方で、こうした問題が覚醒レベルの低下や他の純粋に認知的なメカニズムが原因で起こっていれば、代償手段を用いて改善することが可能かもしれない。臨床家は、社会的断絶を示す行動を治療しようとする前に、この問題に対する意識をもつ必要がある。

これから紹介する課題のほとんどは、社会的断絶の症状に働きかけるもので、原因に働きかけるものではない。第6章で定義した心の理論の障害の基盤には感情的なものがあると考えられるが、認知障害としてアプローチされている。表9-10に社会的断絶に対する課題をいくつか示す。

1. 会話の慣習Ⅰ
   a．目的：会話の慣習の利用を増やす（例：うなずく、目線を合わせる）
   b．課題：
      (1)患者と他者の短い会話を録画する。
      (2)教育段階：患者と映像を見直し、目標とする行動について話し合う。
      (3)認知段階：患者が目標とする行動の例として映像を見つける。
      (4)訓練段階：録画した会話の中で患者が目標とする行動を起こさなかった場合に、手がかり（たとえば、言語により確認する、手でサインを出す）を与える。
      (5)移行段階：治療にしばられない状況での会話へと移行する。
2. 会話の慣習Ⅱ
   a．目的：会話のやり取りの妨げ（たとえば、話し手の交替の下手さ、突然話を始めたり終えたりすること）を減らす。
   b．課題：会話の慣習Ⅰを参照のこと。
3. 心の理論に対する課題
   a．目的：心の理論を取り入れる能力を高める。

表9-10　社会的断絶に対する課題

課題	目的
会話の慣習Ⅰ	会話を促進する要素を増やす（例：うなずき、目線を合わせること、言語による確認）
会話の慣習Ⅱ	会話を阻害する要素を減らす（例：割り込み、突然始めたり終わったりすること）
心の理論に対する課題	他者の知識、信念、動機、情動的な状態に対する気づき（awareness）を高める

b．**課題**：一段落程度の物語を提示した後に質問をして、患者が物語の登場人物の視点（知識、仮定、動機、態度、情動の状態）を受け入れる能力を調べる。

c．**刺激の例**：

(1)オードリーがミックを驚かせるためのパーティーについて電話で話しているときに、ミックが入ってきた。ちょうどそのとき、オードリーが「土曜日にミックを夕食に招待するわ。絶対パーティーのことには気づかないよ。」と言っているのがミックの耳に入った。電話を切りながらオードリーは振り返ってミックを見つけて、多分聞かれてしまったと思った。彼女は「ねえ、土曜日の晩に夕食に家に来ない？」と言った。

質問例：

事実に関する質問：ミックはパーティーの計画を聞いてしまいましたか？

信念に関する質問：オードリーはパーティーの計画を立てているのをミックが聞いてしまったのに気づきましたか？

信念に関する質問：ミックは自分がオードリーの話を聞いてしまったことを彼女が知っていることに気づきましたか？

信念に関する質問：オードリーは話の最後に冗談を言っていますか？

(2)テリーとリッチは町の同じソフトボールチームに入っていた。リッチはテリーのガールフレンドとかつて付き合っていたことがあって、それをテリーが許せないことを知っていた。2回の途中でリッチが3塁でエラーをしたため、相手のチームに1点が入った。ダッグアウトに戻ってテリーはリッチに言った――「リッチ、3塁の守備はよかったな」。

質問例：

事実に関する質問：リッチは3塁でエラーをしましたか？

信念に関する質問：テリーはリッチに文句を言いましたか？

信念に関する質問：リッチはテリーが3塁の守備について言ったことを信じましたか？

まとめ

1. 主要な治療方法には**課題指向型**と**過程指向型**の二つがある。

2. **課題指向型**アプローチは、①特定の活動の改善に焦点を絞り、②原因よりも症状に焦点を絞り、③患者ごとに高度に個別化され、④即時の機能的な実用性を得ることが多いが、⑤他の課題への般化はほとんどない。

3. **過程指向型**アプローチは、①障害の根底にあるメカニズムに働きかけ、②症状よりも原因に焦点を絞り、③いくつかの機能に間接的かつ同時に働きかけ、④般化の可能性が高い。

4. **代償法は課題指向型と過程指向型のどちらの方法でも使われる**。過程指向型の代償法は、保たれている認知過程を利用して、障害された認知過程を克服しようとするものである。課題指向型の代償法は、保たれている認知過程を利用して、ある課題において障害を示す能力に対処しようとするものである。

5. 促通法は、機能回復を図るため、根底にある認知過程に系統立てた刺激を与えるプログラムによってなされる。この手段は「刺激法」と呼ばれることもある。
6. 注意障害の治療は、注意の障害がRHDの認知・コミュニケーション障害の根本的な原因の一つであると示唆する理論に沿ったものである。注意の課題の大部分が、複数の注意の操作を調べるものである。RHD障害に関する理論と一致してはいるが、コミュニケーション障害を改善させる方法としての注意の治療は比較的新しく、その実用性や効果に関してはほとんどわかっていない。
7. 無視の治療は、認知とコミュニケーションの機能の改善を目的とした注意のプログラムの一部と考えられている。無視の治療は、患者が自分たちの周囲の環境を操作するのを援助するために代償的でありうる。また認知とコミュニケーションの能力の改善のために、機能の回復を促進することに焦点を絞ることもできる。
8. 無視の代償は、言語的および視覚的な手がかりと、物体の空間的な位置を変えることでなされる。
9. 無視の促通方略には、注意の焦点を広げ、注意を自動的に左へ向ける動機づけとなるような状況に患者を置くことなどがある。
10. プロソディ障害の治療には、個々のプロソディの特性を刺激する課題に加え、カウンセリングや代償手段も含まれる。
11. 非言語的な情動表現の理解の障害の治療としては、情動的な表現の理解を刺激する課題がある。
12. 非言語的な情動表現の産生の障害の治療では、患者と家族に助言を与え、意識を高めることに重点が置かれる。直接的に情動表現に働きかけることは、特に覚醒レベルが低い患者に対しては勧められない。
13. 言語的な情動表現の障害と言語的に伝達される情動の理解の障害は、談話の障害の治療の中で対処される。
14. 談話の治療としては、**推論の生成、統合の能力、情報の内容**を改善させる課題がある。さらに、推論を修正する能力の改善のために**代替的な意味の理解**に的を絞った課題や、**新たな情報に対処したり、意味を明確にする能力**を改善するための課題も含まれる。
15. 「語用論的」な障害は、社会的断絶の治療として働きかけられる。社会的断絶には、聞き手のニーズに対する感度の低下や、会話における慣習の利用の減少、心の理論の理解の障害などがある。
16. 社会的断絶の感情的な要素に働きかける治療は未だなく、現存する利用可能な方法では治療できない障害もある。心の理論の障害は感情を基盤にしている可能性もあるが、現在用いられている治療法は、認知障害として働きかけている。

付録 1
文や絵の配列の課題の評価指針

方法：正しい位置と、患者が文や絵を置いた位置との差を求める。そして、その差の合計を出す。すべて正答であれば合計は 0 である。合計の数が大きいほど配列が不適切で正確ではないということになる。

例 1：

正しい配列	1	2	3	4	5	6
患者の配列	2	1	3	4	5	6

差　　　　　1＋1＋0＋0＋0＋0＝合計 2

例 2：

正しい配列	1	2	3	4	5	6
患者の配列	6	4	3	2	1	5

差　　　　　5＋2＋0＋2＋4＋1＝合計 14

CONCLUSION

10

結　語

本章の概要

RHD 症候群？　　　　　　　　　　今後の研究に向けて

　本書をまとめるにあたっての主要な目的の一つは、右半球損傷（RHD）に伴う認知障害とコミュニケーション障害の間に考えられる関係性をさらに究明することであった。しかしながら、本を書くということは、ある種の分析的な課題ともいえるものであり、そこでは情報が構成要素に解体され、それぞれの要素が別々に分析されることになる。結果として、全体としての実体、物語のテーマは、情報を体系的かつ連続的に提供する中に隠れてしまいがちである。RHD の物語の真実、あるいは、その事象に関するあらゆる物語の真実を明らかにするために、個々の要素がどのようにより大きな実体に組み込まれているのかを見ていく必要がある。以下は、コミュニケーションに対して RHD がもたらす結果に関して私たちの理解を深めてくれるであろう将来的な研究への提案であるばかりでなく、RHD による認知・コミュニケーション障害に共通にみられる特徴についての若干の考察でもある。

RHD 症候群？

　ここ数十年の間、RHD によって引き起こされる行動がより広く認識されるようになってきたことから、「RHD 症候群」という概念が浮上してきている。たとえば、ある患者たちは、こうした障害について臨床家の間に共通の印象があることの証として、「典型的な RHD 症状」だと見なされる。何がこのような共通の印象を生み出すのだろうか？　そして何より、こうした印象はどのようにして、その障害の特性を私たちに語ってくるのだろうか？

　「典型的な」RHD 症状という概念は、機能障害の重症度とは無関係の特性に基礎を置いている。中等度から重度の障害をもつ患者に共通にみられる最も顕著な特徴は、おそらく、患者がその周りの世界からいくぶん断絶しているように見えることである。コミュニケーションの文脈、聞き手に要求されること、言語的・非言語的コミュニケーションの機微やニュアンス、そして言外の意味といったものに対する感受性の乏しさが、この印象を助長することになる。たとえば、低覚醒の患者の活気のなさや反応性の

低下は、一連の社会的断絶のまさに一方の極なのかもしれない。もう一方の極は、会話のやり取りの開始、促進、終結に関する社会的慣習を状況に合わせられないこと、状況の文脈に対する感受性がやや減衰していること、そして解釈にみられるある種の硬さ、として明らかになるかもしれない。誤認症候群や病態失認とは、まさに事物や事象の特異性や熟知性の正しい認識がより広範に障害された極端な例なのかもしれない。こうした障害は、相手の動機、意図、知識基盤、そして情動状態を解釈するのに役立つ心の理論をあまり活用できなくするか、おそらく活用する動機そのものをもたない状態にしてしまうのと同様、障害が軽度な患者をも環境に適切に対応できない状態にしてしまうのかもしれない。

特有の認知障害や意味障害もまた、社会的断絶の印象を助長する役割を果たしているかもしれない。たとえば、RHDによって、関係の薄い意味間を関連づける能力、言外の意味を理解する能力、単語の別な意味を取り扱う能力に支障を来すことがある。こうした障害は、両義性を解釈したり、当初の解釈を訂正したり、また、言語外の情報を解釈したりする際の、文や文章レベルにおける問題の重要な原因となる。

RHD症候群という印象を与える一連の症状は、極端な低覚醒状態から選択的注意の軽度な障害までを含む注意障害を背景としている。右半球は、特に覚醒、ヴィジランス、広範囲にわたる環境のスキャニングに重要であるという強力な証拠が存在するが、これらはすべて言語外の入力の評価に関与している。無視のある患者にみられる注意の焦点の狭さは、より広い文脈を理解する際、そこで出現する物理的な情報と同様、抽象的な情報に関してもネガティブな結果をもたらすようにみえる。無視はまた、視覚的な課題と同様、言語的な課題においても、構造を統合し、維持する能力を低下させることとの相関が認められてきた。無視は、無視のない空間でも起こりうるし、手がかりによって改善しうるし、さらに、注意の要求度により影響されうるので、無視それ自体が、注意のスキャニング、認識（awareness）、持続、選択性における広汎なRHD障害の一症状と考えられる。

プロソディの障害がこの臨床像に適合するものなのか、あるいはどのように適合するのかを知ることは難しい。プロソディの理解障害は、言語外の情報へ注意を向ける際の広範な障害の症状的なものとみることができるかもしれない。しかし、ピッチの知覚の障害やプロソディ産生におけるピッチの統制の低下が、RHDに伴うプロソディ障害の重要な要因である可能性を示す証拠がある。こうした障害があると、コミュニケーションの断絶という臨床像をいっそう増強することになるが、それらはRHDに伴う中心的な、あるいは核となる認知・コミュニケーション障害とは関係がないのかもしれない。

「RHD症候群」という用語を用いるのは早計である。だが、RHDによるコミュニケーション障害の主要な原因となる、まだ同定されていない一連の中核的な障害があると考えるのは、理屈に合わないことではない。リハビリテーションの努力がすべての患者を対象にすることでより高められることは言うまでもない。同様にまた、RHDに伴う認知・コミュニケーション障害の基礎に存在するメカニズムを理解しようとする努力が、それらが共有している特質や特性に注意を向けることにより高められることも事実である。

今後の研究に向けて

RHDによるコミュニケーション障害の治療技術は比較的新しいものである。治療研究は、明らかに、私たちの臨床活動を導くために必要である。何がうまくいかないのかを学ぶこと

は、何がうまくいくのかを学ぶことと同様に重要なことである。そのような研究はまた、治療にあたっている障害の根本的な性質を理解するための情報を私たちに与えてくれる。治療を受けていない種々の行動に対して、単一の障害として治療の一般化に取り組む研究は、RHD障害のうちのどれに関連性がみられ、どれが別個のものとして考えられるのかを同定する際に特に有用となろう。さらに、日々の活動における機能的な実行能力の改善を示す治療効果の研究や治療研究の必要性が非常に高まっている。

臨床的かつ実験的な研究が、RHDに伴う障害についての情報を提供し続けてくれるであろう。ある特定のRHD障害の性質に関する今後の研究は、研究テーマに興味深い障害が含まれていれば、明らかに向上するであろう。LHDをもつ非失語症患者が失語症の特性の研究対象に含まれないのと同様、問題にしている障害をもたないRHD患者は、ただ単に右半球に病巣あるいは疾患があるという理由だけで、被験者群に含まれるべきではない。そしてまた、問題にしている障害をもつRHD被験者とその障害をもたないRHD被験者を比較する研究が必要である。共通してもっている特性は何で、そして、問題にしている障害は別にして、彼らを互いに区別するものは何なのだろうか？

RHDによるコミュニケーション障害に関する研究では、無視とコミュニケーションのテストに関する成績を含め、患者の特性をより正確に記述する必要がある。RHD患者の研究における知見を解釈する際に主な障害物となるのは、重症度を測る尺度が未だないということである。現在手に入るテストは、総合的な重症度スコアを算出するわけではなく、また、その下位検査のどれが最も回復を予測する因子なのかということについてもほとんどわかっていない。私たちは、様々な障害にわたって重症度を決定する課題やテスト、さらには、全体の機能的なコミュニケーションのレベルを最もよく予測する課題やテストを同定する必要がある。このような努力は、研究と同様、患者のケアにとっても明らかに有益である。たとえば、この点で、私たちは無視の存在がADLの自立の回復にとって有害であることを知っているが、明らかな視空間的な症状以外、なぜそうなるのかについての情報をもっていない。コミュニケーション能力の回復にとって、注意障害、特定の意味や認知の障害、そして様々な談話障害がもつ診断価値（predictive value）とは何なのであろうか？

私たちは、RHDに伴う様々な障害の自然回復過程について、より多くの情報を必要としている。現在まで、研究は障害を記述することに焦点を当てており、認知・コミュニケーション障害の回復に関する縦断的研究はほとんど存在していない。回復に関する情報は、予後を予測するために価値ある貢献を果たすだろうし、また、障害それ自体に対する私たちの理解をさらに推し進めることになるだろう。

研究室での科学と臨床現場との交流が発展し続けることが望まれる。新しい研究結果から情報を得ることで、臨床的な実践はより強固なものとなる。研究においては、臨床現場で明らかとなるRHDのより広範な臨床像や障害を見落とすことがあってはならない。望むべきことは、さらなる研究が狭義の障害を説明するばかりでなく、同様に、障害間に存在する共通点の発見に焦点を当てることであろう。そうすることによって、私たちが、こうした障害を有する患者の生活の向上を目指して努力し続けていく中で、RHDに伴う中核的な認知・コミュニケーション障害を意味のある形で同定する呼び名として、局在を名称にあてたこの障害名を変えることができる日がやってくるかもしれないのである。

文 献

Adamovich, B., & Brooks, R. (1981). A diagnostic protocol to assess the communication deficits of patients with right hemisphere damage. In R. Brookshire (Ed.), *Clinical Aphasiology: Conference Proceedings* (pp. 244–253). Minneapolis: BRK.

Albert, M. C. (1973). A simple test of visual neglect. *Neurology, 23*, 658–664.

Alexander, M. P., Stuss, D. T., & Benson, D. F. (1979). Capgras syndrome: A reduplicative phenomenon. *Neurology, 29*, 334–339.

Allport, A. (1993). Attention and control: Have we been asking the wrong questions? A critical review of twenty-five years. In D. E. Meyer & S. Kornblum (Eds.), *Attention and performance, XIV: Synergies in experimental psychology, artificial intelligence, and cognitive neuroscience* (pp. 183–218). Cambridge: MIT.

Alpert, M., & Rosen, A. (1990). A semantic analysis of the various ways that the terms "affect," "emotion," and "mood" are used. *Journal of Communication Disorders, 23*, 273–246.

Andersen, G., Vestergaard, K., Ingemann-Nielsen, M., & Lauritzen, L. (1995). Risk factors for post-stroke depression. *Acta Psychiatrica Scandanavica, 92*, 193–198.

Andersen, G., Vestergaard, K., Riis, J. O., & Lauritzen, L. (1994). Incidence of post-stroke depression during the first year in a large unselected stroke population determined using a valid standardized rating scale. *Acta Psychiatrica Scandinavica, 90*, 190–195.

Anzola, G. P., & Vignolo, L. A. (1992). Simple reaction time to lateralized visual stimuli is not related to the hemispheric side of lesion. *Cortex, 28*, 401–409.

Apel, K., & Pospisil, A. (1997). *Narrative skills of individuals with right and left hemisphere damage.* Presented at the American Speech-Language-Hearing Association Annual Convention, Boston, MA.

Ardilla, A., & Rosselli, M. (1993). Spatial agraphia. *Brain and Cognition, 22*, 137–147.

Arguin, M., & Bub, D. (1993). Evidence for an independent stimulus-centered spatial reference frame from a case of visual hemineglect. *Cortex, 29*, 349–357.

Aronson, A. E. (1990). *Clinical voice disorders.* New York: Thieme.

Aston-Jones, G., & Bloom, F. E. (1981). Norepinephrine-containing locus coeruleus neurons in behaving rats exhibit pronounced responses to non-noxious environmental stimuli. *Journal of Neuroscience, 1*, 887–900.

Babinski, M. J. (1914). Contribution a l'etude des troubles mentaux dans l'hemiplegie organique cerebrale (Anosognosia). [contribution to the study of mental disturbance in organic cerebral hemiplegia (Anosognosia).] *Revue Neurologique, 12*, 845–848.

Baddeley, A. (1986). *Working memory.* Oxford: Oxford University Press.

Barbieri, C., & De Renzi, E. (1989). Patterns of neglect dissociations. *Behavioral Neurology, 2*, 13–24.

Baron-Cohen, S. (1988). Social and pragmatic deficits in autism: Cognitive or affective? *Journal of Autism and Developmental Disorders, 18*, 379–402.

Baron-Cohen, S. (1989). The autistic child's theory of mind: A case of specific developmental delay. *Journal of Child Psychology and Psychiatry, 30*, 285–297.

Baron-Cohen, S., Leslie, A. M., & Frith, U. (1985). Does the autistic child have a "theory of mind?" *Cognition, 21*, 37–46.

Bartolomeo, P., D'Erme, P., & Gainotti, G. (1994). The relationship between visuospatial and representational neglect. *Neurology, 44*, 1710–1714.

Battersby, W. S., Bender, M. B., Pollack, M., & Kahn, R. L. (1956). Unilateral "spatial agnosia" ("inattention") in patients with cerebral

lesions. *Brain, 79,* 68–93.
Bauer, R. M. (1984). Autonomic recognition of names and faces: A neuropsychological application of the Guilty Knowledge Test. *Neuropsychologia, 22,* 457–469.
Bear, D. M. (1983). Hemispheric specialization and the neurology of emotion. *Archives of Neurology, 40,* 195–202.
Bear, D. M., & Fedio, P. (1977). Quantitative analysis of interictal behavior in temporal lobe epilepsy. *Archives of Neurology, 34,* 454–467.
Beeman, M. (1993). Semantic processing in the right hemisphere may contribute to drawing inferences from discourse. *Brain and Language, 44,* 80–120.
Behrens, S. J. (1985). The perception of stress and the lateralization of prosody. *Brain and Language, 26,* 332–348.
Behrens, S. J. (1988). The role of the right hemisphere in the production of linguistic stress. *Brain and Language, 33,* 104–127.
Behrens, S. J. (1989). Characterizing sentence intonation in a right hemisphere-damaged population. *Brain and Language, 37,* 181–200.
Behrmann, M., Moscovitch, M., Black, S. E., & Mozer, M. C. (1990). Perceptual and conceptual mechanisms in neglect dyslexia. *Brain, 113,* 1163–1183.
Bellas, D. N., Novelly, R. A., Eskenazi, B., & Wasserstein, J. (1988a). The nature of unilateral neglect in the olfactory sensory system. *Neuropsychologia, 26,* 45–52.
Bellas, D. N., Novelly, R. A., Eskenazi, B., & Wasserstein, J. (1988b). Unilateral displacement in the olfactory sense: A manifestation of the unilateral neglect syndrome. *Cortex, 24,* 267–275.
Bench, C. J., Frith, C. D., Grasby, P. M., Friston, K. J., Paulesu, E., Frackowiak, R. S. J., & Dolan, R. J. (1993). Investigations of the functional anatomy of attention using the Stroop Test. *Neuropsychologia, 31,* 907–922.
Benowitz, L. I., Bear, D. M., Rosenthal, R., Mesulam, M. -M., Zaidel, E., & Sperry, R. W. (1983). Hemispheric specialization in nonverbal communication. *Cortex, 19,* 5–11.
Benowitz, L. I., Moya, K. L., & Levine, D. N. (1990). Impaired verbal reasoning and constructional apraxia in subjects with right hemisphere damage. *Neuropsychologia, 28,* 231–241.
Benson, D. F. (1979). *Aphasia, alexia, and agraphia.* New York: Churchill Livingstone.
Benson, D. F. (1989). Disorders of visual gnosis. In J. W. Brown (Ed.), *Neuropsychology of visual perception.* Hillsdale, NJ: Lawrence Erlbaum.
Benson, D. F., Gardner, H., & Meadows, J. C. (1976). Reduplicative paramnesia. *Neurology, 26,* 147–151.
Benton, A. (1986). Reaction time in brain disease: Some reflections. *Cortex, 22,* 129–140.
Benton, A., & Joynt, R. J. (1959). Reaction time in unilateral cerebral disease. *Confinia Neurologica, 19,* 247–256.
Bidault, E., Luaute, J. P., & Tzavaras, A. (1986). Prosopagnosia and the delusional misidentification syndromes. *Bibliotheca Psychiatrica, 164,* 80–91.
Bihrle, A. M., Brownell, H. H., Powelson, J. A., & Gardner, H. (1986). Comprehension of humorous and nonhumorous materials by left and right brain damaged patients. *Brain and Cognition, 5,* 399–411.
Bisiach, E. (1988). Language without thought. In L. Weiskrantz (Ed.), *Thought without Language* (pp. 464–484). Oxford, UK: Clarendon Press.
Bisiach, E., Capitani, E., Luzzatti, C., & Perani, D. (1981). Brain and conscious representation of outside reality. *Neuropsychologia, 19,* 543–551.
Bisiach, E., Cornacchia, L., Sterzi, R., & Vallar, G. (1984). Disorders of perceived auditory lateralization after lesions of the right hemisphere. *Brain, 107,* 37–52.
Bisiach, E., Geminiani, G., Berti, A., & Rusconi, M. L.(1990). Perceptual and premotor factors of unilateral neglect. *Neurology, 40,* 1278–1281.
Bisiach, E., & Luzzatti, C. (1978). Unilateral neglect of representational space. *Cortex, 14,* 129–133.
Bisiach, E., Luzzatti, C., & Perani, D. (1979). Unilateral neglect, representational schema and consciousness. *Brain, 102,* 609–618.
Bisiach, E., & Rusconi, M .L. (1990). Break-down of perceptual awareness in unilateral neglect. *Cortex, 26,* 643–649.
Bisiach, E., Rusconi, M. L., & Vallar, G. (1991). Remission of somatoparaphrenic delusion through vestibular stimulation. *Neuropsychologia, 29,* 1029–1031.
Bisiach, E., Vallar, G., Perani, D., Papagno, C., & Berti, A. (1986). Unawareness of disease following lesions of the right hemisphere: Anosognosia for hemiplegia and anosognosia for hemianopia. *Neuropsychologia, 24,* 471–482.
Bloise, C. G. R., & Tompkins, C. A. (1993). Right brain damage and inference revision revis-

ited. *Clinical Aphasiology, 21*, 145–155.
Blonder, L. X., Bowers, D., & Heilman, K. M. (1991). The role of the right hemisphere in emotional communication. *Brain, 114*, 1115–1127.
Blonder, L. X., Burns, A. F., Bowers, D., Moore, R. W., & Heilman, K. M. (1993). Right hemisphere facial expressivity during natural conversation. *Brain and Cognition, 21*, 44–56.
Blonder, L. X., Burns, A. F., Bowers, D., Moore, R. W., & Heilman, K. M. (1995). Spontaneous gestures following right hemisphere infarct. *Neuropsychologia, 33*, 203–213.
Blonder, L. X., Gur, R. E., & Gur, R. C. (1989). The effects of left and right hemiparkinsonism on prosody. *Brain and Language, 36*, 193–207.
Bloom, F. A. (1979). Chemical integrative processes in the central nervous system. In F. O. Schmitt & F. G. Worden (Eds.), *The neurosciences: Fourth study program.* Cambridge, MA: MIT Press.
Bloom, R. L., Borod, J. C., Obler, L. K., & Gerstman, L. J. (1992). Impact of emotional content on discourse production in patients with unilateral brain damage. *Brain and Language, 42*, 153–164.
Bloom, R. L., Borod, J. C., Obler, L. K., & Gerstman, L. J. (1993). Suppression and facilitation of pragmatic performance: Effects of emotional content on discourse following right and left brain damage. *Journal of Speech and Hearing Research, 36*, 1227–1235.
Bloom, R. L., Carozza, L. S., Berg, H., & Curran-Curry, C. (1997). *"Theory of Mind" in patients with left and right brain damage.* Presented at the American Speech-Language-Hearing Association Convention, Boston, MA.
Bogousslavsky, J., & Regli, F., (1988). Response-to-next-patient-stimulation: A right hemisphere syndrome. *Neurology, 38*, 1125–1127.
Bornstein, B., Sroka, H., & Munitz, H. (1969). Prosopagnosia with animal face agnosia. *Cortex, 5*, 164–169.
Borod, J. C. (1992). Interhemispheric and intrahemispheric control of emotion: A focus on unilateral brain damage. *Journal of Consulting and Clinical Psychology, 60*, 339–348.
Borod, J. C., Andelman, F., Obler, L. K., Tweedy, J. R., & Welkowitz, J. (1992). Right hemisphere specialization for the identification of emotional words and sentences: Evidence from stroke patients. *Neuropsychologia, 30*, 827–844.
Borod, J. C., Caron, X., & Koff, E. (1981). Facial asymmetry for positive and negative expressions: Sex differences. *Neuropsychologia, 19*, 819–824.
Borod, J. C., Kashemi, D. R., Haywood, C. S., Andelman, F., Obler, L. K., Welkowitz, J., Bloom, R. L., & Tweedy, J. R. (1996). Hemispheric specialization for discourse reports of emotional experiences: Relationships to demographic, neurologicial, and perceptual variables. *Neuropsychologia, 34*, 351–359.
Borod, J. C., Koff, E., Lorch, M. P., & Nicholas, M. (1985). Channels of emotional expression in patients with unilateral brain damage. *Archives of Neurology, 42*, 345–348.
Borod, J. C., Koff, E., Lorch, M. P., & Nicholas, M. (1986). The expression and perception of facial emotion in brain-damaged patients. *Neuropsychologia, 24*, 169–180.
Borod, J. C., Koff, E., Lorch, M. P., Nicholas, M., & Welkowitz, J. (1988). Emotional and nonemotional facial behavior in patients with unilateral brain damage. *Journal of Neurology, Neurosurgery, and Psychiatry, 51*, 826–832.
Borod, J. C., Welkowitz, J., Alpert, M., Brozgold, A. Z., Martin, C., Peselow, E., & Diller, L. (1990). Parameters of emotional processing in neuropsychiatric disorders: Conceptual issues and a battery of tests. *Journal of Communication Disorders, 23*, 247–271.
Bowers, D., Bauer, R. M., Coslett, H. B., & Heilman, K. M. (1985). Processing of faces by patients with unilateral hemisphere lesions: I. Dissociation between judgements of facial affect and facial identity. *Brain and Cognition, 4*, 258–272.
Bowers, D., Coslett, H. B., Bauer, R. M., Speedie, L., & Heilman, K. M. (1987). Comprehension of emotional prosody following unilateral hemispheric lesions: Processing defect versus distraction defect. *Neuropsychologia, 25*, 317–328.
Bradvik, B., Dravins, C., Holtas, S., Rosen, I., Ryding, E., & Ingvar, D. H. (1991). Disturbances of speech prosody following right hemisphere infarcts. *Acta Scandinavica, 84*, 114–126.
Brain, W. R. (1941). Visual disorientation with special reference to lesions of the right cerebral hemisphere. *Brain, 64*, 244–272.
Brookshire, R. H., & Nicholas, L. E. (1984). Comprehension of directly and indirectly stated main ideas and details in discourse by brain-damaged and non-brain-damaged listeners. *Brain and Language, 21*, 21–36.
Brookshire, R. H., & Nicholas, L. E. (1993). The

discourse comprehension test. Tucson, AZ: Communication Skill Builders.

Brownell, H. H., Blum, A., & Winner, E. (1994). Attributional bias in RHD patients with impaired discourse comprehension. *Brain and Language, 43*, 476–478.

Brownell, H. H., Carroll, J. J., Rehak, A., & Wingfield, A. (1992). The use of pronoun anaphora and speaker mood in the interpretation of conversational utterances by right hemisphere brain-damaged patients. *Brain and Language, 43*, 121–147.

Brownell, H. H., Gardner, G., Prather, P., & Martino, G. (1995). Language, communication and the right hemisphere. In H. S. Kirshner (Ed.), *Handbook of neurological speech and language disorders*, 325–349. New York: Marcel Dekker.

Brownell, H. H., & Martino, G. (1998). Deficits in inference and social cognition: The effects of right hemisphere brain damage on discourse. In M. Beeman & C. Chiarello (Eds.), *Right hemisphere language comprehension: Perspectives from cognitive neuroscience*. Mahwah, NJ: Lawrence Erlbaum.

Brownell, H. H., Michel, D., Powelson, J., & Gardner, H. (1983). Surprise but not coherence: Sensitivity to verbal humor in right-hemisphere patients. *Brain and Language, 18*, 20–27.

Brownell, H. H., Pincus, D., Blum, A., Rehak, A., & Winner, E. (1997). The effects of right-hemisphere brain damage on patients' use of terms of personal reference. *Brain and Language, 57*, 60–79.

Brownell, H. H., Potter, H. H., Bihrle, A. M., & Gardner, H. (1986). Inference deficits in right brain-damaged patients. *Brain and Language, 27*, 310–321.

Brownell, H. H., Potter, H. H., Michelow, D., & Gardner. (1984). Sensitivity to lexical denotation and connotation in brain damaged patients: A double dissociation? *Brain and Language, 22*, 253–265.

Brownell, H. H., Simpson, T. L., Bihrle, A. M., Potter, H. H., & Gardner, H. (1990). Appreciation of metaphoric alternative word meanings by left and right brain-damaged patients. *Neuropsychologia, 28*, 375–383.

Brunn, J. L., & Farah, M. J. (1991). The relation between spatial attention and reading: Evidence from the neglect syndrome. *Cognitive Neuropsychology, 8*, 59–75.

Bryan, K. L. (1988). Assessment of language disorders after right hemisphere damage. *British Journal of Disorders of Communication, 23*, 111–125.

Bryan, K. L. (1989). Language prosody and the right hemisphere. *Aphasiology, 3*, 285–299.

Bryan, K.L. (1995). *Right Hemisphere Language Battery* (2nd ed.). London: Whurr Publishers.

Bryer, J. B., Starkstein, S. E., Votypka, V., Parikh, R. M., Price, T. R., & Robinson, R. G. (1992). Reduction of CSF monoamine metabolites in poststroke depression: A preliminary report. *Journal of Neuropsychiatry and Clinical Neuroscience, 4*, 440–442.

Bub, D., Audet, T., & Lecours, A. R. (1990). Re-evaluating the effect of unilateral brain damage on simple reaction time to auditory stimulation. *Cortex, 26*, 227–237.

Buck, R., & Duffy, R. J. (1980). Nonverbal communication of affect in brain-damaged patients. *Cortex, 16*, 351–362.

Burgess, C., & Simpson, G. B. (1988). Cerebral hemispheric mechanisms in the retrieval of ambiguous word meanings. *Brain and Language, 33*, 86–103.

Burns, M. (1997). *The Burns Brief Inventory of Communication and Cognition*. San Antonio: Psychological Corporation.

Butter, C. M. (1992). Effect of stimuli in right hemispace on left-sided neglect in a line cancellation task. *Neuropsychologia, 30*, 859–864.

Calvanio, R., Petrone, P. N., & Levine, D. N. (1987). Left visual spatial neglect is both environment-centered and body-centered. *Neurology, 37*, 1179–1183.

Campbell, D. C., & Oxbury, J. M. (1976). Recovery from unilateral visuo-spatial neglect? *Cortex, 12*, 303–312.

Cancelliere, A. E. B., & Kertesz, A. (1990). Lesion localization in acquired deficits of emotional expression and comprehension. *Brain and Cognition, 13*, 133–147.

Capgras, J., & Reboul-Lachaux, J. (1923). L'illusion des soises dans un delire systematise chronique. *Bulletin de la Societe Clinique de Medecine Mentale, 2*, 6–16.

Caplan, B. (1987). Assessment of unilateral neglect: A new reading test. *Journal of Clinical and Experimental Neuropsychology, 9*, 359–364.

Caplan, L. R., Kelly, M., Kase, C. S., Hier, D. B., White, J. L., Tatemichi, T., Mohr, J., Price, T., & Wolf, P. (1986). Infarcts of the inferior division of the right middle cerebral artery: Mirror image of Wernicke's aphasia. *Neurology, 36*, 1015–1020.

Cappa, S., Papagno, C., & Vallar, G. (1990). Language and verbal memory after right hemispheric stroke: A clinical-CT scan study. *Neuropsychologia, 28,* 503–509.

Cappa, S., Sterzi, R., Vallar, G., & Bisiach, E. (1987). Remission of hemineglect and anosognosia during vestibular stimulation. *Neuropsychologia, 25,* 775–782.

Caramazza, A., & Hillis, A. E. (1990). Levels of representation, co-ordinate frames, and unilateral neglect. *Cognitive Neuropsychology, 7,* 391–446.

Carmon, A., & Nachshon, I. (1971). Effect of unilateral brain damage on perception of temporal order. *Cortex, 7,* 410–418.

Chatterjee, A., Mennemeier, M., & Heilman, K. M. (1992). Search patterns and neglect: A case study. *Neuropsychologia, 30,* 657–672.

Chedru, F., Leblanc, M., & L'hermitte, F. (1973). Visual searching in normal and brain-damaged subjects (Contribution to the study of unilateral inattention). *Cortex, 9,* 95–111.

Cherney, L. R., & Canter, G. J. (1993). Informational content in the discourse of patients with probable Alzheimer's disease and patients with right brain damage. *Clinical Aphasiology, 21,* 123–133.

Chiarello, C., Burgess, C., Richards, L., & Pollock, A. (1990). Semantic and associative priming in the cerebral hemispheres: Some words do, some words don't . . . Sometimes, some places. *Brain and Language, 38,* 75–104.

Chiarello, C., & Church, K. L. (1986). Lexical judgements after right or left-hemisphere injury. *Neuropsychologia, 24,* 623–640.

Chobor, K. L., & Brown, J. W. (1987). Phoneme and timbre monitoring in left and right cerebrovascular accident patients. *Brain and Language, 30,* 278–284.

Cicone, M., Wapner, W., & Gardner, H. (1980). Sensitivity to emotional expressions and situations in organic patients. *Cortex, 16,* 145–158.

Cimino, C. R., Verfaellie, M., Bowers, D., & Heilman, K. (1991). Autobiographical memory: Influence of right hemisphere damage on emotionality and specificity. *Brain and Cognition, 15,* 106–118.

Clark, C. R., Geffen, G. M., & Geffen, L. B. (1987). Catecholamines and attention. I: Animal and clinical studies. *Neuroscience and Biobehavioral Reviews, 11,* 341–352.

Clark, C. R., Geffen, G. M., & Geffen, L. B. (1989). Catecholamines and the covert orientation of attention in humans. *Neuropsychologia, 27,* 131–139.

Clark, H. H., & Haviland, S. E. (1977). Comprehension and the given-new contract. In R. O. Freddle (Ed.), *Discourse production and comprehension* (pp. 1–40). Norwood, NJ: Ablex.

Cohen, R. M., Semple, W. E., Gross, M., Holcomb, H. J., Dowling, S. M., & Nordahl. (1988). Functional localization of sustained attention. *Neuropsychiatry, Neuropsychologogy, and Behavioral Neurology, 1,* 3–20.

Cohn, R. (1972). Eyeball movements in homonymous hemianopia following simultaneous bi-temporal object presentation. *Neurology, 22,* 12–14.

Collins, M. (1975). The minor hemisphere. In R. H. Brookshire (Ed.), *Clinical aphasiology conference proceedings.* Minneapolis, MN: BRK Publishers.

Collins, M. (1986). *Diagnosis and treatment of global aphasia.* San Diego: College-Hill Press.

Colombo, A., De Renzi, E., & Faglioni, P. (1976). The occurrence of visual neglect in patients with unilateral cerebral disease. *Cortex, 12,* 221–231.

Colsher, P. L., Cooper, W. E., & Graff-Radford, N. (1987). Intonation variability in the speech of right-hemisphere damaged patients. *Brain & Language, 32,* 379–383.

Corwin, J. V., Kanter, S. L., Watson, R. T., Heilman, K. M., Valenstein, E., & Hashimoto, A. (1986). Apomorphine has a therapeutic effect on neglect produced by unilateral dorsomedial prefrontal cortex lesions in rats. *Experimental Neurology, 94,* 683–689.

Coslett, H. B. (1997). Neglect in vision and visual imagery: a double dissociation. *Brain, 120,* 1163–1171.

Coslett, H. B., Bowers, D., Fitzpatrick, E., Haws, B., & Heilman, K. M. (1990). Directional hypokinesia and hemispatial inattention in neglect. *Brain, 113,* 475–486.

Coslett, H. B., Bowers, D., & Heilman, K. M. (1987). Reduction in cerebral activation after right hemisphere stroke. *Neurology, 37,* 957–962.

Coslett, H. B., & Heilman, K. M. (1989). Hemihypokinesia after right hemisphere stroke. *Brain and Cognition, 9,* 267–278.

Courbon, P., & Fail, G. (1927). Syndrome d'illusion de Fregoli et schizophrénie. *Bulletin de la Societe Clinique de Medecine Mentale, 15,* 121–124.

Crow, J. T. (1991). The origins of psychosis and the "Descent of Man." *British Journal of Psychiatry, 159,* 76–82.

Cummings, J. L. (1994). Depression in neurologic diseases. *Psychiatric Annals, 24,* 525–531.

Cummings, J. L. (1995). The neuroanatomy of depression. *Journal of clinical Psychiatry, 54,* 14–20.

Cutting, J. (1978). Study of anosognosia. *Journal of Neurology, Neurosurgery, and Psychiatry, 41,* 548–555.

Cutting, J. (1991). Delusional misidentification and the role of the right hemisphere in the appreciation of identity. *British Journal of Psychiatry, 159,* 70–75.

Damasio, A. R., Damasio, H., & Chui, H. C. (1980). Neglect following damage to frontal lobe or basal ganglia. *Neuropsychologia, 18,* 128–132.

Damasio, A. R., Damasio, H., & Van Hoesen, G. W. (1982). Prosopagnosia: Anatomic basis and behavioral mechanisms. *Neurology, 32,* 331–341.

Daneman, M., & Carpenter, P. A. (1983). Individual differences in integrating information between and within sentences. *Journal of Experimental Psychology: Learning, Memory, and Cognition, 9,* 561–584.

Davidson, R., Ekman, P., Saron, C. D., Senulis, J. A., & Friesen, W. V. (1990). Approach-withdrawal and cerebral asymmetry: Emotional expression and brain physiology I. *Journal of Personality and Social Psychology, 58,* 330–341.

Davidson, R. J., Fedio, P., Smith, B. D., Aurielle, E., & Martin, A. (1992). Lateralized mediation of arousal and habituation: Differential bilateral electrodermal activity in unilateral temporal lobectomy patients. *Neuropsychologia, 30,* 1053–1063.

Davidson, R. J., & Schwartz, G. E. (1976). Patterns of cerebral lateralization during cardiac biofeedback versus the self-regulation of emotion: Sex differences. *Psychophysiology, 13,* 62–68.

Davidson, R. J., Schwartz, G. E., Saron, C., Bennet, J., & Goleman, D. J. (1979). Frontal versus parietal EEG asymmetry during positive and negative affect. *Psychophysiology, 16,* 202–203.

Dee, H. L., & Van Allen, M. W. (1973). Speed of decision-making processing in patients with unilateral cerebral disease. *Archives of Neurology, 28,* 163–166.

DeKosky, S., Heilman, K. M., Bowers, D., & Valenstein, E. (1980). Recognition and discrimination of emotional faces and pictures. *Brain and Language, 9,* 206–214.

Delis, D. C., Wapner, W., Gardner, H., & Moses, J. A. (1983). The contribution of the right hemisphere to the organization of paragraphs. *Cortex, 19,* 43–50.

Denes, G., Caldognetto, E. M., Semenza, C., Vagges, K., & Zettin, M. (1984). Discrimination and identification of emotions in human voice by brain-damaged subjects. *Acta Neurologica Scandinavica, 69,* 154–162.

Denes, G., Semenza, C., Stoppa, E., & Lis, A. (1982). Unilateral spatial neglect and recovery from hemiplegia. *Brain, 105,* 543–552.

Denny-Brown, D., Meyer, J. S., & Horenstein, S. (1952). The significance of perceptual rivalry resulting from parietal lesion. *Brain, 75,* 433–471.

De Renzi, E., & Faglioni, P. (1965). The comparative efficiency of intelligence and vigilance tests detecting hemispheric change. *Cortex, 1,* 410–433.

De Renzi, E., Faglioni, P., & Scotti, G. (1970). Hemispheric contribution to exploration of space through the visual and tactile modality. *Cortex, 6,* 191–203.

De Renzi, E., Gentilini, M., & Barbieri, C. (1989). Auditory neglect. *Journal of Neurology, Neurosurgery, and Psychiatry, 52,* 613–617.

De Renzi, E., Gentilini, M., Faglioni, P., & Barbieri, C. (1989). Attentional shift towards the rightmost stimuli in patients with left visual neglect. *Cortex, 25,* 231–237.

DeRenzi, E., & Vignolo, L. A. (1962). The token test: A sensitive test to detect receptive disturbances in aphasics. *Brain, 85,* 665–678.

D'Erme, P., Robertson, I., Bartolomeo, P., Daniele, A., & Gainotti, G. (1992). Early rightwards orienting of attention on simple reaction time performance in patients with left-sided neglect. *Neuropsychologia, 30,* 989–1000.

Descarries, L., & Lapierre, Y. (1973). Norepinephrine and axon terminals in the cerebral cortex of the rat. *Brain Research, 51,* 141–160.

Deutsch, G., Papanicolaou, A. C., Bourbon, T., Eisenberg, H. M. (1987). Cerebral blood flow evidence of right cerebral activation in attention demanding tasks. *International Journal of Neuroscience, 36,* 23–28.

Diamond, S. J. (1976). Depletion of attentional capacity after total commissurotomy in man. *Brain, 99,* 347–356.

Diamond, S. J., & Beaumont, J. G. (1973). Difference in the vigilance performance of the right and left hemispheres. *Cortex, 9,* 259–265.

Diggs, C. C., & Basili, A. G. (1987). Verbal expression of right cerebrovascular accident patients: Convergent and divergent language. *Brain and Language, 30,* 130–146.

Diller, L., & Weinberg, J. (1977). Hemi-inattention in rehabilitation: The evolution of a rational remediation program. In E. A. Weinstein & R. P. Friedland (Eds.), *Advances in Neurology,* (Vol. 18, pp. 63–82). Philadelphia: Raven.

Divenyi, P. L., & Robinson, A. J. (1989). Nonlinguistic auditory compatabilities in aphasia. *Brain and Language, 37,* 290–396.

Doricchi, F., Guariglia, C., Paolucci, S., & Pizzamiglio, L. (1990). Severe reduction of leftwards REMs in patients with left unilateral heminattention. In J. Horne (Ed.), *Sleep 90.* Bochum: Pontenagel Press.

Duffy, J. R. (1994). Schuell's stimulation approach to rehabilitation. In X. Chapey (Ed.), *Language intervention strategies in adult aphasia* (3rd ed., pp. 146–177). Baltimore: Williams & Wilkins.

Duffy, J. R. (1995). *Motor speech disorders: Substrates, differential diagnosis, and management.* St Louis: Mosby.

Dupont, R. M., Cullum, C. M., & Jeste, D. V. (1988). Poststroke depression and psychosis. *Psychiatric Clinics of North America, 11,* 133–149.

Egelko, S., Gordon, W. A., Hibbard, M. R., Diller, L., Lieberman, A., Holliday, R., Ragnarsson, K., Shaver, M. S., & Orazem, J. (1988). Relationship among CT scans, neurological exam, and neuropsychological test performance in right brain-damaged stroke patients. *Journal of Clinical and Experimental Neuropsychology, 10,* 539–564.

Eisenson, J. (1962). Language and intellectual modifications associated with right cerebral damage. *Language and Speech, 5,* 49–53.

Ekman, P. (1973). Cross-cultural studies of facial expression. In P. Ekman (Ed.), *Darwin and facial expression: A century of research in review.* New York: Academic Press.

Ellis, A. W., Flude, B. M., & Young, A. W. (1987). "Neglect dyslexia" and the early visual processing of letters in words and nonwords. *Cognitive Neuropsychology, 4,* 439–464.

Ellis, A. W., & Young, A. W. (1990). Accounting for delusional misidentifcations. *British Journal of Psychiatry, 157,* 239–248.

Ellis, H. D., Young, A. W., & Flude, B. M. (1993). Neglect and visual language. In I. Robertson & J. C. Marshall (Eds.), *Unilateral neglect: Clinical and experimental studies* (pp. 233–256). Hillsdale, NJ: Lawrence Erlbaum.

Emmory, K. D. (1987). The neurological substrates for prosodic aspects of speech. *Brain and Language, 30,* 305–320.

Faglioni, P., Scotti, G., & Spinnler, H. (1971). The performance of brain damaged patients in spatial localization of visual and tactile stimuli. *Brain, 94,* 443–454.

Farah, M. J., Brunn, J. L., Wong, A. B., Wallace, M. A., & Carpenter, P. A. (1990). Frames of reference for allocating attention to space: Evidence from the neglect syndrome. *Neuropsychologia, 28,* 335–347.

Farah, M. J., Monheit, M. A., & Wallace, M. A. (1991). Unconscious perception of "extinguished" visual stimuli: Reassessing the evidence. *Neuropsychologia, 29,* 949–985.

Farah, M. J., Wallace, M. A., & Vecera, S. P. (1993). "What" and "where" of visual attention: Evidence from the neglect syndrome. In I. Robertson & J. C. Marshall (Eds.), *Unilateral neglect: Clinical and experimental evidence* (pp. 123–138). Hillsdale, NJ: Lawrence Erlbaum.

Farah, M. J., Wong, A. B., Monheit, M. A., & Morrow, L. A. (1989). Parietal lobe mechanisms of spatial attention: Modality-specific or supramodal? *Neuropsychologia, 27,* 461–470.

Feinberg, T. E., Haber, L. D., & Stacy, C. B. (1990). Ipsilateral extinction in the hemineglect syndrome. *Archives of Neurology, 47,* 802–804.

Feinberg, T. E., & Shapiro, R. M. (1989). Misidentification-reduplication and the right hemisphere. *Neuropsychiatry, Neuropsychology and Behavioral Neurology, 2,* 38–39.

Ferro, J. M., Kertesz, A., & Black, S. E. (1987). Subcortical neglect: Quantication, anatomy, and recovery. *Neurology, 37,* 1487–1492.

Fisher, C. M. (1982). Disorientation for place. *Archives of Neurology, 39,* 33–36.

Fleet, W. S., Valenstien, E., Watson, R. T., & Heilman, K. M. (1987). Dopamine agonist therapy for neglect in humans. *Neurology, 37,* 1765–1770.

Foldi, N. S. (1987). Appreciation of pragmatic interpretations of indirect commands: Comparison of right and left hemisphere brain-damaged patients. *Brain and Language, 31,* 88–108.

Folstein, M. F., Maiberger, R., & McHugh, P. R. (1977). Mood disorder as a specific complication of stroke. *Journal of Neurology, Neurosurgery, and Psychiatry, 40,* 1018–1020.

Foote, S. L., & Bloom, F. E. (1979). Activity of norepinephrine-containing locus coeruleus neurons in the unanesthetized squirrel monkey. In E. Usdin, I. J. Kopin, & J. Barchas (Eds.), *Catecholamines: Basic and clinical frontiers, Vol. 1* (pp. 625–627). New York: Pergamon Press.

Foote, S. L., Feedman, R., & Oliver, A. P. (1975). Effects of putative neurotransmitters on neuronal activity in monkey auditory cortex. *Brain Research, 86,* 229–242.

Forstl, H., Almeida, O. P., Owen, A. M., Burns, A., & Howard, R. (1991). Psychiatric, neurological and medical aspects of misidentification syndromes: A review of 260 cases. *Psychological Medicine, 21,* 905–910.

Frederiks, J. A. M. (1969). Disorders of the body schema. In P. J. Vinken & G. W. Bruyn (Eds.), *Handbook of clinical neurology, Vol.4* (pp. 373–393). Amsterdam: Elsvier.

Freedman, M., Leach, L., Kaplan, E., Winocur, G., Shulman, K. L., & Delis, D. C. (1994). *Clock drawing: A neuropsychological analysis.* New York: Oxford University.

Friberg, L., Olsen, T. S., Roland, P. E., Paulson, O. B., & Lassen, N. A. (1985). Focal increase of blood flow in the cerebral cortex of man during vestibular stimulation. *Brain, 108,* 609–623.

Friedland, R. P., & Weinstein, E. A. (1977). Hemiinattention and hemisphere specialization: Introduction and historical review. *Advances in Neurology, 18,* 1–26.

Frith, U. (1989). A new look at language and communication in autism. *British Journal of Disorders of Communication, 24,* 123–150.

Fromm, D., Holland, A. J., Swindell, C. S., & Reinmuth O. M. (1985). Various consequences of subcortical stroke: Prospective study of 16 consecutive cases. *Archives of Neurology, 42,* 943–950.

Gainotti, G. (1972). Emotional behavior and hemispheric side of lesion. *Cortex, 8,* 41–55.

Gainotti, G., Caltagrione, C., & Miceli, G. (1983). Selective semantic-lexical discrimination in right-brain-damaged patients. In E. Perecman (Ed.), *Cognitive processing in the right hemisphere* (pp. 149–167). New York: Academic Press.

Gainotti, G., Caltagrione, C., Miceli, G., & Masullo, C. (1981). Selective semantic-lexical impairment of language comprehension in right-brain-damaged patients. *Brain and Language, 13,* 201–211.

Gainotti, G., D'Erme, P., & Bartolomeo, P. (1991). Early orientation of attention toward the half of space ipsilateral to the lesion in patients with unilateral brain damage. *Journal of Neurology, Neurosurgery, and Psychiatry, 54,* 1082–1089.

Gainotti, G., D'Erme, P., Monteleone, D., & Silveri, M. C. (1986). Mechanisms of unilateral spatial neglect in relation to laterality of cerebral lesions. *Brain, 109,* 599–612.

Gardner, H., Brownell, H. H., Wapner, W., & Michelow, D. (1983). Missing the point: The role of the right hemisphere in the processing of complex linguistic materials. In E. Perecman (Ed.), *Cognitive processing in the right hemisphere* (pp. 169–191). New York: Academic Press.

Gardner, H., & Denes, G. (1973). Connotative judgements by aphasic patients on a pictorial adaptation of semantic differential. *Cortex, 9,* 183–196.

Gardner, H., Ling, P. K., Flamm, L., & Silverman, J. (1975). Comprehension and appreciation of humorous material following brain damage. *Brain, 98,* 399–412.

Gazzaniga, M. S. (1970). *The bisected brain.* New York: Appleton-Centruy-Crofts.

Gazzaniga, M. S. (1983a). Reply to Levy and to Zaidel. *American Psychologist,* 547–549.

Gazzaniga, M. S. (1983b). Right hemisphere language following commissurotomy: A twenty year perspective. *Annals of Psychology, 38,* 525–537.

Gazzaniga, M. S., Bogen, J. E., & Sperry, R. W. (1962). Some functional effects of sectioning the cerebral commissures in man. *Proceedings of the National Academy of Sciences, 48,* 1765–1769.

Gentilini, M., Barbieri, C., De Renzi, E., & Faglioni, P. (1989). Space exploration with and without the aid of vision in hemisphere-damaged patients. *Cortex, 25,* 643–651.

Gernsbacher, M. A. (1990). *Comprehension as structure building.* Hillsdale, NJ: Lawrence Erlbaum.

Gernsbacher, M. A., & Faust, M. E. (1991). The mechanism of suppression: A component of general comprehension skill. *Journal of Experimental Psychology: Learning, Memory, and Cognition, 17,* 245–262.

Gernsbacher, M. A., Varner, K. R., & Faust, M. E. (1990). Investigating differences in general comprehension skill. *Journal of Experimental Psychology: Learning, Memory, and Cognition, 16,* 430–445.

Gerstmann, J. (1942). Problem of imperception of disease and of impaired body territories with organic lesions: Relation to body scheme and its disorders. *Archives of Neurol-*

ogy and Psychiatry, 48, 890–914.

Girotti, F., Casazza, M., Musicco, M., & Avanzini, G. (1983). Oculomotor disorders in cortical lesions in man: The role of unilateral neglect. Neuropsychologia, 21, 543–553.

Gloning, I., Gloning, K., Hoff, H., & Tschabitscher, H. (1966). Zur prosopagnosie. Neuropsychologia, 4, 113–132.

Goldberg, E., & Costa, L. D. (1981). Hemispheric differences in the acquisition and use of descriptive systems. Brain and Language, 14, 144–173.

Goodglass, H., & Kaplan, E. (1983). The Boston Diagnostic Aphasia Examination. Philadelphia: Lea & Febiger.

Gordon, H. W. (1970). Hemispheric asymmetries in the perception of musical chords. Cortex, 6, 387–398.

Gorelick, P. B., & Ross, E. D. (1987). The aprosodias: further functional-anatomical evidence for the organization of affective language in the right hemisphere. Journal of Neurology, Neurosurgery, and Psychiatry, 50, 553–560.

Green, J. B., & Hamilton, W. J. (1976). Anosognosia for hemiplegia: Somatosensory evoked potential studies. Neurology, 26, 1141–1144.

Grice, H. P. (1975). Logic and conversation. In P. Cole & J. L. Morgan (Eds.), Syntax and semantics (Vol. III, pp. 41–58). New York: Academic Press.

Gronwall, D. M. A. (1977). Paced auditory serial-addition task: A measure of recovery from concussion. Perceptual and Motor Skills, 44, 367–373.

Grossman, M. (1981). A bird is a bird is a bird: Making reference within and without superordinate categories. Brain and Language, 12, 313–331.

Guariglia, C., & Antonucci, G., (1992). Personal and extrapersonal space: A case of neglect dissociation. Neuropsychologia, 30, 1001–1009.

Guariglia, C., Padovani, A., Pantano, P., & Pizzamiglio, L. (1993). Unilateral neglect restricted to visual imagery. Nature, 364, 235–237.

Gur, R. C., Packer, I. K., Hungerbuhler, J. P., Reivich, M., Obrist, W. D., Amarnek, W. S., & Sackeim, H. A., (1980). Differences in the distribution of gray and white matter in human cerebral hemispheres. Science, 207, 1226–1228.

Hakim, H., Verma, N., & Greiffenstein, M. (1988). Pathogenesis of reduplicative paramnesia. Journal of Neurology, Neurosurgery, and Psychiatry, 51, 839–841.

Halligan, P. W., Manning, L., & Marshall, J. C. (1990). Individual variations in line bisection: A study of four patients with right hemisphere damage and normal controls. Neuropsychologia, 28, 1043–1051.

Halligan, P. W., Manning, L., & Marshall, J. C. (1991). Hemispheric activation vs. spatiomotor cueing in visual neglect: A case study. Neuropsychologia, 29, 165–176.

Halligan, P. W., & Marshall, J. C. (1989). Is neglect (only) lateral? A quadrant analysis of line cancellation. Journal of Clinical and Experimental Neuropsychology, 11, 793–798.

Halligan, P. W., & Marshall, J. C. (1993). The history and clinical presentation of neglect. In I. Robertson & J. C. Marshall (Eds.), Unilateral neglect: Clinical and experimental studies (pp. 3–26). Hillsdale, NJ: Lawrence Erlbaum.

Halligan, P. W., & Marshall, J. C. (1994). Focal and global attention modulate the expression of visuospatial neglect: A case study. Neuropsychologia, 32, 13–21.

Halligan, P. W., Marshall, J. C., & Wade, D. T. (1989). Visuospatial neglect: Underlying factors and test sensitivity. The Lancet, October 14, 908–910.

Halligan, P. W., Marshall, J. C., & Wade, D. T. (1990). Do visual field deficits exacerbate visuo-spatial neglect? Journal of Neurology, Neurosurgery, and Psychiatry, 53, 487–491.

Halligan, P. W., Marshall, J. C., & Wade, D. T. (1995). Unilateral somatoparaphrenia after right hemisphere stroke: A case description. Cortex, 31, 173–182.

Halper, A., Cherney, L. R., & Burns, M. S. (1996). Clinical management of right hemisphere dysfunction (2nd ed.). Gaithersburg, MD: Aspen.

Happe, F. G. E. (1994). An advanced test of theory of mind: Understanding of story characters' thoughts and feelings by able autistic, mentally handicapped, and normal children and adults. Journal of Autism and Developmental Disorders, 24, 129–154.

Harley, C. W. (1987). A role for norepinephrine in arousal, emotion, and learning?: Limbic modulation by norepinephrine and the Kety hypothesis. Progress in Neuro-Psychopharmacology and Biological Psychiatry, 11, 419–458.

Hecaen, H. (1962). Clinical symptomotology in right and left hemisphere lesions. In V. B. Mountcastle (Ed.), Interhemispheric relations and cerebral dominance. Baltimore: Johns Hopkins Press.

Heilman, K. M. (1979). Neglect and related

disorders. In K. M. Heilman & E. Valenstein (Eds.), *Clinical neuropsychology* (pp. 268–307). New York: Oxford.

Heilman. K. M., Bowers, D., Coslett, H. B., Whelan, H., & Watson, R. T. (1985). Directional hypokinesia: Prolonged reaction times for leftward movements in patients with right hemisphere lesions and neglect. *Neurology, 35,* 855–859.

Heilman, K. M., Bowers, D., Speedie, L., & Coslett, H. B. (1984). Comprehension of affective and nonaffective prosody. *Neurology, 34,* 917–921.

Heilman, K. M., Bowers, D., Valenstein, E., & Watson, R. T. (1987). Hemispace and hemispatial neglect. In M. Jeannerod (Ed.), *Neurophysiological and neuropsychological aspects of spatial neglect* (pp. 115–182). Amsterdam: Elsevier.

Heilman, K. M., Scholes, R., & Watson, R. T. (1975). Auditory affective agnosia: Disturbed comprehension of affective speech. *Journal of Neurology, Neurosurgery, and Psychiatry, 38,* 69–72.

Heilman, K. M., Schwartz, H. D., & Watson, R. T. (1978). Hypoarousal in patients with the neglect syndrome and emotional indifference. *Neurology, 28,* 229–232.

Heilman, K. M., & Valenstein, E. (1972a). Auditory neglect in man. *Archives of Neurology, 26,* 32–35.

Heilman, K. M., & Valenstein, E. (1972b). Frontal lobe neglect in man. *Neurology, 22,* 660–664.

Heilman, K. M., Valenstein, E., & Watson, R. T. (1984). Neglect and related disorders. *Seminars in Neurology, 4,* 209–219.

Heilman, K. M., & Van Den Abell, T. (1980). Right hemisphere dominance for attention: The mechanism underlying hemispheric asymmetries of inattention (neglect). *Neurology, 30:* 327–330.

Heilman, K. M., & Watson, R. T. (1977). Mechanisms underlying the unilateral neglect syndrome. In E. A. Weinstein & R. P. Friedland (Eds.), *Advances in Neurology, 18,* 91–106.

Helm-Estabrooks, N. (1995). *Cognitive linguistic task book.* Cape Cod, MA: Cape Cod Institute for Communication Disorders.

Hier, D. B., & Kaplan, J. (1980). Verbal comprehension deficits after right hemisphere damage. *Applied Pscholginguistics, 1,* 279–294.

Hier, D. B., Mondlock, J., & Caplan, L. R. (1983). Behavioral abnormalities after right hemisphere stroke. *Neurology, 33,* 337–344.

Hird, K., & Kirsner, K. (1993). Dysprosody following acquired neurogenic impairment. *Brain and Language, 48,* 46–60.

Hirst, W., LeDoux, J., & Stein, S. (1984). Constraints on the processing of indirect speech acts: Evidence from aphasiology. *Brain and Language, 23,* 26–33.

Hooper Visual Organization Test. (1983). Los Angeles: Western Psychological Services.

Hornak, J. (1992). Ocular exploration in the dark by patients with visual neglect. *Neuropsychologia, 30,* 547–552.

Horner, J., Massey, E. W., Woodruff, W. W., Chase, K. N., & Dawson, D. V. (1989). Task-dependent neglect: Computed tomography size and locus correlations. *Journal of Neurologic Rehabilitation, 3,* 7–13.

Hough, M. S. (1990). Narrative comprehension in adults with right and left hemisphere brain-damage: Theme organization. *Brain and Language, 38,* 253–277.

Hough, M. S., Pabst, M. J., & DeMarco, S. (1994). Categorization skills in right hemisphere brain damage for common and goal-derived categories. *Clinical Aphasiology, 22,* 35–51.

Hough, M. S., & Pierce, R. S. (1988, November). *Word fluency revisited: Common and functional category structure in aphasic adults.* Paper presented at the annual American Speech-Language-Hearing Association Convention, St. Louis, MO.

Hough, M. S., & Pierce, R. S. (1993). Contextual and thematic influences on narrative comprehension of left and right hemisphere brain-damaged patients. In H. H. Brownell & Y. Joanette (Eds.), *Narrative discourse in neurologically impaired and normal aging adults* (pp. 213–238). San Diego: Singular Publishing Group.

Hough, M. S., & Snow, M. S. (1989, November). *Category structure for goal-derived and common categories in aging.* Paper presented at the annual American Speech-Language-Hearing Association Convention, St. Louis.

House, A., Dennis, M., Warlow, C., Hawton, K., & Molyneux, A. (1990). Mood disorders after stroke and their relation to lesion location. *Brain, 113,* 1113–1129.

House, A., Rowe, D., & Standen, P. J. (1987). Affective prosody in the reading voice of stroke patients. *Journal of Neurology, Neurosurgery, and Psychiatry, 50,* 910–912.

Howes, D., & Boller, F. (1975). Simple reaction time: Evidence for focal impairment from lesions of the right hemisphere. *Brain, 98,* 317–322.

Huber, W. (1990). Text comprehension and production in aphasia: Analysis in terms of micro- and macroprocessing. In Y. Joanette & H. H. Brownell (Eds.), *Discourse ability and brain damage: Theoretical and empirical perspectives* (pp. 154–179). New York: Springer-Verlag.

Huber, W., & Gleber, J. (1982). Linguistic and nonlinguistic processing of narratives in aphasia. *Brain and Language, 16*, 1–18.

Humphreys, G. W., & Riddoch, M. J. (1993). Interactive attentional systems and unilateral visual neglect. In I. Robertson & J. C. Marshall (Eds.), *Unilateral neglect: Clinical and experimental studies* (pp. 139–168). Hillsdale, NJ: Lawrence Erlbaum.

Iacoboni, M., Padovani, A., DiPiero, V., & Lenzi, G. L. (1995). Post-stroke depression: Relationships with morphological damage and cognition over time. *International Journal of Neurological Science, 16*, 209–216.

Ishiai, S., Furukawa, T., & Tsukagoshi, H. (1989). Visuo-spatial processes of line bisection and the mechanisms underlying unilateral spatial neglect. *Brain, 112*, 1485–1502.

Ishiai, S., Sugishita, M., Mitani, K., & Ishizawa, M. (1992). Leftward search in left unilateral spatial neglect. *Journal of Neurology, Neurosurgery, and Psychiatry, 55*, 40–44.

Ito, K., Tanabe, H., Ikejiri, Y., Okuda, J., Sawada, T., & Shiraishi, J. (1989). Tactile extinction to simple (elementary) and complex stimuli. *Acta Neurologica Scandanavia, 80*, 68–77.

Iversen, S. D. (1977). Brain dopamine systems and behavior. In L. L. Iversen, S. D. Iversen, & S. H. Snyder (Eds.), *Handbook of psychopharmacology, Vol. 8. Drugs, neurotransmitters and behavior* (pp. 333–384). New York: Plenum Press.

Janer, K. W., & Pardo, J. V. (1991). Deficits in selective attention following bilateral Anterior cingulotomy. *Journal of Cognitive Neuroscience, 3*, 231–241.

Jennings, J. R. (1986). Bodily changes during attention. In M. G. H. Coles, E. Donchin, & S. W. Porges, *Psychophysiology: Systems, processes, and application* (pp. 268–289). New York: Guilford Press.

Joanette, Y., Brouchon, M., Gauthier, L., & Samson, M. (1986). Pointing with the left versus right hand in left visual field neglect. *Neuropsychologia, 24*, 391–396.

Joanette, Y., & Goulet, P. (1986). Criterion-specific reduction of verbal fluency in right brain-damaged right-handers. *Neuropsychologia, 24*, 875–879.

Joanette, Y., Goulet, P., & Hannequin, D. (1990). *Right hemisphere and verbal communication*. New York: Springer-Verlag.

Joanette, Y., Goulet, P., & Le Dorze, G. (1988). Impaired word naming in right-brain-damaged right-handers: Error types and time-course analyses. *Brain and Language, 34*, 54–64.

Joanette, Y., Goulet, P., Ska, B., & Nespoulous, J. L. (1986). Informative content of narrative discourse in right brain-damaged right-handers. *Brain and Language, 29*, 81–105.

Joanette, Y., LeCours, A. R., Lepage, Y., & Lamoureaux, M. (1983). Language in right-handers with right-hemisphere lesions: A preliminary study including anatomical, genetic, and social factors. *Brain and Language, 20*, 217–248.

Jocic, A., & Staton, D. R. (1993). Reduplication after right middle cerebral artery infarction. *Brain and Cognition, 23*, 222–230.

Jongbloed, L. (1986). Prediction of function after stroke: A critical review. *Stroke, 17*, 765–776.

Just, M. A., & Carpenter, P. A. (1992). A capacity theory of comprehension: Individual differences in working memory. *Psychological Review, 99*, 122–149.

Kaplan, J. A., Brownell, H. H., Jacobs, J. R., & Gardner, H. (1990). The effects of right hemisphere damage on the pragmatic interpretation of conversational remarks. *Brain and Language, 38*, 315–333.

Kaplan, J. A., Goodglass, H., & Weintraub, S. (1983). *The Boston Naming Test*. Philadelphia: Lea & Febiger.

Kaplan, R. F., Verfaillie, M., Meadows, M. E., Caplan, L. R., Peasin, M. S., & De Witt, D. (1991). Changing attentional demands in left hemispatial neglect. *Archives of Neurology, 48*, 1263–1266.

Karnath, H. -O., & Huber, W. (1992). Abnormal eye movement behaviour during text reading in neglect syndrome: A case study. *Neuropsychologia, 30*, 593–598.

Kartsounis, L. D., & Warrington, E. K. (1989). Unilateral visual neglect overcome by cues implicit in stimulus arrays. *Journal of Neurology, Neurosurgery, and Psychiatry, 52*, 1253–1259.

Kennedy, M. R. T., Strand, E. A., Burton, W., Peterson, C. (1994). Analysis of first-encounter conversations of right-hemisphere-damaged adults. *Clinical Aphasiology, 22*, 67–80.

Kent, R. D., & Rosenbek, J. C. (1982). Prosodic

disturbance and neurologic lesion. *Brain and Language, 15,* 259–291.

Kertesz, A. (1979). *Aphasia and associated disorders.* New York: Grune & Stratton.

Kertesz, A. (1982). *Western Aphasia Battery.* New York: Grune & Stratton.

Kertesz, A., & Dobrowolski, S. (1981). Right-hemisphere deficits, lesion size and location. *Journal of Clinical Neuropsychology, 3,* 283–299.

Kimura, D. (1964). Left-right differences in the perception of melodies. *Quarterly Journal of Experimental Psychology, 16,* 355–358.

King, F. L., & Kimura, D. (1972). Left ear superiority in dichotic perception of vocal and non-verbal sounds. *Canadian Journal of Psychology, 26,* 111–116.

Kinsbourne, M. (1987). Mechanisms of unilateral neglect. In M. Jeanerrod (Ed.), *Neurophysiological and neuropsychological aspects of spatial neglect* (pp. 68–86). Amsterdam: Elsevier.

Kinsbourne, M. (1993). Orientational bias model of unilateral neglect: Evidence from attentional gradients within hemisphere. In I. Robertson & J. C. Marshall (Eds.), *Unilateral neglect: Clinical and experimental studies* (pp. 63–86). Hillsdale, NJ: Lawrence Erlbaum.

Kinsbourne, M., & Warrington, E. (1962). A variety of reading disability associated with right-hemisphere lesions. *Journal of Neurology, Neurosurgery and Psychiatry, 25,* 339–344.

Kinsella, G., & Ford, B., (1980). Acute recovery patterns in stroke. *Medical Journal of Australia, 2,* 663–666.

Kinsella, G., Olver, J., Ng, K., Packer, S. & Stark, R. (1993). Analysis of the syndrome of Unilateral neglect. *Cortex, 29,* 135–140.

Koella, W. P. (1982). A modern neurobiological concept of vigilance. *Experientia, 38,* 1426–1437.

Kooistra, C. A., & Heilman, K. M. (1989). Hemispatial visual inattention masquerading as hemianopia. *Neurology, 39,* 1125–1127.

Lacey, B. C., & Lacey, J. I. (1974). Studies of heart rate and other bodily processes in sensorimotor behavior. In P. A. Obrist, A. Black, J. Bruner, & L. DiCara (Eds.), *Cardiovascular psychophysiology: Current issues in response mechanisms, biofeedback, and methodology.* Chicago: Aldine-Ahterton.

Ladavas, E. (1987). Is the hemispatial deficit produced by right parietal lobe damage associated with retinal or gravitational coordinates? *Brain, 110,* 167–180.

Ladavas, E. (1990). Selective spatial attention in patients with visual extinction. *Brain, 113,* 1527–1538.

Ladavas, E. (1993). Spatial dimensions of automatic and voluntary orienting components of attention. In I. Robertson & J. C. Marshall (Eds.), *Unilateral neglect: Clinical and experimental studies* (pp. 193–210). Hillsdale, NJ: Lawerence Erlbaum.

Ladavas, E., Del Pesce, M., & Provinciali, L. (1989). Unilateral attention deficits and hemispheric asymmetries in the control of visual attention. *Neuropsychologia, 27,* 353–366.

Ladavas, E., Petronion, A., & Umilta, C. (1990). The deployment of visual attention in the intact field of hemineglect patients. *Cortex, 26,* 307–317.

Lalande, S., Braun, C. M. J., Charlebois, N., & Whitaker, H. A. (1992). Effects of right and left hemisphere cerebrovascular lesions on discrimination of prosodic and semantic aspects of affect in sentences. *Brain and Language, 42,* 165–186.

Landis, T., Assal, G., & Perret, C. (1979). Opposite cerebral hemispheric superiorities for visual associative processing of emotional facial expressions and objects. *Nature, 278,* 739–740.

Landis, T., Cummings, J. G., Christen, L., Bogen, J. E., & Imhof, H. G. (1986). Are unilateral right posterior cerebral lesions sufficient to cause prosopagnosia? Clinical and radiological findings in six additional patients. *Cortex, 22,* 243–252.

Langer, K. G. (1995). Depression and physical disability: Relationship of self-rated and observer-rated disability to depression. *Neuropsychiatry, Neuropsychology and Behavioral Neurology, 8,* 271–276.

Laplane, D., & Degos, J. D. (1983). Motor neglect. *Journal of Neurology, Neurosurgery, and Psychiatry, 46,* 152–158.

Leslie, A. M. (1987). Pretense and representation: The origins of "Theory of Mind." *Psychological Review, 94,* 412–426.

Lesser, R. (1974). Verbal comprehension in aphasia: An English version of three Italian tests. *Cortex, 10,* 247–263.

Levine, D. N., & Finklestein, S. (1982). Delayed psychosis after right temporoparietal stroke or trauma: Relation to epilepsy. *Neurology, 32,* 267–273.

Levine, D. N., & Grek, A. (1984). The anatomic basis of delusions after right cerebral infarction. *Neurology, 34,* 577–582.

Levine, D. N., & Kinsbourne, M. (1986). Neurobehavior. In S. H. Appel (Ed.), *Current neurology* (Vol. 6, pp. 325–346). Chicago: Year Book Medical Publishers, Inc.

Ley, R. G., & Bryden, M. P. (1979). Hemispheric differences in processing emotions and faces. *Brain and Language, 7*, 127–138.

Lipsey, J. R., Robinson, R. G., Pearlson, G. D., Rao, K., & Price, T. R. (1984, February). Nortriptyline treatment for post-stroke depression: A double blind study. *Lancet*, 297–300.

Logan, G. D. (1988). Toward an instance theory of automatization. *Psychological Review, 95*, 492–527.

Lojek-Osiejuk, E. (1996). Knowledge of scripts reflected in discourse of aphasics and right-brain-damaged patients. *Brain and Language, 53*, 58–80.

Luria, A. (1973). *The working brain: An introduction to neuropsychology*. Harmondsworth: Penguin Books.

Mackisack, E. L., Myers, P. S., & Duffy, J. R. (1987). Verbosity and labeling behavior: The performance of right hemisphere and non-brain-damaged adults on an inferential picture description task. In R. H. Brookshire (Ed.), *Clinical Aphasiology* (Vol. 17, pp. 143–151). Minneapolis: BRK Publishers.

Magnun, G. R., Luck, S. J., Plager, R., Loftus, W., Hillyard, S. A., Handy, T., Clark, V. P., & Gazzaniga, M. S. (1994). Monitoring the visual world: Hemispheric asymmetries and subcortical processes in attention. *Journal of Cognitive Neuroscience, 6*, 267–275.

Mammucari, A., Caltagirone, C., Ekman, P., Friesen, W., Gainotti, G., Pizzamiglio, L., & Zoccolotti, P. (1988). Spontaneous facial expression of emotions in brain-damaged patients. *Cortex, 24*, 521–533.

Manning, L., Halligan, P. W., & Marshall, J. C. (1990). Individual variation in line bisection. A study of normal subjects with application to the interpretation of visual neglect. *Neuropsychologia, 28*, 647–655.

Mark, V. W., & Heilman, K. M. (1988). Does fatigue account for left peripersonal neglect? [Abstract]. *Journal of Clinical and Experimental Neuropsychology, 10*, 335.

Mark, V. W., Kooistra, C. A., & Heilman, K. M. (1988). Hemispatial neglect affected by non-neglected stimuli. *Neurology, 38*, 1207–1211.

Marquardsen, J. (1969). The natural history of acutecerebrovascular disease: A retrospective study of 769 patients. *Acta Neurologica Scandinavica, 38*(Suppl.), 1–192.

Marr, D. (1982). *Vision*. San Francisco: Freeman.

Marshall, J. C., & Halligan, P. W. (1988). Blindsight and insight in visuo-spatial neglect. *Nature, 336*, 766–767.

Marshall, J. F., & Gotthelf, T. (1979). Sensory inattention in rats with 6–hydroxydopamine-induced degeneration of ascending dopaminergic neurons: Apomorphine-induced reversal of deficits. *Experimental Neurology, 65*, 398–411.

Martin, C. C., Borod, J. C., Alpert, M., Brozgold, A., & Welkowitz, J. (1990). Spontaneous expression of facial emotion in schizophrenic and right-brain-damaged patients. *Journal of Communicaiton Disorders. 23*, 287–301.

McDonald, S. (1993). Viewing the brain sideways? Frontal versus right hemisphere: Explanations of non-aphasic language disorders. *Aphasiology, 7*, 535–549.

McDonald, S., & Pearce, S. (1996). Clinical insights into pragmatic theory: Frontal lobe deficits and sarcasm. *Brain and Language, 53*, 81–104.

McDonald, S., & Wales, R.(1986). An investigation of the ability to process inferences in language following right hemisphere brain damage. *Brain and Language, 29*, 68–80.

McGlynn, S. M., & Schacter, D. L. (1989). Unawareness of deficits in neuropsychological syndromes. *Journal of Clinical and Experimental Neuropsychology, 11*, 143–205.

McGuinness, D., & Pribram, K. (1980). The neuropsychology of attention: Emotional and motivational controls. In M. C. Wittrock (Ed.), *The brain and psychology*. New York: Academic Press.

McNeil, M. R., & Prescott, T. E. (1978), *The Revised Token Test*. Austin, TX: Pro-Ed.

Meador, K. J., Loring, D. W., Bowers, D., & Heilman, K. M. (1987). Remote memory and neglect syndrome. *Neurology, 37*, 522–526.

Meinberg, O., Zangemeister, W. H., Rosenberg, M., Hoyt, W. F., & Stark, L. (1981). Saccadic eye movement strategies in patients with homonymous hemianopia. *Annals of Neurology, 9*, 537–544.

Merewether, F. C., & Alpert, M. (1990). The components and neuroanatomic basis of prosody. *Journal of Communication Disorders, 31*, 325–336.

Mesulam, M. -M. (1981). A cortical network for directed attention and unilateral neglect. *Annals of Neurology, 10*, 309–325.

Mesulam, M. -M (1985). Attention, confusional states, and neglect. In M. -M Mesulam (Ed.),

Principles of behavioral neurology (pp. 125–168). Philadelphia: F. A. Davis.

Mesulam, M. -M., Waxman, S. G., Geschwind, N., & Sabin, T. D. (1976). Acute confusional states with right middle cerebral artery infarctions. *Journal of Neurology, Neurosurgery and Psychiatry, 39*, 84–89.

Mijovic, D. (1991). Mechanisms of visual spatial neglect: Absence of directional hypokinesia in spatial exploration. *Brain, 114*, 1575–1593.

Miller, L. (1994). Unusual head injury syndromes: Clinical, neuropsychological, and forensic considerations. *The Journal of Cognitive Rehabilitation, 12*, 12–22.

Monrad-Krohn, G. H. (1947). Dysprosody or altered "melody of language." *Brain, 70*, 405–415.

Morrow, L., Vrtunski, P. B., Kim, Y., & Boller, F. (1981). Arousal responses to emotional stimuli and laterality of lesion. *Neuropsychologia, 19*, 65–71.

Moya, K. L., Benowitz, L. I., Levine, D. N., & Finklestein, S. P. (1986). Covariant deficits in visuospatial abilities and recall of verbal narrative after right hemisphere stroke. *Cortex, 22*, 381–397.

Myers, P. S. (1978). Analysis of right hemisphere communication deficits: Implications for speech pathology. In R. H. Brookshire (Ed.), *Clinical aphasiology: Conference Proceedings* (pp. 49–57). Minneapolis, MN: BRK Publishers.

Myers, P. S. (1979). Profiles of communication deficits in patients with right cerebral hemisphere damage. In R. H. Brookshire (Ed.), *Clinical aphasiology: Conference proceedings* (pp. 38–46). Minneapolis: BRK Publishers.

Myers, P. S. (1994). Communication disorders associated with right hemisphere brain damage. In R. Chapey (Ed.), *Language intervention strategies in adult aphasia* (3rd ed., pp. 514–534). Baltimore: Wiliams & Wilkins.

Myers, P. S. (1997). Right hemisphere syndrome. In L. LaPointe (Ed.), *Aphasia and related neurogenic disorders* (pp. 201–225). New York: Thieme Medical Publishers.

Myers, P. S., & Brookshire, R. H. (1994). The effects of visual and inferential complexity on the picture descriptions of non-brain-damaged and right-hemisphere-damaged adults. *Clinical Aphasiology, 22*, 25–34.

Myers, P. S., & Brookshire, R. H. (1995). Effects of noun type on naming performance of right-hemisphere-damaged and non-brain-damaged adults. *Clinical Aphasiology, 23*, 195–206.

Myers, P. S., & Brookshire, R. H. (1996). Effect of visual and inferential variables on scene descriptions by right-hemisphere-damaged and non-brain-damaged adults. *Journal of Speech and Hearing Research, 39*, 870–880.

Myers, P. S., & Linebaugh, C. W. (1981). Comprehension of idiomatic expressions by right-hemisphere-damaged adults. In R. H. Brookshire (Ed.), *Clinical aphasiology: Conference Proceedings* (pp. 254–261). Minneapolis: BRK Publishers.

Myers, P. S., Linebaugh, C. W., & Mackisack-Morin, E. L. (1985). Extracting implicit meaning: Right versus left hemisphere damage. *Clinical Aphasiology, 15*, 72–80.

Myers, P. S., & Mackisack, E. L. (1986). Defining single and dual definition idioms: The performance of right hemisphere and non-brain-damaged adults. *Clinical Aphasiology, 17*, 267–274.

Myers, P. S., & Mackisack, E. L. (1990). Right hemisphere syndrome. In L. LaPointe (Ed.), *Aphasia and related neurogenic disorders* (1st ed., pp. 196–209). New York: Thieme Medical Publishers.

Nagel-Leiby, S., Buchtel, H. A., & Welch, K. M. A. (1990). Cerebral control of directed visual attention and orienting saccades. *Brain, 113*, 237–276.

Natale, M., Gur, R. E., & Gur, R. C. (1983). Hemispheric asymmetries in processing emotional expressions. *Neuropsychologia, 21*, 555–565.

Nebes, R. D. (1972). Dominance of the minor hemisphere in commissurotomized man. *Brain, 95*, 633–638.

Nelson, L. D., Cicchetti, D., Satz, P., Sowa, M., & Mitrushina, M. (1994). Emotional sequelae of stroke: A longitudinal perspective. *Journal of Clinical and Experimental Neuropsychology, 16*, 796–806.

Ng, K. C., Chan, K. L., & Straughan, P. T. (1995). A study of post-stroke depression in a rehabilitative center. *Acta Psychiatrica Scandinavia, 92*, 75–79.

Nichelli, P., Rinaldi, M., & Cubelli, R. (1989). Selective spatial attention and length representation in normal subjects and in patients with unilateral spatial neglect. *Brain and Cognition, 9*, 57–70.

Nichelli, P., Venneri, A., Pentore, R., & Cubelli, R. (1993). Horizontal and vertical neglect dyslexia. *Brain and Language, 44*, 264–283.

Nicholas, L. E., & Brookshire, R. H. (1993). A system for quantifying the informativeness and efficiency of the connected speech of adults with aphasia. *Journal of Speech and Hearing Research, 36,* 338–350.

Nicholas, L. E., & Brookshire, R. H. (1995). Presence, completeness, and accuracy of main concepts in the connected speech of non-brain-damaged adults and adults with aphasia. *Journal of Speech and Hearing Research, 38,* 145–157.

Norman, D. A., & Shallice, T. (1986). Attention to action: Willed and automatic control of behavior. In R. J. Davidson, G. E. Schwartz, & D. Shapiro (Eds.), *Consciousness and self-regulation. Vol. 4.* New York: Plenum Press.

Ogden, J. A. (1985a). Anterior-posterior interhemispheric differences in the loci of lesions producing visual hemineglect. *Brain and Cognition, 4,* 59–75.

Ogden, J. A. (1985b). Contralesional neglect of constructed visual images in right and left brain-damaged patients. *Neuropsychologia, 23,* 273–277.

Ogden, J. A. (1987). The "neglected" left hemisphere and its contribution to visuospatial neglect. In M.Jeannerod (Ed.), *Neurophysiological and neuropsychological aspects of spatial neglect* (pp. 215–234). Amsterdam: Elsevier.

Oke, A., Keller, R., Mefford, I., & Adams, R. (1978). Lateralization of norepinephrine in human thalamus. *Science, 200,* 1411–1413.

Oke, A., Lewis, R., & Adams, R. N. (1980). Hemispheric asymmetry of norepinephrine distribution in rat thalamus. *Brain Research, 188,* 269–272.

Ostrove, J. M., Simpson, T., & Gardner, H. (1990). Beyond scripts: A note on the capacity of right hemisphere-damaged patients to process social and emotional content. *Brain and Cognition, 12,* 144–154.

Pardo, J. V., Fox, P. T., & Raichle, M. E. (1991). Localization of a human system for sustained attention by positron emission tomography. *Nature, 349,* 61–64.

Pardo, J. V., Pardo P. J., Janer K. W., & Raichle, M. E. (1990). The anterior cingulate cortex mediates processing selection in the Stroop attentional conflict paradigm. *Proceedings of the National Academy of Science, 87,* 256–259.

Parisi, D., & Pizzamiglio, L. (1970). Syntactic comprehension in aphasia. *Cortex, 6,* 204–215.

Pearlson, G. D., & Robinson, R. G. (1981). Suction lesions of the frontal cerebral cortex in the rat induce asymmetrical behavioral and catecholaminergic responses. *Brain Research, 218,* 233–242.

Penn, C. (1988). The profiling of syntax and pragmatics in aphasia. *Clinical Linguisitics and Phonetics, 2,* 179–208.

Perani, D., Vallar, G., Paulesu, E., Alberoni, M., & Fazio, F. (1993). Left and right hemisphere contribution to recovery from neglect after right hemisphere damage an [18 F] FDG PET study of two cases. *Neuropsychologia, 31,* 115–125.

Pick, A. (1903). Clinical studies III: On reduplicative paramnesia. *Brain, 26,* 260–267.

Pimental, P. A., & Kingsbury, N. A. (1989). *Mini inventory of right brain injury.* Austin: Pro-Ed.

Pinek, B., Duhamel, J. R., Cave, C., & Brouchon, M. (1989). Audio-spatial deficit in humans: Differential effects associated with left versus right hemisphere parietal damage. *Cortex, 25,* 175–186.

Pizzamiglio, L., Antonucci, G., Judica, A., Montenero, P., Razzano, C., & Zoccolotti, P. (1992). Cognitive rehabilitation of the hemineglect disorder in chronic patients with unilateral right brain damage. *Journal of Clinical and Experimental Neuropsychology, 14,* 901–923.

Pizzamiglio, L., Cappa, S., Vallar, G., Zoccolotti, P., Bottini, G., Ciurli, P., Guariglia, C., & Antonucci, G., (1989). Visual neglect for far and near extra-personal space in humans. *Cortex, 25,* 471–477.

Plourde, G., Joanette, Y., Fontaine, F. S., LaPlante, L., & Renaseau-Leclerc, C. (1993). The severity of visual hemineglect follows a bimodal frequency distribution. *Brain and Cognition, 21,* 131–139.

Ponsford, J. L., & Kinsella, G. (1988). Evaluation of a remedial programme for attentional deficits following closed-head injury. *Journal of Clinical and Experimental Neuropsychology, 10,* 693–708.

Posner, M. I., Inhoff, A., Friedrich, F. J., & Cohen, A. (1987). Isolating attentional systems: A cognitive anatomical analysis. *Psychobiology, 15,* 107–121.

Posner, M. I., & Petersen, S. E. (1990). The attention system of the human brain. *Annual Review of Neuroscience, 13,* 25–42.

Posner, M. I., Walker, J. A., Friedrich, F. A., & Rafal, R. D. (1984). Effects of parietal lobe injury on covert orienting of visual attention. *Journal of Neuroscience, 4,* 1863–1874.

Posner, M. I., Walker, J. A., Friedrich, F. A., &

Rafal, R. D. (1987). How do the parietal lobes direct covert attention? *Neuropsycholgia, 25,* 135–145.

Premack, D., & Woodruff, G. (1975). Problem-solving in chimpanzee: Test for comprehension. *Science, 202,* 532–535.

Premack, D., & Woodruff, G. (1978). Does the chimpanzee have a theory of mind? *The Behavioral and Brain Sciences, 1,* 515–526.

Pribram, K. H., & McGuinness, D. (1975). Arousal, activation, and effort in the control of attention. *Psychological Review, 82,* 116–149.

Price, B. H., & Mesulam, M. (1985). Psychiatric manifestations of right hemisphere infarctions. *Journal of Nervous and Mental Disease, 173,* 610–614.

Prutting, C. A., & Kirchner, D. M. (1987). A clinical appraisal of the pragmatic aspects of language. *Journal of Speech and Hearing Disorders, 52,* 105–119.

Purdy, M. (1997, November). *Script knowledge in right brain-damaged adults.* Paper presented to the American Speech-Language-Hearing Association Convention, Boston, MA.

Rafal, R. D., & Posner, M. I. (1987). Deficits in human visual spatial attention following thalamic lesions. *Proceedings of the National Academy of Science, 84,* 7349–7353.

Ramasubbu, R., & Kennedy, S. H. (1994). Factors complicating the diagnosis of depression in cerebrovascular disease Part I: Phenomenological and nosological issues. *Canadian Journal of Psychiatry, 39,* 596–607.

Rapcsak, S. Z., Cimino, C. R., & Heilman, K. M. (1988). Altitudinal neglect. *Neurology, 38,* 277–281.

Rapcsak, S. Z., Verfaellie, M., Fleet, W. S., & Heilman, K. M. (1989). Selective attention in hemispatial neglect. *Archives of Neurology, 46,* 178–182.

Reding, M. J., Orto, L. A., Winter, S. W., Fortuna, I. M., Di Ponte, P. M., & McDowell, F. H. (1986). Antidepressant therapy after stroke: A double-blind trial. *Archives of Neurology, 43,* 763–765.

Rehak, A., Kaplan, J. A., & Gardner, H. (1992). Sensitivity to conversational deviance in right-hemisphere-damaged patients. *Brain and Language, 42,* 203–217.

Rehak, A., Kaplan, J. A., Weylman, S. T., Kelly, B., Brownell, H. H., & Gardner, H. (1992). Story processing in right-hemisphere brain-damaged patients. *Brain and Language, 42,* 320–336.

Reitan, R. M. (1958). Validity of the Trail Making Test as an indicator of organic brain damage. *Perceptual and Motor Skills, 8,* 271–276.

Reitan, R. M., & Wolfson, D. (1985). *The Halstead-Reitan Neuropsychological Test Battery.* Tucson, AZ: Neuropsychology Press.

Reuter-Lorenz, P. A., & Posner, M. I. (1990). Components of neglect from right-hemisphere damage: An analysis of line bisection. *Neuropsychologia, 28,* 321–333.

Riddoch, M. J., & Humphreys, G. W. (1987). Perceptual action systems in unilateral neglect. In M. Jeannerod (Ed.), *Neurophysiological and neuropsychological aspects of spatial neglect* (pp. 151–181). Amsterdam: Elsevier.

Riddoch, M. J., Humphreys, G. W., Cleton, P., & Fery, P. (1990). Interaction of attentional and lexical processes in neglect dyslexia. *Cognitive Neuropsychology, 7,* 479–518.

Rivers, D. L., & Love, R. J. (1980). Language performance on visual processing tasks in right hemisphere lesion cases. *Brain and Language, 10,* 348–366.

Rizzo, M., & Robin, D. A. (1990). Simultagnosia: A defect of sustained attention yields insights on visual information processing. *Neurology, 40,* 447–455.

Rizzo, M., & Robin, D. A. (1996). Bilateral effects of unilateral visual cortex lesions. *Brain, 119,* 951–963.

Rizzolatti, G., & Berti, A. (1993). Neural mechanisms of spatial neglect. In I. H. Robertson & J. C. Marshall (Eds.), *Unilateral neglect: Clinical and experimental studies* (pp. 87–106). Hillsdale, NJ: Lawrence Erlbaum.

Rizzolatti, G., & Camarda, R. (1987). Neural circuits for spatial attention and unilateral neglect. In M. Jeannerod (Ed.) *Neurophysiological and neuropsychological aspects of neglect* (pp. 289–313). Amsterdam: Elsevier.

Rizzolatti, G., Riggio, L., Dascola, I., & Umilta, C. (1987). Reorienting attention across the horizontal and vertical meridians: Evidence in favor of a premotor theory of attention. *Neuropyschologia, 25,* 55–71.

Robbins, T. W., & Everett, B. J. (1982). Functional studies of the central catecholamines. *International Review of Neurobiology, 23,* 303–365.

Robertson, I. (1989). Anomalies in the laterality of omissions in unilateral left visual neglect: Implications for an attentional theory of neglect. *Neuropsychologia, 27,* 157–165.

Robertson, I. (1990). Digit span and visual neglect: A puzzling relationship. *Neuropsychologia, 28,* 217–222.

Robertson, I. H., Gray, J. M., Pentland, B., &

Waite, M. A. (1989). Microcomputer-based rehabilitation for unilateral left visual neglect: A randomized controlled trial. *Archives of Physical Medicine and Rehabilitation, 71,* 663–668.

Robertson, I. H., Halligan, P. W., & Marshall, J. C. (1993). Prospects for the rehabilitation of unilateral neglect. In I. H. Robertson & J. C. Marshall (Eds.), *Unilateral neglect: Clinical and experimental studies* (pp. 279–292). Hillsdale, NJ: Lawrence Erlbaum.

Robertson, I., & North, N. (1992). Spatio-motor cueing in unilateral left neglect: The role of hemispace, hand and motor activation. *Neuropsychologia, 30,* 553–563.

Robertson, I., & North, N. (1993). Active and passive activation of left limbs: Influence on visual and sensory neglect. *Neuropsychologia, 31,* 293–300.

Robertson, I., Ward, T., Ridgeway, V., & Nimmo-Smith, I. (1994). *Test of Everyday Attention.* London: Thames Valley Test Company.

Robertson, L. C., & Delis, D. C. (1986). "Part-whole" processing in unilateral brain-damaged patients: Dysfunction of hierarchical organization. *Neuropsychologia, 24,* 363–370.

Robin, D. A., Tranel, D., & Damasio, H. (1990). Auditory perception of temporal and spectral events in patients with focal left and right cerebral lesions. *Brain and Language, 39,* 539–555.

Robinson, R. G. (1985). Lateralized behavioral and neurochemical consequences of Unilateral brain injury in rats. In S. G. Glick (Ed.), *Cerebral lateralization in nonhuman species* (pp. 135–156). Orlando, FL: Academic Press.

Robinson, R. G., Kubos, K. L., Starr, L. B., Rao, K., & Price, T. R. (1984). Mood disorders in stroke patients: Importance of location of lesion. *Brain, 107,* 81–93.

Robinson, R. G., & Price, T. R. (1982). Post-stroke depressive disorders: A follow-up study of 103 patients. *Stroke, 13,* 635–641.

Robinson, R. G., Starr, L. B., Kubos, K. L., & Price, T. R. (1983). A two year longitudinal study of post-stroke mood disorders: Findings during the initial evaluation. *Stroke, 14,* 736–741.

Robinson, R. G., Starr, L. B., Lipsey, J. R., Rao, K., & Price, T. R. (1984). A two year longitudinal study of post-stroke mood disorders: Dynamic changes in associated variables over the first six months of follow-up. *Stroke, 15,* 510–517.

Rode, G., Charles, N., Perenin, M. T., Vighetto, A., Trillet, M., Aimard, G. (1992). Partial remission of hemiplegia and somatoparaphrenia through vestibular stimulation in a case of unilateral neglect. *Cortex, 28,* 203–208.

Roman, M., Brownell, H. H., Potter, H. H., Seibold, M. S., & Gardner, H. (1987). Script knowledge in right hemisphere-damaged and normal elderly adults. *Brain and Language, 31,* 151–170.

Rosenthal, R., Hall, J. A., DiMatteo, M. R., Rogers, P. L., & Archer, D. (1979). *Profile of nonverbal sensitivity (PONS).* Baltimore: Johns Hopkins University

Ross, E. D. (1981). The aprosodias. *Archives of Neurology, 38,* 561–569.

Ross, E. D. (1985). Modulation of affect and nonverbal communication by the right hemisphere. In M. -M. Mesulam, (Ed.), *Principles of behavioral neurology* (pp. 239–257). Philadelphia: F. A. Davis.

Ross, E. D. (1988). Prosody and brain lateralization: Fact vs. fancy or is it all just semantics? *Archives of Neurology, 45,* 338–339.

Ross, E. D. (1993). Nonverbal aspects of language. *Behavioral Neurology, 11,* 9–23.

Ross, E. D., Edmondson, J. A., Seibert, G. B., & Homan, R. W. (1988). Acoustic analysis of affective measures of prosody during right-sided Wada test: A within-subjects verification of the right hemisphere's role in language. *Brain and Language, 33,* 128–145.

Ross, E. D., Harney, J. H., deLacoste-Utamsing, C., & Purdy, P. D. (1981). How the brain integrates affective and propositional language into a unified behavioral function. *Archives of Neurology, 38,* 745–748.

Ross, E. D., & Mesulam, M. -M. (1979). Dominant language functions of the right hemisphere? Prosody and emotional gesturing. *Archives of Neurology, 36,* 144–148.

Ross, E. D., & Rush, A. J. (1981). Diagnosis and neuroanatomical correlates of depression in brain-damaged patients: Implications for a neurology of depression. *Archives of General Psychiatry, 36,* 144–148.

Rubens, A. B. (1985). Caloric stimulation and unilateral visual neglect. *Neurology, 35,* 1019–1024.

Ruff, R. M., Evans, R. W., & Light, R. H. (1986). Automatic detection vs. controlled search: A paper-and-pencil approach. *Perceptual and Motor Skills, 62,* 407–416.

Ruff, R. M., Hersh, N. A., & Pribram, K. H. (1981). Auditory spatial deficits in the personal and extrapersonal frames of reference due to cortical lesions. *Neuropsychologia, 19,* 435–443.

Ruff, R. M., Nieman, H., Allen, C. C., Farrow, C. E., & Wylie, T. (1992). The Ruff 2 and 7 selective attention test: A neuropsychological application. *Perceptual and Motor Skills, 75,* 1311–1319.

Ruff, R., & Volpe, B. T. (1981). Environmental reduplication associated with right frontal and parietal lobe injury. *Journal of Neurology, Neurosurgery, and Psychiatry, 44,* 382–386.

Ryalls, J. H. (1982). Intonation in Broca's aphasia. *Neuropsychologia, 20,* 366–360.

Ryalls, J. H. (1986). What constitutes a primary disturbance of speech prosody? A reply to Shapiro and Danly. *Brain and Language, 29,* 183–187.

Ryalls, J. H., & Behrens, S. J. (1988). An overview of changes in fundamental frequency associated with cortical insult. *Aphasiology, 2,* 107–115.

Ryalls, J., Joanette, Y., & Feldman, L. (1987). An acoustic comparison of normal and right-hemisphere-damaged speech prosody. *Cortex, 23,* 685–694.

Sakeim, H. A., Greenberg, M. S., Weiman, A. L., Gur, R. C., Hungerbuhler, J. P., & Geschwind, N. (1982). Hemispheric asymmetry in the expression of positive and negative emotions. *Archives of Neurology, 39,* 210–218.

Sargent, J. (1987). Information processing and laterality effects for object and face perception. In G. W. Humphreys & M. J. Riddoch (Eds.), *Visual object processing: A cognitive neuropsychological approach* (pp. 145–174). Hillsdale, NJ: Lawrence Erlbaum.

Schenkenberg, T., Bradford, D. C., & Ajax, E. T. (1980). Line bisection and unilateral visual neglect in patients with neurologic impairment. *Neurology, 30:* 509–517.

Schlanger, B. B., Schlanger, P., & Gerstman, L. J. (1976). The perception of emotionally toned sentences by right-hemisphere-damaged and aphasic subjects. *Brain and Language, 3,* 396–403.

Schmidley, J. W., & Messing, R. O. (1984). Agitated confusional states in patients with right hemisphere infarctions. *Stroke, 15,* 883–885.

Schneiderman, E. I., Murasugi, K. G., & Saddy, J. D. (1992). Story arrangement ability in right brain-damaged patients. *Brain and Language, 43,* 107–120.

Schneiderman, E. I., & Saddy, J. D. (1988). A linguistic deficit resulting from right-hemisphere damage. *Brain and Language, 34,* 38–53.

Schuell, H. M. (1965). *The Minnesota Test for Differential Diagnosis of Aphasia.* Minneapolis: University of Minnesota Press.

Schuell, H. M., Jenkins, J. J., & Jimnez-Papn, E. (1964). *Aphasia in adults.* New York: Harper & Row.

Schwartz, A. S., Marchok, P. L., Kreinick, C. J., & Flynn, R. E (1979). The asymmetric lateralization of tactile extinction in patients with unilateral cerebral dysfunction. *Brain, 102,* 669–684.

Schweigert, W. A., & Moates, D. R. (1988). Familiar idiom comprehension. *Journal of Psycholinguistic Research, 17,* 281–296.

Scott, S., Caird, F., & Williams, B. (1984). Evidence for an apparent sensory speech disorders in Parkinson's disease. *Journal of Neurology, Neurosurgery, and Psychiatry, 47,* 840–843.

Semmes, J. (1968). Hemispheric specialization; A possible clue to mechanism. *Neuropsychologia, 6,* 11–26.

Seron, X., Van der Kaa, M. A., Vanderlinden, M., Remits, A., & Feyereisen, P. (1982) Decoding paralinguistic signals: Effect of semantic and prosodic cues on aphasic comprehension. *Journal of Communication Disorders, 15,* 223–231.

Shank, R. C., & Abelson, R. P. (1977). *Scripts, plans, goals, and understanding.* Hillsdale, NJ: Laurence Erlbaum.

Shapiro, B. E., & Danly, M. (1985). The role of the right hemisphere in the control of speech prosody in propositional and affective contexts. *Brain and Language, 25,* 19–36.

Sharpe, M., Hawton, K., Seagroatt, V., Bamford, J., House, A., Molyneux, A., Sandercock, P., & Warlow, C. (1994). Depressive disorders in long-term survivors of stroke: Associations with demographic and social factors, functional status, and brain lesion volume. *British Journal of Psychiatry, 164,* 380–386.

Sherratt, S. M., & Penn, C. (1990). Discourse in a right-hemisphere brain-damaged subject. *Aphasiology, 4,* 539–560.

Shiffrin, R. M., & Schneider, W. (1977). Controlled and automatic human information processing: II. Perceptual learning, automatic attending and a general theory. *Psychological Review, 84,* 127–190.

Shraberg, D., & Weitzel, W. D. (1979). Prosopagnosia and the Capgras syndrome. *Journal of Clinical Psychiatry, 40,* 313–316.

Sidtis, J. J. (1980). On the nature of the cortical

function underlying right hemisphere auditory perception. *Neuropsychologia, 18,* 321–330.
Sidtis, J. J., & Feldman, E. (1990). Transient ischemic attacks presenting with a loss of pitch perception. *Cortex, 26,* 469–471.
Sidtis, J. J., & Volpe, B. T. (1988). Selective loss of complex pitch or speech discrimination after unilateral lesion. *Brain and Language, 34,* 235–245.
Siegal, M., Carrington, J., & Radel, M. (1996). Theory of mind and pragmatic understanding following right hemisphere damage. *Brain and Language, 53,* 40–50.
Sieroff, E., Pollatesk, A., & Posner, M. I. (1988). Recognition of visual letter strings following injury to the posterior visual spatial attention system. *Cognitive Neuropsychology, 5,* 427–449.
Silberman, E. K., & Weingartner, H. (1986). Hemispheric lateralization of functions related to emotion. *Brain and Cognition, 5,* 322–353.
Sinyor, D., Jacques, P., Kaloupek, D. G., Becker, R., Goldenberg, M., & Coopersmith, H. (1986). Poststroke depression and lesion location: An attempted replication. *Brain, 109,* 537–546.
Sohlberg, M. M., & Mateer, C. A. (1986). *Attention process training* (APT). Puyallup, WA: Association for Neuropsychological Research and Development.
Sohlberg, M. M., & Mateer, C. A. (1987). Effectiveness of an attention-training program. *Journal of Clinical and Exprimental Neuropsychology, 9,* 117–130.
Speedie, L. J., Brake, N., Folstein, S., Bowers, D., & Heilman, K. M. (1990). Comprehension of prosody in Huntington's disease. *Journal of Neurology, Neurosurgery, and Psychiatry, 53,* 607–610.
Sperry, R. W. (1974). Lateral specialization in the surgically-separated hemispheres. In F. O. Schmitt & F. G. Worden (Eds.), *The neurosciences third study program.* Cambridge, MA: MIT Press.
Spinelli, D., Guariglia, C., Massironi, M., Pizzamiglio, L., & Zoccolotti, P. (1990). Contrast sensitivity and low spatial frequency discrimination in hemineglect Patients. *Neuropsychologia, 28,* 727–732.
Spinneli, D., & Zoccolotti, P. (1992). Perception of moving and stationary gratings in brain damaged patients with unilateral spatial neglect. *Neuropsychologia, 30,* 393–401.
Spitzer, H., Desimone, R., & Moran, J. (1988). Increased attention enhances both behavioral and neuronal performance. *Science, 240,* 338–340.
Springer, S. P., & Deutsch, G. (1981). *Left brain, right brain.* San Francisco: W. H. Freeman.
Stachowiack, F., Huber, W., Poeck, K., & Kerschensteiner, M. (1977). Text comprehension in aphasia. *Brain and Language, 7,* 177–195.
Stamenkovic, M., Schindler, S., & Kasper, S. (1996). Poststroke depression and fluoxetine [Letter to the editor]. *American Journal of Psychiatry, 153,* 446–447.
Starkstein, S. E., Federoff, J. P., Price, T. R., Leiguarda, R. C., & Robinson, R. G. (1994). Neuropsychological and neuroradiologic correlates of emotional prosody comprehension. *Neurology, 44,* 516–522.
Stemmer, B., Giroux, F., Joanette, Y. (1994). Production and evaluation of requests by right hemisphere brain-damaged individuals. *Brain and Language, 47,* 1–31.
Sterzi, R., Bottini, G., Celani, M. G., Righetti, E., Lamassa, M., Ricci, S., & Vallar, G. (1993). Hemianopia, hemianaesthesia, and hemiplegia after right and left hemisphere damage. A hemispheric difference. *Journal of Neurology, Neurosurgery, and Psychiatry, 56,* 308–310.
Stone, S. P., Halligan, P. W., Wilson, B., Greenwood, R. J., & Marshall, J. C. (1991). Performance of age-matched controls on a battery of visuo-spatial neglect tests. *Journal of Neurology, Neurosurgery, and Psychiatry, 54,* 341–344.
Strauss, E., & Muscovitch, M. (1981). Perception of facial expression. *Brain and Language, 13,* 308–332.
Stroop, J. R. (1935). Studies of interference in serial verbal reactions. *Journal of Experimental Psychology, 18,* 643–662.
Stuss, D. T., & Benson, D. F. (1986). *The frontal lobes.* New York: Raven Press.
Suberi, M. & McKeever, W. F. (1977). Differntial right hemisphere memory storage of emotional and non-emotional faces. *Neuropsychologia, 15,* 757–768.
Sundet, K., Finset, A., & Reinvang, I. (1988). Neuropsychological predictors in stroke rehabilitation. *Journal of Clinical and Experimental Neuropsychology, 10,* 363–379.
Swinney, D. A., & Cutler, A. (1979). The access and processing of idiomatic expressions. *Journal of Verbal Learning and Verbal Behavior, 18,* 523–534.
Swisher, L. P., & Sarno, M. T. (1969). Token test scores of three matched patient groups; Left

brain-damaged with aphasia; right brain-damaged without aphasia; non-brain-damaged. *Cortex, 5,* 264–273.

Tackett, R. L., Webb, J. G., & Privitera, P. J. (1981). Cerebroventricular propranolol elevates cerebrospinal fluid norepinephrine and lowers blood pressure. *Science, 213,* 911–913.

Tartaglione, A., Bino, G., Manzino, M., Spadavecchia, L., & Favale, E. (1986). Simple reaction-time changes in patients with unilateral brain damage. *Neuropsychologia, 24,* 649–658.

Tartaglione, A., Oneto, A., Manzino, M., & Favale, E. (1987). Further evidence for focal effect of right hemisphere damage on simple reaction time. *Cortex, 23,* 285–292.

Tassinari, G., Alioti, S., Chelazzi, L., Marzi, C., & Berlucchi, G. (1987). Distribution in the visual field of the costs of voluntary allocated attention and of the inhibitory aftereffects of covert orienting. *Neuropsychologia, 25,* 55–71.

Taylor, J. (1958). *Selected writings of John Hughlings Jackson.* New York: Basic Books.

Terrell, B., & Ripich, D. (1980). Discourse competence as a variable in intervention. *Seminars in Speech and Language: Aphasia and Pragmatics, 10,* 282–297.

Tham, K., & Tegner, R. (1996). The baking tray task: A test of spatial neglect. *Neuropsychological Rehabilitation, 6,* 19–25.

Tompkins, C. A. (1990). Knowledge and strategies for processing lexical metaphor after right or left hemisphere brain damage. *Journal of Speech and Hearing Research, 33,* 307–316.

Tompkins, C. A. (1991). Automatic and effortful processing of emotional intonation after right or left hemisphere brain damage. *Journal of Speech and Hearing Research, 34,* 820–830.

Tompkins, C. A. (1995). *Right hemisphere communication disorders: Theory and Management.* San Diego: Singular Publishing Group.

Tompkins, C. A., & Baumgaertner, A. (1998). Clinical value of online measures for adults with right hemisphere brain damage. *American Journal of Speech-Language Pathology, 7,* 68–74.

Tompkins, C. A., Baumgaertner, A., Lehman, M. T., & Fossett, T. R. D. (1997). Suppression and discourse comprehension in right brain-damaged adults: A preliminary report. *Aphasiology, 11,* 505–520.

Tompkins, C. A., Bloise, C. G. R., Timko, M. L., & Baumgaertner, A. (1994). Working memory and inference revision in brain-damaged and normally aging adults. *Journal of Speech and Hearing Research, 37,* 896–912.

Tompkins, C. A., Boada, R., & McGarry, K. (1992). The access and processing of familiar idioms by brain-damaged and normally aging adults. *Journal of Speech and Hearing Research, 35,* 626–637.

Tompkins, C. A., Boada, R., McGarry, K., Jones, J., Rahn, A. E., & Ranier, S. (1993). Connected speech characteristics of right-hemisphere damaged adults: A re-examination. *Clinical Aphasiology, 21,* 113–122.

Tompkins, C. A., & Flowers, C. (1985). Perception of emotional intonation by brain-damaged adults: The influence of task processing levels. *Journal of Speech and Hearing Research, 28,* 527–538.

Tompkins, C. A., Lehman, M. T., Baumgaertner, A., Fossett, T. R. D., & Vance, J. E. (1996). Suppression and discourse comprehension in right brain-damaged adults: Inferential ambiguity processing. *Brain and Language, 55,* 172–175.

Triesman, A. M. (1988). Features and objects: The fourteenth Bartlett memorial lecture. *Quarterly Journal of Experimental Psychology, 40A,* 201–237.

Treisman, A. M., & Gelade, G. (1980). A feature integration theory of attention. *Cognitive Psychology, 12,* 97–136.

Trupe, E., & Hillis, A. (1985). Paucity vs. verbosity: Another analysis of right hemisphere communication deficits. *Clinical Aphasiology, 15,* 83–92.

Tucker, D. M. (1981). Lateral brain function, emotion, and conceptualization. *Psychological Bulletin, 89,* 19–46.

Tucker, D. M., Watson, R. T., & Heilman, K. M. (1977). Discrimination and evocation of affectively intoned speech in patients with right parietal disease. *Neurology, 27,* 947–950.

Tucker, D. M., & Williamson, P. A. (1984). Asymmetric neural control systems in human self-regulation. *Psychological Review, 91,* 185–215.

Ulatowska, H., Allard, L., & Chapman, S. (1990). Narrative and procedural discourse in Aphasia. In Y. Joanette & H. H. Brownell (Eds.), *Discourse ability and brain damage: Theoretical and empirical perspectives* (pp. 180–198). New York: Springer-Verlag.

Uryase, D., Duffy, R. J., & Liles, B. Z. (1991). Analysis and description of narrative discourse in right-hemisphere-damaged adults:

A comparison with neurologically normal and left-hemisphere-damaged aphasic adults. *Clinical Aphasiology, 19,* 125–137.

Vallar, G. (1993). The anatomical basis of spatial hemi-neglect in humans. In I. H. Robertson & J. C. Marshall (Eds.), *Unilateral neglect: Clinical and experimental studies.* Hillsdale, NJ: Lawrence Erlbaum.

Vallar, G., Bottini, G., Rusconi, L., & Sterzi, R. (1993). Exploring somatosensory hemineglect by vestibular stimulation. *Brain, 116,* 71–86.

Vallar, G., Bottini, G., Sterzi, R., Passerini, D., & Rusconi, M. L. (1991). Hemianesthesia, sensory neglect, and defective access to conscious experience. *Neurology, 41,* 650–652.

Vallar, G., Papagno, C., & Cappa, S. (1988). Latent dysphasia after left hemisphere lesions: A lexical-semantic and verbal memory deficit. *Aphasiology, 2,* 463–478.

Vallar, G., & Perani, D. (1986). The anatomy of unilateral neglect after right-hemisphere stroke lesions: A clinical/CT-scan correlation study in man. *Neuropsychologia, 24,* 609–622.

Vallar, G., Sandroni, P., Rusconi, M. L., & Barbieri, S. (1991). Hemianopia, hemianesthesia, and spatial neglect: A study with evoked potentials. *Neurology, 41,* 1918–1922.

Vallar, G., Sterzi, R., Bottini, G., Cappa, S., & Rusconi, M. L. (1990). Temporary remission of left hemianesthesia after vestibular stimulation. A sensory neglect phenomenon. *Cortex, 26,* 123–131.

Van Dijk, T. A., & Kintsch, W. (1983). *Strategies of discourse comprehension.* New York: Academic Press.

Van Lancker, D. R. (1991). Personal relevance and the human right hemisphere. *Brain and Cognition, 17,* 64–92.

Van Lancker, D. R., & Kempler, D. (1987). Comprehension of familiar phrases by left- but not by right-hemisphere damaged patients. *Brain and Language, 32,* 265–277.

Van Lancker, D. R., & Klein, K. (1990). Preserved recognition of familiar personal names in global aphasia. *Brain and Language, 39,* 511–529.

Van Lancker, D., & Sidtis, J. J. (1992). The identification of affective-prosodic stimuli by left- and right-hemisphere damaged subjects: All errors are not created equal. *Journal of Speech and Hearing Research, 35,* 963–970.

Van Lancker, D., & Sidtis, J. J. (1993). Brain damage and prosodic errors reconsidered: Reply to Heilman [Letter to the Editor]. *Journal of Speech and Hearing Research, 36,* 1191–1192.

Volpe, B. T., Le Doux, J. E., & Gazzaniga, M. S. (1979). Information processing of visual stimuli in an "extinguished" field. *Nature, 282,* 722–724.

Wade, D. T., Legh-Smith, J., & Hewer, R. L. (1987). Depressed mood after stroke: A community study of its frequency. *British Journal of Psychiatry, 151,* 200–205.

Walker, B. B., & Sandman, C. A. (1979). Human visual evoked responses are related to heart rate. *Journal of Comparative and Physiological Psychology, 93,* 717–729.

Wallace, G. L., & Canter, G. J. (1985). Effects of personally relevant language materials on the performance of severely aphasic individuals. *Journal of Speech and Hearing Disorders, 50,* 385–390.

Wapner, W., & Gardner, H. (1979). A note on patterns of comprehension and recovery in global aphasia. *Journal of Speech and Hearing Research, 29,* 765–772.

Wapner, W., Hampy, S., & Gardner, H. (1981). The role of the right hemisphere in the appreciation of complex linguistic materials. *Brain and Language, 14,* 15–33.

Warrington, E. K., & McCarthy, R. A. (1987). Categories of knowledge: Further fractionations and an attempted integration. *Brain, 110,* 1273–1296.

Watabe, K., Nakai, K., & Kasamatsu, T. (1982). Visual afferents to norepinephrine-containing neurons in cat locus coeruleus. *Experimental Brain Research, 48,* 66–80.

Watson, R. T., & Heilman, K. M. (1979). Thalamic neglect. *Neurology, 29,* 690–694.

Watson, R. T., Miller, B. D., & Heilman, K. M. (1978). Nonsensory neglect. *Annals of Neurology, 3,* 505–508.

Watson, R. T., Valenstein, E., Day, A. L., & Heilman, K. M. (1984). The effect of corpus callosum lesions on unilateral neglect in monkeys. *Neurology, 34,* 812–815.

Watson, R. T., Valenstein, E., & Heilman, K. M. (1981). Thalamic neglect. *Archives of Neurology, 38,* 501–506.

Wechsler, A. (1973). The effect of organic brain disease on recall of emotionally charged versus neutral narrative texts. *Neurology, 73,* 130–135.

Weinberg, J., Diller, L., Gerstman, I., & Schulman, P. (1972). Digit span in right and left hemiplegics. *Journal of Clinical Psychology, 28,* 361.

Weinberg, J., Diller, L., Gordon, W. A., Gerstman, L. J., Lieberman, A., Lakin, P., Hodges, G., & Ezarchi, O. (1976). Visual scanning training effect on reading-related tasks in acquired right brain damage. *Archives of Physical Medicine Rehabilitation, 58,* 479–486.

Weinberg, J., Diller, L., Gordon, W. A., Gerstman, L. J., Lieberman, A., Lakin, P., Hodges, G., & Ezrachi, O. (1979). Training sensory awareness and spatial organization in people with right brain damage. *Archives of Physical Medicine and Rehabilitation, 60,* 491–496.

Weinman, E., & Ruskin, P. E. (1994). Anger attacks in poststroke depression: Response to fluoxetine [Letter to the Editor]. *American Journal of Psychiatry, 151,* 1839.

Weintraub, S., & Mesulam, M. -M. (1985). *Verbal and Nonverbal Cancellation Test.* Philadelphia: F. A. Davis.

Weintraub, S., & Mesulam, M. -M. (1987). Right cerebral dominance in spatial attention: Further evidence based on ipsilateral neglect. *Archives of Neurology, 44,* 621–625.

Weintraub, S., & Mesulam, M. -M. (1988). Visual hemispatial inattention: Stimulus parameters and exploratory strategies. *Journal of Neurology, Neurosurgery, and Psychiatry, 51,* 1481–1488.

Weintraub, S., Mesulam, M. -M., & Kramer, L. (1981). Disturbances in prosody: A right hemisphere contribution to language. *Archives of Neurology, 38,* 742–744.

Weisenburg, T. H., & McBride, K. E. (1935). *Aphasia.* New York: Commonwealth Fund.

Werth, R. (1993). Shifts and omissions in spatial reference in unilateral neglect. In I. H. Robertson & J. C. Marshall (Eds.), *Unilateral neglect: Clinical and experimental studies* (pp. 211–231). Hillsdale, NJ: Lawrence Erlbaum.

Weylman, S. T., Brownell, H. H., Roman, M., & Gardner, H. (1989). Appreciation of indirect requests by left- and right-brain damaged patients: The effects of verbal context and conventionality of wording. *Brain and Language, 36,* 580–591.

Whitehead, R. (1991). Right hemisphere processing superiority during sustained visual attention. *Journal of Cognitive Neuroscience, 3,* 329–334.

Whyte, J. (1992). Neurologic disorders of attention and arousal: Assessment and treatment. *Archives of Physical Medicine Rehabilitation, 73,* 1094–1103.

Wilkins, A. J., Shallice, T., & McCarthy, R. (1987). Frontal lesions and sustained Attention. *Neuropsychologia, 25,* 359–365.

Willanger, R., Danielsen, U. T., & Ankerhus, J. (1981). Visual neglect in right-sided apoplectic lesions. *Acta neurologica Scandinavica, 64,* 327–336.

Wilson, B. A., Cockburn, J., & Halligan, P. (1987). *Behavioral Inattention Test.* Suffolk, England: Thames Valley Test Company.

Winner, E., Brownell, H. H., Happe, F., Blum, A., & Pincus, D. (in press). Distinguishing lies from jokes: Theory of mind deficits and discourse interpretation in right hemisphere brain-damaged patients. *Brain and Language.*

Wood, R. L. (1986). Rehabilitation of patients with disorders of attention. *Journal of head trauma rehabilitation, 1,* 43–53.

Winner, E., & Gardner, H. (1977). The comprehension of metaphor in brain-damaged patients. *Brain, 100,* 719–727.

Yokoyama, K., Jennings, R., Ackles, P., Hood, B. S., & Boller, F. (1987). Lack of heart rate changes during an attention-demanding task after right hemisphere lesions. *Neurology, 37,* 624–630.

Yorkston, K., & Buekelman, D. (1977). A system for quantifying verbal output of high-level aphasic patients. *Clinical Aphasiology: Conference Proceedings* (pp. 175–179). Minneapolis: BRK Publishers.

Young, A. W., Newcombe, F., & Ellis, A. W. (1991). Different impairments contribute to neglect dyslexia. *Cognitive Neuropsychology, 8,* 177–191.

Zaidel, E. (1983). A response to Gazzaniga: Language in the right hemisphere, convergent perspectives. *American Psychologist,* May, 542–546.

Zaidel, E. (1985). Language in the right hemisphere. In D. F. Benson & E. Zaidel (Eds.), *The dual brain* (pp. 205–231). New York: Guilford Press.

Zarit, S. H., & Kahn, R. L. (1974). Impairment and adaptation in chronic disabilities: Spatial inattention. *Journal of Nervous and Mental Disease, 159,* 63–72.

Zihl, J. (1989). Cerebral disturbances of elementary visual function. In J. W. Brown (Ed.), *Neuropsychology of visual perception* (pp. 35–58). Hillsdale, NJ: Lawrence Erlbaum.

Zoccolotti, P., Antonucci, G., Judica, A., Montenero, P., Pizzamiglio, L. & Razzano, C. (1989). Incidence and evolution of the hemineglect disorder in chronic patients with unilateral right brain damage. *International Journal of Neuroscience, 47,* 209–216.

Zoccolotti, P., Scabini, D., & Violani, C. (1982). Electrodermal responses in patients with unilateral brain damage. *Journal of Clinical Neuropsychology, 4*, 143–150.

監訳者あとがき

　本書は、言語病理学を専門とする研究者であり臨床家である Myers 博士の著書の全訳である。右半球、右脳をタイトルに冠した書物は 1970 年代後半辺りから散見されるようになり、わが国でも神経心理学的知見から症候学的アプローチを試みたものは出されていたが、本書のような、臨床的視点を重視した書物の出版は少ないといってよいだろう。

　本書の特徴の一つは、右半球損傷による認知とコミュニケーションの障害について、広く研究を概観するばかりでなく、その診断と治療、リハビリテーションに関しても十分な情報を提供しているところにある。右半球損傷により生じるさまざまな症状に伴う"わかりにくさ"を、各章の最初と最後に設けられた概要とまとめ、そして豊富な図と表を駆使して"わかりやすく"解説していくスタイルは、本書の著者が、日々脳損傷者に接し、その治療、リハビリテーションに実践的に携わっている臨床家であり、かつ柔軟な右半球の持ち主であることの証といえるのではないだろうか。

　筆者が初めて右半球損傷と出会ったのは、30 年以上も前のことになる。この間、"劣位"とラベルされていた右半球を巡る状況は大きく変化してきた。その機能の重要性は理解されるようになり、"劣位"という汚名は返上できた。しかし、リハビリテーションの場での右半球損傷者を巡る状況については、期待通りの進展はみられていないように感じている。それは、リハビリテーション・スタッフや家族が感じている、右半球損傷者への"対応のしにくさ"、関わる際に感じるストレスの強さ、といった否定的感情の統制の難しさを払拭できるような有効な手続きを、まだ手にしていないためであろう。病識が浅い、楽観的、集中力に乏しい、意欲が空回りする、指示に従わない、というような否定的な記述でラベルされることの多い右半球損傷者の特性が、"なぜ"生じるのか（認知機能の障害の視点から）、そして、"どのように"対処したらよいのか（コミュニケーションの視点から）を、丁寧に教えてくれているのが本書である。

　本書のもう一つの特徴は、このコミュニケーションの視点を発展させ、対人関係上重要となる、他の人の心の状態を推測する力、「心の理論」を取り上げていることである。自閉症や統合失調症のような未だ解明されていない重要な問題を、「心の理論」の視点から読み解こうとする努力が注目されていることを考えると、右半球をキーワードに書き進められた本書の果たす意義は大きいことが理解される。

　右半球損傷により引き起こされる症状は、左半球損傷にみられるような、ある特定の機能が障害されて表現されるものではなく、ある事態に適切に対処していくために必要な準備状態、構えをつくる機能（「行動の枠付け」）、そして、動作、行動が状況に合わせてスムーズに遂行されていくように調整する機能（「行動の pacing」）の障害を基礎に、それらが状況に応じて、さまざまな不適切な行動様式となって表現された姿とみることができるのではないだろうか。右半球損傷による症状の

記述の難しさや"わかりにくさ"は、右半球が紡ぎ出す表現様式を左半球のことばで書き表すことに限界があることを示しており、左半球が創り出す"ことば"という記号では表現しきれない右半球の"ことば"を理解できるのは右半球だけであるといえるのかもしれない。

　本書が、右半球損傷を有する人たちの真の意味での復権(リハビリテーション)に貢献できること、そして、脳損傷の臨床に携わるスタッフ、家族、さらには発達障害、精神科臨床に取り組んでいる方々にも、広く役立つものであることを確信している。

　翻訳に参加してくれたメンバーは、いずれも十分な現場経験を有する臨床家である。優秀な訳者に恵まれた監訳者の果たす役割は、訳語と言い回しの統一を図ることだけである。翻訳という作業は、十全に終わることはない。読みにくさ、誤訳があれば、それは監訳者の責任である。ご指摘、ご叱責をお願いしたい。

　最後になったが、協同医書出版社編集部の戸髙英明氏には、一読者の立場として全体に目を通していただき、訳語の調整、文章の調整に多くの貴重なご意見をいただくことができた。もう一人の監訳者としての戸髙氏に、この場を借りて深謝致す次第である。

2007年1月

監訳者　宮森孝史

索 引

あ

アセチルコリン　*66*
アポモルヒネ　*228*
アラートネス　*67*
アルツハイマー病　*180*
アンカー刺激　*227*
アントン症候群　*44*

い

維持　*62, 71*
意識　*16, 24*
意識覚醒システム　*45*
位相性　*62*
一次情動　*80*
一次的信念　*144*
一次的表象　*142*
いやみ　*131, 133*
インフォーマルなプロソディ検査　*215*

う

Wernicke, Karl　*1*
うつ病　*81*
運動障害性構音障害　*4, 81, 87, 236*
運動性失プロソディ　*95*
運動性発話障害　*81*
運動無視　*35*

え

嚥下
　　──困難　*32*
　　──と触覚無視　*32*

か

解説的談話　*109*
概念的な支柱　*120*
回復の予測因子　*10*
覚醒　*61, 62, 190, 224*
覚醒システム　*62*
堅さ　*135*
片視野瞬間刺激提示法　*2*
片麻痺　*44*
　　──と病態失認　*44*
過注意　*52*
Gazzaniga, Michael　*2*
活性　*62*
活性化の障害　*136*
活性システム　*62*
カプグラ症候群　*161*
CALCAPコンピュータ反応時間　*213*
感覚運動障害　*33*
感情障害　*147*
　　臨床上の問題　*151*
感情的コミュニケーション　*192*
　　──障害の治療　*238-239*
感情と情動の障害　*5*

き

機能回復の促進　*237*
機能障害　*220*
嗅覚無視　*32*
急速な眼球運動（REM）　*48*
局在　*11, 45, 94*
　　──とプロソディ　*94-97*

――と無視　45-47
緊張性　62

【く】

空間性失書　38
空間的注意　19

【け】

言外の意味　128, 202
言語性・非言語性抹消検査　185, 209
言語装置　4
言語的な情動コミュニケーション　155-159
顕在的定位　68

【こ】

後期選択モデル　75
交叉性失語症　9
行動性無視検査　185, 209
行動療法　229
興奮性錯乱　159
交連切断術　2
コード化　136
Gordon, Harold　2
心の理論　140, 158
　　――と推論　140
　　――の障害　140-145
　　知識の状態の理解　141
個人的関連性　163
語想起　102
Conners版連続刺激反応検査コンピュータプログラム　213
誤認症候群　160
誤認のメカニズム　163
コネクショニスト　3
語用論　182
　　失語症における統語論と語用論的側面のプロフィール　207
　　臨床場面における語用論的側面の評価　207
語列挙課題　105

【さ】

Zaidel, Eran　2

サッケード　34
参照枠　24-30
　　環境中心の――　24, 26-29
　　観察者中心の――　24-25
　　物体中心の――　24, 29-30

【し】

視覚的反応刺激弁別検査　213
シカゴリハビリテーション研究所版右半球機能障害検査　177, 200
字義通りの概念　172
視床　54, 94
　　――とプロソディ　94
　　――と無視　54
視知覚障害　5
失音楽　93
失語症　1
失書（空間性）　38
失読（無視性）　38
失プロソディ　82, 83, 93
　　運動性――　95
　　超皮質性感覚――　95
自閉症　142
社会的断絶の障害の治療　253
社会的不利　220
Jackson, Hughlings　1
視野欠損　33
視野注意検査　185, 209
自由回答形式の質問　206
収束的意味処理　100-102
自由描画　175
重複記憶錯誤　160
熟知性　163
受容プロソディ異常　94
障害の否認　6
消去現象　21, 32, 46
冗長　124
情動　148
　　――の理解　153
情動処理　148-152
　　右半球優位理論　148-150
　　誘意性仮説　150-151

情報内容　*124*
　　　——の質の低下　*124-128*
　　　談話における——　*124*
初期選択モデル　*75*
書字　*22*
　　　エラーのタイプ　*42*
　　　省略　*42*
　　　——と無視　*42*
　　　——の検査　*22*
書字障害(無視性)　*38*
触覚無視　*31*
　　　——と嚥下困難　*32*
身体外空間　*30, 68*
身体外無視　*30*
身体空間　*30*
身体スキーマ　*44*
身体パラフレニア　*161, 162*
身体無視　*30*

　　　　　　　す

遂行機能　*45*
推論　*140*
　　　——の修正　*133*
　　　——の障害　*111-114*
推論の課題　*240*
数唱　*123*
スクリーニング　*168-177*
　　　談話産生の——　*172*
　　　無視の——　*173*
　　　面接　*169*
　　　ラポールの形成　*169*
ストループ課題　*190, 212, 226*
ストループ神経心理学的スクリーニング検査　*212*
Sperry, Roger　*2*

　　　　　　　せ

正確な情報単位　*180*
性急　*124*
正の誘意性　*150*
セロトニン　*66*
潜在的情報処理　*40*
潜在的定位　*69*

前刺激　*71*
全体構造　*114*
　　　——の障害　*114-124*
選択的注意　*19, 20, 62, 71, 74, 124, 190, 225*
　　　後期選択モデル　*75*
　　　初期選択モデル　*75*
前庭刺激　*162, 228*
前頭葉　*54, 94*
線分二等分　*17, 21, 173, 176, 185*
線分抹消　*17*

　　　　　　　そ

双極性障害　*149*
挿入テスト　*135*
相貌失認　*161*
促通法　*222*
側頭葉　*94*
損傷同側性無視　*29*

　　　　　　　た

帯状回　*54*
代償法　*221*
代償方略　*227, 236*
体性感覚フィードバック　*32*
大脳基底核　*94, 96*
多幸的　*150*
double simultaneous stimulation(DSS)テスト　*21*
多弁　*124*
単語地図　*39*
談話構造　*118*
談話産生のスクリーニング　*172*
談話能力のプロフィール　*208*
談話の障害　*109*
　　　——の評価　*178*
　　　——の治療　*239-254*
談話理解検査　*179*

　　　　　　　ち

注意　*90*
　　　自動的な——　*63*
　　　——における右半球の役割　*64-70*
　　　——に関する仮定　*59-61*

――の維持　*124*
　　　――の切り替え　*191*
　　　――のコントロールシステム　*61*
　　　――の持続　*190, 225*
　　　――の配分　*63, 226*
　　　――の範囲　*124*
　　　――の分類　*61-64*
　　　中央実行系　*61*
　　　能動的な――　*63*
注意過程トレーニング　*224*
注意障害　*5, 59, 134*
　　　――の治療　*223-226*
注意説　*50-55*
注意の引きつけ過程　*52*
聴覚感情失認　*82*
聴覚的注意力検査（PASAT）　*213*
聴覚的反応刺激弁別検査　*213*
聴覚転位　*31*
聴覚無視　*31*
超皮質性感覚失プロソディ　*95*
治療アプローチ　*220*
　　　課題指向型――　*220*
　　　過程指向型――　*220, 221*

て

定位　*62*
定位偏位説　*50*
手がかり　*40*
手続き的談話　*109*
てんかん　*149*
電気皮膚反応（GSR）　*68*

と

島　*94*
統合失調症　*81, 149*
頭頂葉　*54, 94*
　　　――と無視　*54*
読字　*22, 187*
　　　単語の読み　*39*
　　　文章の読み　*40*
トークンテスト　*101*
ドーパミン　*66*

ドーパミン作動系　*67*
ドーパミン受容体作動薬　*228*
トレイルメイキング検査　*190, 212*

な

内包　*94*

に

二次的信念　*144*
二次的表象　*142*
二重乖離　*104, 157*
二重課題　*191, 226*
日常生活注意検査　*190, 211*
ニューラルネットワーク　*3*
認知障害　*134*
認知とコミュニケーションの障害　*5*

ね

Nebes, Robert　*2*

の

脳卒中後の抑うつ　*152*
脳波検査（EEG）　*68, 149*
能力障害　*220*
ノルアドレナリン作動系　*67*
ノルエピネフリン　*66*

は

破局反応　*149*
橋渡し推論　*114*
発語失行　*81*
発散的意味処理　*100, 102-107*
パーキンソン病　*81, 96*
バーンズコミュニケーション・認知機能簡易検査
　　177, 201
場面解釈的な概念　*172*
Halstead-Reitan 神経心理学的検査バッテリー　*212*
Van Wagenen, William　*2*
半球間抑制　*3*
半身運動低下　*37*
半側感覚障害　*35*
反損傷性　*15*

ハンチントン病　96
反応時間(RT)課題　72, 224
半盲　33, 39, 44
　　　　──と病態失認　44
パン焼きトレイ課題　189

ひ

非言語的感受性検査(PONS)　217
非言語的な情動コミュニケーション　153-155
皮質　94
皮質下病変　47
皮質病変　46
　　　　──と無視　46
尾状核　94
ヴィジランス　62, 71, 90, 124, 190, 224
左半側無視　15
ピッチの知覚　92
皮肉　131, 133
否認　44
比喩的言語　128
描画　22, 173, 187
評価の目的　167-168
表象説　47-50
表象的無視　50
表情の弁別　193
病態失認　7, 43, 148, 153, 162, 169, 194
病態の否認　6
病変部位
　　　　皮質下病変と無視　47
　　　　──と無視　45
Hillyard, Steven　2

ふ

負の誘意性　150
プライミング　137
フレゴリ症候群　161
プロソディ　4, 79
　　　　インフォーマルな検査　215
　　　　──異常　83, 93
　　　　──と注意　90
　　　　──の低下　97
プロソディ産生障害　84-88

音響分析　87
　　　　言語的──　86
　　　　情動的──　84
プロソディ障害　191
　　　　RHD──　83
　　　　──に関する研究　83-84
　　　　──の概観　80-82
　　　　──の治療　236-238
プロソディ知覚障害　92-94
プロソディ理解障害　88-92
　　　　情動的──　88
　　　　言語的──　91
ブロモクリプチン　228
フロリダ感情検査　217
Broca, Paul　1
ブローカ野　95
分離脳研究　2

へ

別の意味の産生　128-140
　　　　──と注意障害　134
　　　　──と認知障害　134

ほ

方向性運動低下　37, 46
方向性注意　64
　　　　──の障害　53
方向性注意説　50
ボストン呼称検査　102
ボストン失語症診断検査　101
「クッキー泥棒」の刺激画　121, 196, 197
Vogel, Philip　2
Bogen, Joseph　2
掘り下げ検査　168, 177-194

ま

Myers式状況絵模写　175, 198, 199
Mackisack-Myers領域性課題　234
抹消　22, 173, 185

み

右半球言語能力検査　177, 201

右半球損傷(RHD)
　　——患者の臨床像　5-7
　　——により生じる障害　5
右半球損傷簡易検査　177, 200
右半球優位理論　148
右左転換課題　235
ミネソタ失語症鑑別診断検査　101

【む】

無意識的知覚　42
無関心　150, 151
無視　5, 15
　　環境中心の——　26
　　観察者中心の——　24
　　参照枠　24
　　視覚的な言語の——　38-42
　　物体中心の——　29
　　——が及ぼす影響　19-20
　　——と感覚運動障害　33-38
　　——と急速な眼球運動(REM)　48
　　——と局在　45
　　——と日常生活活動(ADL)　20
　　——と半側感覚障害　35
　　——と病態失認　43
　　——に関する尺度　21-24
　　——に関連した行動異常　42-45
　　——の細分化　20
　　——の残存期間と重症度　20
　　——の出現率　16
　　——のスクリーニング　173
　　——の治療　226-235
　　——の発現　18-19
　　——の理論　47-55
　　モダリティ全般にわたる——　31-32
無視性失読　38
無視性書字障害　38

【め】

面接　169

【も】

妄想　159

網様体賦活系　54
物語の理解度　202

【や】

薬物療法　228
役割交替　184

【ゆ】

誘意性仮説　150, 155
誘発電位
　　ヴィジランスと視覚——　74
　　——と無視　34
ユーモア　132

【よ】

抑うつ　152
抑制の障害　137
抑揚過剰　88
予後　194

【ら】

ラテラリティ　148, 149
　　——研究　2
ラポール　169

【り】

REACT(Reaction Time Program)　213
両耳分離聴法　2
理論
　　心の——　140
　　無視の——　47

【れ】

連続刺激反応検査　214
Levy, Jerre　2

【わ】

話題の維持　183
WAB(Western Aphasia Battery)　101
ワーキングメモリー　135

著者・訳者紹介

【著者】
Penelope S. Myers（Mayo Clinic／Speech-Language Pathologist）
American Speech-Language-Hearing Association（ASHA）の認定を受けた Speech-Language Pathologist であり、Mayo Clinic 神経科言語病理学部門（ミネソタ州ロチェスター）の研究教授として働く。20年以上にわたって、臨床ならびに研究活動、国内外での講演を行い、右半球損傷に伴う認知・コミュニケーション障害に関して数多くの論文を発表している。また、『Aphasiology』『Journal of Speech and Hearing Research』『Journal of Medical Speech-Language Pathology』といった数多くのジャーナルの編集顧問を務めている。

【監訳者】
宮森　孝史（田園調布学園大学人間科学部心理学科・大学院人間学研究科心理学専攻／臨床心理士）

【訳者（五十音順）】
阿部亜紀子（名古屋市総合リハビリテーションセンター／公認心理師）
入江　美緒（鴻巣市こどもデイサービスセンター／言語聴覚士）
大澤富美子（元・横浜市総合リハビリテーションセンター／言語聴覚士）
荻野　　恵（はさまレインボークリニックリハビリテーション科／言語聴覚士）
織田　千尋（国立精神・神経医療研究センター病院身体リハビリテーション部／言語聴覚士）
小島真奈美（横浜市総合リハビリテーションセンター／言語聴覚士）
長塚　紀子（元・上智大学国際言語情報研究所／言語聴覚士）
山口加代子（横浜市総合リハビリテーションセンター／臨床心理士）

右半球損傷 ―認知とコミュニケーションの障害―

ISBN 978-4-7639-3043-9

2007年3月9日　初版第1刷発行　©
2019年1月10日　初版第5刷発行
　　　　　定価はカバーに表示

著　　者　　Penelope S. Myers
監 訳 者　　宮森孝史
訳　　者　　阿部亜紀子＋入江美緒＋大澤富美子＋荻野　恵＋織田千尋＋
　　　　　　小島真奈美＋長塚紀子＋山口加代子
発 行 者　　中村三夫
発 行 所　　株式会社　協同医書出版社
　　　　　　〒113-0033　東京都文京区本郷3-21-10　浅沼第2ビル4階
　　　　　　phone：03-3818-2361　／　fax：03-3818-2368
　　　　　　URL：http://www.kyodo-isho.co.jp/
　　　　　　郵便振替　00160-1-148631
印刷・製本　株式会社　三秀舎

JCOPY 〈(社)出版者著作権管理機構　委託出版物〉

本書の無断複写は著作権法上での例外を除き禁じられています。複写される場合は、そのつど事前に、(社)出版者著作権管理機構（電話 03-5244-5088、FAX 03-5244-5089、e-mail：info@jcopy.or.jp）の許諾を得てください。
本書を無断で複製する行為（コピー、スキャン、デジタルデータ化など）は、「私的使用のための複製」など著作権法上の限られた例外を除き禁じられています。大学、病院、企業などにおいて、業務上使用する目的（診療、研究活動を含む）で上記の行為を行うことは、その使用範囲が内部的であっても、私的使用には該当せず、違法です。また私的使用に該当する場合であっても、代行業者等の第三者に依頼して上記の行為を行うことは違法となります。